Vorwort

Seit van Leeuwenhoek (1632–1723) haben die mikroskopisch kleinen Protisten Faszination hervorgerufen. Damals wie heute sind Artenfülle und Formenvielfalt ebenso wie strukturelle und physiologische Komplexität der Stimulus für die Beschäftigung mit dieser Organismengruppe.

In der Zwischenzeit hat sich, wie das aus Platzgründen nur rudimentär angelegte Literaturverzeichnis erahnen läßt, eine ungeheure Menge an Fakten und Kenntnissen über die Protisten angehäuft. Obgleich gerade diese Informationsflut ein kurzgefaßtes Lehrbuch der Protozoologie kaum realisierbar – da zu lückenhaft – erscheinen läßt, habe ich dennoch den Versuch unternommen, ein solches Buch zusammenzustellen. Beim Schreiben bemühte ich mich, besonders Probleme und Fragen zu berücksichtigen und zu beantworten, die sich mir selbst bei meinen ersten Kontakten mit diesen Organismen auftaten. Somit wendet sich dieses Buch primär an Studenten, die sich erstmals intensiver und vertiefend mit den Einzellern beschäftigen möchten. Der Fachmann, der naturgemäß ständig die Limitationen dieses Buches bemerken wird, sollte weiterführende Spezialliteratur zu Rate ziehen.

Einen relativ breiten Raum nimmt die Systematik der Einzeller ein. Hierbei taten sich besonders gravierende Probleme auf. Denn gerade auf diesem Gebiet sind derzeitig heftige Diskussionen im Gang und althergebrachte, nun immerhin seit der Jahrhundertwende etablierte systematische Schemata scheinen ins Wanken zu geraten. Ob es zu einem allgemein anerkannten neuen System kommt, wird die Zukunft zeigen. Da im Moment mehr oder minder alles im Fluß zu sein scheint, habe ich mich, soweit es sinnvoll erschien, an die alte Systematik gehalten, die im Grunde auf Bütschli (1848–1920) zurückgeht.

Der im Anschluß an die Systematik folgende „Spezielle Teil" beschäftigt sich schwerpunktmäßig mit einigen ausgewählten Kapiteln zur Biologie der Protisten. Hierbei habe ich stets versucht, neuere, insbesondere mit Hilfe der Elektronenmikroskopie erarbeitete Befunde mit darzustellen.

Auf eine eingehende Besprechung der pathogenen Protisten wurde in diesem Buch bewußt verzichtet, da diese Organismen in einigen neueren Werken (z. B. Dönges 1980; Mehlhorn u. Piekarski 1985) detailliert behandelt werden.

Zum Ende eines jeden größeren Kapitels des speziellen Teils finden sich einige kurzgefaßte Hinweise für Versuche, die jeweils einige Aspekte des theoretisch dargebotenen Stoffes lebendig werden lassen sollen. In der Regel sind die Versuche so angelegt, daß sie sich ohne großen Zeit- und Materialaufwand durchführen lassen. Die Versuche könnten in Kombination mit dem Bestimmungsschlüssel und zusammen mit den zu den jeweiligen Themenkreisen aufgeführten Filmen das Gerüst für ein „Protozoologisches Praktikum" bilden.

An dieser Stelle möchte ich denen danken, die bei der Realisierung des Buches behilflich waren. Allen vorweg gilt mein besonderer Dank meiner Frau Dr. ERIKA HAUSMANN, die nicht nur viel Verständnis dafür zeigte, daß ich über einen längeren Zeitraum mehr oder minder vollständig von den Protisten absorbiert wurde, sondern auch tatkräftig durch Anfertigung zahlloser Zeichnungen zur Illustration dieses Buches beitrug. An der zeichnerischen Ausgestaltung waren weiterhin beteiligt Herr A. CORNFORD und Frau Dipl.-Biol. B. RUCH (Bestimmungsschlüssel). Die Kollegen, die mir Abbildungen zur Verfügung stellten, sind in der jeweiligen Bildlegende aufgeführt.

Die Mitarbeit von Herrn Dr. D. J. PATTERSON ist besonders zu erwähnen. Meine Mitarbeiterin Frau Dr. M. MULISCH verfaßte in dankenswerter Weise die Kapitel „Morphogenese und Reproduktion" sowie „Kerne und Sexualität" und war darüber hinaus in vielfacher Weise behilflich.

Für die Durchsicht einiger Manuskriptteile und die daraufhin erfolgenden Anregungen und Ratschläge danke ich den Herren Prof. Dr. C. F. BARDELE, Priv. Doz. Dr. W. FOISSNER, Prof. Dr. K. HECKMANN, Dr. N. HÜLSMANN, Prof. Dr. W. NULTSCH, Prof. Dr. E. SCHNEPF, Prof. Dr. H. P. VON STOSCH und Prof. Dr. K.-E. WOHLFARTH-BOTTERMANN.

Schließlich danke ich dem Georg Thieme Verlag, der das Buch in ansprechender Form und guter Ausstattung herstellte und trotz der aufwendigen Illustration zu einem – insbesondere für Studenten – noch akzeptablen Preis anbietet.

Last, but not least: Die Geduld, die mir von den Verlagsmitarbeiterinnen Frau E. ELWING und Frau M. M. TISCHENDORF entgegengebracht wurde, war bemerkenswert.

Heidelberg/Berlin, im März 1985 KLAUS HAUSMANN

Inhaltsverzeichnis

Allgemeiner Teil 1

Definition: Protozoen 1

Historischer Abriß der Protozoenforschung 1

Organisation der Protozoenzelle 10

Membranen 10

Mikrofilamente 16

Mikrotubuli 18

Kontraktile Vakuolen 21

Extrusomen 21

Kerne 22

Form und Größe 23

Systematischer Teil 25

Entwicklung der Systematik 25

System der Protisten 28

Stamm Sarcomastigophora 28

Unterstamm Mastigophora 28

Klasse Phytomastigophorea 29

Klasse Zoomastigophorea 43

Unterstamm Opalinata 54

Klasse Oplinatea 54

Unterstamm Sarcodina 55

Überklasse Rhizopoda 57

Klasse Lobosea 57

Klasse Acarpomyxea 60

Klasse Acrasea 60

Klasse Eumycetozoea 61

Klasse Plasmodiophorea 62

Klasse Filosea 63

Klasse Granuloreticulosea 64

Überklasse Actinopoda 67

Klasse Acantharea 69

Klasse Polycystinea 70

Klasse Phaeodarea 71

Klasse Heliozoea 73

Stamm Labyrinthomorpha 75

Klasse Labyrinthulea 75

Stamm Apicomplexa 77

Klasse Sporozoea 80

Stamm Microspora 87

Stamm Ascetospora 89

Stamm Myxozoa 89

Stamm Ciliophora 91
Klasse Ciliatea 91
Unterklasse Holotrichia 102
Unterklasse Peritrichia 110
Unterklasse Spirotrichia 111
Unterklasse Suctoria 117

Evolution der Protisten 119
Pro- und Eukaryonten 119
Sukzessivhypothese 120
Endosymbiontenhypothese 121
Verwandschaftsbeziehungen zwischen Protisten 124

Spezieller Teil 126

Gestalt- und Festigkeit-gebende Elemente 126
Cortex 126
Skelette 127
Schuppen und Gehäuse 129
Cysten 132
Versuche 134

Festhaltevorrichtungen 138
Stiele 138
Haftapparate 142
Versuche 142

Extrusomen 145
Spindeltrichocysten 147
Mucocysten 151
Toxicysten 153
Rhabdocysten 155
Ejectisomen 155
Discobolocysten 158
Nematocysten 158
Versuche 159

Kontraktile Vakuolen 161
Kontraktile-Vakuolen-Komplex 161
Spongiom 163
Flüssigkeitssegregation 165
Flüssigkeitsabgabe 166
Osmoregulatorische Funktion 166
Volumenregulationsmechanismus 167

Kontraktilität der kontraktilen Vakuolen . . . 167
Ablauf des Pulsationszyklus . . . 168
Pusulen . . . 169
Versuche . . . 170

Motilität . . . 171
Flagellen und Cilien . . . 171
Axostyl und Costa . . . 182
Haptonema . . . 182
Amöboide Bewegung . . . 183
Metabolie . . . 186
Körperkontraktionen . . . 188
Stielkontraktionen . . . 189
Körperverbiegungen . . . 191
Andere Kontraktionserscheinungen . . . 191
Gleiten . . . 194
Versuche . . . 196

Ingestion, Digestion, Defäkation . . . 199
Pinocytose und Phagocytose . . . 199
Nahrungsauswahl . . . 201
Nahrungserwerb . . . 201
Nahrungsvakuolengenese . . . 207
Digestion . . . 212
Cyclose . . . 215
Defäkation . . . 216
Kristalle . . . 218
Versuche . . . 221

Morphogenese und Reproduktion . . . 224
Morphogenetische Vorgänge im Lebenszyklus der Protisten . 224
Ablauf der Morphogenese . . . 233
Steuerung der Morphogenese . . . 235
Versuche . . . 237

Kerne und Sexualität . . . 238
Interphase . . . 239
Mitose . . . 240
Meiose . . . 242
Sexualität . . . 243
Versuche . . . 248

Verhalten . . . 249
Phototaxis . . . 250
Chemotaxis . . . 250
Mechanotaxis . . . 252
Geotaxis . . . 253
Thermotaxis . . . 254
Galvanotaxis . . . 254

Versuche 255
Ökologie 256
Parasiten-Symbionten-Kommensalen 256
Habitate 263
Stellung der freilebenden Protisten im Gesamtökosystem . . . 264
Verbreitungsbestimmende Faktoren 266
Geographische Verbreitung 273
Protisten als Wassergüteindikatoren 274
Versuche 276

Sammeln und Kultivieren von Protisten 277
Fundorte von Einzellern 277
Kultivierung von Einzellern 278

Bestimmungsschlüssel für einige weitverbreitete Süßwasserprotisten 280

Filmverzeichnis 294
Übersichtsfilme 294
Flagellaten/Algen 296
Rhizopoden 299
Sporozoen 304
Ciliaten 305

Verzeichnis (Filme) 309

Weiterführende Literatur 312

Glossarium 322

Sachverzeichnis 338

Allgemeiner Teil

Definition: Protozoen

Dieses Buch handelt von Protozoen. Nach wie vor gibt es keine zufriedenstellende Definition für diese Lebewesen. Gemeinhin versteht man unter Protozoen tierartige, einkernige Organismen, die sich durch einen gewissen Grad an Mobilität und durch eine heterotrophe Ernährungsweise auszeichnen. Diese Definition ist aber in verschiedener Hinsicht ungenau, unzureichend oder gar falsch. So werden beispielsweise hiernach alle sessilen Formen sowie alle mehrkernigen Arten ausgeschlossen. Die in Kolonien lebenden Organismen gehören demzufolge ebenfalls nicht dazu und die autotrophen, photosynthetisch aktiven Vertreter bleiben auch unberücksichtigt.

Die letzte Gruppe birgt bei der normalerweise nicht so problematischen Abgrenzung Tier – Pflanze gerade auf diesem Organisationsniveau Schwierigkeiten in sich. Denn eine scharfe Abgrenzung zwischen (grünen) Pflanzen und (farblosen) Tieren wäre in diesen Fällen angesichts der Tatsache, daß beispielsweise zu ein und derselben Flagellatengruppe (wie z. B. Eugleniden) farblose und grüne Vertreter gehören, außerordentlich fragwürdig. Wenn man in diesem Punkt sinnvollerweise nicht so rigide ist, müßte man auch alle einzelligen Algen (z. B. Diatomeen, Desmidiaceen usw.) und zumindest einen Teil der Pilze mit unter dem Begriff „Protozoen“ führen. Und in der Tat ist man derzeitig bestrebt, zu einer integrierten Klassifikation zu kommen, indem zukünftig alle einzelligen Eukaryonten unter dem Begriff „Protisten“ zusammengefaßt werden sollen.

In diesem Buch wird der Terminus „Protozoen“ synonym mit „Protisten“ verwandt. Hierunter werden heterotrophe wie autotrophe einzellige Organismen verstanden, die einkernig oder – bisweilen nur während bestimmter Stadien ihres Lebenszyklus – mehrkernig sein können und teilweise Tendenzen zur Koloniebildung zeigen.

Historischer Abriß der Protozoenforschung

Da die Protozoen fast immer mikroskopisch kleine Wesen sind, konnten sie erst entdeckt werden, als entsprechende Vergrößerungsgeräte zur Verfügung standen. Jedoch wurde das zusammengesetzte Mikroskop (aus Objektiv und Okular bestehend) schon weit vor der Entdek-

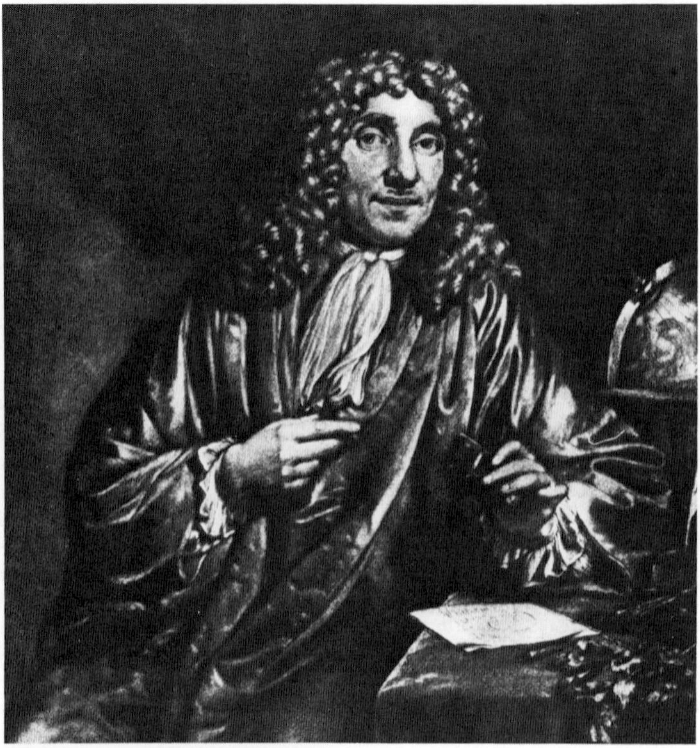

a

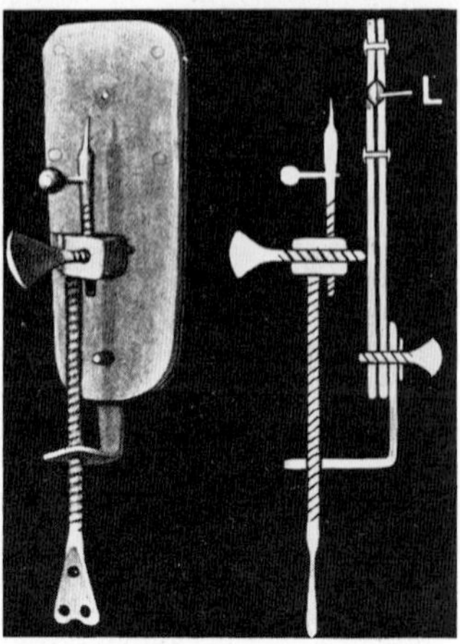

b

Abb. **1** a Antoni van Leeuwenhoek im Jahre 1632. b der von van Leeuwenhoek benutzte Mikroskoptyp besaß nur eine Linse (L), die je nach Schliffgüte bis zu 250fach vergrößerte (aus C. Dobell: Antony van Leeuwenhoek and his „little animals“. Bale, Sons & Danielsson, London 1932).

kung der Protisten entwickelt: Um 1590 bauten die holländischen Optiker HANS und ZACHARIAS JANSSEN das erste Mikroskop. Anfangs sah man in diesem Instrument allerdings kein wissenschaftliches Hilfsmittel, sondern ein Belustigungsgerät für finanzkräftige Kreise. Von daher ist es vielleicht zu verstehen, daß noch gut 80 Jahre vergehen mußten, bis die ersten Protisten bewußt gesehen wurden.

Der Entdecker der einzelligen Lebewesen und damit der Vater der Protozoenforschung ist der Holländer ANTONI VAN LEEUWENHOEK (1632–1723) (Abb. **1**a). Als Hobby betrieb er die Linsenschleiferei und den Bau von einfachen Mikroskopen, die im wesentlichen nur aus einer starken Lupe mit Objekthalterung bestanden (Abb. **1**b). Er soll an die 400 derartiger Mikroskope gebaut, aber fast alle selbst behalten haben.

Er lernte den Kaufmannberuf in Amsterdam und war später in diesem Beruf und darüber hinaus als Rathauspfleger in seiner Vaterstadt Delft tätig. Er war also wahrhaftig kein gelehrter Biologe, der aus wissenschaftlichem Interesse Untersuchungen anstellte, sondern vielmehr ein etwas kauziger Laie, der mit einer gewissen Neugier seinem Hobby nachging. Die zahlreichen, bisher unbekannten Dinge, die er zu Gesicht bekam, behielt er jedoch nicht für sich, sondern faßte sie in über 100 Briefen zusammen, die er ab 1676 der Royal Society in London sandte. VAN LEEUWENHOEK war also der erste, der Protozoen, hauptsächlich Ciliaten, sah, sie beschrieb und zeichnete. Die winzigen Wesen nannte er „animalcula“. Kurze Zeit danach, 1678, bestätigte HUYGHENS die Ergebnisse VAN LEEUWENHOEKS. Danach setzte eine intensive Forschung ein, die nun von Naturwissenschaftlern weitergeführt wurde.

VAN LEEUWENHOEK und HUYGHENS waren der Meinung, daß die Protozoen, die sie in abgestandenem Wasser sahen, aus „Luftkeimen“ entstünden. Dieses Problem, nämlich die Frage nach der Herkunft der Protozoen, sollte noch bis zum Anfang des 19. Jahrhunderts erbittertste Streitigkeiten und Fehden entstehen lassen.

Das nächste für die Protozoologie und Mikroskopie bedeutsame Datum ist das Jahr 1718, in dem der Franzose JOBLOT ein Buch über die Anwendung des Mikroskopes herausgab. In diesem Buch sind neben verschiedenen Mikroskoptypen zahlreiche Protozoen abgebildet. JOBLOT beschrieb bereits die ersten Details von Ciliaten, so beispielsweise die Bewimperung, Kerne, kontraktile Vakuolen und „Eingeweide“. Natürlich konnte JOBLOTS die Bedeutung der einzelnen Strukturen nicht erklären. Auch er machte sich über den Ursprung der Protisten Gedanken und kam zu der Überzeugung, daß sich in den Protozoen Eier befänden, die sich über den Status des Fetus und des Embryos zu den ausgewachsenen Zellen entwickelten. Eine solche Vorstellung von der Ontogenese der Protisten lag auf der Hand, da man zu JOBLOTS Zeiten noch nichts von der Existenz der Zellen und deren Fähigkeit zur Reduplikation wußte. Zur Frage nach der Herkunft der Protisten stellte er einige Experimente mit abgekochten und unabgekochten Heuinfusionen an. Da in den abgekochten Infusionen keine Protozoen auftraten und in solchen, die nach der Abkochung noch etliche Tage der normalen Luft ausgesetzt waren, jedoch Einzeller schwammen, kam er zu der Ansicht, daß sich die Eier der Protisten in der Luft befänden. Wenn diese Eier in Wasser gerieten, sollten sich daraus dann „Infusorien" entwickeln. Damit kam er wieder zu den Luftkeimen von VAN LEEUWENHOEK und HUYGHENS zurück.

1727 trat daraufhin ein anonymer Pariser Arzt auf, der auf Grund solcher Vorstellungen in satirischer Art behauptete, daß die ganze Luft von animalcula und homunculi erfüllt sei, welche die verschiedensten Krankheiten hervorrufen. Er ließ es sich nicht nehmen, diese Geschöpfe auch mit entsprechendem Namen zu versehen. So gab es für ihn Ohnmachtler, Leibkneifler, Wollüstler, Durchlaufler, Pestler und ähnliche Wesen. Er ging in einer zweiten Arbeit sogar so weit, daß er die Organismen beschrieb, die als Feinde dieser Geschöpfe in Form von Anti-Ohnmachtlern, Anti-Leibkneiflern usw. aufträten. Er beschrieb, wie diese Organismen als Heilmittel gegen die entsprechenden Krankheiten eingesetzt werden könnten. Wenn wir die Krankheitserreger als animalcula und homunculi auffassen, hatte dieser Mann nach unserem heutigen Wissen natürlich in gewisser Weise Recht, war sich aber dessen wohl überhaupt nicht bewußt.

„Wichtiger" als die Ansichten dieses Spaßvogels war jedoch die im Jahre 1749 von BUFFON und NEEDHAM geäußerte Lehre von der Urzeugung, der „generatio spontanea". Nach BUFFON bedeutete diese Lehre in knappen Worten folgendes: Pflanzen und Tiere bestehen aus organischen, belebten Molekülen, die mit der Nahrung aufgenommen werden. Ihr Überschuß wird nach vollendetem Wachstum in Samen deponiert. Die Infusorien sind nun diese belebten Moleküle, die bei Zersetzung von Pflanzen und Tieren frei werden.

NEEDHAM sah die Sache etwas anders, als er behauptete, daß jede organische Materie auf Grund eines Expansionsprinzips unter günstigen Bedingungen Leben hervorbringen könne, jedoch die eine leicht, die andere schwerer. Dies sei abhängig von der Größe des Widerstandsprinzips, das in jeder Materie vorhanden sei. Die Fäulnis und Zersetzung organischer Substanz sei nun der Prozeß, der das Widerstandsprinzip breche. Das Endprodukt der Zersetzung sei eine gelatinöse Masse, die er „Zoogloea" nannte. Aus ihr könne neues Leben entstehen. Zur Stützung dieser Thesen dienten Versuche mit abgekochten und unabgekochten, offenen und geschlossenen Infusionen, aus denen nach den Berichten BUFFONS und NEEDHAMS ausnahmslos Infusorien entstanden seien.

Diese Lehre wurde sofort begeistert aufgenommen. Lange dauerte es jedoch nicht, bis sich Widerspruch erhob. Im Jahre 1766 trat der Italiener Spallanzani energisch der Lehre von der Urzeugung entgegen. Er untermauerte seine Ansicht mit zahlreichen, sorgfältig durchgeführten Versuchen. Allerdings konnte er damit Buffon und Needham nicht umstimmen; sie hielten bis zu ihrem Tod trotz zahlreicher Gegenargumente an ihren Meinungen fest.

Ohne darauf einzugehen, wie die Lehre von der Urzeugung immer wieder neue Anhänger fand und immer wieder neue Erklärungen für diesen Vorgang gebracht wurden, sei nur noch erwähnt, daß es immerhin bis zur Mitte des 19. Jahrhunderts dauerte, als Luis Pasteur (1822–1895) und später Robert Koch (1843–1910) experimentell den Streit um die Urzeugung beendeten.

Nach Joblot erschienen zahlreiche Arbeiten über Protisten. Als Auswahl seien Baker mit seinem 1754 erschienenen Buch „Beiträge zu nützlichem und vergnügendem Gebrauch und Verbesserung des Microscopii“ und danach Rösel von Rosenhof als der Entdecker der Amöben (1755) genannt. Saussure erkannte (1769) zum ersten Mal die Querteilung bei den Infusorien (Ciliaten) und er war es auch, der die erste Klonzucht anlegte, also eine von einem Individuum ausgehende Kultur. Um 1755 wurden Encystierungsvorgänge beobachtet. In diesen Zeitraum fällt auch der Beginn der über die deskriptive Forschungsweise hinausgehenden experimentellen Beschäftigung mit den Protozoen.

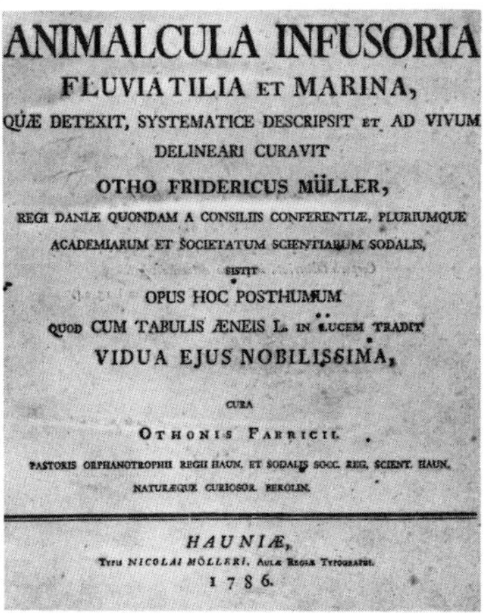
ANIMALCULA INFUSORIA
FLUVIATILIA ET MARINA,
QUÆ DETEXIT, SYSTEMATICE DESCRIPSIT ET AD VIVUM
DELINEARI CURAVIT
OTHO FRIDERICUS MÜLLER,
REGI DANIÆ QUONDAM A CONSILIIS CONFERENTIÆ, PLURIUMQUE
ACADEMIARUM ET SOCIETATUM SCIENTIARUM SODALIS,
SISTIT
OPUS HOC POSTHUMUM
QUOD CUM TABULIS ÆNEIS L. IN LUCEM TRADIT
VIDUA EJUS NOBILISSIMA,
CURA
OTHONIS FABRICII.
PASTORIS ORPHANOTROPHII REGII HAUN. ET SODALIS SOCC. REG. SCIENT. HAUN.
NATURÆQUE CURIOSOR. BEROLIN.
HAUNIÆ,
TYPIS NICOLAI MÖLLERI, AULÆ REGIÆ TYPOGRAPHI.
1786.

a

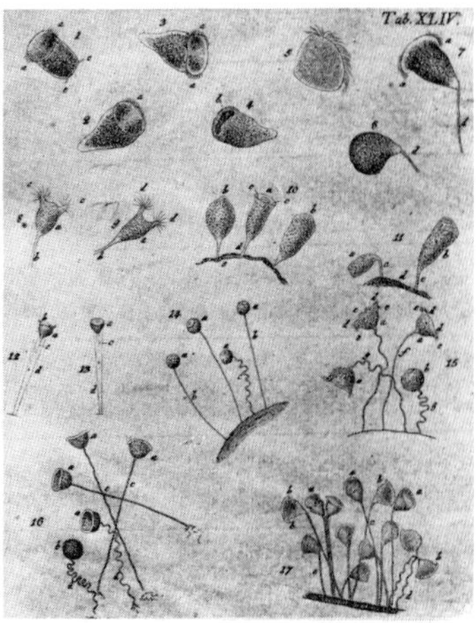

b

Abb. 2 Titelseite des Werkes von O. F. Müller (a) und eine Tafel aus diesem Buch (b).

1768 wurde die von dem dänischen Naturwissenschaftler MÜLLER erarbeitete Systematik der Infusorien veröffentlicht (Abb. **2**). Hierin stellt er die Rotatorien und einen Teil der planktischen Metazoen gleichberechtigt neben die Protozoen. Dieses war nicht sonderlich erstaunlich, da es damals ja noch kaum eine Definition dessen gab, was wir heute als Protozoen bezeichnen.

Die Zeit um 1830–1840 kann als eine besonders bewegte Epoche der Protozoenforschung angesehen werden. In diesem Zeitraum sah nämlich EHRENBERG die Einzeller unter dem Gesichtspunkt, daß es sich bei diesen Wesen um miniaturisierte Tiere handelt, die ihre Vorbilder in der mit dem bloßen Auge sichtbaren Fauna haben. So nimmt es nicht Wunder, daß er in seinem sonst so bedeutsamen Werk „Die Infusionsthierchen als vollkommene Organismen" (1838) (Abb. **3**) in den Protisten einen Magen-Darm-Trakt (Nahrungsvakuolen), Gefäßsysteme, Speicheldrüsen (besondere Vakuolen oder vielleicht Zoochlorellen), Hoden (Makronucleus) mit Samenblasen (kontraktile Vakuolen) und Ovarien (vielleicht Mikronuclei) fand.

Diese Ansicht wurde in der Zeit um 1840 heftig von dem französischen Forscher DUJARDIN angegriffen. Nach Meinung DUJARDINS war der

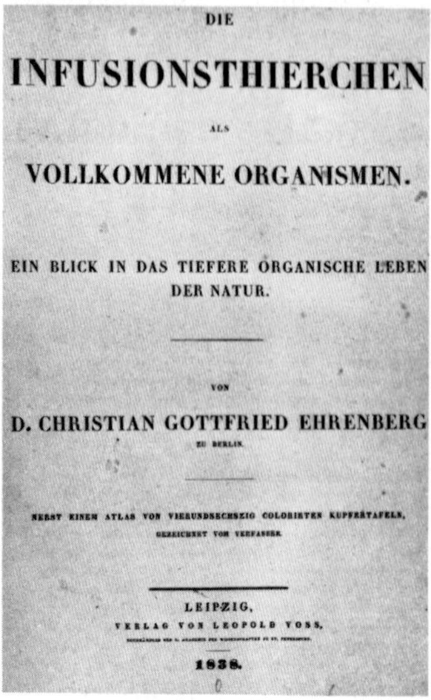
DIE
INFUSIONSTHIERCHEN
ALS
VOLLKOMMENE ORGANISMEN.
EIN BLICK IN DAS TIEFERE ORGANISCHE LEBEN DER NATUR.
VON
D. CHRISTIAN GOTTFRIED EHRENBERG
ZU BERLIN.
NEBST EINEM ATLAS VON VIERUNDSECHZIG COLORIRTEN KUPFERTAFELN, GEZEICHNET VOM VERFASSER.
LEIPZIG,
VERLAG VON LEOPOLD VOSS.
1838.

a

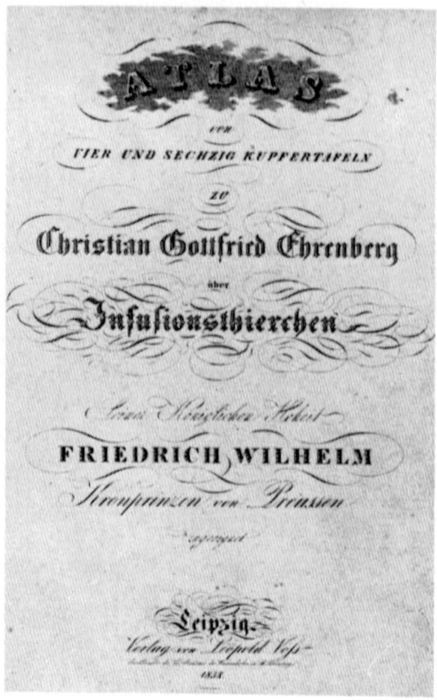
ATLAS
von
vier und sechzig Kupfertafeln
zu
Christian Gottfried Ehrenberg
über
Infusionsthierchen
Seiner Königlichen Hoheit
FRIEDRICH WILHELM
Kronprinzen von Preussen
Leipzig.
Verlag von Leopold Voss

b

Abb. **3** Titelseite des Buches von Christian Gottfried Ehrenberg (a) und Titelblatt des dazugehörenden Bildatlas (b).

Inhalt eines jeden Protisten gleich. Für diese Substanz prägte er den Namen „Sarcode". Die von ihm aufgestellte Sarcode-Lehre besagt, daß diese Substanz eine bewegungsfähige Flüssigkeit mit Vakuolen sei. (Diese Vakuolen waren die von EHRENBERG beschriebenen „Mägen".) Eine Mundöffnung und einen Zellafter stellte er in Abrede und in Konsequenz dessen die Aufnahme fester Nahrung. Die kontraktile Vakuole sah er als Wasser aufnehmendes Organ an. Aus diesem Wasser konnten nach Meinung DUJARDINS die Einzeller ihre Nahrung beziehen. Selbstverständlich war für ihn beispielsweise der Makronucleus der Ciliaten lediglich eine nicht sonderlich bedeutsame Verdichtung innerhalb der Sarcode.

Im gleichen Zeitraum, um 1838/39, traten SCHWANN und SCHLEIDEN auf. Sie legten den Grundstein für die klassische Zelltheorie, die besagt, daß alle Tiere und Pflanzen aus kleinen Zellen aufgebaut sind. Es ergaben sich daraufhin Schwierigkeiten: Sind alle Protozoen tatsächlich einzellige Wesen oder nicht? Die kompliziert aufgebauten Ciliaten schienen ein Gegenargument zu dieser Auffassung zu sein, da man sich schlecht vorstellen konnte, daß diese Tiere aus einer einzigen Zelle bestehen sollten.

SIEBOLD versuchte, diesen Streit dadurch zu beenden, daß er die Protozoen definierte als: „Tiere, in welchen die verschiedenen Systeme der Organe nicht scharf ausgeschieden sind und deren unregelmäßige Form und einfache Organisation sich auf eine Zelle reduzieren lassen". Es dauerte natürlich einige Zeit, bis sich seine Vorstellung durchsetzte. SIEBOLD war der erste, der die Protozoen als einzellige Organismen streng von den Metazoen trennte.

Die in der Folgezeit eingeführten Kategorien der Protozoensystematik haben sich bis heute erhalten. Zu erwähnen sind Ordnungen wie Radiolaria, Heliozoa, Flagellata, Ciliata und Suctoria.

Es würde zu weit führen, im Einzelnen die hierauf folgenden Protozoenforscher zu besprechen. So seien stellvertretend lediglich fünf Namen erwähnt: Die Ciliatenspezialisten CLAPAREDE und LACHMANN, der Radiolarienforscher HAECKEL – er benannte 4000 neue Radiolarienarten, die er in hervorragenden Zeichnungen darstellte –, der Protistengenetiker BALBIANI und nicht zuletzt BÜTSCHLI, der lange Zeit Direktor des Zoologischen Institutes der Universität Heidelberg war. Ihm verdanken wir das erste umfassende, 3bändige Lehrbuch der Protozoen, das in gewisser Hinsicht bis heute unübertroffen blieb.

Die Protozoologie, bisher mehr auf den europäischen Raum beschränkt, begann zum Ende des 19. Jahrhunderts auf der ganzen Erde Anhänger zu finden. So schrieben 1879 LEIDY und 1888 STOKES die ersten Monographien von Protozoen Amerikas. Viele bereits von Europa her bekannten Arten wurden wiedergefunden, eine beträchtliche Anzahl neu beschrieben. Zur Zeit des Wechsels zum 20. Jahrhundert lag ein solides Grundwissen über Protozoen vor. Die parasitischen und pathogenen Formen waren größtenteils bekannt und in vielen Fällen auch die teilweise komplizierten Kreisläufe dieser Organismen aufgedeckt.

Zum Beginn unseres Jahrhunderts war ein Wissensstand erreicht, aufgrund dessen neue Lehrbücher geschrieben werden konnten, deren Schwerpunkte abweichend zu Bütschlis Werk nicht so sehr auf der deskriptiven Abhandlung der Protisten lag, sondern mehr auf einer Darstellung ihrer allgemeinen Biologie. Zu erwähnen sind in den USA Calkins und in Deutschland Doflein und Reichenow mit ihren Büchern.

Tabelle **1** Wichtige Daten der Protozoologie

1673	Antoni van Leeuwenhoek (1632–1723) entdeckt die Protisten
1678	Huyghens bestätigt van Leeuwenhoeks Befunde
1718	Joblot verfaßt das erste Buch über die Mikroskopie und Protistologie
1750	Buffon und Needham stellen die Lehre von der Urzeugung („generatio spontanea") auf
1755	Rösel von Rosenhof beschreibt den „kleinen Proteus" (wahrscheinlich *Amoeba proteus*)
1766	Spallanzani, ein energischer Gegner der Urzeugung, widerlegt experimentell die Lehre von der „generatio spontanea"
1786	Müller beschreibt und klassifiziert zahlreiche „Infusionstierchen" und verfaßt ein Buch über seine Untersuchungen
1817	Goldfuß prägt den Ausdruck „Protozoa"
1838	Ehrenberg beschreibt in seinem Werk „Die Infusionsthierchen als vollkommene Organismen" in allen Protisten einen Magen-Darm-Trakt, Gefäßsysteme, Speicheldrüsen, Hoden mit Samenblasen und Ovarien
um 1840	Dujardin, ein Gegner Ehrenbergs, erstellt die „Sarcode"-Lehre: Die Einzeller bestehen im wesentlichen aus einer mehr oder minder einheitlichen, bewegungsfähigen Sarcode
1838/39	Schwann und Schleiden formulieren die Zelltheorie, nach der pflanzliche wie tierische Organismen aus Zellen bestehen
1845	Siebold definiert die Protozoen als „Thiere, in welchen die verschiedenen Systeme der Organe nicht scharf ausgeschieden sind und deren unregelmäßige Form und einfache Organisation sich auf eine Zelle reduzieren lassen"
um 1850	Pasteur beendet durch seine Forschung den Streit um die Urzeugung

Neben der bis heute noch erfolgenden Deskription, also Entdeckung neuer Arten, sind die Protozoen wegen ihrer Überschaubarkeit, leichten Kultivierbarkeit und schnellen Generationsfolge mehr und mehr gewählte Objekte für die Bearbeitung cytologischer Fragestellungen geworden. Da man gelernt hat, Einzeller unter Laborbedingungen in Massenkulturen heranzuziehen, sind sie auch besonders beliebte Objekte für molekularbiologische und biochemische Untersuchungen geworden, wie ein Blick in die entsprechende Fachliteratur zeigt.

Abschließend zu diesem historischen Überblick, dessen wichtigste Daten in Tab. **1** zusammengefaßt sind, sei noch kurz die Entwicklung des für die Protozoologie wichtigsten Instruments, des Mikroskopes, umrissen.

Das von van Leeuwenhoek benutzte Mikroskop war recht einfach gebaut; es war im Grunde nur ein Vergrößerungsglas (Abb. **1**b). Die darauf folgenden Geräte hatten teilweise eine bizarre Form (Abb. **4**). Zum ausgehenden 19. Jahrhundert besaßen die Mikroskope dann ein Design, das man von der heutigen Bauweise her kennt.

Jedoch ist die äußere Gestalt nicht das Ausschlaggebende, sondern die optische Ausrüstung. Es wurden bald Immersionsobjektive einge-

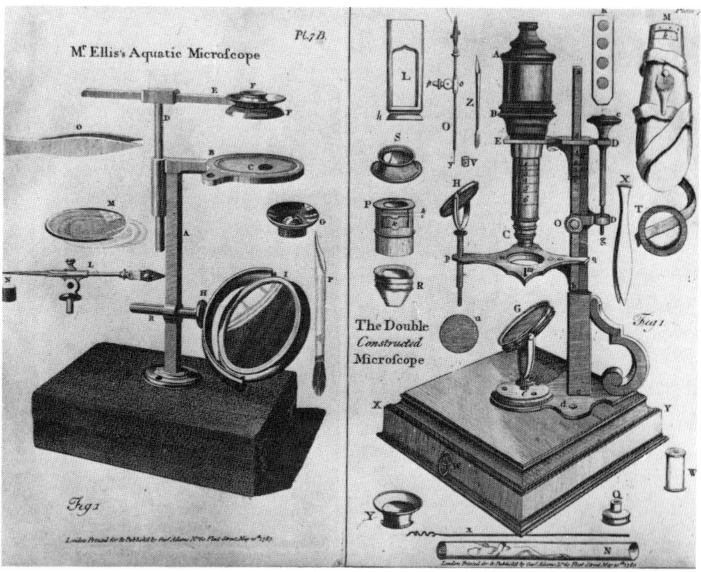

Abb. **4** Aus einem Katalog des Jahres 1787 eines englischen Mikroskopherstellers.

führt, die bei hohen Vergrößerungen eine größere Bildhelligkeit und bessere Auflösung gewährleisten. Um 1885 gelang es, die chromatische Aberration, also den Farbfehler der Mikroskope, durch die Herstellung von apochromatischen Objektiven mit dazugehörenden Kompensationsokularen zu eliminieren. Später, um 1936, wurde das erste Phasenkontrastmikroskop hergestellt. Mit dieser Einrichtung ist es möglich, kontrastarmen Objekten, und das sind die meisten Protisten, auf rein optischem Wege, also ohne eine Fixierungs- und Färbebehandlung, im Leben Kontrast zu geben und somit dem Beobachter mehr Information zu erschließen.

Heute verfügen wir über eine Anzahl verschiedenster Mikroskopierverfahren, die je nach Fragestellung eingesetzt werden. So kennen wir neben der lang gebräuchlichen Hellfeld- und Dunkelfeldmikroskopie die Phasenkontrast- und Fluoreszensmikroskopie, das Interferenzmikroskop und schließlich das Differential-Interferenz-Kontrastverfahren.

Besondere Bedeutung nimmt in der heutigen Zeit das seit dem Ende des letzten Weltkrieges in der Forschung eingesetzte Transmissionselektronenmikroskop und das einige Jahre später entwickelte Rasterelektronenmikroskop ein, mit deren Hilfe wir in bisher ungeahnte Dimensionen vorstoßen können. Diese Geräte sind entschieden voluminöser als Lichtmikroskope und auf Grund der eingesetzten Elektronik ungleich komplizierter.

Organisation der Protozoenzelle

Die Einzeller zeigen grundsätzlich den gleichen Aufbau, der allen Eukaryontenzellen zu eigen ist (Abb. **5**). Natürlich gibt es bei den diversen Zellorganellen mannigfaltige Variationen in der Morphologie, die aber in gleicher oder zumindest in vergleichbarer Form und Anzahl auch in Metazoenzellen beobachtet werden. Darüber hinaus kennt man bei Protisten nur wenige Zellorganellen, die nicht auch bei höher entwickelten Organismen anzutreffen wären.

Membranen

Wie alle Eukaryonten wird auch die Protozoenzelle nach außen, zum extrazellulären Milieu hin, von einer Zellmembran (= Plasmamembran = Plasmalemma) begrenzt (Abb. **6**). Diese Membran zeigt im Elektronenmikroskop den typischen trilamellären Aufbau einer Biomembran. In jüngerer Zeit wurde am Beispiel einiger Ciliaten belegt, daß in der Plasmamembran Aggregate von regelmäßig angeordneten Intramembranpartikeln zu finden sind (Abb. **6**d). Über die Funktion dieser Aggregate herrscht noch Unklarheit.

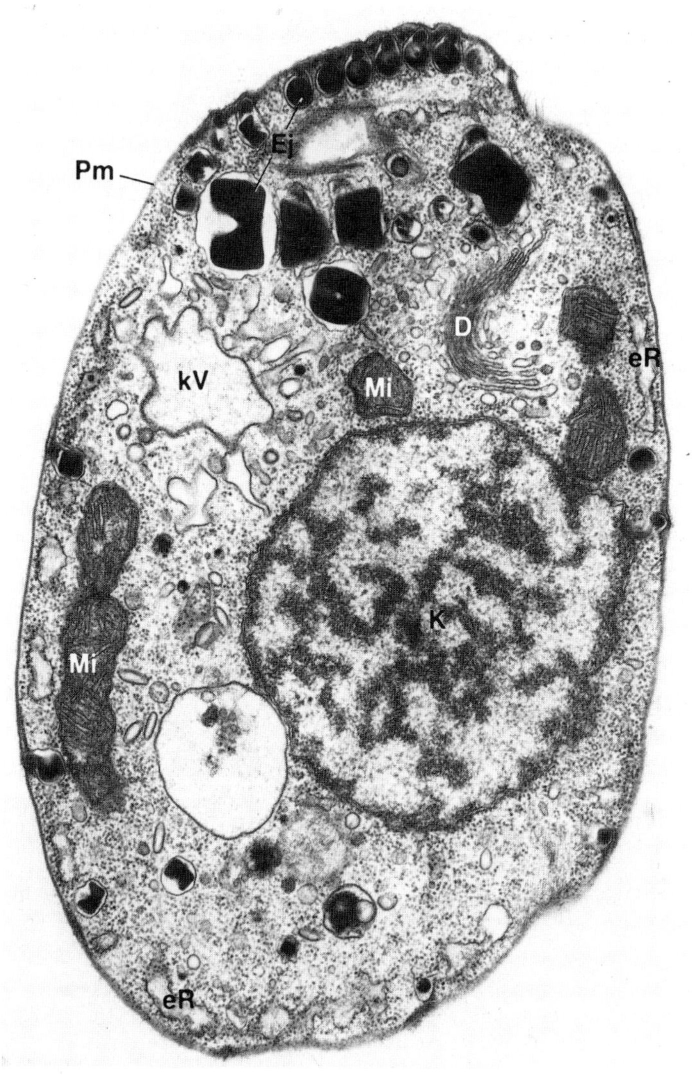

Abb. **5** Schnitt durch den Flagellaten *Cyathomonas*. Es sind die wesentlichen Elemente einer Protistenzelle dargestellt (mit Ausnahme der Geißel): D = Dictyosom, Ej = Ejectisom, eR = endoplasmatisches Retikulum, K = Kern, kV = kontraktile Vakuole, Mi = Mitochondrium, Pm = Plasmamembran.

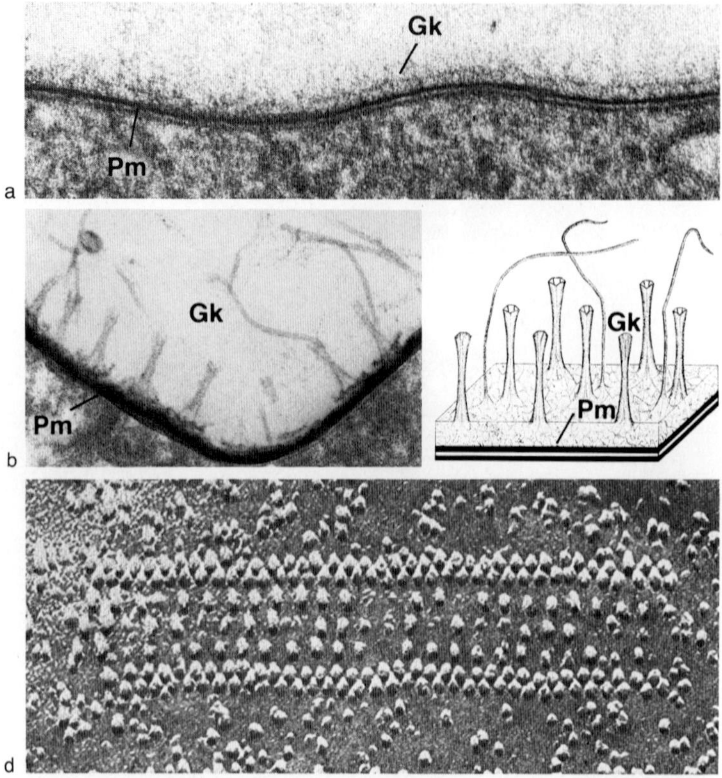

Abb. **6** Plasmamembran von verschiedenen Protisten. Plasmamembran (Pm) von *Vampyrella lateritia* (a) und *Hyalodiscus* (b) mit Glykokalyx (Gk). c Schematische Darstellung der Plasmamembran mit hochstrukturierter Glykokalyx von *Hyalodiscus*. d Regelmäßige Anordnung intramembranöser Partikel von *Cyclidium* (c von E. Hausmann, Heidelberg; d von C. F. Bardele, Tübingen).

Außen ist der Plasmamembran eine Mucoidschicht (= Glykokalyx = surface coat) aufgelagert, die hauptsächlich aus Mucopolysacchariden besteht. Die Glykokalyx ist häufig regelmäßig strukturiert, ohne die Anordnung der intramembranösen Partikel widerzuspiegeln. Die Mucoidschicht steht im Zusammenhang mit dem Informationssystem der Zelle. In dieser Schicht sind spezielle Rezeptormoleküle angeordnet. Weiterhin können die Zellen mit Hilfe der Glykokalyx selektiv aus dem umgebenden Medium Stoffe anreichern, die dann cytotisch inkorporiert werden.

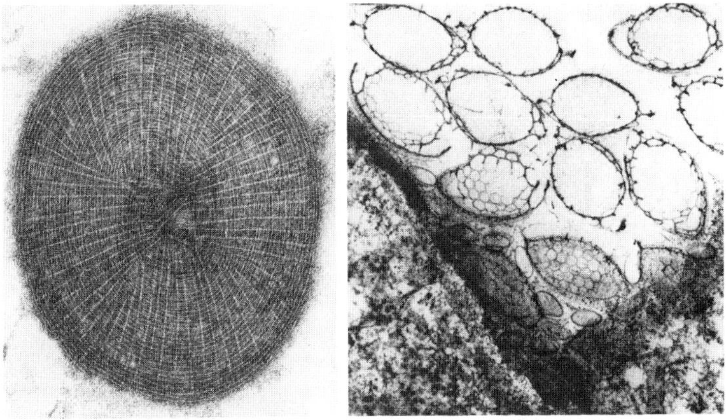

a b

Abb. **7** Schuppen bei Einzellern. a Schuppe der Prymnesiide *Pleurochrysis*. b Schuppen des Rhizopoden *Cochliopodium* (a von W. Herth, Heidelberg).

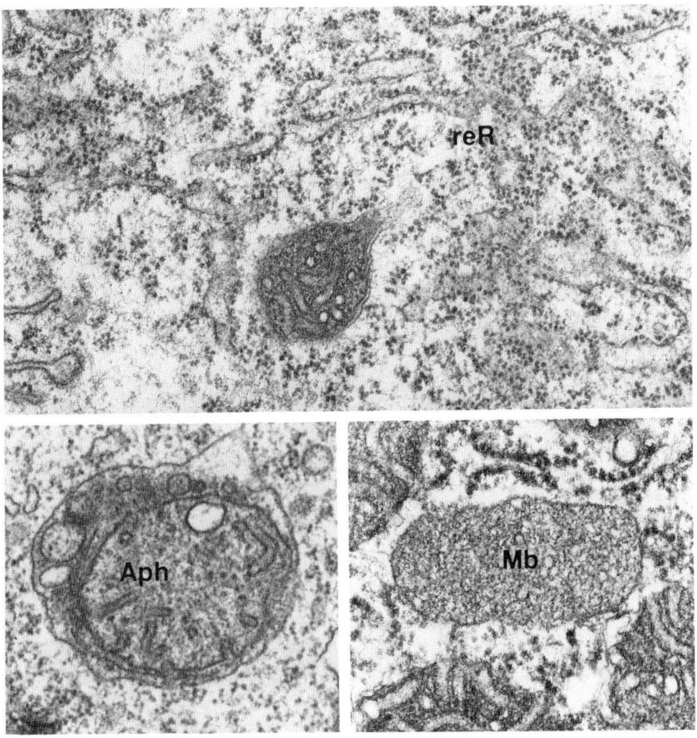

a b c

Abb. **8** Membransysteme in *Paramecium*. a Rauhes eR (reR). b Autophagosom (Aph) mit Mitochondrium während des Abbaus. c Microbody (Mb).

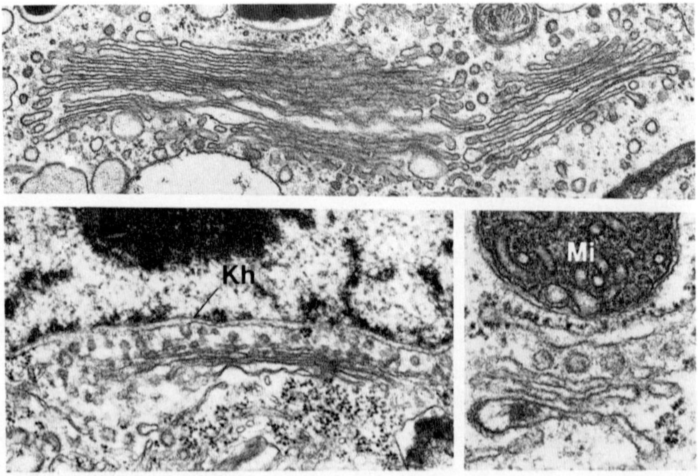

a b c

Abb. **9** Organisationsformen der Dictyosomen beim Flagellaten *Rhodomonas* (a), bei einer Sarcodinen(b) und beim Ciliaten *Pseudomicrothorax* (c). Kh = Kernhülle, Mi = Mitochondrium.

Eine als Perilemma bezeichnete, membranartige Struktur, die bei einigen Hypotrichen sowie bei verschiedenen Tintinniden auftritt (s. Abb. **83**), umhüllt zusätzlich zur Plasmamembran die Zelle. Obgleich diese Struktur im Elektronenmikroskop den typischen drei-

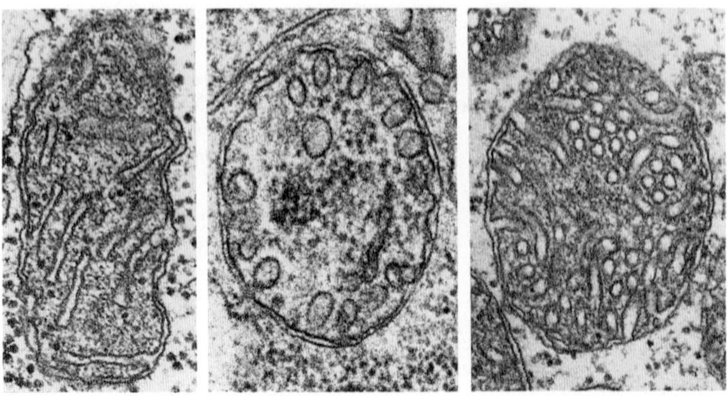

a b c

Abb. **10** Organisationsformen von Mitochondrien beim Flagellaten *Cyathomonas* (a), beim Rhizopoden *Vampyrella* (b) und beim Ciliaten *Paramecium* (c).

schichtigen Aufbau einer Biomembran zeigt, handelt es sich um ein extrazelluläres, totes Gebilde, dessen Funktion unbekannt ist.

Bei den Einzellern findet man häufig zusätzlich zur Glykokalyx noch extrazellulär aufgelagerte Schuppen, Fibrillensysteme und – insbesondere bei den eindeutig botanischen Protisten (= Protophyten) – Zellwände oder zellwandähnliche Strukturen (Abb. **7**). Extrazelluläre Gehäuse sind eine nicht seltene Erscheinung.

Die intrazellulären Membransysteme, wie z. B. endoplasmatisches Retikulum (eR) und vakuolärer Apparat (Abb. **8**), Golgi-Apparat

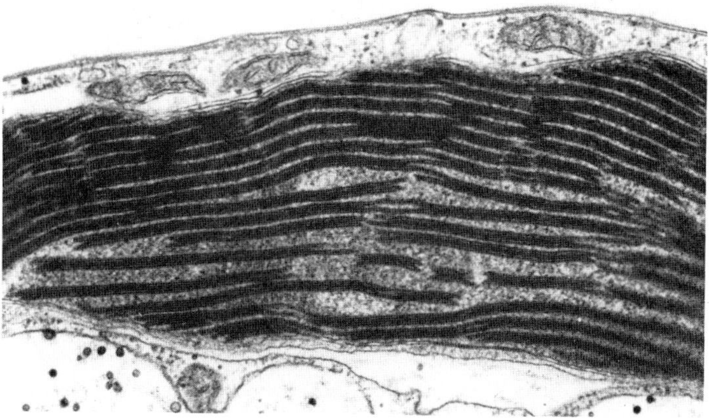

a

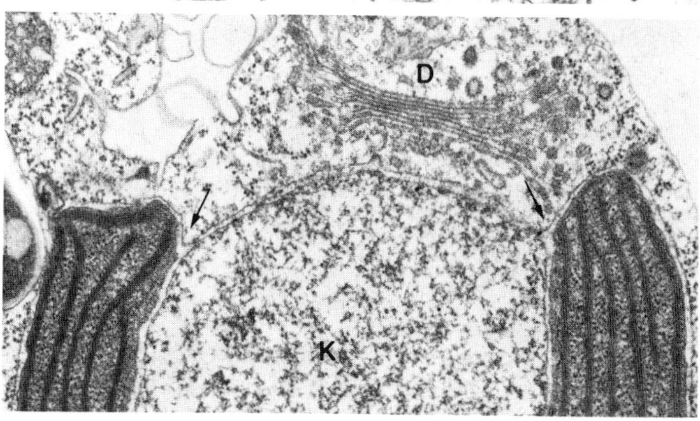

b

Abb. **11** a Ausschnitt aus einem Chloroplasten von *Rhodomonas* mit 2er-Thylakoidstapeln. b Kontinuität von Kernhülle und Chloroplastenhülle (Pfeile) beim Flagellaten *Ochromonas*. D = Dictyosom, K = Kern.

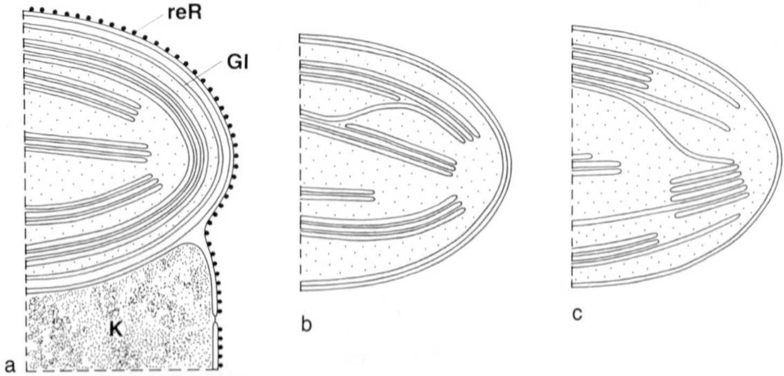

Abb. **12** Chloroplastenorganisation bei Chrysomonadida (a), Euglenida (b) und Chlorophyceen (c). Gl = Gürtellamelle, K = Kern, reR = rauhes eR.

(Abb. **9**), Mitochondrien (Abb. **10**) und Plastiden (Abb. **11**), entsprechen in der Regel dem gewohnten Bild. Einige Organellen – so beispielsweise die Mitochondrien und Plastiden – zeigen bei verschiedenen Gruppen von Einzellern morphologische Besonderheiten, die für eine systematische Eingliederung der entsprechenden Organismen herangezogen werden können. Dieses gilt insbesondere für die jeweils spezifische Anordnung von besonderen eR-Zisternen um die Chloroplasten herum sowie für die jeweils definierte Anordnung der Thylakoide in den Plastiden der verschiedenen grünen Flagellatenordnungen (Abb. **12**).

Mikrofilamente

Mikrofilamente von 4–10 nm Dicke sind in Einzellern oft anzutreffen. Nicht selten bilden sie größere Bündel (= Fibrillen). Bei bestimmten Rhizopoden konnte man belegen, daß es sich um Aktomyosinkomplexe handelt, die für die Zellbewegung verantwortlich sind (Abb. **13**a). Bei der Zellteilung spielen Mikrofilamente ebenfalls eine bedeutende Rolle, so beispielsweise in Form eines kontraktilen Rings in der Teilungsebene von Ciliaten, der die Durchschnürung der Zelle vornimmt.

Andere Filamenttypen scheinen, obgleich sie an Kontraktionsvorgängen beteiligt sind, abweichender Natur zu sein. Beispielsweise sorgt das in den Stielen von peritrichen Ciliaten nachgewiesene Spasmin für eine schnelle Stielkontraktion. Und wieder andere Filamentarten, z. B. in *Stentor* und weiteren heterotrichen Ciliaten, werden für Körperkontraktionen verantwortlich gemacht. Diese Filamenttypen arbeiten nach einem vom Aktomyosinsystem abweichenden Prinzip, das derzeitig noch sehr lückenhaft verstanden ist (S. 188ff).

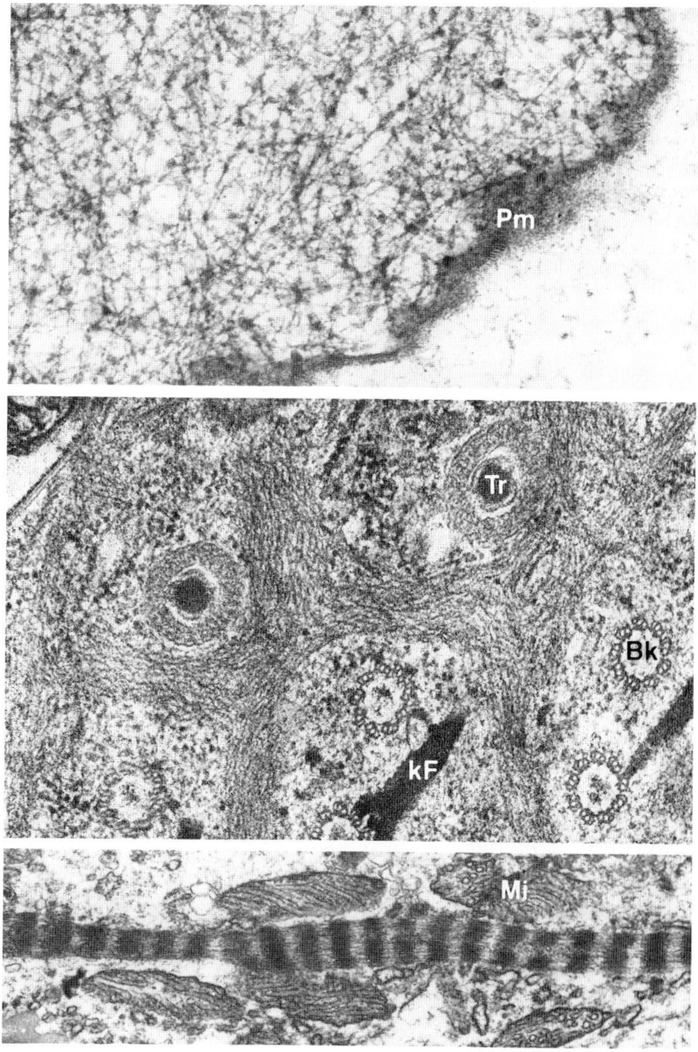

Abb. **13** Filamentsysteme bei *Amoeba proteus* (a; Pm = Plasmamembran), bei *Paramecium caudatum* (b; Bk = Basalkörper, kF = kinetodesmale Fibrille, Tr = Trichocystenspitze) und bei *Loxophyllum meleagris* (c; Mi = Mitochondrium) (a von M. Hauser, Bochum).

Mikrotubuli

Mikrotubuli sind eine sehr wichtige Organellklasse der Protistenzelle. Häufig fungieren diese relativ rigiden Elemente als Cytoskelett (Abb. **14**), beispielsweise zur Verfestigung des Corticalplasmas und bei der Aussteifung bestimmter Pseudopodientypen oder bei der Ausformung von Mundapparaten bei Flagellaten und Ciliaten. Sie können auch für die Verankerung von Organellsystemen in bestimmten Positionen innerhalb der Zelle verantwortlich sein, z. B. bei den kontraktilen Vakuolen von *Paramecium* (S. 162).

Weiterhin sind sie an dynamischen Vorgängen in den Zellen beteiligt. So konnte man zeigen, daß bestimmte Vesikeltypen an Mikrotubuli-

a b c d e

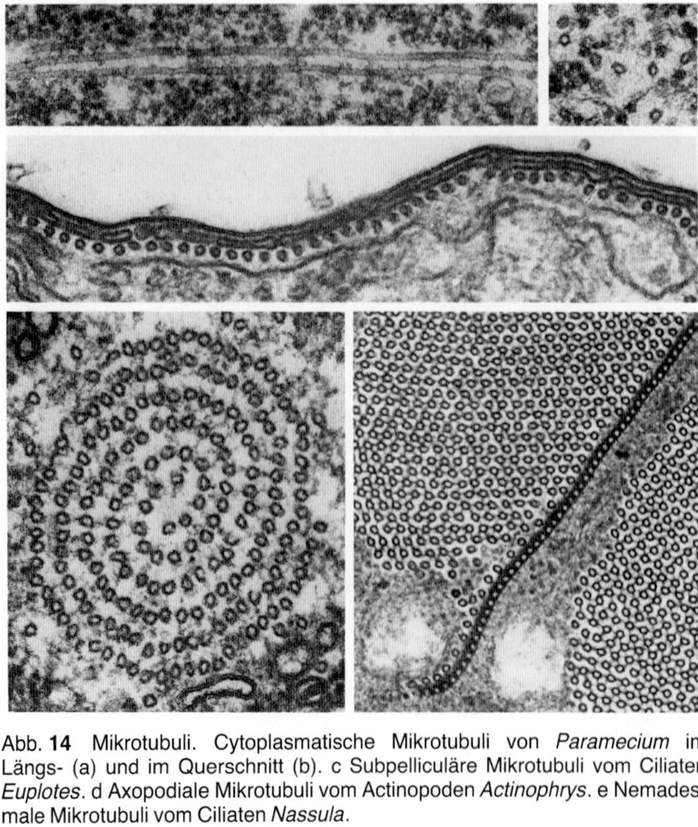

Abb. **14** Mikrotubuli. Cytoplasmatische Mikrotubuli von *Paramecium* im Längs- (a) und im Querschnitt (b). c Subpelliculäre Mikrotubuli vom Ciliaten *Euplotes*. d Axopodiale Mikrotubuli vom Actinopoden *Actinophrys*. e Nemadesmale Mikrotubuli vom Ciliaten *Nassula*.

bändern entlang in die Zellbereiche transportiert werden, wo sie benötigt werden. Möglicherweise werden auch größere Organellen, wie z. B. Mitochondrien, mit Hilfe von Mikrotubuli transportiert. Mikrotubuli sind bei der Kernteilung, insbesondere beim Chromatidentransport recht wichtig, wenngleich ihre eigentliche Funktion bei diesem Prozeß immer noch ungeklärt ist.

Es ist noch nicht gänzlich abgesichert, ob Mikrotubuli selbst rasche Bewegungen erzeugen können. Bei der Krafterzeugung für Bewegungsphänomene sind vielmehr mikrotubulusassoziierte Strukturen von großer Bedeutung. Hier kennt man bestimmte Filamente, die mit Mikrotubuli direkt in Verbindung stehen, und insbesondere armartige Anhänge, Dyneinarme, welche mit anderen Mikrotubuli in Interaktion treten und dabei Bewegung erzeugen. Das bekannteste Beispiel ist die axonemale Strukturanordnung von Mikrotubuli in den Flagellen

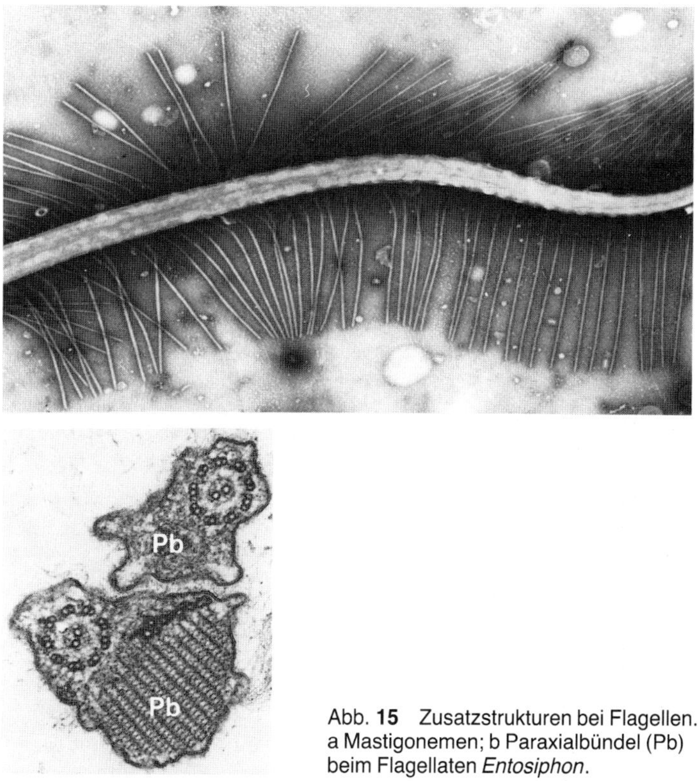

a

b

Abb. **15** Zusatzstrukturen bei Flagellen. a Mastigonemen; b Paraxialbündel (Pb) beim Flagellaten *Entosiphon*.

und Cilien, das 9+2-Muster (S. 172ff). (Mikrotubuli können natürlich im Verlauf ihres Auf- und Abbaues Bewegungen verursachen, die in der Regel jedoch relativ langsam sind.)

Flagellen und Cilien, deren Feinstruktur identisch ist, die im Schlagmodus aber Unterschiede zeigen, werden bei Nahrungsaufnahme und Fortbewegung eingesetzt. Je nach Protistenart können sie in spezifischer Anordnung und Zahl vorkommen. Bei einer Reihe von Protisten treten diese Bewegungsorganellen nur zu bestimmten Stadien des Lebenszyklus auf.

Wenngleich das 9+2-Muster eine sehr konservative Strukturanordnung ist, müssen nicht alle Flagellen bzw. Cilien einer Zelle identisch sein. So kennt man bei zahlreichen Flagellaten unterschiedlich lange Geißeln, die dazu noch auf der Außenseite mit haarartigen Strukturen (= Mastigonemen) (Abb. **15**, s. Abb. **20**) oder Schuppen besetzt sein

a

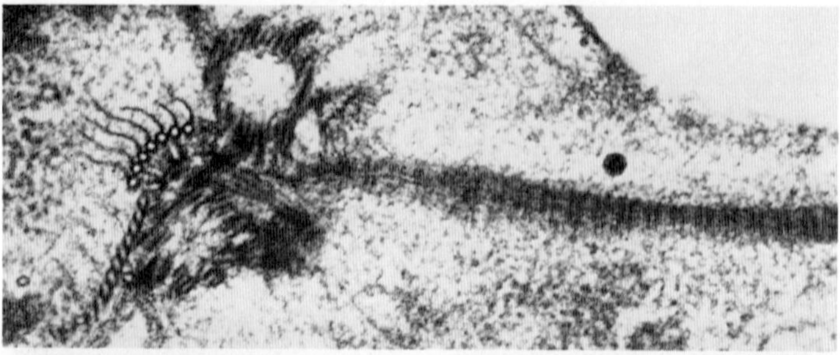

b

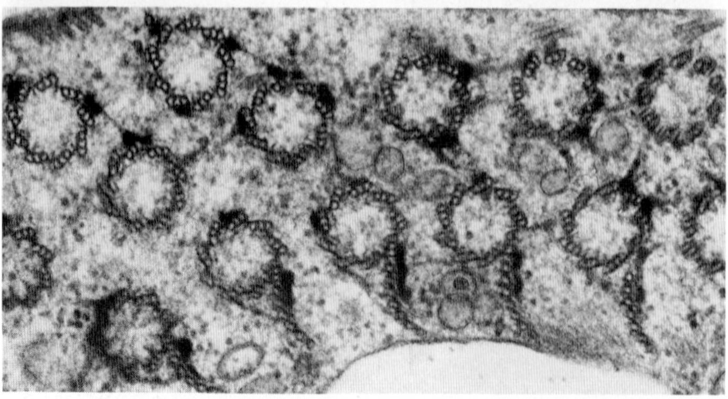

Abb. **16** Basalkörperassoziierte Wurzelelemente beim Flagellaten *Chilomonas* (a) und beim Ciliaten *Eufolliculina* (b).

können (s. Abb. **31**). Auch die Positionen der Flagellen einer Zelle können in artspezifischer Weise variieren (s. Abb. **21**).

Flagellen wie Cilien sind von der Plasmamembran umgeben. Im Plasma ist das Axonem durch einen Basalkörper verankert. An diesem Basalkörper können insbesondere bei Flagellaten und Ciliaten zusätzlich Strukturen ansetzen, und zwar so regelmäßig, daß sie von sehr großem Wert für die Taxonomie sind (Abb. **16**).

Kontraktile Vakuolen

Die kontraktilen Vakuolen sind für viele Protisten ganz typische Membranstrukturen. Die lichtmikroskopisch sichtbare „kontraktile Vakuole" ist in der Regel mit einer Reihe anderer Strukturen vergesellschaftet, die erst mit dem Elektronenmikroskop erkannt wurden. Heutzutage spricht man deshalb häufig vom Kontraktile-Vakuolen-Komplex. Dieser Komplex ist für die Osmoregulation zuständig (S. 161ff).

Extrusomen

Extrusomen mögen als spezifische Protistenorganellen gelten, wenngleich auch bei niedrigen Metazoen, zumindest in gewissen Grenzen,

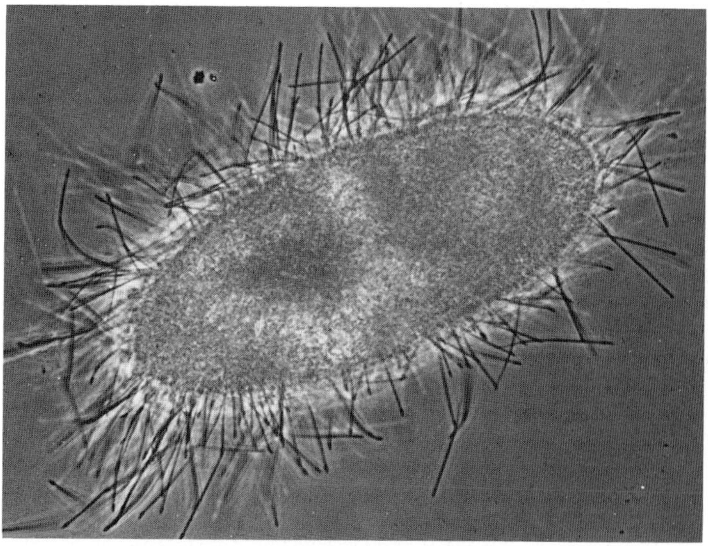

Abb. **17** Ausgeschleuderte Trichocysten von *Paramecium*.

vergleichbare Strukturen gefunden werden. Unter dem Begriff Extrusome werden solche membranumgebenen Organellen zusammengefaßt, die auf verschiedene Reize hin ihren Inhalt unter Veränderung seiner Struktur aus der Zelle ausschleudern. Am bekanntesten dürften die Trichocysten von *Paramecium* sein (Abb. **17**). Derzeitig kennt man 10 verschiedene Extrusomtypen (S. 145ff).

Kerne

Alle Protisten besitzen zumindest einen Kern. Nicht selten treten, insbesondere bei relativ großen Einzellern, zahlreiche gleichartige

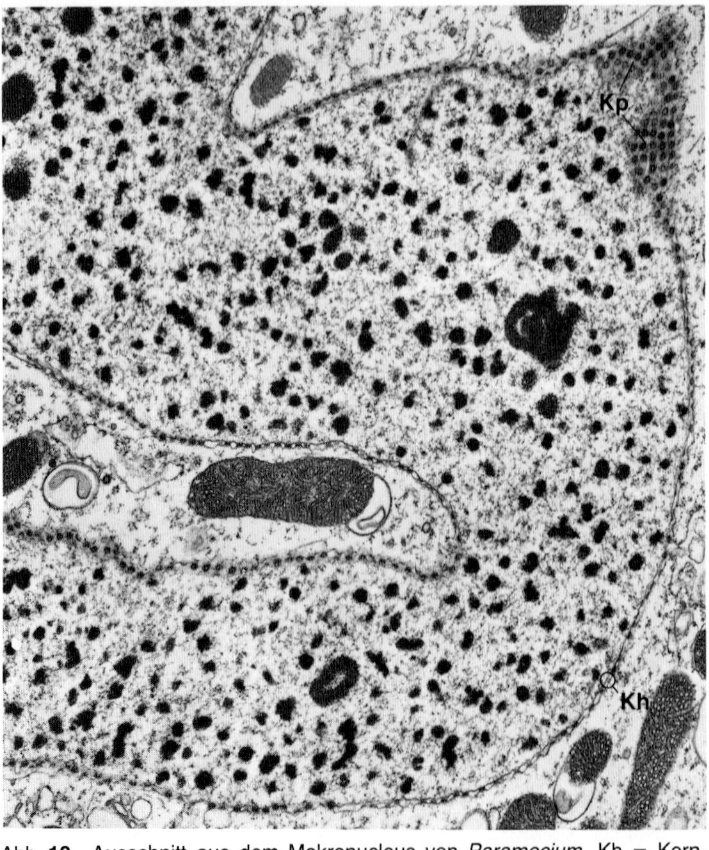

Abb. **18** Ausschnitt aus dem Makronucleus von *Paramecium*. Kh = Kernhülle, Kp = Kernporen.

Kerne auf. Foraminiferen und Ciliaten besitzen zwei Kerntypen, einen generativen Mikronucleus und einen somatischen Makronucleus (Abb. **18**d) eine Erscheinung, die Kerndualismus genannt wird (S. 238ff).

Die Kerne können je nach Organismus diploid oder haploid sein. Der Teilungsmodus ist die Mitose, an die sich meist eine Zellteilung anschließt. Man kennt verschiedene morphologische Alternativen bei der Kernteilung (Spindel extern oder intern; Kernhülle intakt oder fragmentiert) (s. Abb. **194**), ein Aspekt, der neuerdings bei Überlegungen zur Phylogenie der Protisten eine wichtige Rolle spielt.

Sexualprozesse, bei denen sich nach vorhergegangener Meiose zwei Gameten vereinigen, gibt es bei einer ganzen Reihe von Einzellern. Andererseits ist bei einer Anzahl von Organismen bislang nur die a-sexuelle Reproduktion beobachtet worden (S. 238ff).

Form und Größe

Die verschiedenen Protistengruppen kann man anhand ihrer äußeren Form identifizieren. Diese Formcharakteristik wird durch intra- oder extrazelluläre Skelettelemente gewährleistet. Oft sind es Mikrotubuli, die die Skelettfunktion ausüben. Aber auch andere organische Struk-

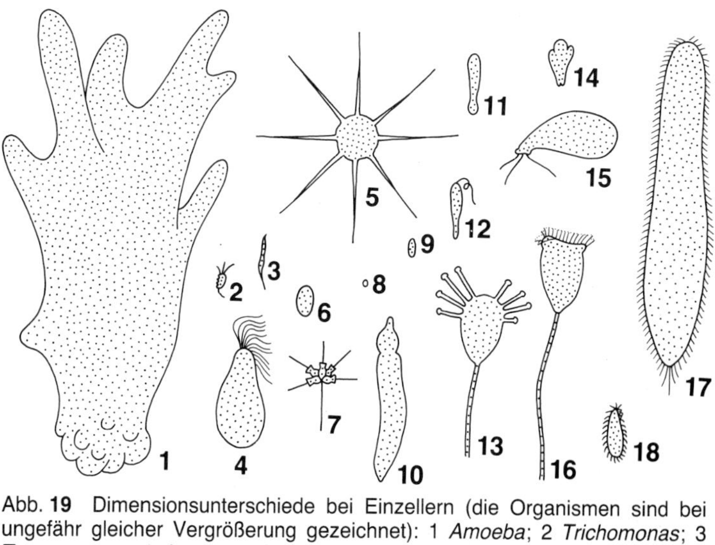

Abb. **19** Dimensionsunterschiede bei Einzellern (die Organismen sind bei ungefähr gleicher Vergrößerung gezeichnet): 1 *Amoeba*; 2 *Trichomonas*; 3 *Trypanosoma*; 4 *Joenia*; 5 *Actinophrys*; 6 *Eimeria*; 7 *Codonosiga*; 8 *Microspora*; 9 *Myxozoa*; 10 *Gregarina*; 11 *Saccamoeba*; 12 *Euglena*; 13 *Discophrya*; 14 *Entamoeba*; 15 *Trinema*; 16 *Vorticella*; 17 *Paramecium*; 18 *Tetrahymena*.

turen, wie Proteinplatten in der Pellicula von Euglenen oder das Epiplasma bestimmter Ciliaten, können formgebende Funktionen haben. Die Bedeutung anorganischer Endo- und Exoskelette schließlich ist nicht zu unterschätzen.

Abschließend sei noch erwähnt, daß die Größe der Protisten in sehr weiten Grenzen schwankt (Abb. **19**): Während die kleinsten einkernigen Formen nur einige Mikrometer messen, werden andere Vertreter bis zu einigen Hundert Mikrometern (z. B. *Amoeba proteus*) groß, mehrkernige Formen können einige Millimeter und in Extremfällen sogar einige Zentimeter groß werden.

Systematischer Teil

Entwicklung der Systematik

Am Beginn der Protistenforschung vor ca. 300 Jahren steht, wie eingangs erwähnt, Antoni van Leeuwenhoek. Zu dieser Zeit wurden die Protisten mit den Bakterien und mikroskopisch kleinen Metazoen als Infusorien zusammengefaßt. Die erste große Monographie über Einzeller wurde von Müller im Jahr 1780 veröffentlicht. Ungefähr 50 Jahre später, also zu Zeiten Ehrenbergs und Dujardins, waren zahlreiche Bakterien und Metazoen von den Protozoen getrennt.

Während der darauffolgenden fünf Dekaden wurden sehr viele Protisten erstmals beschrieben und in Großgruppen eingeteilt. So konnte Bütschli in seinem Lehrbuch der Protozoologie das erste umfassende System der Protozoen aufstellen:

Stamm	Klasse	Unterklasse
Protozoa	Sarcodina	Rhizopoda
		Heliozoa
		Radiolaria
	Sporozoa	Gregarinida
		Myxosporida
		Sarcosporida
	Mastigophora	
	Ciliophora	Ciliata
		Suctoria

An dieser Einteilung wurde bis zur Neufassung des Systems durch Honigberg u. Mitarb. (1964) festgehalten. Das neue Schema sah nun so aus:

Stamm	Unterstamm	Klasse
Protozoa	Sarcomastigophora	Sarcodina
		Mastigophora
		Opalinata
	Sporozoa	Telosporea
		Toxoplasmea
	Cnidospora	Myxosporidea
		Microsporidea
	Ciliophora	Ciliatea

Der Unterschied zu Bütschli liegt darin, daß die ehemalige Gesamtgruppe Sporozoa in Cnidospora (Sporen mit Filament) und Sporozoen (Sporen ohne Filament) unterteilt wird. Darüber hinaus werden die Amöben und Flagellaten zur Gruppe der Sarcomastigophora zusammengefaßt.

Im Zusammenhang mit der Erstellung eines Systems für die Einzeller kam immer wieder die Frage auf, ob der damals geläufige Terminus „Protozoen" zutrifft, der häufig nur tierische Vertreter umfaßte. Haeckel und einige Zeit später Dobell sprachen sich gegen die von Siebold 1845 vorgenommene Unterteilung der Einzeller in tierische und pflanzliche Vertreter aus. Schon damals wurde, wenngleich nicht aus phylogenetischen, so doch aus fachlich-didaktischen Gründen für die Einführung des Begriffes „Protisten" plädiert.

Im Verlaufe der letzten 30 Jahre wuchs besonders durch den Einsatz der Elektronenmikroskopie das Wissen um die Einzeller enorm an. An die Stelle der bisherigen Meinung, daß die Protisten eine Gruppe nahe verwandter Organismen darstellen, ist die Erkenntnis getreten, daß eine unerwartete Diversität vorliegt. Offensichtlich gehen die verschiedenen Gruppen auf streng voneinander getrennte, in der Evolution recht früh etablierte Linien zurück. Eine klare Grenze zwischen Pflanzen und Tieren gibt es nicht. Der alle Einzeller berücksichtigende Begriff Protista wird wieder aktuell.

Aufgrund dieser neuen Erkenntnisse wurde 1980 eine neue Klassifizierung vorgenommen. Levine erstellte mit einer Gruppe von 15 Kollegen folgendes, in seinen Details nicht allgemein akzeptiertes System auf:

Stamm	Unterstamm	Klasse
Sarcomastigophora (25 000)	Mastigophora	Phytomastigophorea
		Zoomastigophorea
	Opalinata	Opalinatea
	Sarcodina	Lobosea
		Acarpomyxea
		Acrasea
		Eumycetozoea
		Plasmodiophorea
		Filosea
		Granuloreticulosea
		Acantharea
		Polycystinea
		Phaeodarea
		Heliozoea
Labyrinthomorpha (35)		Labyrinthulea
Apicomplexa (4800)		Perkinsea
		Sporozoea
Microspora (800)		Rudimicrosporea
		Microsporea
Ascetospora (30)		Stellatosporea
		Paramyxea
Myxozoa (875)		Myxosporea
		Actinosporea
Ciliophora (7500)		Kinetofragminophorea
		Oligohymenophorea
		Polyhymenophorea

Die Zahlen in Klammern geben die derzeit bekannte Anzahl rezenter Arten des jeweiligen Stammes an.

Das Wesentliche an diesem System ist, daß nicht mehr, wie bislang, an vermeintlichen Verwandtschaftsbeziehungen festgehalten wird, sondern daß der Heterogenität der verschiedenen Gruppen der Einzeller dadurch Rechnung getragen wird, daß sieben Gruppen auf den Rang eines Stammes erhoben wurden. Der systematische Terminus Protozoa existiert nicht mehr. Innerhalb der einzelnen Stämme sind bisweilen auch drastische Umstellungen vorgenommen worden, die es nicht selten schwer machen, seit langem bekannte Gruppen wiederzufinden (S. 101).

Man kann es nicht nachdrücklich genug betonen, daß derzeitig eine große Unsicherheit auf dem Gebeit der Protistensystematik herrscht und daß das nun vorliegende System in Zukunft sicherlich noch starken Veränderungen unterworfen sein wird. Demzufolge ist es natürlich sehr schwierig, in den nächsten Kapiteln *das* System der Protisten zu besprechen. Es ist wohl unumgänglich, die Darstellung in einer Art Kompromiß vorzunehmen: Dort, wo das neue System zur Zeit ganz offensichtlich Schwächen hat, die in absehbarer Zeit zu einer erneuten Änderung führen können, wird auf das alte System zurückgegriffen. Ansonsten soll versucht werden, dem neuen Schema zu folgen und es zu erklären.

System der Protisten

Stamm **Sarcomastigophora**

Das wesentliche Fortbewegungsorganell dieser Einzeller sind entweder Pseudopodien oder Flagellen. Nahrungserwerb und -aufnahme erfolgen ebenfalls mit Hilfe dieser Strukturen.

Dieses Taxon umfaßt also die Sarcodina und Mastigophora des BÜTSCHLI-Systems. Recht bald nach BÜTSCHLI war man sich einig, daß dieses beiden Gruppen wohl eng miteinander verwandt sein müssen. Denn zahlreiche Flagellaten bilden Pseudopodien aus und eine Reihe von Amöbenarten kann als Antwort auf bestimmte Umwelteinflüsse Flagellen entstehen lassen. Es gibt darüber hinaus Amöben, die in ihrem Lebenszyklus obligatorisch über ein begeißeltes Stadium verfügen.

Man kann durchaus Zweifel haben, ob diese Eigenschaften wirklich eine Zusammenfassung zu einer monophyletischen Gruppe rechtfertigen. Denn ansonsten zeigen die Vertreter dieser Gruppe in ihrer Ultrastruktur außerordentliche Unterschiede, die es unmöglich machen, eine exakte Charakterisierung dieses Stammes vorzunehmen. Der Stamm wird unterteilt in die Mastigophora, Opalinata und Sarcodina.

Unterstamm Mastigophora (= Flagellata)

Die Vertreter dieses Unterstammes haben eine oder mehrere, meist 4 oder weniger Flagellen. Die Flagellen eines Organismus können unterschiedlich lang sein und verschiedene zusätzliche Strukturen aufweisen

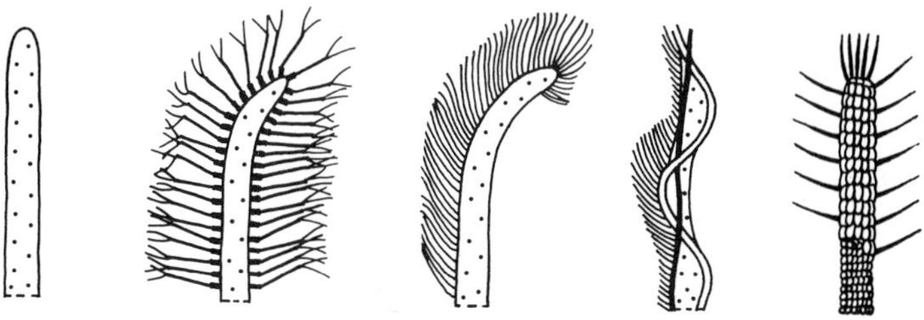

Abb. **20** Flagellenmorphologie bei Chlorophyceae (a), Chrysomonadida (b), Euglenida (c), Dinoflagellida (d) und Prasinomonadida (e).

(Abb. **20**). Generell gesehen sind Flagellaten kleine Organismen, die selten über 50 μm groß werden. Ein einzelner Kern scheint die Regel zu sein. Einige Formen sind zu sexueller Reproduktion befähigt.

Zur Kohlenstoffassimilation werden von den Flagellaten verschiedene Wege beschritten. Oft sind sie photosynthetisch aktiv. Derartige Formen und mit ihnen offenbar verwandte Einzeller werden zur Klasse Phytomastigophorea zusammengefaßt. Die farblosen heterotrophen Species finden sich demzufolge in der Klasse der Zoomastigophorea wieder. Da in einer Gruppe beide Formen auftreten können (z. B. bei den Eugleniden), erscheint eine derartige Unterteilung problematisch.

Klasse Phytomastigophorea

Traditionsgemäß stehen die Phytomastigophorea an der Basis der Eukaryontensysteme. Folglich lassen sich die Sarcodina aus diesen Organismen unter Verlust der Chloroplasten hergeleitet denken. Ein Teil der grünen Flagellaten ist Ausgangsbasis für Algengruppen, die in ihrer weiteren Evolution zur Vielzelligkeit gelangt sind.

Rote oder orangefarbene Augenflecken (Stigmen) treten bei einem Teil der Phytoflagellaten auf (Abb. **22**). Es handelt sich hierbei um eine Anhäufung von Lipidglobuli, die Carotinoide enthalten. Die Augenflecken sind bei einigen Formen im Chloroplasten lokalisiert, treten aber auch frei im Plasma auf. Oft finden sie sich in der Nähe der Geißeln und hier insbesondere im Bereich einer Geißelschwellung. Man vermutet daher einen direkten Zusammenhang zwischen diesen Strukturen, zum Beispiel beim phototaktischen Verhalten, das bei photosynthetisch aktiven Formen zu einer optimalen Lichtausbeute führt. Es liegt in der Tat die Beobachtung vor, daß *Euglena* das Schwimmverhalten ändert, wenn durch den Augenfleck die Geißelschwellung beschattet wird. Jedoch sprechen Stigmen, die keine direkte Lagebeziehung zur Geißel haben, dafür, daß, wenn überhaupt

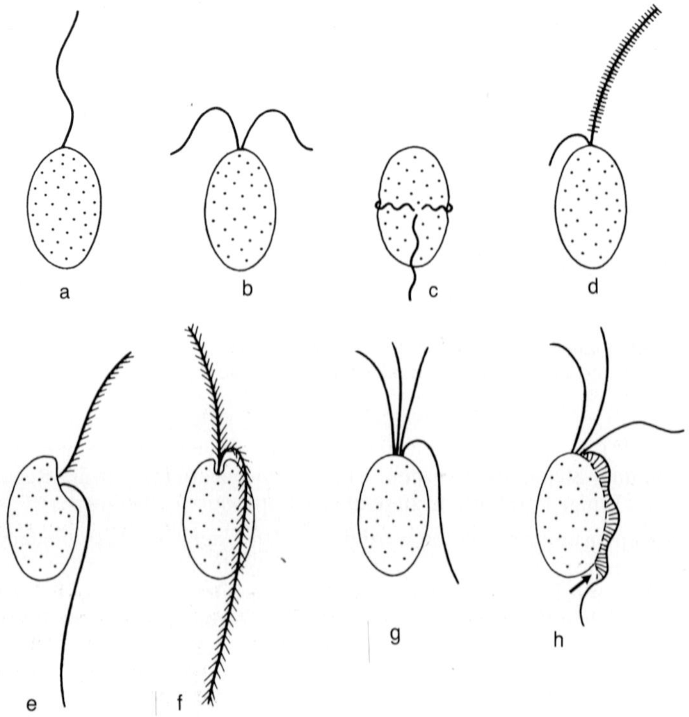

Abb. **21** Begeißelungstypen: a uniflagellat; b isokont biflagellat; c biflagellat: transvers und longitudinal; d heterokont, eine Flimmergeißel; e biflagellat, eine Flimmergeißeln, eine Schleppgeißel, f biflagellat, aus Geißelgrube entspringende Flimmergeißeln, eine davon Schleppgeißel; g quadriflagellat, eine Schleppgeißel; h quadriflagellat, undulierende Membran (Pfeil).

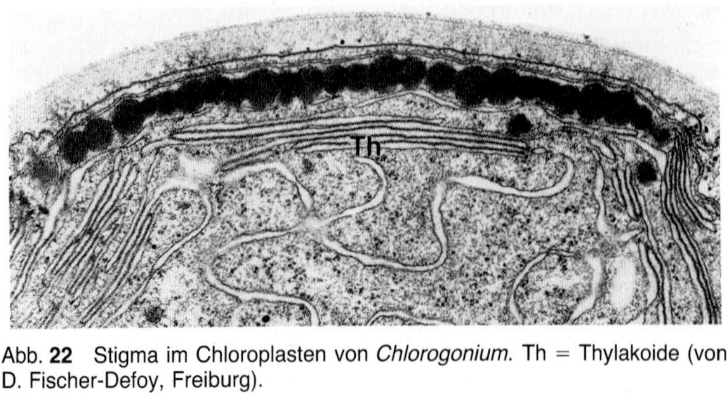

Abb. **22** Stigma im Chloroplasten von *Chlorogonium.* Th = Thylakoide (von D. Fischer-Defoy, Freiburg).

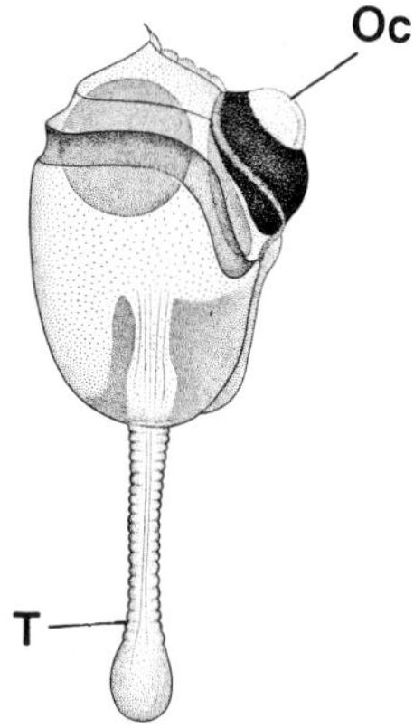

Abb. **23** *Erythropsis pavilardii* mit Ocellus (Oc) und Tentakel (T). Die biologische Bedeutung des Ocellus ist unklar (nach Kofoid u. Swezy).

derartige Zusammenhänge vorliegen, sie doch von erheblich komplexer Natur sind. Man sollte schließlich nicht vergessen, daß zahlreiche Flagellaten ohne Stigmen phototaktisch reagieren.

Einige Dinoflagellaten, z. B. *Erythropsis pavilardii,* verfügen über einen Ocellus (Abb. **23**). Dies ist ein komplexes Gebilde aus Linsenkörper, Pigmentschicht und „Retina". Diese Einzeller sind jedoch nicht photosynthetisch aktiv, sondern leben heterotroph. Es gibt Hinweise, daß der Ocellus ein stark modifizierter Plastid ist.

Die chlorophyllhaltigen Flagellaten lassen sich mit einiger Übung anhand ihrer Farbe voneinander unterscheiden. Denn die verschiedenen Gruppen zeigen jeweils typische Pigmentkombinationen. In der Ultrastruktur der Chloroplasten gibt es bei den verschiedenen Ordnungen häufig ganz bestimmte Besonderheiten, welche oft eine zweifelsfreie Zuordnung ermöglichen. Weitere Merkmale sind Zellgestalt, Flexibilität bzw. Starrheit der Zellen, Fehlen oder Vorhandensein einer Zellwand. Flagellenanzahl, -feinstruktur und -bewegungsart sind von besonders hohem taxonomischen Wert (s. Abb. **20**, **21**; Tab. **2**).

Die Anzahl und Anordnung der Thylakoide in den Chloroplasten sind wichtige Merkmale. Das Vorkommen und die Ausgestaltung von Pyrenoiden (= besonders strukturierte Bereiche im Chloroplasten) dahingegen können nicht zur Aufdeckung phylogenetischer Zusammenhänge genutzt werden.

Ordnungen
- Cryptomonadida,
- Dinoflagellida,
- Euglenida,
- Chrysomonadida,
- Heterochlorida,
- Chloromonadida,
- Prymnesiida,
- Volvocida,
- Prasinomonadida,
- Silicoflagellida.

Tabelle **2** Charakteristika der Phytoflagellaten-Ordnungen (nach verschiedenen Autoren)

Ordnung	Geißeln	Chloroplast	Reservestoffe	Zellwand/ Pellicula	Cytologische Besonderheiten
Cryptomonadida (= Cryptophyceae)	2, (fast) isokont, eine zweireihig beflimmert; andere einreihig beflimmert oder nackt	Chlorophyll a+c; α-Carotin; Phycocyanin und -erythrin; Hülle aus 2 Membranen + eR-Zisterne; Thylakoide in 2er Stapeln	Stärke zwischen Plastiden + Plastiden-eR	regelmäßig strukturierter Periplast mit Proteinplatten innen am Plasmalemma	Vestibulum und Zellperipherie mit Ejectisomen
Dinoflagellida (= Dinophyceae)	2, heterokont; längs: nackt; quer: ein- oder zweiseitig beflimmert + Axonem und Achsenstab gewunden	Chlorophyll a+c; β-Carotin; Hülle aus 3 Membranen; Thylakoide in 3er Stapeln	Stärke in Plasma; Öl	unter dem Plasmalemma Alveolen, oft mit Platten aus Cellulose (?)	DNS fast ohne Histone; Chromosomen im Interphasekern kondensiert; Pusulen; oft Trichocysten
Euglenida (= Euglenophyceae)	2 (1 oft stark reduziert); Achsenstab; eine einseitig beflimmert; eine mit basaler Schwellung	Chlorophyll a+b; β-Carotin; Hülle aus 3 Membranen; Thylakoide in 3er Stapeln	Paramylon im Plasma	rippenförmig skulpturierte Pellicula mit Proteinplatten innen am Plasmalemma	Chromosomen im Interphasekern kondensiert; metabolische („euglenoide") Bewegung
Chrysomonadida (= Chrysophyceae)	(1–)2; heterokont; lange: zweireihig beflimmert; kurze: nackt	Chlorophyll a+c; β-Carotin; Hülle aus 2 Membranen + 1 eR-Zisterne; Thylakoide in 3er Stapeln; Gürtellamelle	Chrysolaminarin (= Leucosin) in Vakuole; Öl	extrazelluläre Kieselschuppen möglich; Lorica aus Cellulose oder Chitin möglich	–
Heterochlorida (= Xanthophyceae)	2, heterokont; lange: zweireihig beflimmert; kurze: nackt	Chlorophyll a; β-Carotin; Hülle aus 2 Membranen + 1 eR-Zisterne; Thylakoide in 3er Stapeln; Gürtellamelle	Chrysolaminarin in Vakuole; Öl	–	–

Chloromonadida (= Rhaphidiophyceae)	2, heterokont; lange: zweireihig beflimmert; kurze: nackt	Chlorophyll a (+c); β-Carotin; Hülle aus 2 Membranen + 1 eR-Zisterne ohne Kernverbindung; Thylakoide in 3er Stapeln; Gürtellamelle	Öl (?)	–	Scheibe aus Dictyosomen um den apikalen Kernbereich; Golgi-Apparat übernimmt Funktion der kontraktilen Vakuole; Extrusome
Prymnesiida (= Haptophyceae)	2, isokont; heterodynamisch; mit Schuppen bedeckt	Chlorophyll a+c; β-Carotin; Hülle aus 2 Membranen + 1 eR-Zisterne; Thylakoide in 3er Stapeln	Chrysolaminarin in Vakuole; Paramylon im Plasma (?)	extrazelluläre, organische, oft calcifizierte Schuppen	Haptonema; Ejectisomen möglich
Volvocida (= Chlorophyceae)	2 oder 4, isokont; heterodynamisch; nackt	Chlorophyll a+b; β-Carotin; Hülle aus 2 Membranen; Thylakoide in unregelmäßigen Stapeln bis Grana	Stärke in Plastiden	Zellwand größtenteils aus Glycoproteiden, bisweilen aus Cellulose	–
Prasinomonadida (= Prasinophyceae)	(2) 4 (8), isokont; mit bis zu 3 Schuppentypen und -lagen bedeckt	Chlorophyll a+b; β-Carotin; Hülle aus 2 Membranen; Thylakoide in 2–4er Stapeln bis Grana (?)	Stärke in Plastiden	winzige, extrazelluläre, organische Schuppen	–
Silicoflagellida	1; nackt	Chlorophyll a+c; Hülle aus 2 Membranen + 1 eR-Zisterne (Verbindung Kernhülle?); Thylakoide in 3er Stapeln	Öl	–	Intrazelluläres Kieselskelett; fadenförmige Pseudopodien

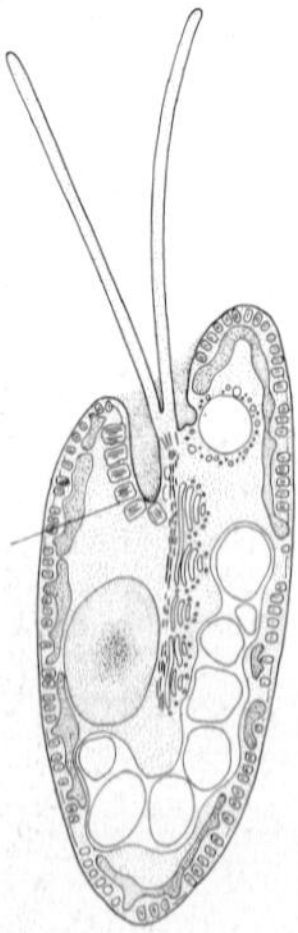

Abb. **24** Cryptomonadida – *Chilomonas paramecium*.
Ej = Ejectisomen

Ordnung Cryptomonadida

Cryptomonaden haben eine feste, mehr oder minder bohnenförmige, am Vorderpol abgeschrägte Gestalt (Abb. **24**). Aus einer Einbuchtung oder aus einem Kanal (= Vestibulum) am Vorderende entspringen zwei (fast) isokonte (= gleichlange) Flagellen. Unter der Plasmamembran gibt es eine Schicht aus lückenlos aneinandergefügten Proteinplatten (= Periplast), die der Zelle ihre Starrheit verleihen. Als Extrusomen (S. 145) treten Ejectisomen auf. Es gibt marine Vertreter und Süßwasserformen; letztere besitzen am Vorderende der Zelle eine kontraktile Vakuole, die sich ins Vestibulum entleert.

Die Chloroplasten enthalten Chlorophyll a und c. Die verschiedenen Genera zeichnen sich durch unterschiedliche Färbungen aus, die auf Maskierung durch verschiedene akzessorische Pigmente – darunter Phycobiline – beruhen. Dominierend sind rötliche, grünliche oder gelbbraune, seltener blaugrüne Färbungen. Einige Arten zeigen wegen endobiontischen Cyanophyceen eine blaugrüne Färbung. Nur wenige Species sind farblos. In diesen Fällen, die bislang als rein heterotroph eingestuft wurden, hat man jedoch stark degenerierte Chloroplasten mit Hilfe der Elektronenmikroskopie nachgewiesen.

Beispiele: *Cryptomanas, Chilomonas, Hemiselmis*

Ordnung Dinoflagellida

Für die Dinoflagellaten ist es typisch, daß sie eine feste Körperform haben, die zum Teil durch Celluloseplatten bewirkt wird (Abb. **25**). Davon leitet sich die deutsche Bezeichnung Panzergeißler ab. Die Platten liegen in abgeflachten Vakuolen (= Alveolen = Amphies-

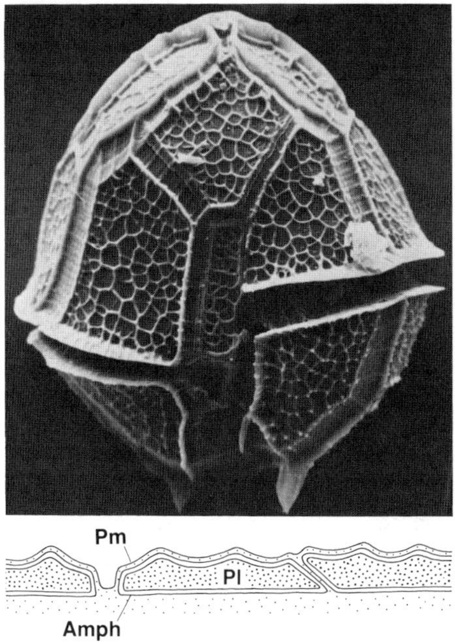

Abb. **25** Dinoflagellida
a Außenansicht des Dinoflagellaten *Peridinium bipes*.
b Amphiesmata (Amph) mit Platten (Pl). Pm = Plasmamembran (a von R. M. Crawford, Bristol).

mata), die unmittelbar unter der Plasmamembran angeordnet sind. Als Extrusomen treten im Corticalplasma Trichocysten mit weitgehend unbekannter Funktion auf. Zwei furchenartige Rinnen finden sich in der Zelloberfläche. Die eine verläuft äquatorial (= Cingulum), die andere longitudinal (= Sulcus). Jede Furche birgt ein einzelnes Flagellum. Die Flagellen sind heterokont. Die Quergeißel weist eine einseitige Beflimmerung auf. Das Axonem dieser Geißel windet sich dazu noch um einen quergestreiften Achsenstab.

Dinoflagellatenkerne beinhalten nur sehr wenig Histone. Die Chromosomen liegen ständig geknäuelt vor. Während der Kernteilung sind die Chromatiden nicht mit den Spindelmikrotubuli verbunden, sondern mit der Kernhülle. Aufgrund dieser verschiedenen Kernbesonderheiten werden Dinoflagellaten als sehr ursprüngliche Organismen angesehen.

Es gibt keine kontraktilen Vakuolen. Hinzu treten bei marinen Dinoflagellaten Pusulen von zum Teil außerordentlicher Größe, die ebenfalls mit der Außenwelt in Verbindung sind und vielleicht osmotische Funktionen besitzen (S. 169).

Die ökologische Bedeutung der Dinoflagellaten kann kaum überschätzt werden. Denn ein wesentlicher Anteil der Primärproduktion der Ozeane geht auf diese Flagellaten zurück. Als Zooxanthellen leben bestimmte Formen symbiontisch in Korallen und auch in Protisten wie Radiolarien. Naturphänomene wie „rote Tide" beruhen nicht selten auf einer immensen Massenvermehrung von Dinoflagellaten (Algenblüte). Für Menschen können diese Massenvorkommen indirekt gefährlich werden. Denn ein Teil der Dinoflagellaten enthält das Gift Saxitonin, das für die Muscheln, die sich von diesen Flagellaten ernähren, unschädlich ist, für Menschen, die derartige Muscheln essen, allerdings bei entsprechender Konzentration hochgradig toxisch bis letal sein kann.

Beispiele: *Gymnodinium, Ceratium, Noctiluca* (Verursacher des Meeresleuchten).

Ordnung Euglenida

Eugleniden (Abb. **26**) leben hauptsächlich in Brack- und Süßwasserhabitaten. Von den (in der Regel) zwei Flagellen, die aus einem Geißelsäckchen entspringen, oft ist eines stark reduziert und dann lichtmikroskopisch schwer sichtbar. Ein Flagellum hat an seiner Basis stets eine Geißelschwellung, der ein nicht plastidengebundener Augenfleck gegenüberliegt (S. 29). Die Flagellen bewegen sich in einem recht komplexen Muster. Bei einigen Arten bewirkt die Geißelbewegung

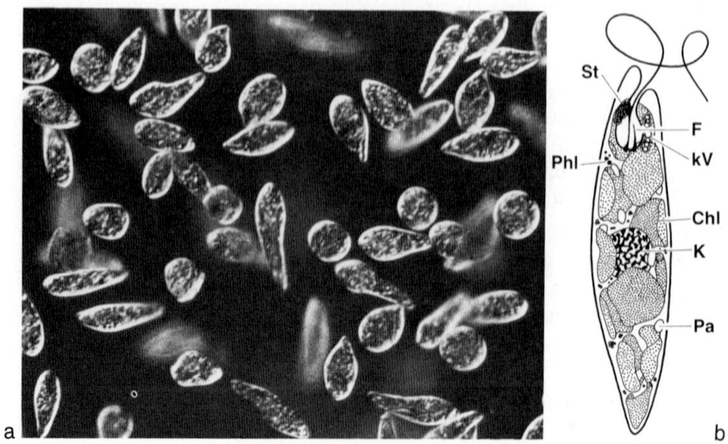

Abb. **26** Euglenida – a Unterschiedliche Gestalt von *Euglena gracilis* (Metabolie). b Organisation von *E. gracilis*. Chl = Chloroplast, F = Flagellen, K = Kern, kV = kontraktile Vakuole, Pa = Paramylon, Phl = Phospholipidgranulum, St = Stigma (b nach Leedale).

kein Schwimmen, sondern ein Gleiten über das Substrat (z. B. *Entosiphon*), das aber auch bei geißellosen Zuständen vorkommt.

Die als metabole oder euglenoide Bewegung bezeichnete Lokomotionsart ist durch wellenförmige Körperkontraktionen charakterisiert. Der Mechanismus, der dieser Bewegung zugrunde liegt, ist unklar. Man vermutet einen Zusammenhang zwischen Metabolie und streifenförmigen, spiralig angeordneten, locker untereinander verbundenen Proteinelementen unter der Plasmamembran. Schleim, der über große, mit einem Ausführkanal versehene Vesikel nach außen abgegeben wird, mag ebenfalls mit der euglenoiden Bewegung in Zusammenhang stehen. Es ist aber auch denkbar, daß derart ausgeschiedenes Material bei der Stielbildung einiger Arten *(Colacium)* eine Rolle spielt. Nicht alle Eugleniden sind zur Metabolie befähigt. Vertreter der Gattung *Phacus* beispielsweise sind völlig starr und *Trachelomonas*-Arten leben in einem festen, extrazellulären Gehäuse.

Die Kerne zeigen auch in der Interphase kondensierte Chromosomen; die Kernhülle bleibt während der Kernteilung erhalten. Die Chloroplasten, sofern vorhanden, enthalten Chlorophyll a und b. Neben den autotrophen Vertretern gibt es heterotrophe Arten, wie z. B. *Astasia*. In einigen Fällen sind komplexe Freßapparate entwickelt, mit denen Nahrungspartikel phagocytiert werden.

Beispiele: *Euglena, Astasia, Phacus*.

Ordnung Chrysomonadida

In der äußeren Form zeigen die Mitglieder dieser Ordnung eine sehr große Variationsbreite. Es gibt zahlreiche Vertreter mit Chloroplasten, die neben Carotinoiden Chlorophyll a und c aufweisen. Durch den Besitz dieser Photosynthesepigmente zeigen sich Ähnlichkeiten zu anderen Algengruppen, insbesondere zu den Diatomeen und Braunalgen. Möglicherweise sind sie phylogenetische Vorgänger dieser Formen. Darüber hinaus wird diskutiert, ob sie der Ursprung für einige Heliozoengruppen waren.

Typischerweise sind sie heterokont begeißelt. Das längere Flagellum ist mit Mastigonemen ausgestattet. Der Zellcortex ist nicht rigide. Bestimmte Species können, um Nahrung zu phagocytieren, von allen Zellbereichen Pseudopodien ausbilden. Einige wenige Arten, z. B. *Chrysamoeba* (Abb. **27**b), verharren mehr oder minder ständig im Amöbenstadium, weisen aber auch dann noch rudimentäre Flagellen auf. Andere Formen sind auf der Außenseite mit Kieselplättchen oder -nadeln versehen oder leben in Gehäusen (Abb. **27**a).

Zahlreiche Chrysomonaden leben als farblose Organismen rein phagotroph. Man kennt motile und sessile sowie solitäre und in Kolonien lebende Formen.

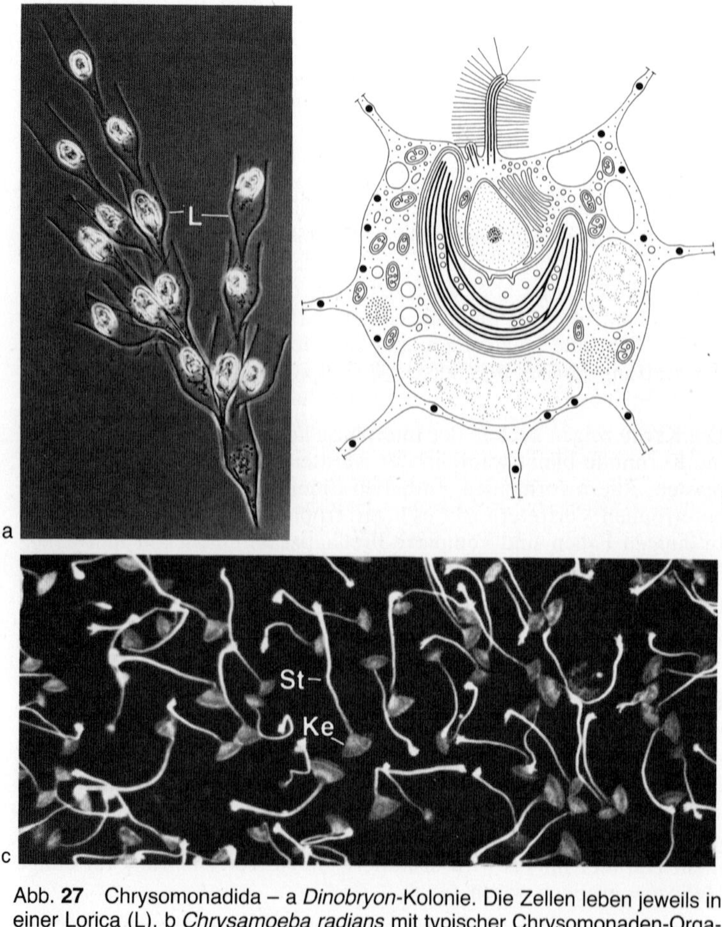

Abb. **27** Chrysomonadida – a *Dinobryon*-Kolonie. Die Zellen leben jeweils in einer Lorica (L). b *Chrysamoeba radians* mit typischer Chrysomonaden-Organisation. c Loricae von *Poterioochromonas malhamensis* mit Stiel (St) und Kelch (Ke) (a u. c von W. Herth, Heidelberg; b nach Hibberd).

Die chloroplastenhaltigen Pedinelliden stellen eine besonders interessante Gruppe insofern dar, als ein langes Flagellum – das zweite ist nur andeutungsweise vorhanden – von steifen Zellausläufern umgeben wird. Diese Zellform erinnert an die Choanoflagellaten. Daher sah man lange Zeit verwandtschaftliche Beziehungen zwischen diesen Ordnungen. Heute weiß man jedoch aufgrund ultrastruktureller

Untersuchungen, daß eine klare Trennung dieser Gruppen vorgenommen werden muß.

Beispiele: *Dinobryon, Mallomonas, Poterioochromonas.*

Ordnung Heterochlorida (= Xanthophyceae)

Diese Formen sind heterokont begeißelt. Das lange Flagellum ist mit Mastigonemen besetzt. Das kurze Flagellum hat eine basale Schwellung, der ein im Chloroplasten lokalisiertes Stigma gegenüberliegt. Ausgeprägte Wurzelstrukturen gehen von den Basalkörpern aus. Die Chloroplasten sind grün bis gelbgrün gefärbt und beinhalten neben Chlorophyll a Carotinoide. Man kennt amöboide und begeißelte Vertreter.

Beispiele: *Rhizochloris, Chloromeson, Heterochloris.*

Ordnung Chloromonadida

Die Vertreter dieser Ordnung sind dorsoventral gebaut. Eine gewölbte Rückenseite liegt der Bauchseite gegenüber. Die jeweilige Zellform ist – bedingt durch eine Pellicula – relativ konstant (Abb. **28**). Die Begeißelung ist heterokont. Das nach vorne weisende Flagellum trägt Mastigoneme. An Pigmenten kommen Chlorophyll a und Carotinoide vor. Charakteristischerweise umgibt eine Scheibe aus Golgi-Elementen den apikalen Bereich des Kernes. Zumindest bei *Vacuolaria* bilden sich kontinuierlich große Golgi-Vesikel zur kontraktilen Vakuole um. Als Extrusomen werden Spindeltrichocysten-Variationen beschrieben, deren jeweilige Funktion unklar ist.

Beispiele: *Gonyostomum, Vacuolaria, Chattonella.*

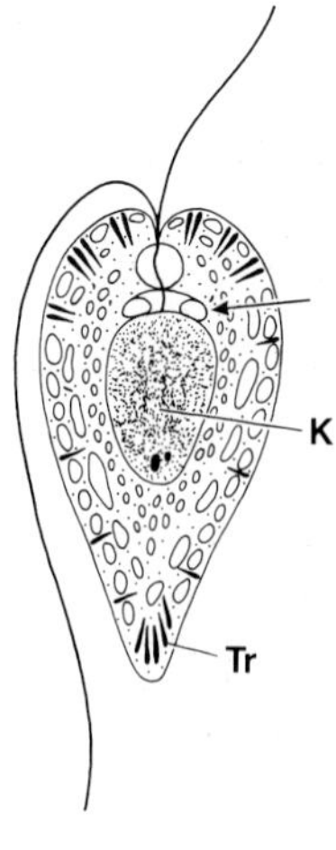

Abb. **28** Chloromonadida – *Goniostomum semen* mit typischem Dictyosomenring (Pfeil) über dem Kern (K). Tr = Trichocysten.

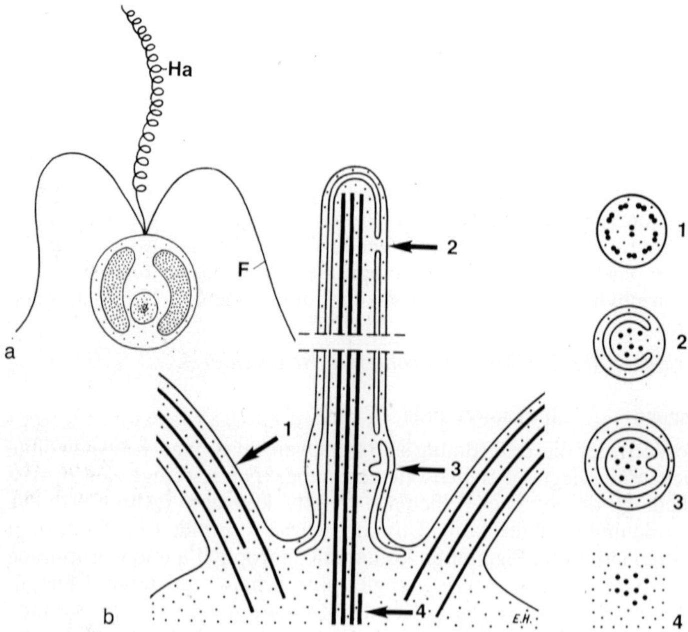

Abb. **29** Prymnesiida – a Haptonema (Ha) zwischen den beiden Flagellen (F). b 1 Flagellenquerschnitt mit 9 + 2-Muster; 2–4 Haptonemaquerschnitte mit unregelmäßig angeordneten Mikrotubuli und eR-Zisterne (nach verschiedenen Autoren).

Ordnung Prymnesiida (= Haptophyceae)

Die zwei mehr oder minder isokonten Geißeln sind bisweilen – wie auch die restliche Zelloberfläche – mit organischen, in einigen Fällen (Coccolithiniden) calcifizierten Schuppen bedeckt. Zwischen den beiden Flagellen gibt es ein drittes Organell, das Haptonema (Abb. **29**). Hierbei handelt es sich um eine Festhalteeinrichtung, die sich in ihrer Struktur deutlich von einer Geißel unterscheidet. Im Querschnitt erscheinen 6 oder 7 sichelförmig angeordnete Mikrotubuli, die von einer Zisterne des endoplasmatischen Retikulums umgeben werden. Das Haptonema kann sich schraubig aufrollen.

Die Chlorophylle a und c, die typischerweise in den Chloroplasten dieser Flagellatenordnung anzutreffen sind, werden durch Carotinoide überlagert, so daß häufig eine Gelb- oder Braunfärbung der Zelle vorliegt. Insbesondere in tropischen Meeren können Prymnesiiden einen wesentlichen Teil des Phytoplanktons ausmachen.

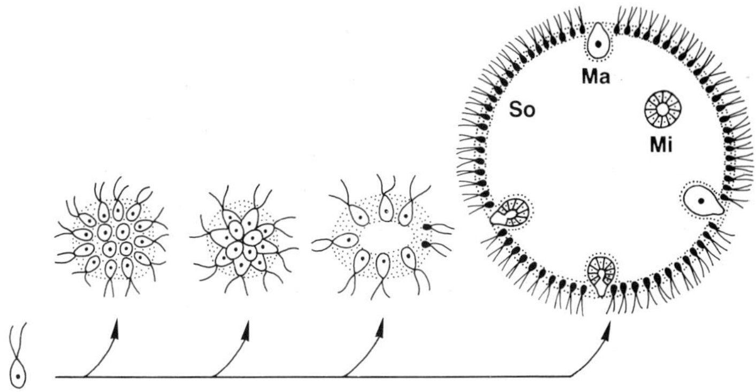

Abb. **30** Volvocida – Koloniebildung bei Volvocida ausgehend von *Chlamydomonas* (1) über *Gonium* (2), *Pandorina* (3) und *Eudorina* (4) bis hin zu *Volvox* (5). *Eudorina* weist einige somatische (schwarz gezeichnete) Zellen auf; *Volvox* hat neben den zahlreichen somatischen Zellen (So) Mikro- (Mi) und Makrogameten (Ma) (nach Pickett-Heaps).

Beispiele: *Chrysochromulina, Coccolithus, Prymnesium.*

Ordnung Volvocida (ein Teil der Chlorophyceae)

Zwei oder vier isokonte Geißeln sind für Volvociden charakteristisch. Die Flagellaten haben aufgrund einer Zellwand eine feste Form. Die Chloroplasten sind grasgrün gefärbt und tragen als Photosynthesepigmente Chlorophyll a und b. In dieser Ordnung gibt es neben den einzelligen Vertretern (z. B. *Chlamydomonas*) deutliche Tendenzen zur Vielzelligkeit, wobei Kolonien mit wachsender Individuenzahl auftreten (z. B. *Gonium, Eudorina, Pleodorina, Volvox*) (Abb. **30**). Es wird vermutet, daß diese Ordnung der Ausgangspunkt für die höheren Landpflanzen darstellt. Einige Species sind farblos und leben heterotroph (z. B. *Polytoma* und *Hyalogonium*).

Beispiele: *Chlamydomonas, Staephanosphaera, Volvox.*

Ordnung Prasinomonadida

In der Regel entspringen 4 isokonte Geißeln am Boden einer apikalen Einbuchtung. Es können aber auch zwei, acht oder nur ein Flagellum verwirklicht sein. Charakteristischerweise werden die Geißeln von feinen Schuppen und Haaren (keine Mastigonemen) aus organischem Material bedeckt (Abb. **31**). Der restliche Zellkörper trägt in ein bis mehreren Schichten ebenfalls derartige Schuppen, die nur mit dem Elektronenmikroskop dargestellt werden können. Hauptsächlich auf-

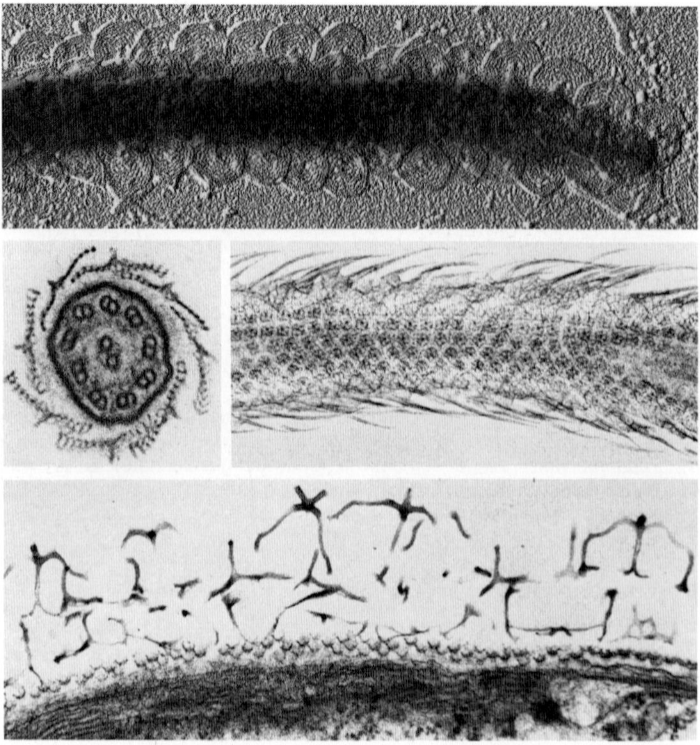

a
b c
d

Abb. **31** Prasinomonadida – Schuppen auf den Geißeln (a–c) und auf der Körperoberfläche (d) sind typische Merkmale. a *Mantoniella squamata*; b *Mamiella gilva*; c u. d *Pyramimonas tetrarhynchus* (von Ø. Moestrup, Kopenhagen).

grund dieser Schuppen sind die Prasinomonadiden von den Grünalgen abgetrennt worden, mit denen sie eine Reihe von Gemeinsamkeiten aufweisen, wie beispielsweise gleiche Photosynthesepigmente und ähnliche Chloroplastenultrastruktur.

Unterdessen hat man jedoch auch Chlorophyceen gefunden, die derartige Schuppen tragen und umgekehrt Prasinomonadida ohne diese externen Strukturen. Daher ist es wahrscheinlich, daß bald eine Revision der Systematik in diesem Bereich vorgenommen wird. Einige Prasinomonadida-Arten weisen Extrusomen auf, die mit den Ejectisomen der Cryptomonadiden vergleichbar sind.

Beispiele: *Platymonas, Heteromastix, Pedinomonas.*

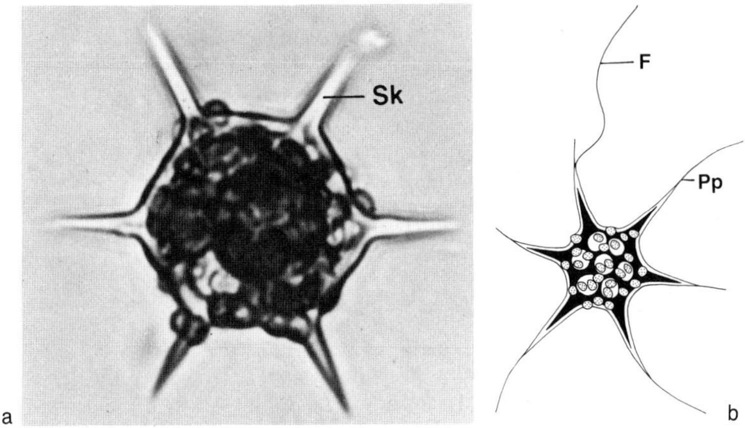

Abb. **32** Silicoflagellida – *Distephanus speculum* mit Kieselskelett (a; Sk), Flagellum (b; F) und Pseudopodien (b; Pp) (a aus G. Drebes: Marines Phytoplankton. Thieme, Stuttgart 1974).

Ordnung Silicoflagellida

Hierbei handelt es sich um eine marine, artenarme Flagellatenordnung. Die Zellen besitzen ein zumindest teilweise extrazelluläres sternartiges Kieselsäureskelett. Neben zahlreichen, äußerst feinen Pseudopodien gibt es ein einzelnes Flagellum (Abb. **32**). Die Silicoflagellaten haben im Tertiär ihre quantitativ und qualitativ größte Entfaltung gehabt. Obgleich heute nur noch ein bis zwei Gattungen mit sehr wenigen Species existieren, gibt es autotrophe und heterotrophe Formen.

Beispiel: *Dictyocha*.

Klasse Zoomastigophorea

Alle Gruppen dieser Klasse haben keine Vertreter, die zur Photosynthese befähigt sind. Der weitaus größte Teil der Zoomastigophorea lebt parasitisch. Die Choanoflagellaten sind die einzige Ordnung dieser Klasse, von denen nur freilebende Vertreter bekannt sind.

Es gibt allerdings eine Reihe gut charakterisierter, farbloser, freilebender Flagellaten, die aber noch höheren Taxa zugeordnet werden müssen, wie beispielsweise die weit verbreiteten *Bicoeca*-Arten und die weniger bekannten *Rhipidodendron*-Species. Möglicherweise sind diese (und andere) die einzigen Relikte anderer bislang unbekannter Gruppen der Zoomastigophorea. Die Ordnungen der Zooflagellaten werden nach Körperform, Geißelanzahl und -ausgestaltung sowie auf Grund zusätzlicher Bewegungsorganellen unterschieden.

Ordnungen – Choanoflagellida,
– Kinetoplastida,
– Proteromonadida,
– Retortamonadida,
– Diplomonadida,
– Oxymonadida,
– Trichomonadida,
– Hypermastigida.

Ordnung Choanoflagellida

Kragengeißler sind sehr kleine, zarte Zellen, die nur ein einzelnes Flagellum am Zellvorderpol ausgebildet haben. An seiner Basis wird das Flagellum von einem Kranz aus dünnen, nur mit dem Elektronenmikroskop getrennt sichtbaren Mikrovilli umgeben (Abb. **33**), die im Lichtmikroskop als einheitlicher Kragen erscheinen. Das Flagellum verursacht einen Wasserstrom, wodurch das Wasser zwischen den Mikrovilli hindurch gestrudelt wird. Hier werden dann Nahrungspartikel herausfiltriert und phagocytiert.

Obgleich diese Organismen sehr klein sind, finden sie eine weite Verbreitung in Süß- und Meereswasser. Oft sind zusätzlich noch Gehäuse ausgebildet. Bei marinen Arten gibt es häufig massive Silicatnadeln, die mehr oder minder dicht miteinander verbunden sind und somit eine Lorica ausbilden (Abb. **33**).

Die morphologische Ähnlichkeit zwischen den Choanoflagellaten und den Choanocyten der Schwämme liegt auf der Hand. Verwandtschaftsbeziehungen werden zusätzlich noch durch die Fähigkeit beider

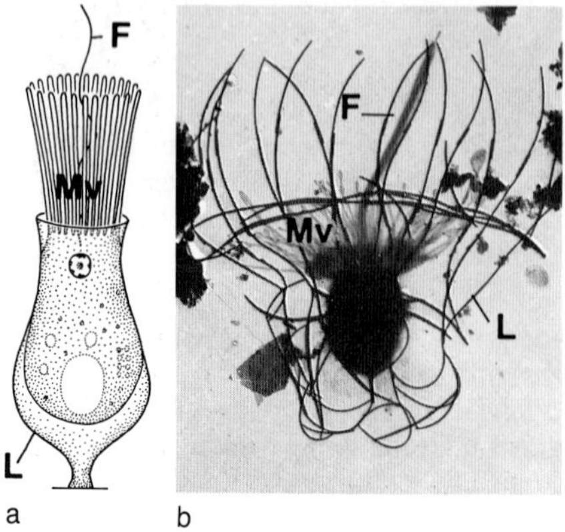

Abb. **33**
Choanoflagellida – a *Salpingoeca amphoroideum* in einer Lorica (L). Der Kragen besteht aus Mikrovilli (Mv). F = Flagellum; b *Acanthoecopsis apoda* mit Lorica (L) aus Silicatnadeln. Das Flagellum (F) und die Kragenmikrovilli (Mv) sind gut sichtbar (a nach Grell; b von B. S. C. Leadbeater, Birmingham).

Zelltypen, Kieselsäure zu metabolisieren, unterstützt. Schließlich werden koloniebildende Species von Gattungen wie *Protorospongia* und *Sphaeroeca* sowie sessile Vertreter der Gattung *Codosiga* als wichtiges Argument für die Evolution der Schwämme von den Choanoflagellaten her gewertet.

Beispiele: *Monosiga, Salpingoeca, Bicoeca.*

Ordnung Kinetoplastida

Die charakteristische und namensgebende Struktur dieser Flagellatenordnung ist der Kinetoplast (Abb. **34**). Dieses ist eine ausgeprägte Anhäufung von DNS in einem speziellen Bereich des jeweils nur in Einzahl auftretenden Mitochondrions. Die Kinetoplastida werden in zwei große Unterordnungen aufgeteilt: Bodonina und Trypanosomatina.

Bodonina sind hauptsächlich freilebende, aber in beschränktem Maße auch parasitische Formen mit zwei Flagellen, wohingegen die ausnahmslos parasitisch lebenden Trypanosomatina in der Regel nur eine Geißel besitzen. Speziell bei den parasitischen Arten enthält das nach

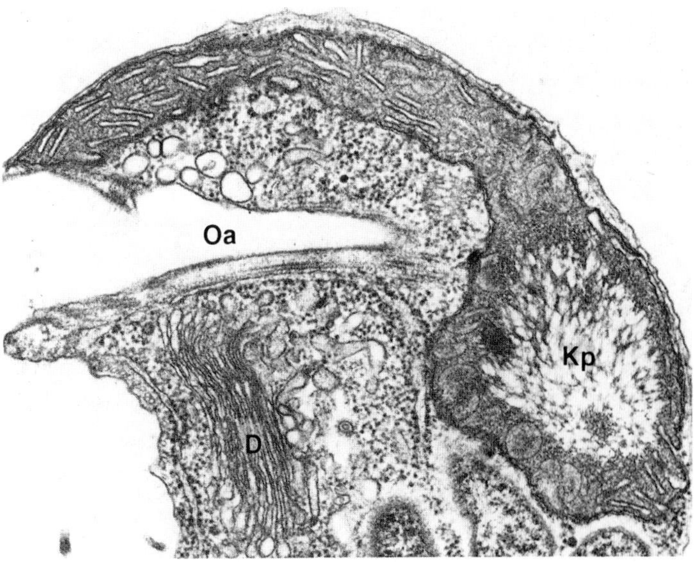

Abb. **34** Kinetoplastida – *Bodo* mit Kinetoplasten (Kp) im Mitochondrium. D = Dictyosom, Oa = Oralapparat.

hinten weisende Flagellum neben dem Axonem ein Paraxialbündel. Das Flagellum liegt der Körperoberfläche dicht an und bildet eine undulierende Membran aus. Dieses begünstigt eine schlängelnde Bewegung des Gesamtorganismus, was für parasitische Formen, die in relativ viskösen Medien leben, bei der Lokomotion von Vorteil sein mag.

Eine Entstehung der Kinetoplastida in der Nähe der Eugleniden oder Dinoflagellaten ist aufgrund folgender Ähnlichkeiten und Übereinstimmung nicht ausgeschlossen: Alle drei Gruppen tragen ein Paraxialbündel vergleichbarer Struktur im Flagellum; Mastigoneme treten am Flagellum vielfach nur in Einerreihen auf; zahlreiche Mikrotubuli verfestigen den Zellcortex; die – im ursprünglichen Fall zwei – Flagellen entspringen in einem Geißelsäckchen, und Nahrung wird in der Nähe dieser Region phagocytiert; in vielen Fällen gibt es durch Mikrotubuli ausgesteifte Freßapparate; es liegen gewisse Ähnlichkeiten in der Kernteilung vor.

Die Bodonina sind weit verbreitete, in fast allen Habitaten lebende Organismen (Abb. **35**). Sie werden häufig wegen ihrer sehr geringen

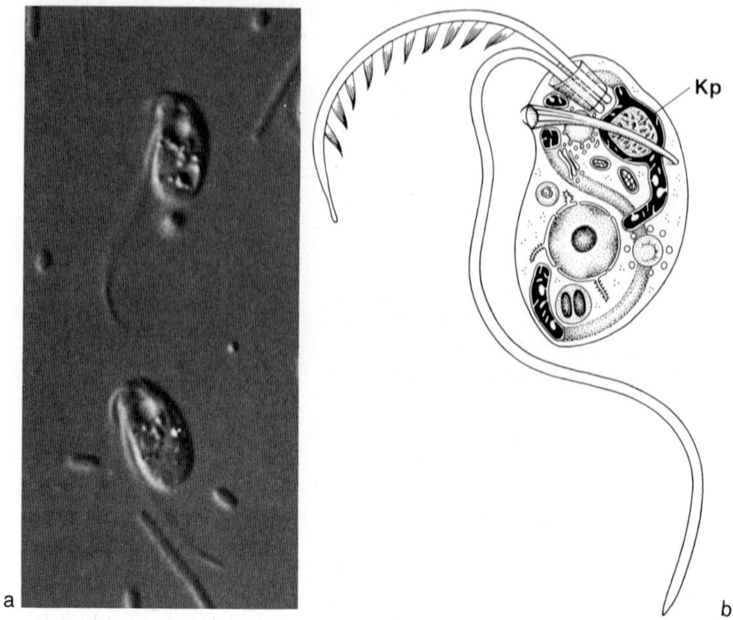

Abb. **35** Bodonina – *Bodo* im lichtmikroskopischen Bild (a) und im Schema (b). Kp = Kinetoplast (b nach Vickerman).

a 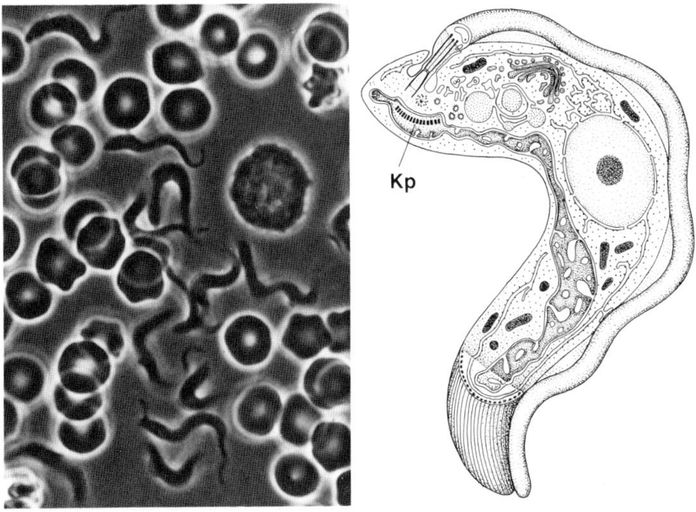 b

Abb. **36** Trypanosomatina – a Lebende *Trypanosoma brucei* zwischen Erythrocyten. b Ultrastruktur von *Trypanosoma congolense*. Kp = Kinetoplast (b nach Vickerman).

Größe übersehen. Man kann sie oft aufgrund einiger weniger Charakteristika leicht identifizieren, so zum Beispiel *Bodo saltans* an der tanzend-springenden Bewegung und *Rhynchomonas nasuta* an einer nasenförmigen Vorwölbung am Zellvorderende.

Trypanosomatina sind sehr erfolgreiche Parasiten, die Menschen, Tiere, Pflanzen und auch andere Protisten befallen (Abb. **36**). Sie durchlaufen einen Entwicklungszyklus, der, abgesehen von einigen Ausnahmen, durch einen Wirtswechsel und auch durch einen Formenwechsel gekennzeichnet ist. Die verschiedenen Formen werden auf Grund der Insertion des Flagellums als krypto- oder amastigot (= *Leishmania*-Form = kein Flagellum), promastigot (= *Leptomonas*-Form = Flagellum am Zellapex inserierend), epimastigot (= *Crithidia*-Form = Flagellum in der Zellmitte vor dem Kern inserierend) und als trypomastigot (= *Trypanosoma*-Form = Flagellum am Zellhinterende inserierend) bezeichnet (Abb. **37**). Diese Formen können in einem Lebenszyklus abwechseln. Ein typischer Lebenszyklus ist in Abb. **37** dargestellt. In Tab. **3** sind die wichtigsten Daten zu den bedeutendsten Krankheitserregern aus den Gattungen *Trypanosoma* und *Leishmania* zusammengefaßt.

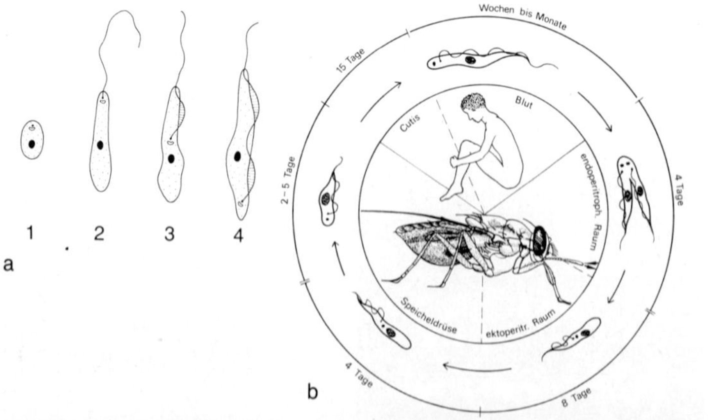

Abb. **37** Trypanosomatina – a Modifikationsformen der Trypanosomatiden: 1 amastigot (= kryptomastgot) (*Leishmania*-Form); 2 promastigot (*Leptomonas*-Form); 3 epimastigot (*Crithidia*-Form); 4 trypomastigot (*Trypanosoma*-Form). b Entwicklungszyklus von *Trypanosoma brucei gambiense* (Erreger der afrikanischen Schlafkrankheit) (b nach Dönges).

Die Trypanosomatina entgehen der Immunabwehr des jeweiligen Wirtes durch eine – möglicherweise genetisch vorprogrammierte – Veränderung der Zelloberfläche (= surface coat = Glykokalyx). Dem Abwehrsystem entkommene Organismen sind der Grundstock neuer Populationen. Die Veränderungen der Zelloberfläche können mehrmals hintereinander auftreten. Dies wird als der Grund für die in unregelmäßigen Abständen auftretende Krankheitserscheinungen angesehen.

Beispiele: *Bodo, Trypanosoma, Leishmania.*

Ordnung Proteromonadida

Es werden ein oder zwei Paare von heterodynamischen Flagellen vorgefunden. Die Flagellen haben kein Paraxialbündel. Ein einzelnes Mitochondrium liegt um den Kern herum. Der Golgi-Apparat umgibt einen bandförmigen Rhizoplasten. Die oft im Rectum von *Salamandra*- und *Lacerta*-Arten lebenden Einzeller bilden Cysten aus.

Beispiele: *Proteromonas, Karotomorpha.*

Ordnung Retortamonadida

Diese im Darm von Evertebraten und Vertebraten lebenden Flagellaten haben zwei bis vier Geißeln. Ein nach hinten weisendes Flagellum verläuft in einer Körperfurche. Hier kann Endocytoseaktivität beob-

Tabelle **3** Bedeutende Species der Gattungen *Trypanosoma* und *Leishmania* (nach Mehldorn u. Piekarski)

Species	Wirt	Krankheit	Symptome	Überträger	Verbreitung
T. brucei brucei	Equiden, Schweine, Nager, Ruminantia	Nagana	Fieber, Meningoencephalitis, Lähme	*Glossina*-Species	tropisches Afrika
T. brucei gambiense	Mensch, Affen	Schlafkrankheit (milde Varietät)	Nackenlymphdrüsenschwellung, Ödeme, Meningoencephalitis, Fieber, Schlafsucht	*Glossina*-Species	Westafrika
T. rhodesiense	Mensch, im Experiment: Ratten	Schlafkrankheit (akute Varietät		*Glossina*-Species	Ostafrika
T. congolense	Ruminantia, Raubtiere	Nagana	Fieber, Tobsucht, Anämie	*Glossina*-Species	Zaire (Kongo), Kwazulu (Zululand)
T. cruzi	Mensch, Haustiere	Chagas	Ödeme, Myocarditis, ZNS-Befall	*Triatoma-, Rhodnius*-Species	Südamerika
T. equinum	Equiden, Rinder, Wasserschweine	Mal de Caderas, Lähme	Fieber, Blutarmut	*Tabanus*-Species	Süd-, Mittelamerika
T. equiperdum	Equiden	Beschälseuche, Dourine	Genitalschwellungen, Lähmungen	mechanisch beim Coitus	Mittelmeer-Region, Indien, Java, Afrika
T. evansi	Equiden, Ruminantia, Hunde	Surra	Fieber, Ödeme, Blutarmut	*Tabanus-, Stomoxys*-Species	Indien, Afrika, Sibirien, Australien, Süd-, Mittelamerika, Asien
L. brasiliensis	Mensch	Schleimhautleishmaniose	Haut-, Schleimhaut-, Knorpelläsionen	*Phlebotomus*-Species	Brasilien, Mexiko, Peru
L. donovani	Mensch; im Experiment: Hamster	Kala Azar, viscerale Leishmaniose	Milz-, Leberschwellungen, Leukopenie	*Phlebotomus*-Species	vorderer Orient, Südamerika, Indien
L. tropica	Mensch	Hautleishmaniose, Orientbeule	begrenzte Hautläsionen	*Phlebotomus*-Species	mittlerer Osten

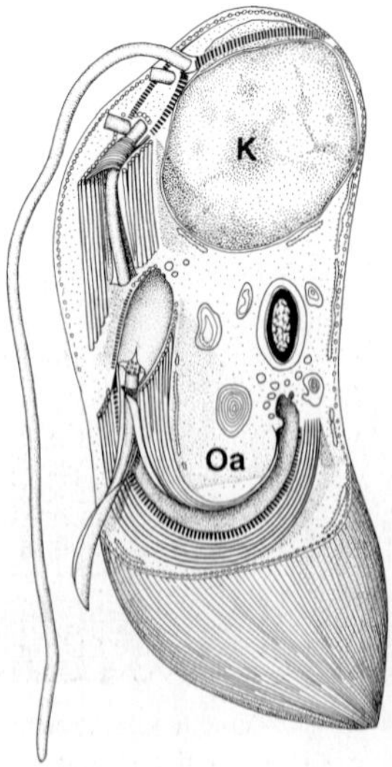

Abb. **38** Retortamonadida – *Retortamonas* mit relativ kompliziertem Oralapparat (Oa). K = Kern (nach Brugerolle).

achtet werden (Abb. **38**). Von den Basalkörpern der Flagellen gehen bestimmte Skelettelemente aus. Man hat weder Mitochondrien noch Dictyosomen bei diesen Organismen gefunden. Bislang gibt es keinen Hinweis dafür, daß die Einzeller pathogen sein könnten.

Beispiele: *Retortamonas, Chilomastix*.

Ordnung Diplomonadida

Diese Flagellaten kann man als Doppelformen der Retortamonadida auffassen. In den meisten Fällen gibt es acht Flagellen, die als Vierergruppe mit einem der beiden Kerne einer jeden Zelle in Verbindung stehen. Jeder Flagellengruppe ist eine Körperfurche zugeordnet. Man kennt nur sehr wenige freilebende Diplomonadiden. Die bekannte Gattung *Giardia* (*Lamblia*) verfügt über einen Saugnapf, mit dessen Hilfe sie sich im Darm von Menschen, Affen und Schweinen verankern kann (Abb. **39**). Dieser von VAN LEEUWENHOEK erstmals beschriebene Parasit kann in solch dichten Populationen auftreten, daß er die resorbierende Darmoberfläche blockiert und somit in nicht unerheblichem Maße die Nährstoffaufnahme verhindert. Darüber hinaus wird blutige Diarrhoe verursacht, die Lamblienruhr. Man infiziert sich durch Cysten, die von einem Erkrankten massenweise ausgeschieden werden.

Beispiele: *Giardia (Lamblia), Trepomonas, Hexamita*.

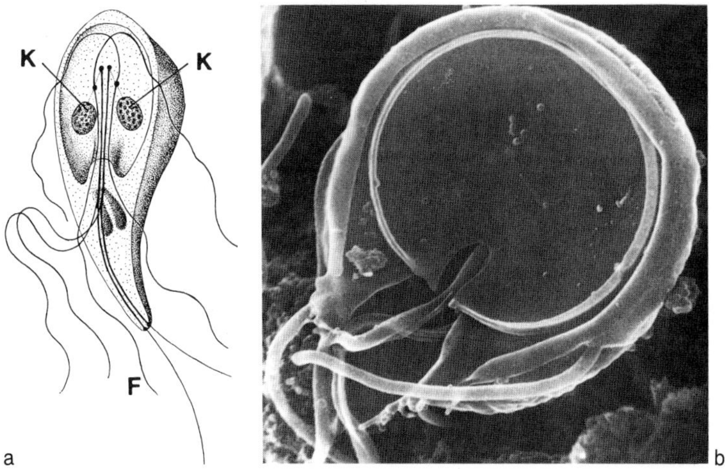

Abb. **39** Diplomonadida – a *Giardia* (= *Lamblia*) mit zwei Kernen (K) und acht Flagellen (F). b Saugnapf von *Giardia* (a aus K. G. Grell: Unterreich Protozoa, Einzeller oder Urtiere. In: Lehrbuch der Speziellen Zoologie, 4. Aufl., hrsg. von H.-E. Gruner. Fischer, Stuttgart 1980; b von D. V. Holberton, Hull).

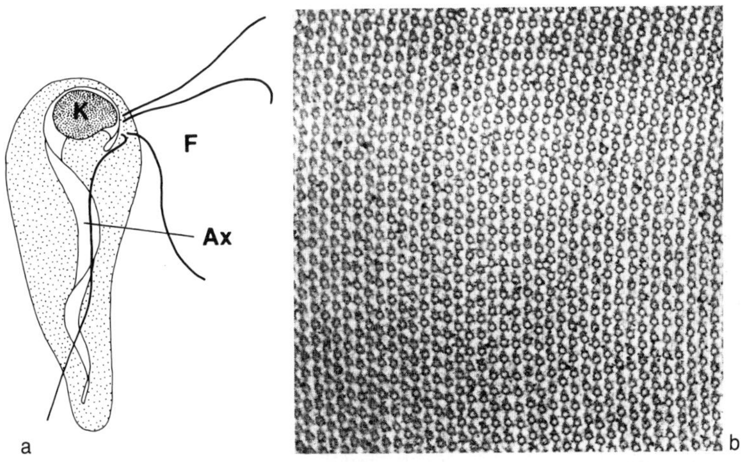

Abb. **40** Oxymonadida – a Oxymonade mit vier Flagellen (F) und einem motilen Axostyl (Ax). b Axostyl von *Saccinobacculus* aus zahlreichen Mikrotubuli aufgebaut (b von R. A. Bloodgood, Charlottesville).

Ordnung Oxymonadida

Diese ausschließlich im Darm von holzfressenden Insekten (z. B. Termiten und Schaben) lebenden Flagellaten treten in großer Individuenanzahl auf. Man nimmt zwar an, daß sie bei dem Abbau von Cellulose eine Rolle spielen, hat aber ihre tatsächliche Bedeutung in diesem Prozeß noch nicht klären können. Typischerweise sind ein Kern und vier Flagellen ausgebildet (Abb. **40**). Das besondere Charakteristikum dieser Flagellaten ist ein längs im Zellkörper gelegenes motiles Axostyl. Dies wird aus Mikrotubulusbändern gebildet, welche bei den Kinetosomen der Flagellen ihren Ursprung haben. Die Verbiegung des Axostyls führt zu einer schlängelnden Bewegung der Flagellaten. In diesen Organismen findet man keine Mitochondrien und Dictyosomen.

Beispiele: *Oxymonas, Pyrsonympha, Saccinobacculus.*

Ordnung Trichomonadida

Für die durchweg parasitisch lebenden Trichomonaden sind vier bis sechs Flagellen typisch (Abb. **41**). Eine Geißel zieht zum Zellhinterende am Körper entlang und formt mit einer Falte der Plasmamembran eine undulierende Membran. Darunter findet sich innerhalb der Zelle ein kontraktiler Stab, die Costa. Durch dieses Organell soll die Bewegung der Einzeller unterstützt werden. Das Axostyl ist bei diesen Organismen nicht aktiv beweglich. Der Golgi-Apparat kann sehr groß ausgeformt sein. Mitochondrien fehlen. Statt dessen gibt es Hydroge-

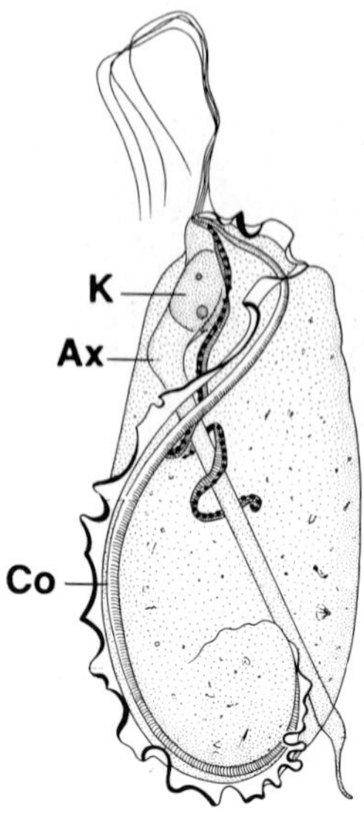

Abb. **41** Trichomonadida – *Trichomonas termopsidis.* Ax = Axostyl, Co = Costa, K = Kern (aus K. G. Grell: Unterreich Protozoa, Einzeller oder Urtiere. In: Lehrbuch der Speziellen Zoologie, 4. Aufl., hrsg. von H.-E. Gruner. Fischer, Stuttgart 1980).

nosomen, Organellen, die nur von einer einfachen Membran umgeben sind und keine besondere Innenstruktur zeigen.

Eine Reihe von Trichomonaden können erhebliche Schäden verursachen. Es sind jedoch nicht direkt pathogene Effekte, sondern Sekundärerscheinungen in Form von bakteriellen Infektionen und ähnlichem, welche schließlich die Beschwerden für den Wirt verursachen. *Trichomonas vaginalis* lebt im Urogenitalsystem des Menschen (Frau: Vagina, Mann: Ureter und Prostata). *Trichomonas hominis*, die wahrscheinlich einzige Trichomonaden-Species im menschlichen Verdauungstrakt, kann der Grund für anhaltende Diarrhoen sein.

Beispiele: *Trichomonas, Histomonas, Monocercomonas*.

Ordnung Hypermastigida

Ähnlich wie die um vieles kleineren Oxymonadida leben die Hypermastigiden in holzfressenden Insekten. Auch in diesem Fall ist eine direkte Beteiligung beim Celluloseabbau nicht genau nachgewiesen.

Die Bezeichnung Hypermastigiden geht auf die Tatsache zurück, daß derartige Flagellaten oft sehr zahlreiche Flagellen besitzen (Abb. **42**). Wie bei den Trichomonaden gibt es hier keine Mitochondrien. Oft sind recht große Dictyosomen ausgebildet, die nicht selten das unbewegliche Axostyl umgeben.

a 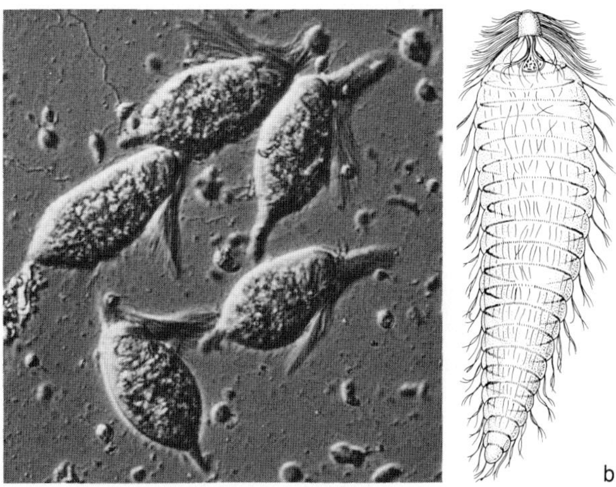 b

Abb. **42** Hypermastigida – a Hypermastigiden aus dem Darm der Termite *Kalotermes flavicollis*. b *Teratonympha mirabilis* (b aus K. G. Grell: Unterreich Protozoa, Einzeller oder Urtiere. In: Lehrbuch der Speziellen Zoologie, 4. Aufl., hrsg. von H.-E. Gruner. Fischer, Stuttgart 1980).

Die Hypermastigiden verfügen wie die Trichomonaden über 4 „privilegierte“ Flagellen, deren relative Positionen untereinander vergleichbar sind. An diesen Kinetosomen ansetzende Wurzelstrukturen sind bei vielen Ordnungen ebenfalls weitgehend identisch. Diese Übereinstimmungen haben dazu geführt, die Trichomonaden und Hypermastigiden in der Überordnung Parabasalidea zusammenzufassen.

Beispiele: *Lophomonas, Joenia, Barbulanympha.*

Unterstamm Opalinata

Klasse Opalinatea

Ordnung Opalinida

Der Unterstamm Opalinata umfaßt nur die eine Klasse Opalinatea mit der einen Ordnung Opalinida. Die relativ großen Organismen sind dicht mit in Reihen stehenden und metachron schlagenden kurzen Flagellen bedeckt. (Abb. **43**). Die als Endokommensalen insbesondere in Fröschen lebenden Einzeller wurden lange Zeit als Bindeglied zwischen Flagellaten und Ciliaten angesehen. Hieran kann unter anderem aus folgenden Gründen nicht mehr festgehalten werden: Opaliniden haben zwar oft zahlreiche Kerne, die jedoch jeweils untereinander identisch sind (kein Kerndualismus). Die Teilungsebene verläuft längs zwischen den Flagellenreihen. Die Infraciliatur weicht deutlich von den in Ciliaten auftretenden Strukturbesonderheiten ab.

Der Lebenszyklus der Opaliniden ist relativ komplex (Abb. **43**b). Die trophischen Formen mögen fast ständig in adulten Wirten gefunden werden. Zur Paarungszeit der Amphibien vermehren sich die Einzeller jedoch in einer schnellen Folge von Längs- und Querteilungen. Die daraus resultierenden Organismen haben nur wenige Kerne und nur einige Reihen von Flagellen. Man nimmt an, daß diese rapide Vermehrung durch Hormonabgaben des Wirtes induziert und kontrolliert wird.

Diese kleinen Teilungsprodukte formen sich dann zu Cysten mit drei bis sechs Kernen um, die vom Frosch ausgeschieden werden. Die Cysten, die einige Wochen im Wasser überdauern können, werden von Kaulquappen gefressen. In deren Darm schlüpfen die Opaliniden und bilden nach einigen Längsteilungen, während derer im Kern wahrscheinlich meiotische Vorgänge ablaufen, schlanke Mikrogameten und größere Makrogameten aus. Mikro- und Makrogameten fusionieren miteinander und bilden eine Cyste, die schließlich wieder ins Wasser ausgeschieden wird. Nach erneuter Magen-Darm-Passage in einer Kaulquappe kann entweder wieder eine neue Generation von Gameten gebildet werden oder die Entwicklung zu den großen trophischen Formen einsetzen. Darüber hinaus kann auch eine Generation

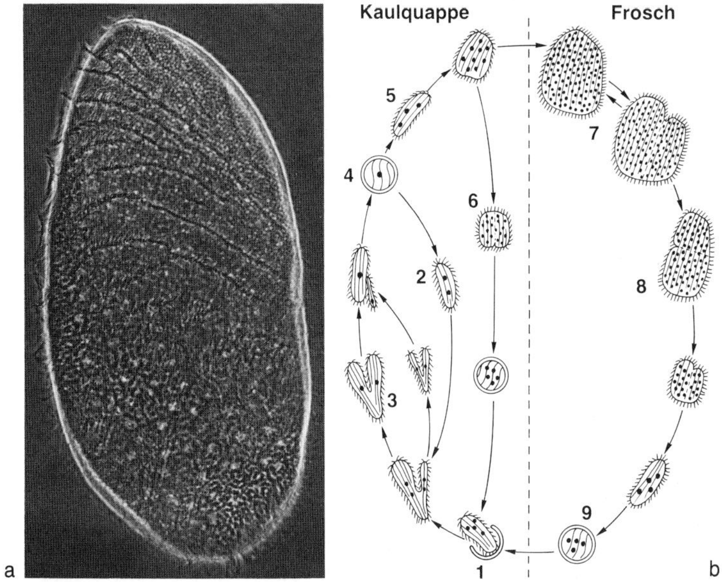

Abb. **43** Opalinida – a *Opalina ranarum* aus dem Enddarm des Frosches. b Entwicklungskreislauf von *Opalina*: Aus einer aufgenommenen Cyste schlüpft in der Kaulquappe eine *Opalina*-Zelle (1), die sich entweder nach der Teilung direkt zu einem Gamonten entwickelt (2) oder einkernige Gameten ausbildet (3), die miteinander fusionieren und ihrerseits eine Cyste formen (4). In einer weiteren Kaulquappe schlüpft aus dieser Cyste (5) jeweils eine *Opalina*-Zelle, die entweder nach einigen Teilungen sich als kleine trophische Form wieder encystieren (6) oder zur normal großen trophischen Form heranwachsen (7). Diese Stadien vermehren sich durch Teilung und encystieren sich schließlich (9). Die Cysten werden vom Frosch ausgeschieden, die Kaulquappen infizieren sich und der Kreislauf ist geschlossen (b nach Wessenberg).

asexueller Cysten entstehen. Derartig verschiedene Entwicklungsmöglichkeiten zu diesem Zeitpunkt des Lebenszyklus gewährleisten offenbar eine sehr effektive Infektion der Kaulquappen.

Beispiele: *Opalina, Zelleriella, Cepedea.*

Unterstamm Sarcodina

Sarcodina sind die Organismen, die veränderliche Zellausläufer (= Pseudopodien = Scheinfüßchen) aufweisen. Pseudopodien werden zur Lokomotion und zur Nahrungsaufnahme eingesetzt. Aussehen,

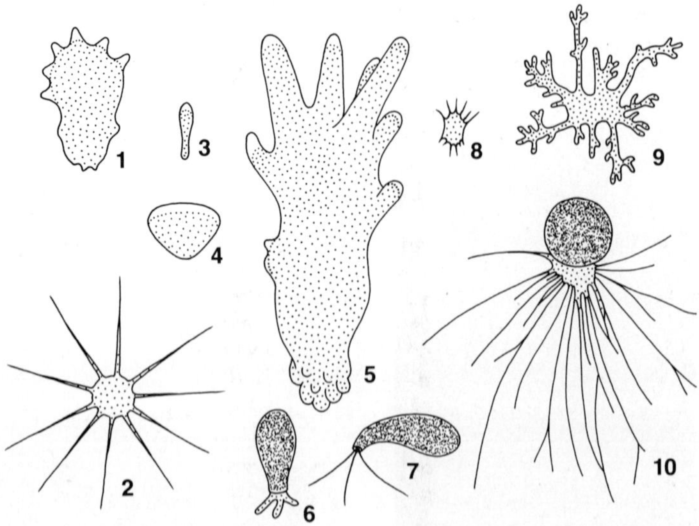

Abb. **44** Sarcodina – Unterschiedliche Pseudopodienformen der Sarcodina; dunkle Bereiche stellen Gehäusestrukturen dar. 1 Konisch (*Mayorella*); 2 strahlig angeordnet (*Actinophrys*); 3 lappenförmig, monopodial (*Saccamoeba*); 4 fächerförmig (*Vannella*); 5 lappenförmig, polypodial (*Amoeba*); 6 lappenförmig, beschalt (*Nebela*); 7 fadenförmig, beschalt (*Cyphoderia*); 8 fadenförmig (*Nuclearia*); 9 verzweigt (*Stereomyxa*); 10 netzartig (*Allogromia*).

Anzahl und Verhalten dieser Zellausläufer können bei verschiedenen Klassen sehr unterschiedlich ausgebildet sein. Wenn auch unter den Sarcodina die Amöben ständig ihre Form verändern, kann man doch anhand bestimmter Charakteristika die verschiedenen Arten unterscheiden: Aussehen, Ausformung und Anzahl der Pseudopodien; Polarität der Zelle; Gestalt des physiologischen Hinterendes (= Uroid); Form und Aufbau von Gehäusen (soweit vorhanden) (Abb. **44**).

Die Sarcodinen werden generell in zwei Überklassen aufgegliedert, nämlich in Actinopoda und Rhizopoda. Die Actinopoda besitzen strahlig angeordnete, mit Skelettelementen ausgesteifte Pseudopodien („Radiolarien“, Heliozoen), während die Überklasse Rhizopoda Gattungen mit weniger regelmäßig angeordneten Pseudopodien ohne hochdifferenziertes Innenskelett umfaßt (Amöben, Schleimpilze, Foraminiferen).

Überklasse **Rhizopoda**

Klasse **Lobosea**

Die Vertreter dieser Klasse haben rundliche, lappenförmige Pseudopodien in Ein- oder Mehrzahl (monopodiale, polypodiale Formen). Es gibt Arten mit und ohne Gehäuse. Cystenstadien treten bei bestimmten Formen auf. Einige Species können sich unter bestimmten Umwelteinflüssen in Flagellaten umwandeln. Es gibt zwei Unterklassen: Gymnamoebia (Gattungen ohne Gehäuse) und Testacealobosia (Gattungen mit Gehäuse).

Unterklasse	Ordnung
Gymnamoebia	Amoebida
	Schizopyrenida
	Pelobiontida
Testacealobosia	Arcellinida
	Trichosida

Unterklasse **Gymnamoebia**

Dies sind nackte Formen ohne besondere externe Strukturierungen.

Ordnung **Amoebida**

Amoebida sind Amöben ohne Flagellatenstadien mit einfachem Lebenszyklus. Der größte Teil der Süßwasseramöben gehört zu dieser Ordnung (Abb. **45**). Die Fortbewegung erfolgt durch gerichtete Plasmaströmung (S. 183).

a 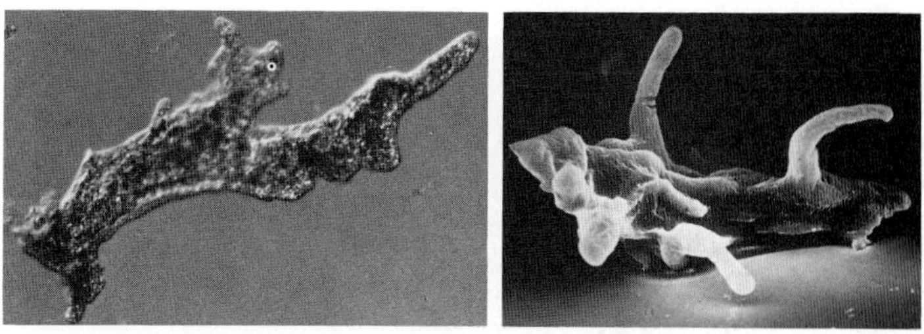 b

Abb. **45** Amoebida – *Amoeba proteus* im Lichtmikroskop (a) und im Rasterelektronenmikroskop (b). Die Pseudopodien erstrecken sich in alle Richtungen.

Einige Formen können unter gewissen Umständen für den Menschen pathogen werden, so beispielsweise *Entamoeba histolytica*, der Verursacher der Amöbenruhr. Diese bei einem recht großen Teil der Bevölkerung vorwiegendr tropischer Regionen nachzuweisende Art lebt als harmlose Minuta-Form im Dickdarm des Menschen, kann sich aber zur Magna-Form umwandeln, ins Darmgewebe eindringen und dort Geschwüre verursachen. Das auffälligste Krankheitssymptom ist Durchfall. Die Übertragung erfolgt in Form von Cysten, die mit verunreinigter Nahrung aufgenommen werden.

Beispiele: *Amoeba, Mayorella, Vannella.*

Ordnung Schizopyrenida

Typischerweise findet man derartige Sarcodina in Böden. An dieses Biotop sind sie deshalb gut angepaßt, weil sie bei Änderung des Feuchtigkeitsgrades leicht in die Flagellatenform übergehen und somit schneller andere Standorte aufsuchen können (Abb. **46**). Hierdurch unterscheiden sie sich wesentlich von der Ordnung Amoebida. Bei Trockenheit encystieren sie sich.

Auch in dieser Ordnung gibt es fakultativ pathogene Formen. *Naegleria fowleri* beispielsweise kann in – vorwiegend tropischen, aber auch einheimischen – Gewässern den Menschen befallen, indem sie, wenn sie in die Nasenhöhle gerät, ins Gewebe eindringt und schließlich über das olfaktorische System ins Gehirn gelangt. Im Hirngewebe und in der Cerebrospinalflüssigkeit setzt eine Massenvermehrung ein, die innerhalb weniger Tage zum Tode des Befallenen führt. Derzeitig ist unklar, inwieweit noch andere Bodenamöben gleicher – fakultativer – Pathogenität existieren.

Beispiele: *Naegleria, Vahlkampfia, Tetramitus.*

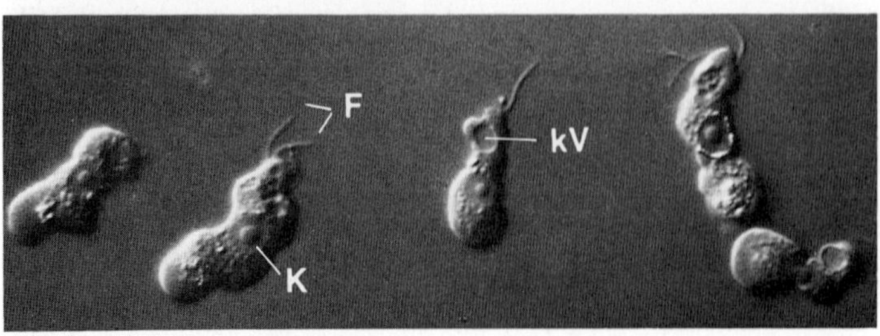

Abb. **46** Schizopyrenida – *Naegleria*; Flagellatenform mit Flagellen (F), Kern (K) und kontraktiler Vakuole (kV).

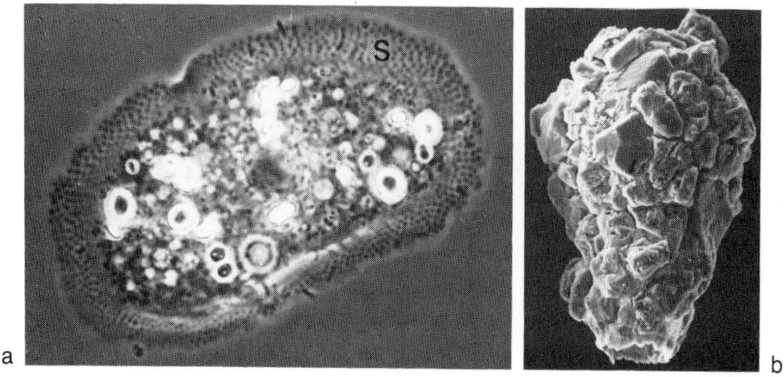

Abb. **47** Arcellinida – a *Cochliopodium* mit einem Schuppenbelag (S); b *Difflugia*-Gehäuse.

Ordnung Pelobiontida

Diese Ordnung besteht aus nur der einen Gattung *Pelomyxa* mit der einzigen Art *Pelomyxa palustris*. Die 1–2 – in Extremfällen bis 5 – Millimeter lange Amöbe lebt im Süßwasserschlamm und ernährt sich von Algen. Lange Zeit wurde diese Form aufgrund des Fehlens von Mitochondrien und wegen des vermeintlichen Mangels an Mikrotubuli als einer der primitivsten Eukaryonten angesehen. Inzwischen sind allerdings Mikrotubuli nachgewiesen und der Mangel an Mitochondrien auf das extrem sauerstoffarme Habitat zurückgeführt worden. Offensichtlich übernehmen in diesen Organismen zahlreiche im Cytoplasma lebende Bakterien die Aufgabe der Mitochondrien.

Beispiel: *Pelomyxa*.

Unterklasse Testacealobosia

Dies sind freilebende lobose Rhizopoden des Süß- und Salzwassers mit Gehäusen oder anderen außen auf der Plasmamembran aufgelagerten, festgeformten Elementen, wie zum Beispiel Belägen aus Schuppen (Abb. **47**).

Ordnung Arcellinida

Die Schale oder Hülle, die aus organischem und oft dazu noch anorganischem Material aufgebaut ist, hat eine einzige Öffnung (= Pseudostom), aus welcher die lobosen Pseudopodien austreten. Eine Reihe von Arten lebt in feuchten Böden. In diesem Biotop scheint durch die Schale insbesondere ein mechanischer Schutz gewährleistet zu sein (Abb. **48**).

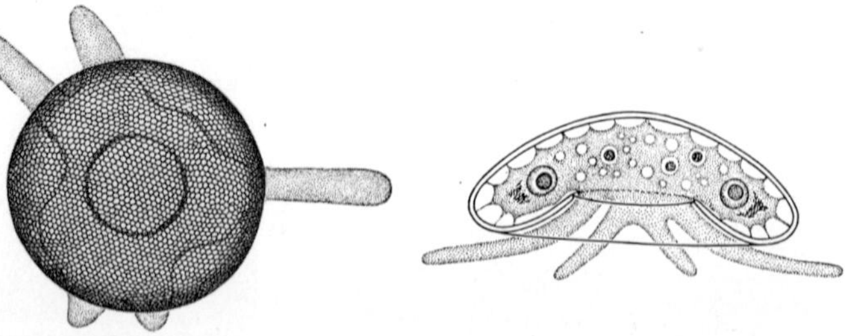

Abb. **48** Arcellinida – *Arcella vulgaris* in Aufsicht (a) und in Seitenansicht (b) (aus K. G. Grell: Unterreich Protozoa, Einzeller oder Urtiere. In: Lehrbuch der Speziellen Zoologie, 4. Aufl., hrsg. von H.-E. Gruner. Fischer, Stuttgart 1980).

Die charakteristische Fortbewegung dieser beschalten Lobosen besteht darin, daß Pseudopodien ausgestreckt werden, die dann am Substrat festhaften und schließlich durch ihre Kontraktion den gesamten Organismus weiterziehen. Solche Schreitbewegungen finden sich allerdings auch noch bei anderen Sarcodinen.

Beispiele: *Arcella, Cochliopodium, Difflugia.*

Ordnung Trichosida

Von dieser Ordnung sind bislang nur einige wenige Arten bekannt. Diese marinen Organismen, die einen relativ komplexen Lebenszyklus aufweisen, besitzen eine faserige Hülle, die zumindest in einem Stadium des Lebenskreislaufs mit Kalknadeln durchsetzt sein soll. Die Schale hat zahlreiche Öffnungen, durch die relativ kurze Lobopodien ausgestreckt werden.

Beispiel: *Trichosphaerium.*

Klasse Acarpomyxea

Vertreter dieser Klasse, die in die zwei Ordnungen Leptomyxida und Stereomyxida aufgegliedert werden, formen kleine Plasmodien mit lobosen Pseudopodien aus, in denen keine Pendelströmung festgestellt werden kann. Man kennt weder Schalen noch Fruchtkörper. Die Kenntnis der Biologie der Acarpomyxea ist noch sehr lückenhaft.

Beispiele: *Leptomyxa, Corallomyxa, Stereomyxa.*

Klasse Acrasea

Die Acrasea mit der einzigen Ordnung Acrasida sind zelluläre Schleimpilze, die wie auch die Vertreter der nächsten Klasse (Eumyce-

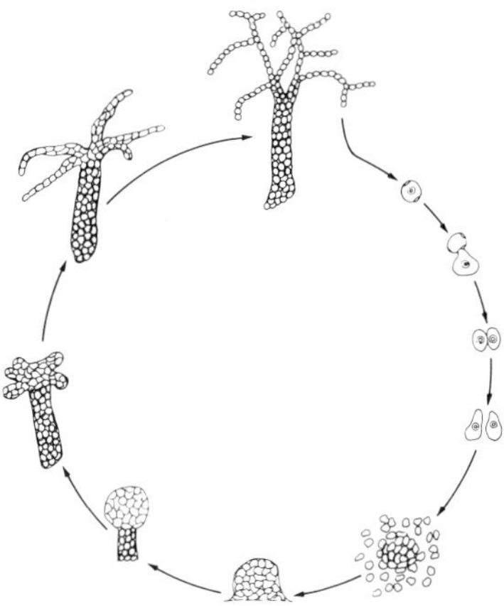

Abb. **49** Acrasida – Entwicklungszyklus von *Acrasis rosea* (aus Olive u. Mitarb.: J. Protozool. 8 [1961] 467).

tozoea) deshalb „Schleimpilze" genannt werden, weil sie in ihrem Entwicklungskreislauf Fruchtkörper mit Sporen ausbilden und somit grob an höhere Pilze erinnern. (Die hier wiedergegebene Systematik der Schleimpilze wird von einigen Autoren in Frage gestellt.)

Die trophischen Amöben der Acrasida zeigen aufgrund ihrer eruptiven Lobopodien und wegen diverser Charakteristika im Lebenskreislauf Übereinstimmungen mit den Schizopyreniden. Daher werden auch verwandtschaftliche Zusammenhänge zwischen diesen Gruppen vermutet.

Acrasiden können, ohne miteinander zu verschmelzen, aggregieren und ein Pseudoplasmodium ausbilden. Daraus entwickelt sich schließlich ein Fruchtkörper mit Sporen. Die Sporen sind encystierte Amöben (Abb. **49**).

Beispiel: *Acrasis*.

Klasse Eumycetozoea

Diese sind die „echten" Schleimpilze, die anhand der trophischen Amöbenphase dadurch von den Acrasida unterschieden werden können, daß sie Filopodien und kurze Lobopodien ausbilden.

In dieser Klasse finden sich Formen, die zelluläre Aggregate bilden (z. B. *Dictyostelium*) und solche, die echte vielkernige Plasmodien ausbilden (z. B. *Physarum*). Charakteristisch ist die Ausformung der Fruchtkörper. Die Klasse ist in drei Unterklassen (Protostelia, Dictyostelia, Myxogastria) untergliedert. Bei der Klassifizierung sind Sporangienform und -färbung sowie Sporenausgestaltung wichtige Unterscheidungskriterien.

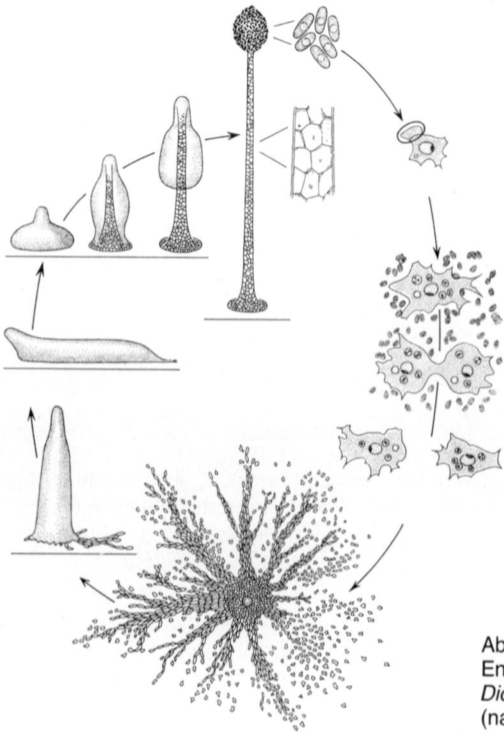

Abb. **50** Dictyostellida – Entwicklungszyklus von *Dictyostelium discoideum* (nach Gerisch).

Erwähnenswert erscheinen die Ordnungen Dictyostellida (Abb. **50**) und Physarida (Abb. **51**). An ersterer wurden zahlreiche grundlegende Untersuchungen zur Zellerkennung durchgeführt, wohingegen einige Vertreter der anderen Ordnung zu generellen Studien über amöboide Bewegung herangezogen wurden.

Beispiele: *Protostelium, Dictyostelium, Physarum.*

Klasse Plasmodiophorea

Hierbei handelt es sich um Parasiten, deren trophische Formen intrazellulär in Pflanzen leben und hierin Plasmodien formen. Man kennt Zoosporen mit heterokonten Flagellen, die aber keine Mastigoneme tragen. Man vermutet, daß diese Gruppe in verwandtschaftlicher Beziehung zu den Pilzen steht.

Beispiele: *Plasmodiophora, Tetramyxa, Spongospora.*

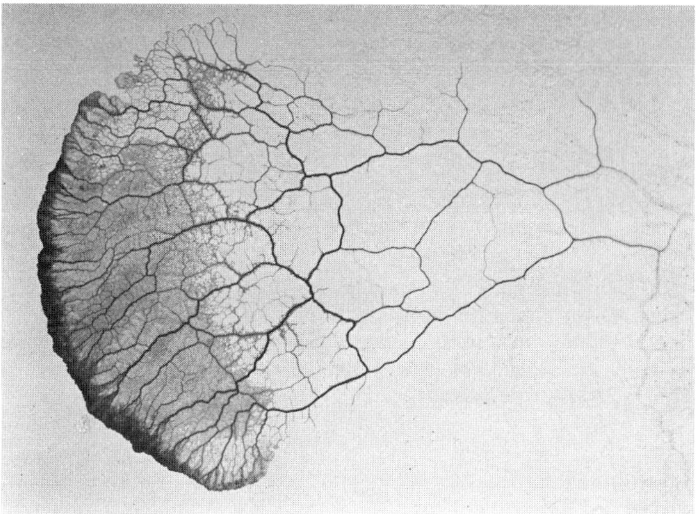

Abb. **51** Physarida – Plasmodium von *Physarum confertum* (aus Stiemerling: Cytobiologie 1 [1970] 399).

Klasse Filosea

Fadenförmige Pseudopodien, wie sie auch bei den Eumycetozoea vorkommen können, kennzeichnen die Vertreter dieser Klasse. Diese Pseudopodien können verzweigt sein, anastomosieren jedoch norma-

a 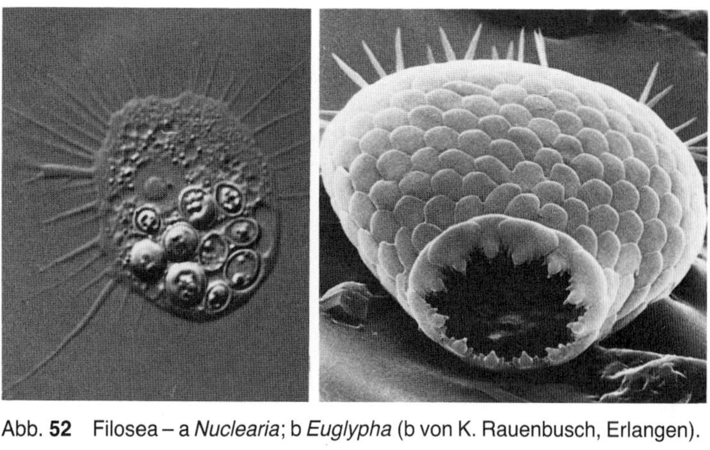 b

Abb. **52** Filosea – a *Nuclearia*; b *Euglypha* (b von K. Rauenbusch, Erlangen).

lerweise nicht (Ausnahmen sind bekannt) (Abb. **52**). Die Arten der zwei Ordnungen Aconchulinida (Schalenlose) und Gromida (Beschalte) leben hauptsächlich im Süßwasser.

Beispiele: *Nuclearia, Euglypha, Vampyrella.*

Klasse Granuloreticulosea

Ordnungen – Athalamida,
– Monothalamida,
– Foraminiferida.

Die fadenförmigen, fein granulierten Pseudopodien der Vertreter dieser Klasse bilden ein verzweigtes und in der Regel Anastomosen formendes Netzwerk aus. In den Pseudopodien können als Versteifungselemente Mikrotubuli auftreten, die allerdings nicht in hochgeordneten Mustern erscheinen.

Ordnung Athalamida

Diese Granuloreticulosea besitzen kein Gehäuse. Es können recht große Formen auftreten, so z. B. *Pontomyxa* mit über 10 Millimeter Durchmesser (Abb. **53**). Die Pseudopodien sind reich verzweigt.

Beispiele: *Biomyxa, Pontomyxa, Arachnula*

Ordnung Monothalamida

Charakteristischerweise gibt es stets einkammerige Gehäuse aus organischem und oft dazu verkalktem Material (Abb. **54**). Fremdmaterial wird bisweilen in die Schalen eingebaut. Generationswechsel sind nicht bekannt. Die Formen dieser Ordnung leben im Süß- und Salzwasser.

Beispiele: *Gromia, Lieberkühnia.*

Ordnung Foraminiferida

Foraminiferen (= Kammerlinge) stellen zahlenmäßig die größte Ordnung unter den Granuloreticulosea dar. Die Gehäuse dieser Organismen bleiben sehr leicht als Fossil erhalten, so daß bislang über 30 000

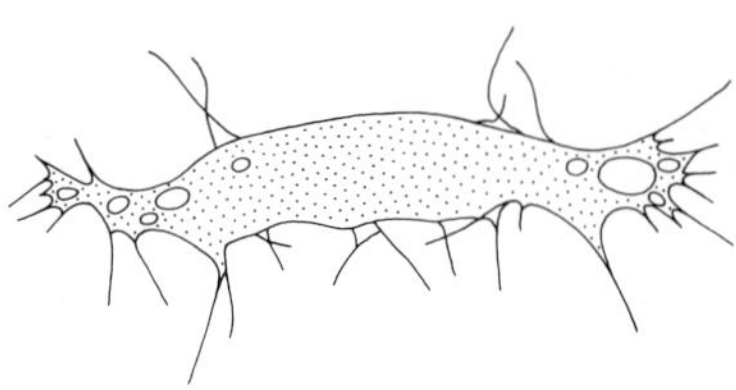

Abb. **53** Athalamida – *Biomyxa*.

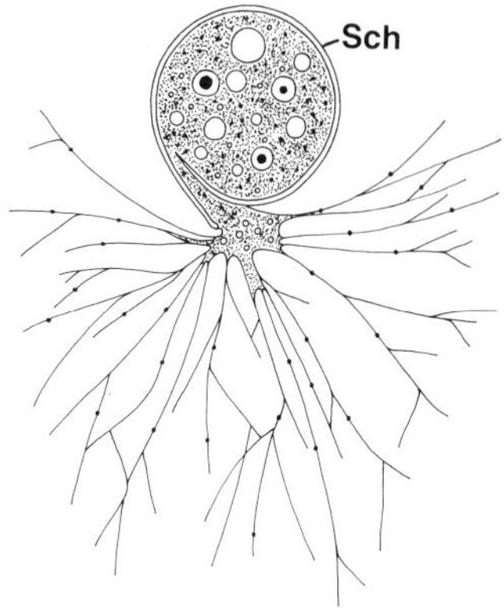

Abb. **54** Monothalamida – *Lieberkühnia*. Sch = Schale.

fossile Species beschrieben werden konnten. Die Anzahl der rezenten, fast ausschließlich marinen Arten liegt bei 4000.

Das in vielen Fällen perforierte Gehäuse kann ein- oder vielkammerig sein. Durch die Poren und durch die große Hauptöffnung treten die Pseudopodien aus. Die Schalen sind oft außerordentlich komplex gekammert, wobei zusätzlich noch die Wandungen von einem Kanallabyrinth von Kanälen durchzogen sein kann (Abb. **55**). Kammern und Kanäle sind von Protoplasma ausgefüllt.

Die Fossilien der Foraminiferen waren bisher sehr zuverlässige Indikatoren bei stratigraphischen Untersuchungen, beispielsweise bei der Erdölsuche. Die Untergliederung der Ordnung Foraminiferida in die

a 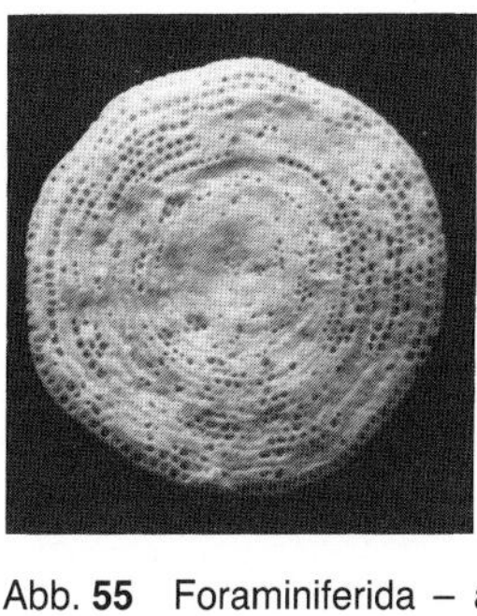 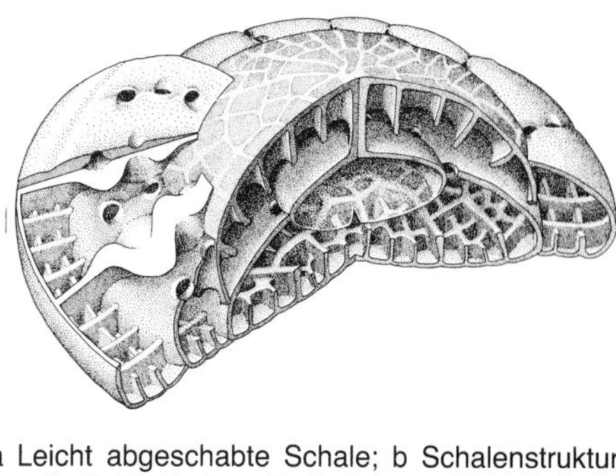 b

Abb. **55** Foraminiferida – a Leicht abgeschabte Schale; b Schalenstruktur von *Orbitolina* (b aus Hottinger, in R. H. Hedley, C. G. Adams: Foraminifera, vol. I–III. Academic Press, London 1974–1978).

fünf Unterordnungen Allogromiina, Textulariina, Fusulinina, Miliolinina und Rotaliina wird nach der Gehäusestruktur vorgenommen.

Folgende Schalenformen kennt man:

1. Organische, oft einkammerige Gehäuse.
2. Gehäuse aus verschiedenen anorganischen Partikeln, die in einer organischen Matrix eingelagert werden. Hierunter gibt es bis zu mehrere Zentimeter große Organismen.
3. Kalkgehäuse, die normalerweise vielkammerig sind.

Die große Verschiedenheit der Foraminiferenschalen beruht hauptsächlich auf der unterschiedlichen Anordnung der Kammern. Beim *Nodosira*-Typ sind sie in Längsreihen angeordnet. In einer Spirale aufgewunden sind sie beim *Rotalia*-Typ. Ist die Spirale in einer Ebene angeordnet, sind es planspirale Gehäuse; ist eine helikale Anordnung verwirklicht, spricht man vom trochospiralen Aufbau. Beim *Textula-*

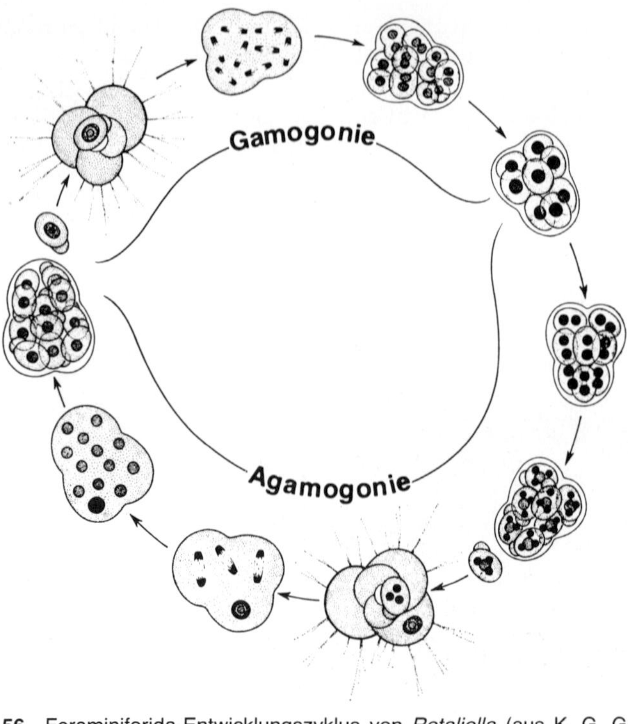

Abb. **56** Foraminiferida-Entwicklungszyklus von *Rotaliella* (aus K. G. Grell: Unterreich Protozoa, Einzeller oder Urtiere. In: Lehrbuch der speziellen Zoologie, 4. Aufl., hrsg. von H.-E. Gruner. Fischer, Stuttgart 1980).

ria-Typ sind die Kammern in zwei oder drei Reihen zopfartig arrangiert. Der *Planorbulina*-Typ zeigt Kammern, die von innen nach außen in mehr oder minder konzentrischen Kreisen aneinandergefügt sind.

In vielen Fällen sind symbiontische Zoochlorellen und Zooxanthellen (S. 260) sowohl in den Pseudopodien als auch im zentralen Plasma beobachtet worden. In solchen Fällen sind die Gehäuse besonders transparent. Foraminiferen ernähren sich von Detritus, Protisten und kleinen Metazoen. Welche Rolle sie in der marinen Nahrungskette spielen, ist unklar.

Sexuelle und asexuelle Generationen kennzeichnen den Lebenszyklus einiger Foraminiferen (Abb. **56**). Die Gameten sind in der Regel begeißelte Organismen. In bestimmten Phasen der Entwicklung kann ein Kerndualismus auftreten.

Beispiele: *Allogromia, Textularia, Triloculina.*

Überklasse Actinopoda

Die Pseudopodien dieser Sarcodina sind von hochgeordneten Mikrotubulusbündeln ausgesteift und werden Axopodien genannt. Die

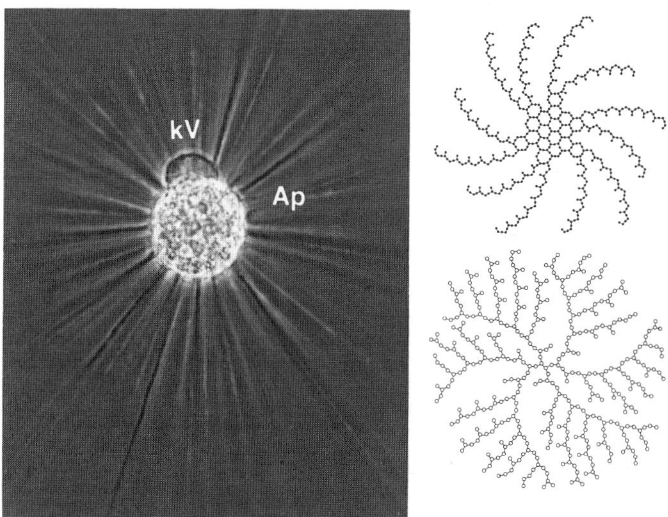

a b

Abb. **57** Actinopoda – a *Actinophrys sol* mit Axopodien (Ap); kV = kontraktile Vakuole. b Verschiedene jeweils gruppenspezifische Verknüpfungsmuster der Mikrotubuli in den Axopodien (b aus Cachon u. Balamuth in Hutner: Proc. V. Int. Congr. Protozool. 1977 (p. 190).

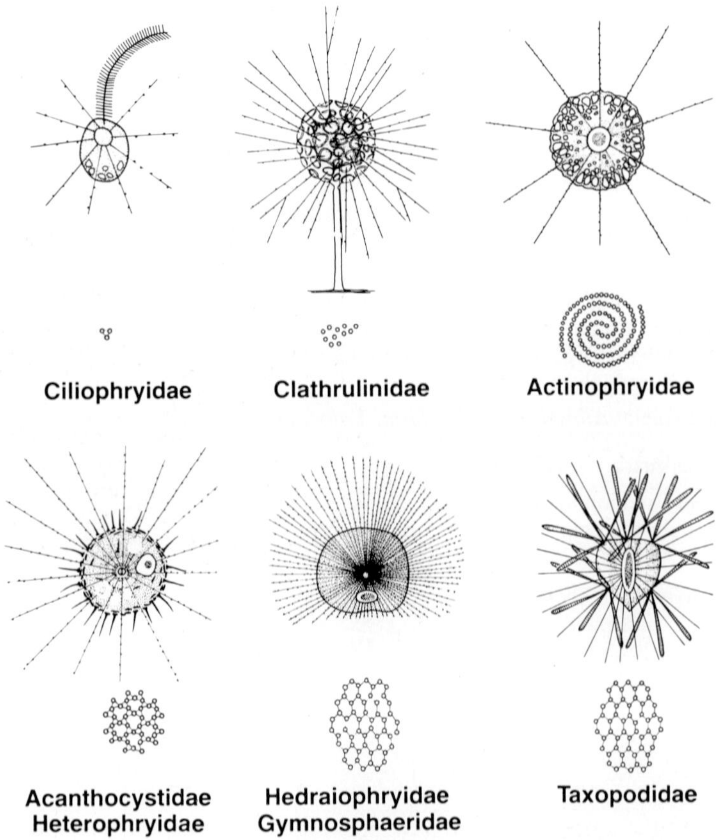

Abb. **58** Anordnung und Muster der Mikrotubuli in den Axopodien verschiedener Ordnungen der Actinopoda (von C. F. Bardele, Tübingen).

Mikrotubuli sind in regelmäßigen, geometrischen Mustern angeordnet (Abb. **57**), die für die verschiedenen Taxa spezifisch sind (Abb. **58**). Die Axopodien sind strahlig angeordnet und dienen den in der Regel planktisch lebenden Organismen als Schwebefortsätze. Ferner werden sie bei Beutefang und Nahrungsaufnahme eingesetzt.

Bis auf die Heliozoen, die sowohl im Süß- wie im Salzwasser auftreten, leben die Actinopoden im Meer. Ein wichtiges Charakteristikum sind anorganische Skelette oder Stacheln. Die Meeresformen wurden bislang als „Radiolarien“ zusammengefaßt. Da unterdessen zahlreiche

Unterschiede in Morphologie, Ultrastruktur, Entwicklungskreisläufen und chemischer Natur der Skelettelemente bekannt sind, erschien eine Unterteilung in drei Klassen sinnvoll.

Klasse Acantharea

Acantharea haben 10–20 Stacheln, die aus Strontiumsulfat bestehen. Dieses Salz ist sehr leicht im Meerwasser löslich, so daß es keine Fossilien aus dieser Klasse gibt. Das zentrale Plasma beherbergt den größten Teil der geformten Organellen, wohingegen das äußere Plasma stark vakuolisiert ist (Abb. **59**). Eine extrazelluläre perforierte Kapsel trennt beide Plasmabereiche. Über Myophrisken (= Myonemen) ist die äußere Plasmaschicht mit den Stacheln verbunden. Zwischen den massiven Stacheln gibt es feine Axopodien, in denen die Mikrotubuli in einem hexagonalen Muster angeordnet sind. Man findet in den Organismen oft Zooxanthellen (S. 260).

In den Zellen, die relativ groß sein können, gibt es normalerweise zahlreiche Kerne. Cystenstadien und Gametenformation kennzeichnen die Lebenszyklen dieser Organismen. Die Untergliederung in die 5 Ordnungen Holacanthida, Symphyacanthida, Chaunacanthida, Arthracanthida und Actineliida wurde hinsichtlich der Stachelanordnung sowie aufgrund von Besonderheiten im Lebenszyklus vorgenommen.

Beispiele: *Acanthocolla, Acantholithium, Astrolophus.*

a 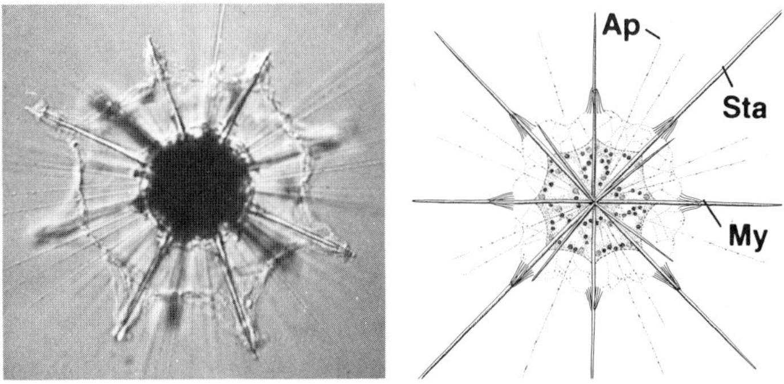 b

Abb. **59** Acantharea – a Lebendaufnahme. b Generelle Organisation. Ap = Axopodien, My = Myophrisken, Sta = Stacheln (a von M. P. Kage, Weißenstein; b aus K. G. Grell: Unterreich Protozoa, Einzeller oder Urtiere. In: Lehrbuch der Speziellen Zoologie, 4. Aufl., hrsg. von H.-E. Gruner. Fischer, Stuttgart 1980).

Klasse Polycystinea

Die Vertreter dieser Klasse verfügen über ein kunstvoll gebautes Silicatskelett (Abb. **60**), das leicht als Fossil erhalten bleibt. Zentrales, organellreiches und peripheres, vakuolisiertes, oft symbiontische Algen beherbergendes Plasma werden durch eine intrazelluläre Zentralkapsel voneinander getrennt. Die axopodialen Mikrotubuli sind in

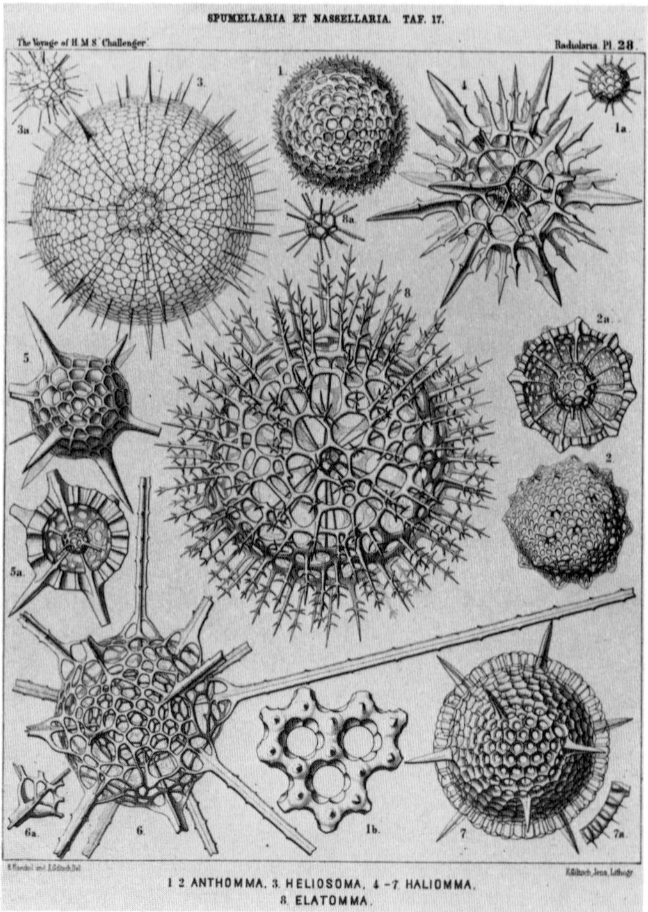

Abb. **60** Polycystinea – Skelette von Spumellariden und Nasselariden (aus Haeckel: Die Radiolarien, Bd. 2. Reimer, Berlin 1887).

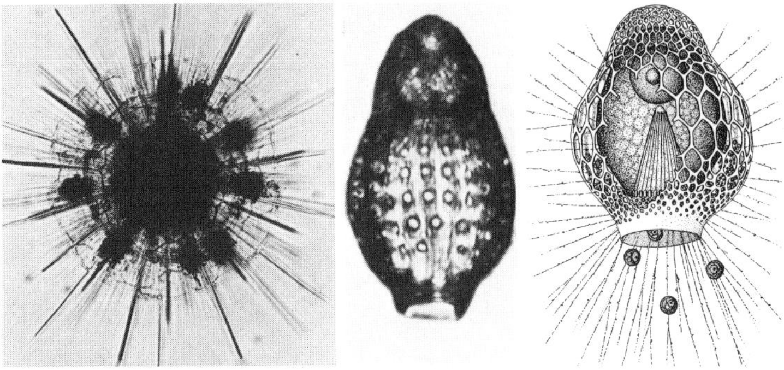

a b c

Abb. **61** Polycystinea – a Lebende Spumellaride. b. Gehäuse einer Nasselaride. c *Cyrtocalpis urceolus* (a von M. P. Kage, Weißenstein; c aus K. G. Grell: Protozoology. Springer, Heidelberg 1973).

schaufelradartig angeordneten Zwölfeck- oder Sechseckmustern angeordnet. Die Axopodien ragen oft tief ins Zentralplasma hinein.

Die meisten Abbildungen von Vertretern dieser Klasse zeigen wunderschön geformten Skelettelemente (s. Abb. **60**). Lebende Formen, bei denen diese Skelette jedoch von Cytoplasma umgeben sind (Abb. **61**a), lassen kaum etwas von der Ästhetik ihrer internen Organisation vermuten.

Die Ordnung Spumellarida (= Peripylea) umfaßt die radiärsymmetrisch aufgebauten Formen mit einer allseitig perforierten Zentralkapsel. Skelette bis zu 2 Zentimetern Durchmesser sind gefunden worden. Einzelformen wie auch Kolonien aus vielen hundert Individuen, die durch eine gallertige Substanz zusammengehalten werden, sind bekannt.

Gattungen der Ordnung Nasselarida (= Monopylea) besitzen ein korbartig-konisches Skelett mit nur einer Öffnung (Abb. **61**b).

Beispiele: *Thalassicolla, Eucoronis, Collozoum.*

Klasse Phaeodarea (= Tripylea)

Das größtenteils hohle Skelett dieser Organismen besteht aus Kieselsäure, die mit organischem Material versetzt ist. Die Biologie dieser Formen, die hauptsächlich in tieferen Gewässern leben, ist weitgehend unverstanden. Es gibt kaum Fossilien.

Die Zentralkapsel zeigt drei Öffnungen: eine als Cytostom fungierende Astropyle und zwei gegenüberliegende Parapylen, aus denen die Axopodien austreten. Vor der Astropyle liegt eine gelb-braune Pig-

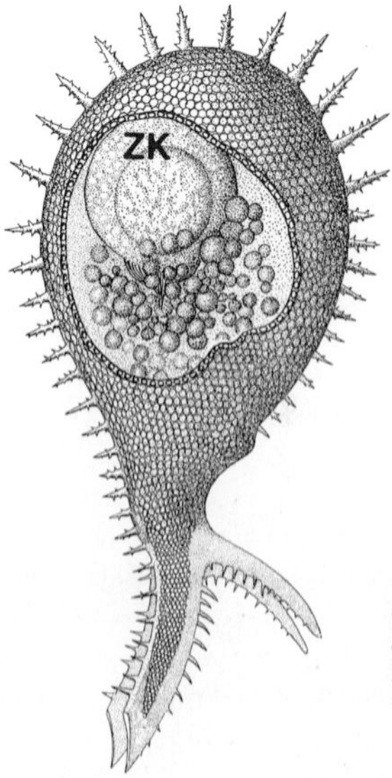

Abb. **62** Phaeodarea – *Challengeron wyvillei*. Zentralkapsel (Zk) mit Phaeodium sichtbar (aus K. G. Grell: Protozoology. Springer, Heidelberg 1973).

mentmasse, das Phaeodium (Abb. **62**), das vermutlich beim Silicatmetabolismus eine Rolle spielt.

Die 6 Ordnungen Phaeocystida, Phaeosphaerida, Phaeocolpida, Phaeogromida, Phaeoconchida und Phaeodendrida sind primär auf Grund von Unterschieden in der Skelettmorphologie errichtet worden.

Beispiele: *Phaeodina, Astracantha, Coelodendrum.*

a 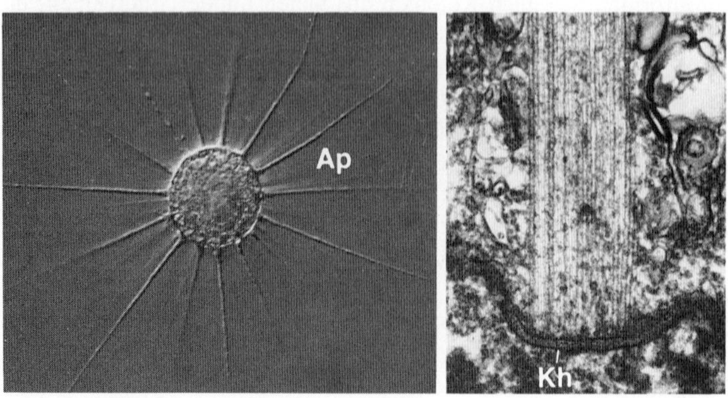 b

Abb. **63** Heliozoea – a *Actinophrys sol* mit Axopodien (Ap). b Axopodium von der Kernhülle (Kh) ausgehend.

Klasse Heliozoea

Der Klasse Heliozoea gehören Actinopoden an, die in ihrem Aussehen Sonnenbildnissen gleichen (Sonnentierchen) (Abb. **63**, s. auch Abb. **57**).

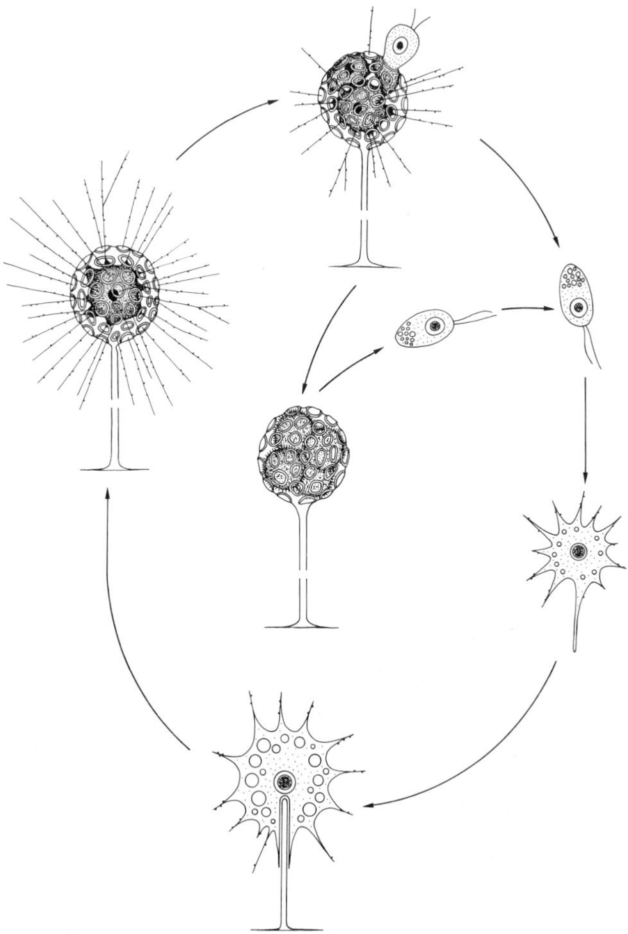

Abb. **64** Desmothoracida – Lebenskreislauf von *Clathrulina elegans* (nach Bardele).

Ordnungen – Desmothoracida,
– Actinophryida,
– Taxopodida,
– Centrohelida.

Ordnung Desmothoracida

Diese Arten sind von einer extrazellulären perforierten Kapsel umgeben, die in den meisten Fällen gestielt ist. Im Verlaufe des Lebens-

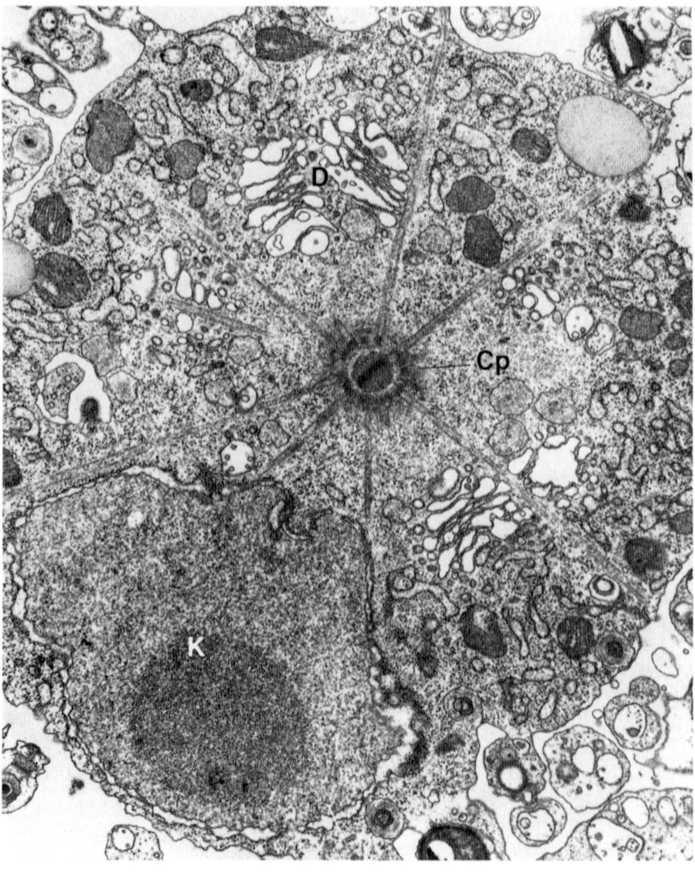

Abb. **65** Centrohelida – *Heterophrys marina*. Die Axoneme der Axopodien gehen von einem Centroplasten (Cp) aus. D = Dictyosom, K = Kern (aus Bardele: Cell Tiss. Res. 161 [1975] 85).

zyklus treten begeißelte Schwärmer auf, die sich zu amöboiden Formen umwandeln und schließlich ein neues Gehäuse ausbilden (Abb. **64**).

Beispiel: *Clathrulina.*

Ordnung Actinophryida

Die Mikrotubuli in den Axopodien dieser Actinopoda sind in Form von zwei ineinandergreifenden Spiralen angeordnet (s. Abb. **14**d). Insertionsort der axonemalen Mikrotubuli ist stets die Kernhülle (s. Abb. **63**). Actinophryiden können sich encystieren. In der Cyste bilden sich aus der Ausgangszelle zwei Gameten, die dann wieder miteinander verschmelzen (Autogamie).

Beispiele: *Actinophrys, Astrodisculus, Echinosphaerium.*

Ordnung Taxopodida

Diese bilateral-symmetrischen Actinopoda verfügen über mächtige Silicatstacheln (s. Abb. **58**). Mit den Axopodien können sie Ruderbewegungen zur Lokomotion durchführen.

Beispiel: *Sticholonche.*

Ordnung Centrohelida

Bei diesen in der Regel recht kleinen Heliozoen liegt der Kern exzentrisch. Die Axopodien nehmen ihren Ursprung von einem Centroplasten aus (Abb. **65**). Kinetocysten (= Extrusomtyp; S. 151) dienen dem Beutefang. Oft treten extrazelluläre Stacheln oder Schuppen aus organischem Material oder Silicat auf.

Beispiele: *Heterophrys, Acanthocystis, Raphidiophrys.*

Stamm **Labyrinthomorpha**

Klasse Labyrinthulea

Zum Stamm Labyrinthomorpha gehört nur die eine Klasse Labyrinthulea mit der einen Ordnung Labyrinthulida. Es sind nur sehr wenige Arten bekannt. Die Organismen treten vorwiegend in marinen Habitaten auf und werden oft an verrottendem Algenmaterial gefunden.

Die Organismen leben in der trophischen Phase in Kolonien (Abb. **66**). Spindelförmige Zellen, die starr oder formveränderlich sein können, bewegen sich gleitend innerhalb eines Schlauchwerkes hin und her. Das Schlauchnetz wird von einer membranartigen Struktur begrenzt. Über ein besonderes membranöses Organell, dem Sagenogenetosom, stehen die Zellen mit dem Schlauchwerk in Verbindung. Der Mechanismus der Bewegung ist unbekannt. Die Vermehrung erfolgt durch Zweiteilung im Schlauchwerk oder durch Zerfall der Aggregate. Im Verlaufe der Entwicklung treten bei den meisten Arten Cysten mit mehreren Zellen sowie begeißelte Zoosporen auf.

Ursprünglich wurden die Labyrinthomorpha zu den Amöben oder zu den Pilzen gestellt. Neuere Untersuchungen lassen jedoch keine Ähn-

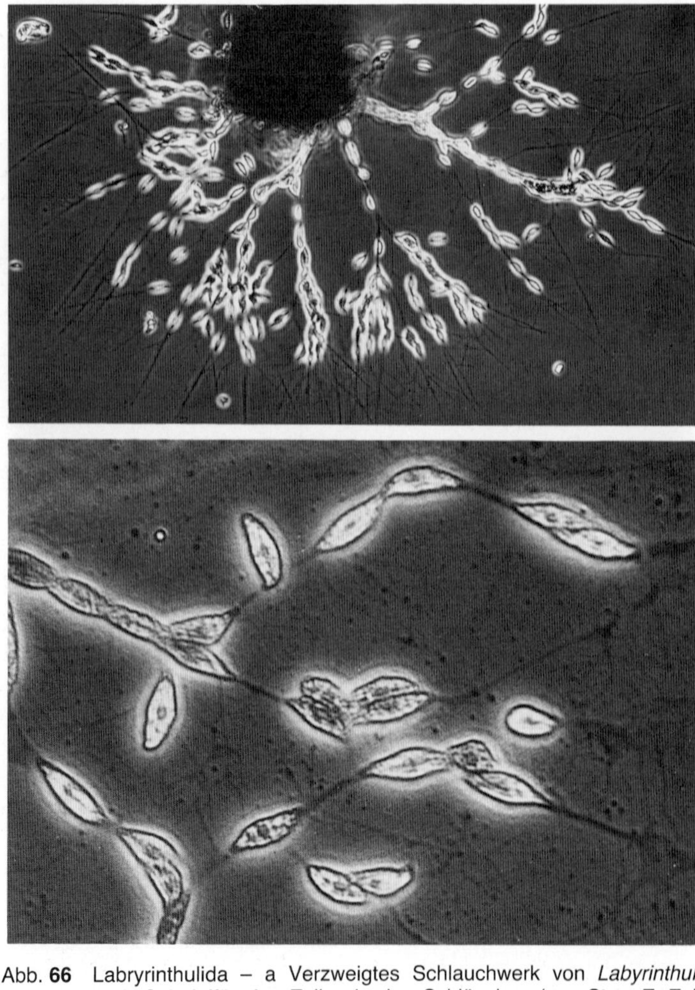

Abb. **66** Labryrinthulida – a Verzweigtes Schlauchwerk von *Labyrinthula coenocystis*. b Spindelförmige Zellen in den Schläuchen (aus Stey: Z. Zellforsch. Mikrosk. Anat. 102 [1969] 387).

lichkeiten mit Vertretern dieser Gruppen noch mit anderen Protisten erkennen.

Beispiele: *Labyrinthula, Labyrinthomyxa.*

Stamm

Apicomplexa

Derzeitig sind die ehemaligen Sporozoen in 4 Stämme aufgeteilt. Die alte Bezeichnung Sporozoa rührt daher, daß diese Protisten, die durchweg eine parasitische Lebensweise führen, in ihrem Lebenszyklus ein Sporenstadium durchlaufen (Abb. **67**), das sie bei der Übertragung auf einen anderen Wirt gegen widrige Umwelteinflüsse schützt. Sind die Sporen von einem entsprechenden Organismus aufgenommen, treten die infektiösen Stadien aus den Sporen aus und befallen dann den neuen Wirt. Dies trifft für alle ehemaligen Sporozoa zu.

Die Infektionsformen der Vertreter des ersten Stammes, nämlich der Apicomplexa, sind durch besondere morphologische Eigenschaften gekennzeichnet, die sie von den anderen Sporozoen klar abtrennen.

Das wichtigste Merkmal ist ein Apikalkomplex am vorderen Zellpol (Abb. **68**). Wesentliche Organellen sind ein Conoid und von einem

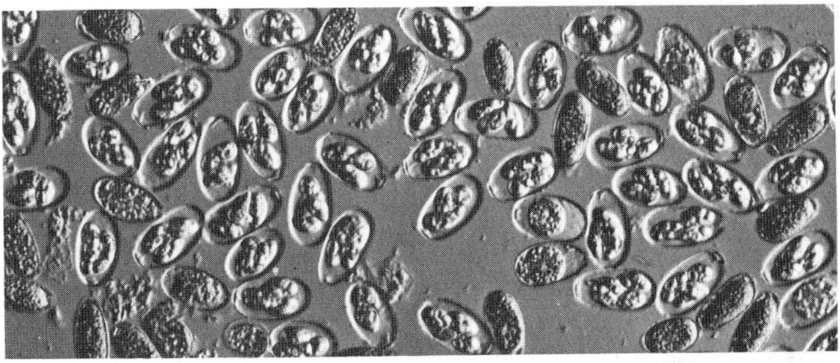

a

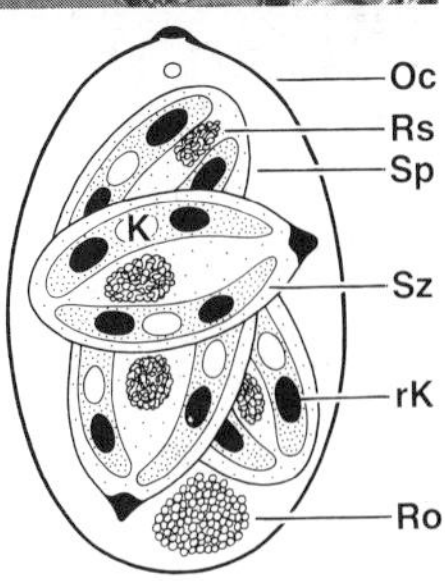

b

Abb. **67** Apicomplexa – a Oocysten von *Eimeria stiedae*. b Oocyste im Schema. K = Kern, Oc = Oocyste, rK = refraktiler Körper, Ro = Oocystenrestkörper, Rs = Sporocystenrestkörper, Sp = Sporocyste, Sz = Sporozoit.

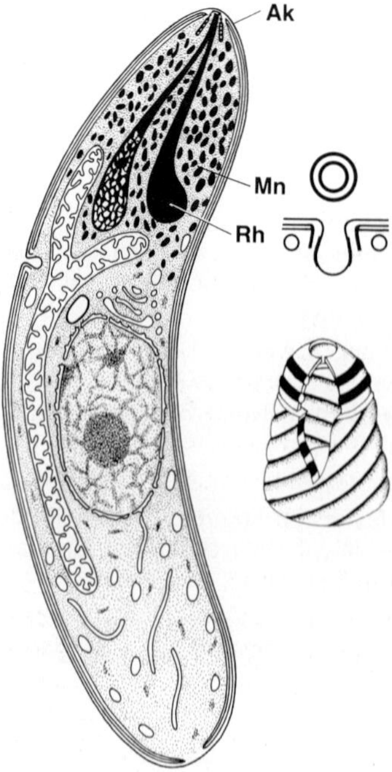

Abb. **68** Apicomplexa – a Sporozoit. Ak = Apikalkomplex, Mn = Mikronemen, Rh = Rhoptrie. b Mikroporen in Aufsicht und Längsschnitt. c Conoid (nach Scholtysek u. Mehlhorn).

Polring ausgehende Mikrotubuli, die dicht unter der dreischichtigen Pellicula zum hinteren Zellpol ziehen. Die Anzahl dieser Mikrotubuli, die möglicherweise in einem, in seinen Details noch nicht verstandenen Zusammenhang mit dem Bewegungsverhalten dieser Stadien stehen, ist artspezifisch. An der Zellspitze treten durch den Polring die

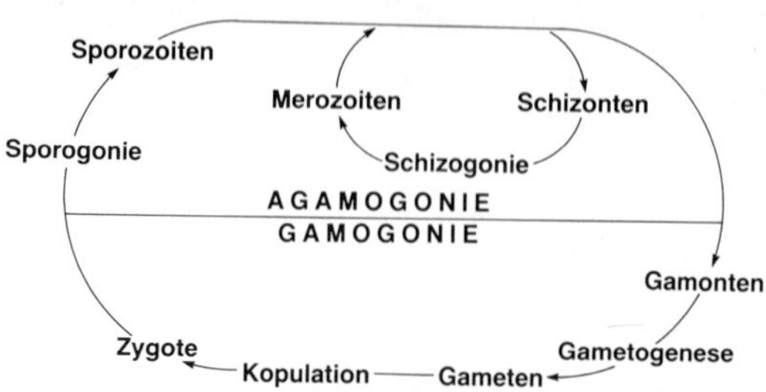

Abb. **69** Grundschema des Generationswechsels der Apicomplexa.

Ausführgänge der flaschenförmigen Rhoptrien und fadenförmigen Mikronemen aus. Diese Strukturen sind allem Anschein nach enzymgefüllte Organellen. Die Enzyme sollen die Penetration in die Wirtszelle ermöglichen oder zumindest erleichtern. Mikroporen (= Invaginationen in der Zellmembran) werden offensichtlich für die Nahrungsaufnahme eingesetzt.

Die Lebenszyklen der Apicomplexa sind relativ kompliziert. Die Generationswechsel sind durch asexuelle und sexuelle Vermehrungen gekennzeichnet. Der generalisierte Lebenszyklus der Apicomplexa kann folgendermaßen umrissen werden (Abb. **69**).

Die einer Sporocyste entschlüpften Sporozoiten sind die infektiösen Stadien. Diese dringen unter aktiver Beteiligung des Apikalkomplexes in die Wirtszelle ein (Abb. **70**) und wachsen hier heran. Im einfachsten Fall entwickeln sich hieraus direkt die Gamonten, die schließlich zu Gameten umdifferenziert miteinander fusionieren und eine Zygote bilden (Gamogonie). Im Verlaufe einer Sporogonie entstehen wieder zahlreiche Sporozoiten.

Bei höher entwickelten Formen sind zwischen Sporozoiten- und Gamontenstadium Schizogonien geschaltet (Abb. **71**); als deren Ergebnis entstehen zahlreiche Merozoiten (Agamogonie). Die Merozoiten sind morphologisch ganz ähnlich wie die Sporozoiten aufgebaut. Die Merozoiten treten dann direkt – oder nach weiteren Schizogonien – in die Gamogoniephase ein. Häufig ist der Übergang von der Agamogonie zur Gamogonie von einem Wirtswechsel begleitet. Die

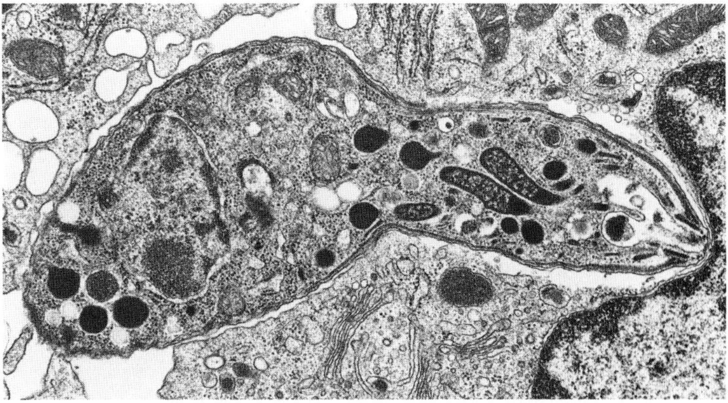

Abb. **70** Apicomplexa – Sporozoit von *Toxoplasma gondii* bei der Invasion einer Wirtszelle (aus Nichols u. O'Connor: Lab. Invest. 44 [1981] 324).

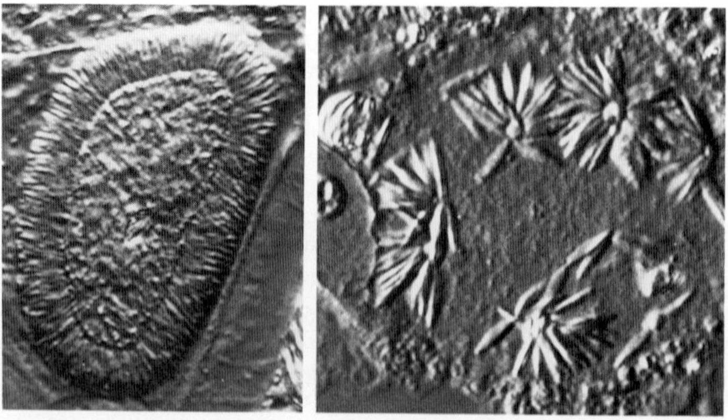

Abb. **71** Apicomplexa – a u. b Verschiedene Phasen der Schizogonie bei *Eimeria canadensis* (aus Müller u. Mitarb.: J. Protozool 20 [1973] 293).

verschiedenen Stadien sind durch bestimmte cytologische Merkmale gekennzeichnet (s. Abb. **190**).

Die Unterteilung der Apicomplexa in die Klassen Perkinsea (mit nur einer Gattung *Perkinsus*, deren Species sich durch „Zoosporen" fortpflanzen sollen) und Sporozoea wird nur von einigen wenigen Autoren akzeptiert. Daher soll hier an der älteren Systematik der Apicomplexa (Sporozoa) in die Taxa Gregarinida und Coccidia festgehalten werden.

Klasse Sporozoea

Ordnung Gregarinida

Es sind ca. 500 Gregarinen-Arten bekannt. Diese Organismen leben extrazellulär in Körperhöhlen (Darmtrakt, Fortpflanzungssystem) von Evertebraten und niederen Chordaten. Die größten Formen können bis zu 10 mm lang werden. Wenn überhaupt, dann sind diese Protisten nur in sehr beschränktem Maße pathogen.

Die trophischen Stadien sind oft in drei Körperabschnitte aufgegliedert und zwar in Epimerit, Protomerit und Deutomerit. Diese Körperabschnitte sind durch Körperfalten voneinander getrennt. Der Epimerit dient bevorzugt der Nahrungsaufnahme, die in der Regel osmotroph erfolgt und auch über die restliche Körperoberfläche vonstatten gehen kann. Mit dem Epimeriten, der je nach Gregarinen-Art unterschiedlich geformt sein kann (Abb. **72**a), verankern sich die Parasiten im Epithel der jeweiligen Körperhöhlen.

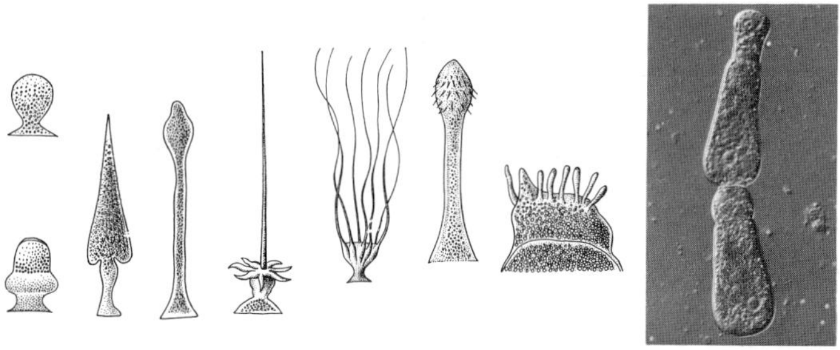

a b

Abb. **72** Gregarinida – a Verschiedene Epimeritenformen. b Syzygie (a nach Léger).

Der Entwicklungskreislauf ist durch einige Eigenarten charakterisiert, die eine klare Abgrenzung zu den Coccidien ermöglicht. Neben der extrazellulären Lebensweise ist es ein wichtiges Merkmal, daß männliche und weibliche Gameten in Vielzahl auftreten. Beide Gametentypen sind recht ähnlich gebaut (Isogametie). Es vereinigen sich schon die Gamonten zu einer Syzygie (Abb. **72**b), die sich encystiert (Gamontencyste). Die trophischen Formen sind zu einer Gleitbewegung befähigt. Der Mechanismus dieser Bewegung ist nicht klar.

Wichtige Unterscheidungsmerkmale der drei Unterordnungen Archi-, Eu- und Neogregarinina sind das Fehlen bzw. Vorhandensein von Schizogonien sowie weitere Eigenarten im Lebenszyklus.

Beispiele: *Solenidioides, Monocystis, Gregarina.*

Ordnung Coccidia

Die Coccidia können dadurch von den Gregarinida abgetrennt werden, daß sie – abgesehen von einigen Ausnahmen – intrazelluläre Entwicklungsvorgänge durchmachen und daß nur der männlich determinierte Gamont Vielteilungen durchführt, als deren Resultat zahlreiche Mikrogameten entstehen, wohingegen der weiblich determinierte Gamont sich zu einem einzigen, relativ großen Makrogameten entwikkelt (Abb. **73**). Die Unterscheidung der verschiedenen Coccidien-Arten erfolgt hinsichtlich der Lebenszyklen. Hierbei sind insbesondere die Anzahl der Sporozoiten je Sporocyste wichtig. Die Ordnung Coccidia wird in vier Unterordnungen aufgegliedert: Eimeriina, Haemosporina, Piroplasmea, Adeleina.

Unterordnung Eimeriina

Zu den Eimeriina gehören Krankheitserreger wie *Toxoplasma gondii.* Schätzungsweise 70–80% der Weltbevölkerung sind von diesen Parasi-

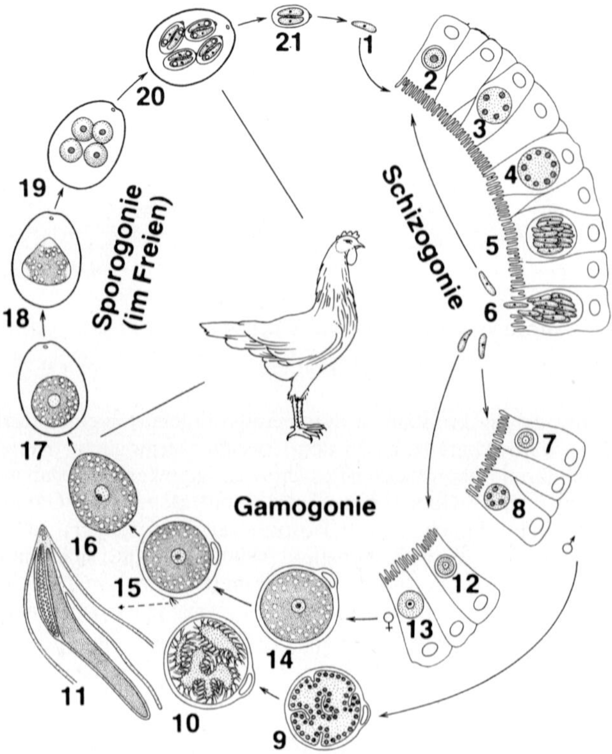

Abb. **73** Coccidia – Eimeriina – Entwicklungskreislauf von *Eimeria maxima*. 1 Infektion durch Sporozoiten. 2–6 Schizogonie im Darm des Huhnes. 7–15 Gamogonie im Darm des Huhnes. 12–14 Makrogametengenese. 8–11 Mikrogametengenese. 15 Befruchtung. 16 Zygote (Oocyste). 17–20 Sporogonie in Oocyste. 21 Sporocyste mit 2 Sporozoiten (nach Grell).

ten befallen. In der Regel führt dies jedoch nicht zu nachweisbaren Schäden. Der Endwirt ist die Katze, in der neben den asexuellen Phasen auch die sexuellen Schritte ablaufen. Potentiell ist allerdings jeder Warmblütler (Pflanzen- und Allesfresser) ein Zwischenwirt, in dem es zur Bildung von Gewebecysten kommen kann. Hierin erfolgt eine asexuelle Vermehrung. Das Ergebnis sind Cystozoiten (= Metrozoiten = Bradyzoiten), die ihrerseits, wenn sie von einem zweiten Zwischenwirt (Fleischfresser) aufgenommen werden, sich zu Schizonten umwandeln und in die akute Phase übergehen können. Damit ist

Toxoplasma gondii für viele andere Wirte, den Menschen miteinbegriffen, infektiös.

Von medizinischer Bedeutung ist, daß *Toxoplasma gondii* beim Menschen diaplazentar auf den Fetus übertragen werden kann (congenitale Toxoplasmose). Dadurch treten Schädigungen wie Hydrocephalus, Choriorenitis und Verkalkung im Gehirn auf. Derartige Effekte treten allerdings nur dann ein, wenn die Mutter während der Schwangerschaft zum erstenmal infiziert wird. Erfolgte vor der Schwangerschaft bereits eine Infektion (feststellbar durch einen einfachen Toxoplasmosetest), ist die Mutter immun und es braucht keine Erkrankung des

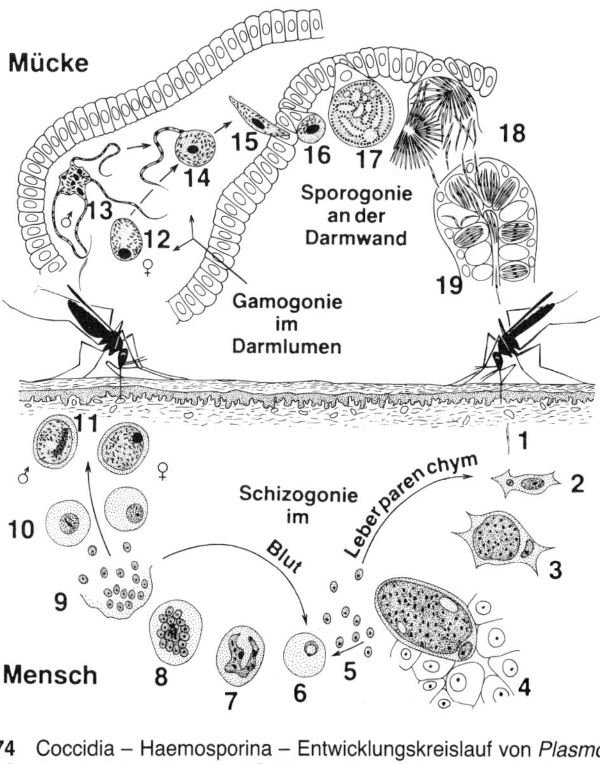

Abb. **74** Coccidia – Haemosporina – Entwicklungskreislauf von *Plasmodium vivax*. Stadien im Menschen: 1–5 Schizogonie im Leberparenchym. 6–9 Schizogonie in Erythrocyten. 10 + 11 Gamonten. Stadien in der *Anopheles*-Mücke: 12 Makrogamont. 13 Mikrogametengenese. 14 Befruchtung. 15. Ookinet (Wanderzygote). 16–18 Sporozoitenentwicklung. 19 Einwanderung der Sporozoiten in die Speicheldrüse der Mücke (nach Grell).

Ungeborenen befürchtet zu werden. Die Symptome der Toxoplasmose bei Erwachsenen sind sehr schwer feststellbar; vorwiegend werden Lymphknotenveränderungen beobachtet.

Beispiele: *Eimeria, Sarcocystis, Toxoplasma.*

Unterordnung Haemosporina

Haemosporina, für die intrazelluläre Stadien in Erythrocyten charakteristisch sind, zeigen einen Generationswechsel, der mit einem Wirtswechsel verbunden ist: Die Übertragung erfolgt durch Arthropoden auf Wirbeltiere. Die wichtigste Gattung dürfte *Plasmodium*, der Erreger der Malaria, sein. Überträger sind Stechmücken der Familie Culicidae. Arten der Gattung *Anopheles* infizieren den Menschen. Die Infektion erfolgt durch Sporozoiten, die mit dem Speichel der Dipteren ins Blut injiziert werden (Abb. **74**). Aufgrund dieser Übertragungsweise erübrigt sich ein Sporenstadium. Die Sporozoiten dringen in Leberparenchymzellen ein und vermehren sich hier durch Schizogonien. Die freigesetzten Merozoiten gelangen wieder in die Blutbahn und dringen in die Erythrocyten ein. Hier führen sie weitere Schizogonien durch. Nach einiger Zeit sind die intraerythrocytären Schizogonien synchronisiert. Die Erythrocyten zerplatzen. Neben den Merozoiten treten Zellfragmente der Erythrocyten sowie Restkörper der Schizonten im Blut auf. Diese verursachen dann die charakteristischen Fieberanfälle („Wechselfieber"). Es sind derzeitig rund 10 verschiedene *Plasmodium*-Species bekannt. Vier hiervon sind für den Menschen pathogen (Tab. **4**).

Die Malaria soll Schätzungen zufolge während der diversen Kriegshandlungen der letzten 2000 Jahre im mediterranen Raum mehr Opfer

Tabelle **4** Charakteristika der humanpathogenen *Plasmodium*-Species

Species	Malariaart	Inkubationszeit	Fieberanfälle	andere Symptome	Mortalität
P. vivax	M. tertiana	8–16 Tage	alle 48 Stunden	Schüttelfrost, Mattigkeit, Leber-, Milzschwellungen Fieber, Schlafsucht	–
P. ovale	M. tertiana	ca. 15 Tage	alle 48 Stunden		+/–
P. malariae	M. quartana	20–35 Tage	alle 72 Stunden	Nierenschädigungen	+/–
P. falciparum	M. tropica	7–12 Tage	unregelmäßig	Kapillarverstopfungen, insbesondere im Gehirn	+

gefordert haben als die Waffeneinwirkungen. Wiederholt sind blühende Kulturen aufgrund von „Sumpffieber“ untergegangen. Diese vermeintlich durch schlechte Luft (mala aria = Malaria) aus den Sümpfen verursachte, jedoch tatsächlich durch von *Anopheles*-Arten übertragene *Plasmodium*-Species hervorgerufene Erkrankung hat mehrfach zu großen Epidemien geführt. Erst in unserem Jahrhundert konnte dieser Krankheit Einhalt geboten werden. Noch im Jahre 1945 sind in Italien 411 600 Malariafälle registriert worden. Seit 1954 soll dort die Krankheit ausgerottet sein, ebenso wie in Deutschland, wo es noch bis 1920 im Jadegebiet, in Nordfriesland, in Magdeburg, am Bodensee und in der oberrheinischen Tiefebene Malariafälle gab. Wenngleich diese Parasitose in unseren Breiten ausgerottet zu sein scheint, stellt sie in tropischen und subtropischen Regionen immer noch ein ernsthaftes Problem dar.

Beispiele: *Leucocytozoon, Haemoproteus, Plasmodium.*

Unterordnung Piroplasmea

Piroplasmen sind sehr kleine, hochpathogene Blutparasiten von Säugern. Sie werden durch Zecken übertragen. Im Apikalkomplex dieser Form fehlt das Conoid (Abb. **75**). Der kompliziertere Teil der Ent-

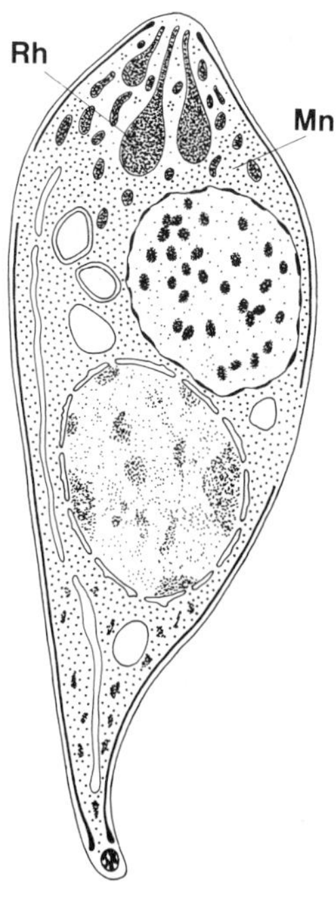

Abb. **75** Coccidia – Piroplasmea – *Babesia bigemina*. Merozoit aus Erythrocyt ohne Conoid. Mn = Mikronemen, Rh = Rhoptrien (nach Scholtyseck).

wicklung spielt sich in der Zecke ab. Lebenszyklus und Feinstruktur machen ein nahes Verwandtschaftsverhältnis zu den Haemosporina wahrscheinlich. Man nimmt an, daß sie die ökologische Nische der Malaria bei Wiederkäuern, die nicht an Malaria erkranken, einnehmen.

Die Gattungen *Babesia* und *Theileria* sind von besonderer Bedeutung. Bei Rindern rufen sie nach einer Inkubationszeit von 10–23 Tagen andauerndes Fieber hervor, das bei bestimmten *Theileria*-Arten zu 96% letal ist. Babesien können gleichermaßen Schäden anrichten. Das durch *Babesia bigemina* (s. Abb. **75**) verursachte Texas-Fieber hat eine Mortalitätsrate von 50–100%.

Babesien können in der Zecke transovariell auf deren Nachwuchs übertragen werden, wodurch einwirtige Zecken Überträger sein können. Die *Theileria*-Sporozoiten dringen dagegen nicht in die Embryonen ein. Daher sind für die Übertragung dieser Parasiten mehrwirtige Zecken notwendig.

Beispiele: *Babesia, Theileria, Dactylosoma.*

Unterordnung Adeleina

Ähnlich wie bei den Gregarinen bilden Adeleina-Arten eine Syzygie aus. Im Gegensatz zu den Gregarinen sind Mikro- und Makrogamont jedoch unterschiedlich groß. Der Mikrogamont bildet 2 oder 4 Mikrogameten aus.

Adeleina leben im Darmepithel, Drüsen und Fettgewebe von Wirbellosen; es gibt Arten, die in Reptilien und Fischen parasitieren und hier Schäden von wirtschaftlicher Bedeutung verursachen können. Einige Species sind auch in den Nieren von Säugern festgestellt worden.

Beispiele: *Adeleina, Klossia, Karyolysus.*

Stamm **Microspora**

Die sehr kleinen, nur wenige μm langen Microspora sind intrazelluläre Parasiten. Ein eng aufgewundener, ausschleuderbarer Polfaden in der Mitte der Spore ist die charakteristische Struktur (Abb. **76**). Früher wurden die Microspora zusammen mit den Myxozoa (S. 89) als Cnidospora zusammengefaßt.

Der Stamm ist in die Klassen Rudimicrosporea und Microsporea aufgeteilt. Diese Untergliederung wird hauptsächlich aufgrund der Ausgestaltung des Extrusionsapparates vorgenommen. Während die Rudimicrosporea relativ primitive Strukturen zeigen, haben die Microsporea einen voll entwickelten Extrusionsapparat, umgeben von einem lamellierten Polaroplast. Im hinteren Zellbereich ist eine Vakuole und im Sporenzentrum findet sich der ein- oder zweikernige Amöboidkeim (= Amoebula = Sporoplasma).

Einige Microspora haben ökonomische Bedeutung, wie beispielsweise *Nosema bombycis*, die Bienen und Seidenspinnerraupen befällt. In verschiedenen Evertebraten – einschließlich der Protisten – sowie in Vertebraten, bis hin zum Menschen, findet man diese Parasiten. Hyperparasitismus ist nicht selten. Beispielsweise gibt es Vertreter, die in Sporocysten und Redien von Trematoden parasitieren.

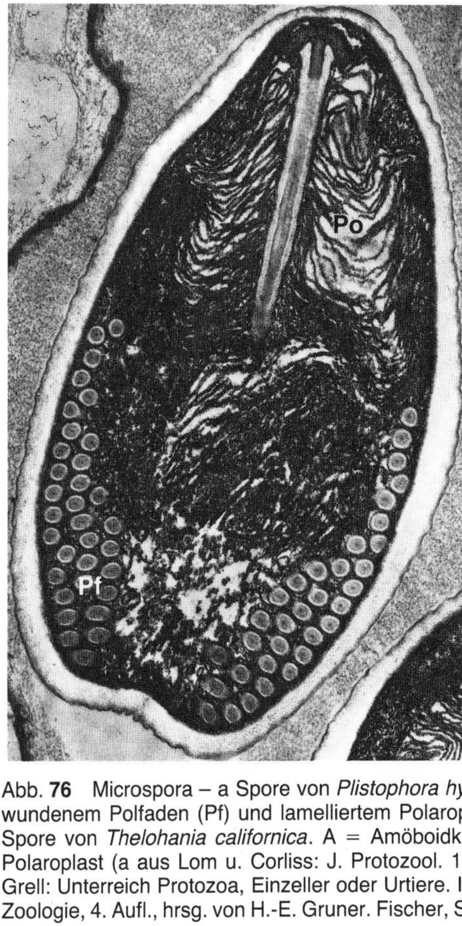

a

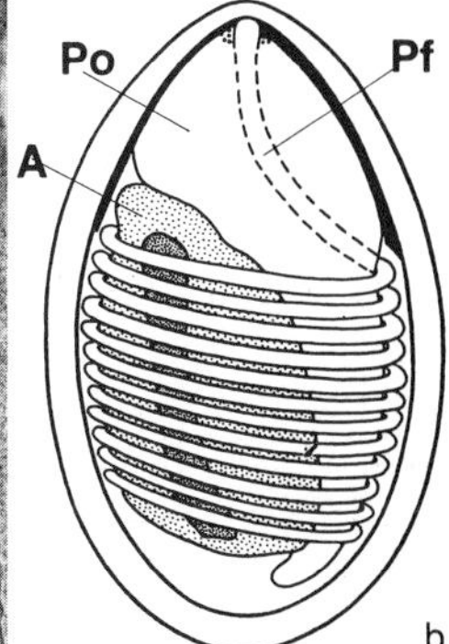

b

Abb. **76** Microspora – a Spore von *Plistophora hyphessobryconis* mit aufgewundenem Polfaden (Pf) und lamelliertem Polaroplast (Po). b Schema einer Spore von *Thelohania californica*. A = Amöboidkeim, Pf = Polfaden, Po = Polaroplast (a aus Lom u. Corliss: J. Protozool. 14 [1967], 141; b aus K. G. Grell: Unterreich Protozoa, Einzeller oder Urtiere. In: Lehrbuch der Speziellen Zoologie, 4. Aufl., hrsg. von H.-E. Gruner. Fischer, Stuttgart 1980).

Die Infektion erfolgt über die Sporen, die oral vom Wirt aufgenommen werden. Im Verdauungstrakt greifen die Verdauungsenzyme die Sporen an, so daß wahrscheinlich Flüssigkeit in sie eindringen kann. Hierdurch soll sich der Polaroplast expandieren. Gleichzeitig bläht sich möglicherweise die hinten gelegene Vakuole auf. Es ist denkbar, daß der hieraus resultierende Innendruck in der Spore ein Ausschleudern des Polfadens zur Folge hat. Der ausgeschleuderte Faden, der ein hohler Schlauch ist, kann einige hundert Mikrometer lang sein. Der Schlauch wird beim Ausschleudern umgestülpt; gleichzeitig gelangt der Amöboidkeim durch den engen Schlauch nach außen (Abb. **77**). Im Wirtsdarm wird in der Regel der Polfaden im Verlaufe seiner Extrusion in Epithelzellen hineingetrieben und der Amöboidkeim unmittelbar in die Wirtszelle injiziert. Hierin entwickelt sich der Keim (das Sporoplasma) über einen im Detail weitgehend unbekannten

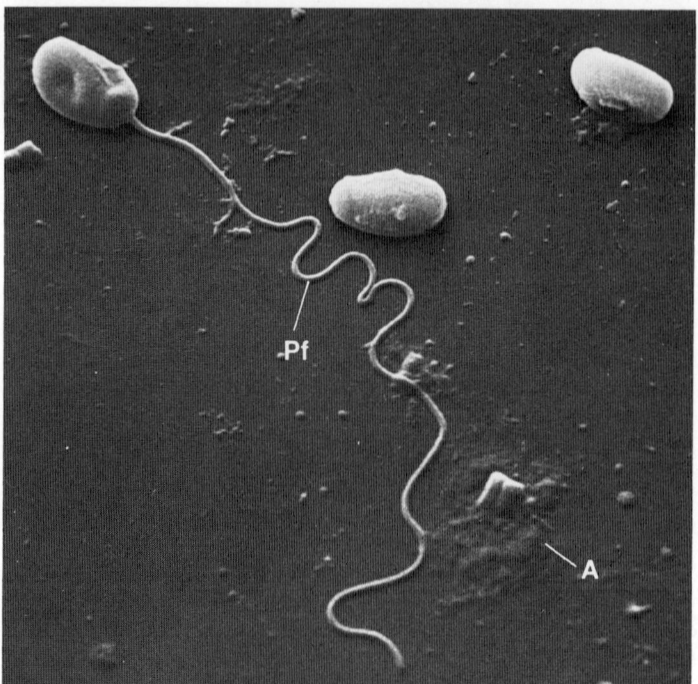

Abb. **77** Ausgeschleuderter Polfaden (Pf) von *Nosema tractabile*. A = Amöboidkeim (aus Larsson: Protistologica 17 [1981] 511).

Weg, währendem 1-, 2-, oder 4kernige Amöbenstadien ausgebildet werden, wieder zur infektiösen Spore.

Beispiele: *Amblyospora, Glugea, Nosema.*

Stamm **Ascetospora**

Bislang wurden diese Organismen zu den Apicomplexa gestellt. Wie aber ultrastrukturelle Untersuchungen zeigten, gibt es in diesen Protisten keinen Apikalkomplex. Generell sind weder zu den Apicomplexa noch zu den Microspora noch zu den Myxozoa Ähnlichkeiten gefunden worden. Daher scheint die Errichtung eines eigenen Stammes für diese Organismen gerechtfertigt. Ascetospora sind beispielsweise in Austern gefunden worden. Sie können speziell in künstlich angelegten Austernkulturen großen wirtschaftlichen Schaden anrichten.

Man weiß recht wenig über die Biologie dieser Parasiten. Der Ablauf der Infektion ist unklar. Die Sporenkapsel, die als besonders fein ausgestaltet gilt (Name), hat bei einigen Formen eine Öffnung, durch die der infektiöse Keim austreten kann. Es ist beobachtet worden, daß sich das Infektionsstadium nach Verlassen der Sporenkapsel zu einem vielzelligen Organismus entwickelt. Unsicher ist, ob an der Sporenbildung mehrere oder nur einzelne Zellen beteiligt sind.

Die Klasse Stellatosporea (mit zwei Ordnungen) umfaßt Formen mit einem und die Klasse Paramyxea (mit einer Ordnung) Formen mit mehreren infektiösen Organismen pro Spore.

Beispiele: *Marteilia, Haplosporidium, Paramyxa.*

Stamm **Myxozoa**

Früher zusammen mit dem Stamm Microspora als Cnidospora aufgeführt, bilden die Myxozoa heute einen eigenen Stamm. Wegen der Polfäden, die auch bei den Microspora auftreten (Abb. **78**), vermutete man Verwandtschaftsbeziehungen zwischen diesen beiden Organismengruppen. Die Polfäden der Myxozoa dienen jedoch nicht zur Sporoplasmaübertragung, sondern zur Verankerung der Sporen im Wirt, und grenzen sich somit gegen die Polfäden der Microspora klar ab. Darüber hinaus gibt es noch Unterschiede in den Entwicklungsabläufen, so daß auch im Falle der Myxozoa die Einrichtung eines eigenen Stammes gerechtfertigt scheint.

Die Kenntnisse zur Biologie der Myxozoa sind in vielen Punkten noch unvollständig. Die meisten Informationen liegen über die Sporenhüllen vor, die aus 1–6 starren Schalenteilen bestehen können. Bis zu 6

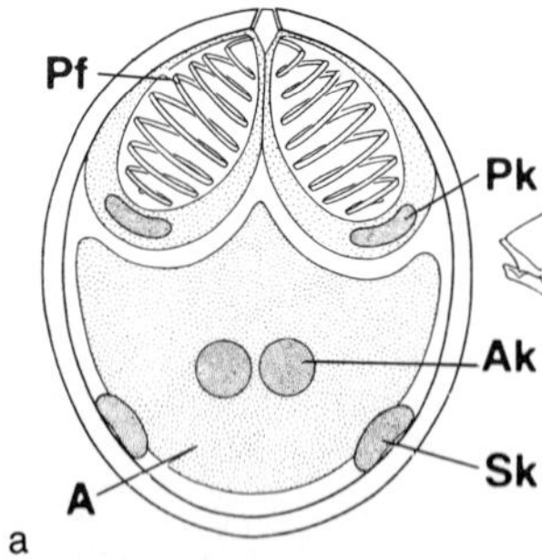

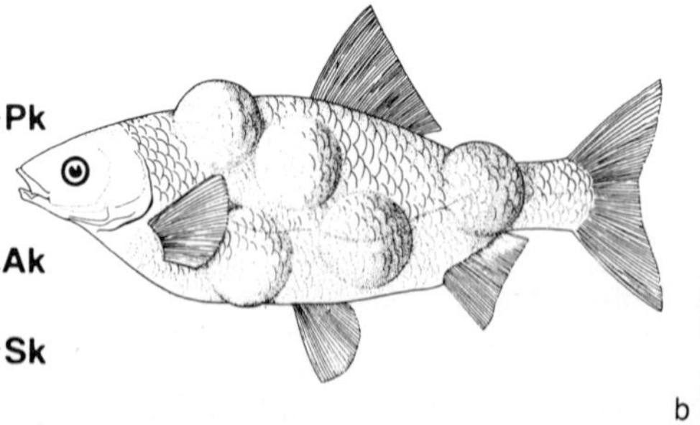

Abb. **78** Myxozoa – a Spore von *Myxobolus*. A = Amöboidkeim, Ak = Amöboidkeimkern, Pf = Polfaden, Pk = Polkapselkern, Sk = Schalenkern. b Plötze mit Beulen, die durch eine *Myxobolus*-Infektion hervorgerufen wurden (nach Grell).

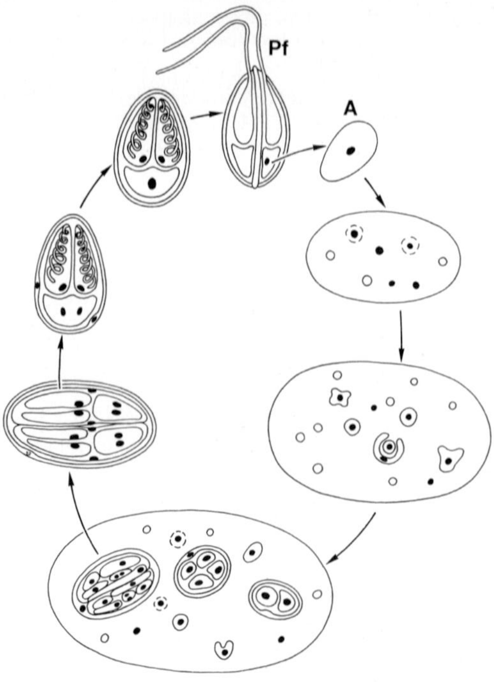

Abb. **79** Myxozoa – Entwicklungszyklus. Über mehrkernige Stadien entwickeln sich die Infektionsstadien A = Amöboidkeim, Pf = Polfaden (von L. G. Mitchell, Ames).

Polkapseln, in denen sich jeweils ein aufgerollter Polfaden befindet, sind mit einer Reihe von zweikernigen Infektionskeimen zu einer morphologischen Einheit verbunden. Der Lebenszyklus ist nicht ganz klar. In Abb. **79** ist ein möglicherweise genereller Ablauf des Lebenszyklus der Myxozoa zusammengestellt. Da zusätzlich zum Amöboidkeim jede Polkapsel und jedes Schalenteil einen Kern besitzt, erhebt sich die Frage, ob Myxozoen überhaupt Einzeller sind oder ob es sich um außerordentlich stark modifizierte Metazoen handelt. Diskutiert wird eine Zugehörigkeit zu den Cnidariern.

Myxozoa parasitieren hauptsächlich in kaltblütigen Vertebraten. In der Fischzucht können Myxozoa erhebliche Verluste verursachen. *Myxobulus pfeifferi* beispielsweise ist der Erreger der Beulenkrankheit bei Barben (s. Abb. **78**). Die Tumore können einen Durchmesser von 7 cm erreichen. *Myxosoma cerebralis* verursacht bei Forellen die Drehkrankheit. Wenn auch beide Krankheiten erst nach längerer Zeit zum Tode der Fische führen, ist vorher oft das Wachstum gestört und das Gewebe zeigt starke Schädigungen, so daß eine Verwertung der befallenen Fische unmöglich ist.

Die Klassen Myxosporea (mit zwei Ordnungen) und Actinosporea (mit einer Ordnung) werden anhand bestimmter Charakteristika in der Sporenausgestaltung unterschieden.

Beispiele: *Myxidium, Ceratomyxa, Sphaerospora.*

Stamm **Ciliophora**

Klasse Ciliatea

Der Stamm Ciliophora umfaßt ca. 7500 Arten. Ciliaten sind relativ große Organismen mit einer Länge zwischen 50 und 300 µm; bestimmte Arten können sogar über 1 mm lang werden. Unter den Stamm Ciliophora sind, was die Körpergestalt und das generelle Aussehen betrifft, relativ diverse Gruppen zusammengefaßt, die jedoch alle die für diesen Stamm charakteristischen Merkmale aufweisen: Cilien, Infraciliatur, Pellicula, Kerndualismus, Querteilung.

Die Herkunft des Terminus Ciliaten ist offensichtlich. Die Cilien (= Wimpern) werden zur Fortbewegung und zum Nahrungserwerb eingesetzt (Abb. **80**). Die der Fortbewegung dienenden Cilien stehen in Reihen (= Kineten) (s. Abb. **80**).

Cirren sind zu Büscheln angeordnete Cilien (Abb. **81**a). Mit Hilfe der Cirren ist eine Fortbewegung möglich, die am besten als „Laufen" bezeichnet werden kann (s. Abb. **107**).

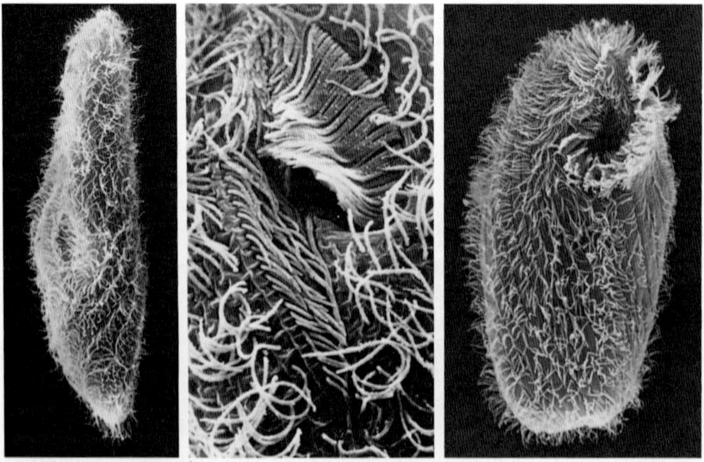

a b c

Abb. **80** Ciliophora (Ciliata) – Cilienanordnung bei *Paramecium* (a), *Frontonia* (b) und *Climacostomum* (c).

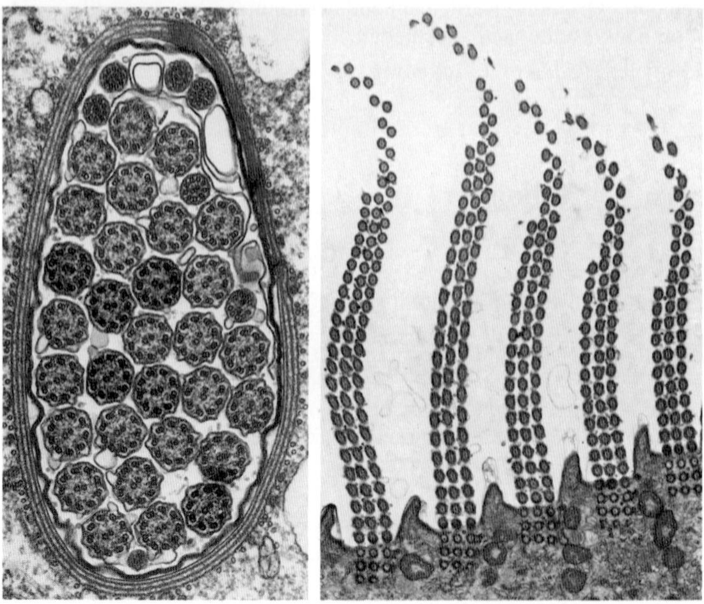

a b

Abb. **81** Ciliata – a Basalbereich eines Cirrus von *Euplotes vannus*. b Membranellen von *Euplotes vannus* (a aus Hausmann u. Kaiser: J. Ultrastruct. Res. 67 [1979] 15).

Unter Membranellen versteht man sehr dicht stehende, jedoch nicht untereinander verbundene Cilien (Abb. **81**b). Im Lichtmikroskop hat man oft den Eindruck, eine kleine flächige Einheit vor sich zu haben (s. Abb. **107**). Mit Hilfe der Membranellen wird eine Wasserströmung erzeugt, die Nahrungspartikel zum Mundapparat strudelt. Definitionsgemäß ist die mundtragende Seite bei Ciliaten die Ventralseite.

Ciliaten müssen nicht zu allen Zeitpunkten des Lebenszyklus Cilien tragen. Man kann sie aber wegen der anderen, oben aufgeführten Charakteristika dennoch direkt als Ciliaten ansprechen. Ganz abgesehen davon durchlaufen sie in ihrem Entwicklungszyklus ein bewimpertes Stadium, wie zum Beispiel die Schwärmer der Suctorien.

Die äußere Zellregion der Ciliaten, die in der Regel stabil ist, wird als Cortex bezeichnet. Hier finden sich die verschiedenen Strukturen, die alle zusammen für die Formkonstanz der Ciliaten verantwortlich sind (Abb. **82**): Unter der Plasmamembran liegt ein System von abgeflachten Vesikeln (Alveolen), die mosaikartig zusammengefügt sind (Abb. **83**). In einigen Fällen sind Protein- *(Euplotes)* oder verkalkte Polysaccharidplatten (*Coleps*) innerhalb der Alveolen nachgewiesen worden,

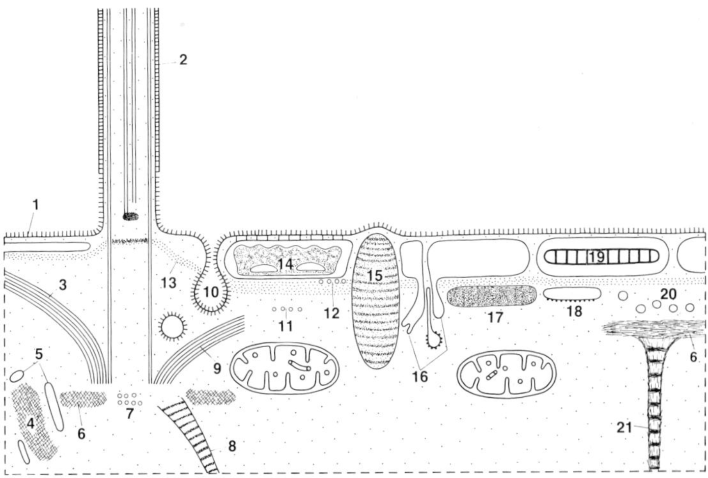

Abb. **82** Ciliata – Mögliche Strukturelemente des Ciliatencortex: 1 Plasmamembran; 2 Perilemma; 3 postciliäre Mikrotubuli, 4 Myonem; 5 eR-Zisternen; 6 Filamentscheide; 7 subkinetale Mikrotubuli; 8 kinetodesmale Fibrille; 9 transversale Mikrotubuli; 10 parasomaler Sack; 11 u. 12 longitudinale Mikrotubuli; 13 Epiplasma; 14 calcifizierte Alveolarplatten; 15 Extrusom; 16 Alveolocysten; 17 Polysaccharidplatten; 18 reR-Zisterne; 19 alveoläre Glycoproteinplatten; 20 Vesikel; 21 quergestreifte Filamentbündel (nach Bardele).

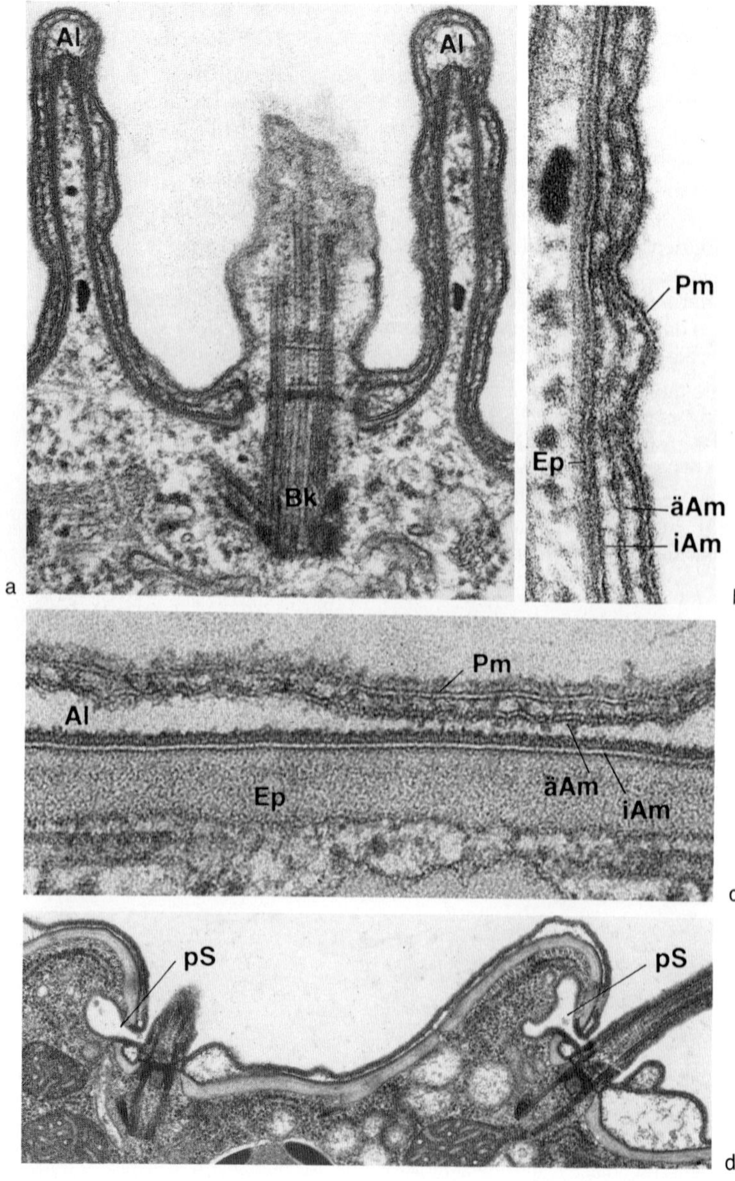

Abb. **83** Ciliata – Corticalplasma von *Paramecium* (a u b) und *Pseudomicrothorax* (c u d). Al = Alveole, äAm = äußere Alveolenmembran, iAm = innere Alveolenmembran, Bk = Basalkörper, Ep = Epiplasma, Pm = Plasmamembran, pS = parasomaler Sack.

a
b
c
d

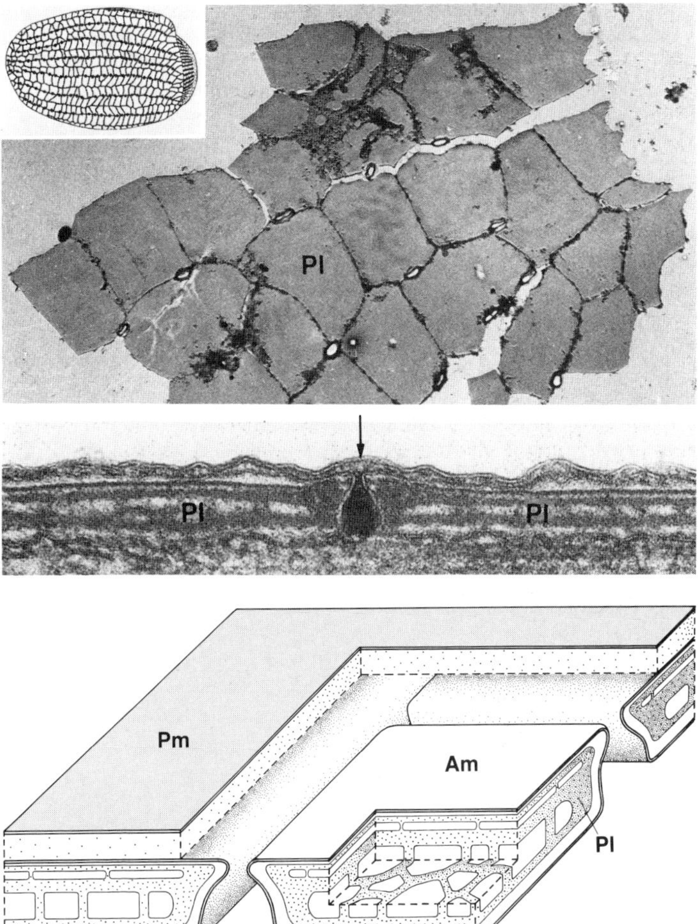

Abb. **84** Ciliata – Alveolarplatten von Euplotiden. a Silberliniensystem. b Isolierte Platten (Pl) im Verband. c Plattenanschnitte (Pl) in zwei Alveolen, die aneinander angrenzen (Pfeil). d Schematische Darstellung der Pellicula. Am = Alveolenmembran, Pl = Platte, Pm Plasmamembran (aus Hausmann u. Kaiser: J. Ultrastruct. Res. 67 [1979] 15).

wodurch dem Corticalplasma eine besondere Stabilität verliehen wird (Abb. **84**). Plasmamembran und Alveolen bilden zusammen die Pellicula. Unterhalb der Alveolen ist eine proteinöse Schicht, das Epiplasma (s. Abb. **83**), das bei den verschiedenen Ciliatenarten unterschiedlich stark ausgeprägt sein kann. Man vermutet, daß die Alveolen bei der intrazellulären Calciumregulation eine Rolle spielen, und dem Epiplasma schreibt man neben einer gewissen Skelettfunktion spezielle Aufgaben bei der Morphogenese zu. Man hat jedoch in beiden Fällen bislang keine zweifelsfreien Evidenzen für diese Annahmen.

Die Basalkörper, die die Cilien im Cortex verankern, sind mit weiteren Strukturen vergesellschaftet. Zum einen beobachtet man neben jedem Cilium eine Einsenkung der Plasmamembran, den parasomalen Sack. An dieser Stelle ist das Alveolensystem unterbrochen, so daß die Plasmamembran direkten Kontakt zum Cytoplasma hat. Zum anderen gibt es in der Regel drei verschiedene Wurzelelemente (Abb. **85**): Eine kinetodesmale Fibrille, die aus filamentösen Untereinheiten besteht, zieht in Richtung Zellvorderpol. Eine weitere Wurzelstruktur besteht

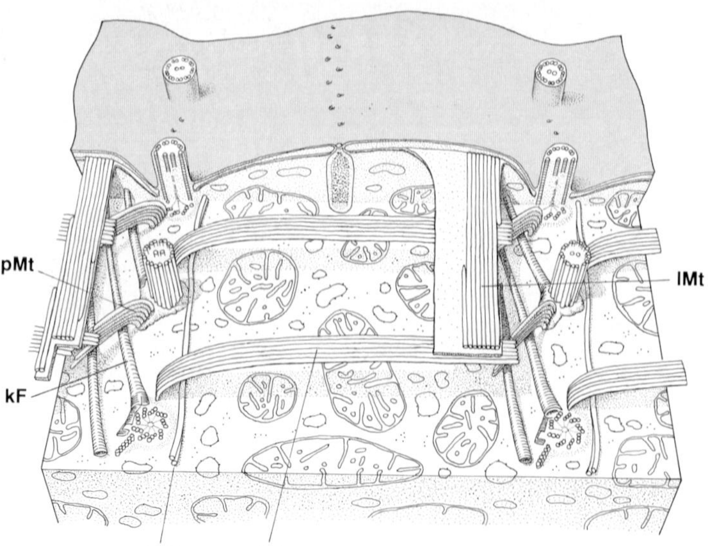

Abb. **85** Ciliata – Wurzelstrukturen an den Basalkörpern bei *Tetrahymena*: kF = kinetodesmale Fibrille, pMt = postciliäre Mikrotubuli, tMt = transversale Mikrotubuli, bMt = basale Mikrotubuli, lMt = longitudinale Mikrotubuli (nach Allen).

aus einer kleinen Gruppe von Mikrotubuli (= transversale Mikrotubuli), die sich zur Seite erstreckt. Das dritte Wurzelelement ist ebenfalls ein Mikrotubuliaggregat (= postciliäre Mikrotubuli), das jedoch zum Zellhinterende weist. Die relative Größe sowie die jeweils spezifische Ausformung dieser Strukturen kann zwischen den verschiedenen Arten variieren, ist aber jeweils art- oder gattungsspezifisch und kann somit zur systematischen Eingliederung der jeweiligen Ciliaten genutzt werden.

a 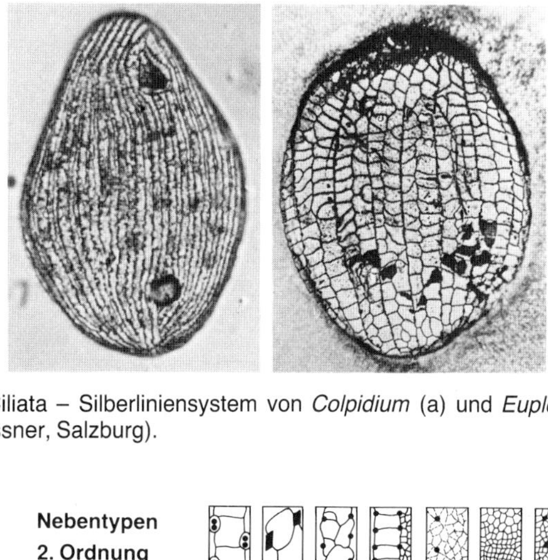 b

Abb. **86** Ciliata – Silberliniensystem von *Colpidium* (a) und *Euplotes* (b) (a von W. Foissner, Salzburg).

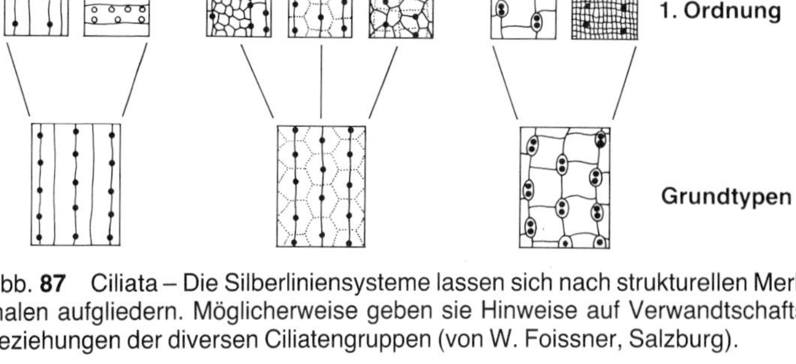

Abb. **87** Ciliata – Die Silberliniensysteme lassen sich nach strukturellen Merkmalen aufgliedern. Möglicherweise geben sie Hinweise auf Verwandtschaftsbeziehungen der diversen Ciliatengruppen (von W. Foissner, Salzburg).

Einen gewissen Eindruck von der Komplexität des Ciliatencortex kann man mit Hilfe von Silberimprägnationen erhalten (Abb. **86**). Obgleich nicht ganz klar ist, was mit dieser Färbung tatsächlich kontrastiert wird, ist das Ergebnis bei den jeweiligen Organismen sehr konstant und spezifisch. Lichtmikroskopische Untersuchungen zur Morphogenese der Cilien werden primär unter Anwendung der Silberlinienimprägnierung durchgeführt. Derzeitig wird erwogen, ob es möglich und hilfreich ist, die Ergebnisse derartiger Färbungen auch bei der Großgliederung der Ciliaten miteinzubeziehen (Abb. **87**).

Die volle Komplexität des Ciliatencortex konnte allerdings erst durch die Elektronenmikroskopie aufgeklärt werden. Von einigen Ciliaten gibt es unterdessen sehr genaue zeichnerische dreidimensionale Rekonstruktionen des Corticalgefüges (Abb. **88**).

Das – außer den Cilien – wohl augenfälligste Charakteristikum der Ciliaten ist der Kerndualismus. Dies heißt, daß jede Zelle zwei verschiedene Sorten von Kernen hat, einen generativen Mikronucleus und einen somatischen Makronucleus (Abb. **89**). Der normalerweise kleine und rundliche Mikronucleus ist diploid. Es können mehr als ein Mikronucleus pro Zelle auftreten. Der Mikronucleus, der keine RNS produziert und somit keine Aufgaben im normalen Zellmetabolismus übernimmt, ist als Speicher der genetischen Information anzusehen.

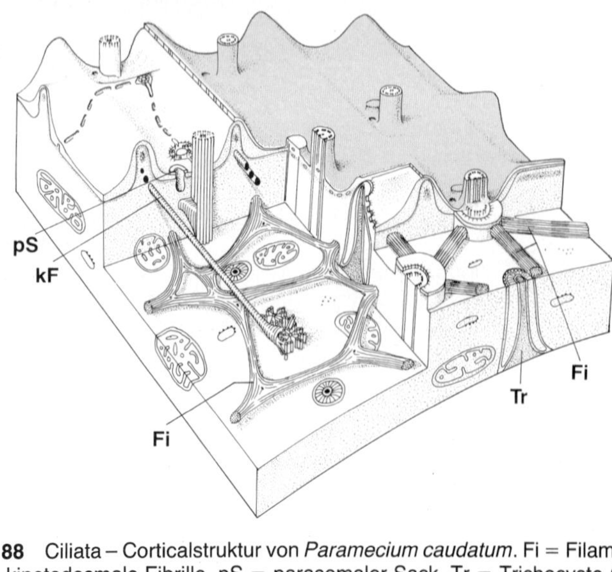

Abb. **88** Ciliata – Corticalstruktur von *Paramecium caudatum*. Fi = Filamente, kF = kinetodesmale Fibrille, pS = parasomaler Sack, Tr = Trichocyste (nach Allen).

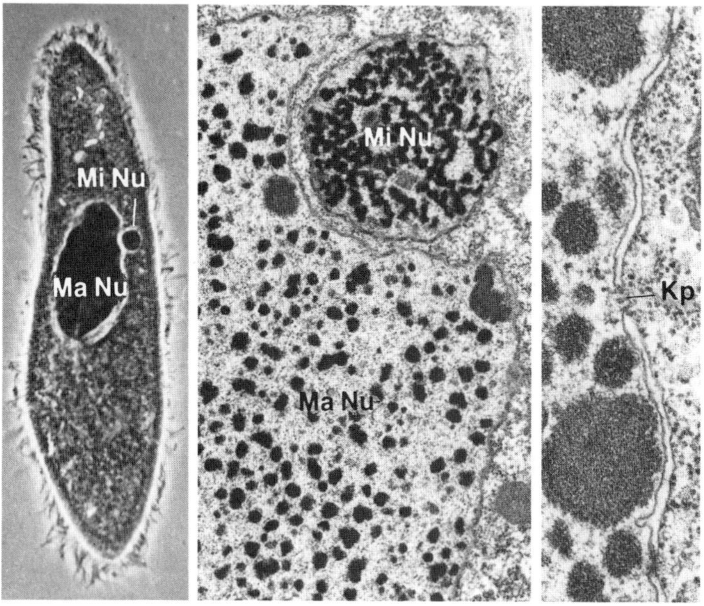

Abb. **89** Ciliata – Kerndualismus bei *Paramecium* (a) und *Colpidium* (b, c). MaNu = Makronucleus, MiNu = Mikronucleus, Kp = Kernpore.

Der Makronucleus, mit dessen Hilfe der Zellmetabolismus gesteuert wird, ist in der Regel deutlich größer als der Mikronucleus und zeigt je nach Ciliatenart verschiedene Formen (s. Abb. **193**). Er enthält erheblich mehr DNS als der Mikronucleus. Ein Teil des Genoms ist vielfach amplifiziert. Verschiedene Teile des Genoms können unterschiedlich oft amplifiziert sein. Dies führt dazu, daß bei der Teilung des Makronucleus weder eine geordnete Mitose noch eine Meiose ablaufen können, sondern eine mehr oder minder zufällige amitotische Aufteilung der DNS erfolgt. Ob diese Aufteilung wirklich so zufällig ist, sei dahingestellt. Gewisse Beobachtungen über Bewegungsphänomene im Makronucleus stellen eine völlig zufällige Verteilung der DNS in Frage.

Es gibt bei Ciliaten sowohl asexuelle als auch sexuelle Reproduktion. Die asexuelle Vermehrung verläuft in den meisten Fällen über eine Querteilung (Abb. **90**a). Für bestimmte Gruppen kennt man aber auch Knospungen.

Sexualprozesse sind in Form der Konjugation verwirklicht. Hierbei legen sich zwei Zellen nebeneinander (Abb. **90**b), verschmelzen lokal miteinander, tauschen genetisches Material aus (Kernmigration) und lösen sich dann wieder voneinander (ausführliche Darstellung s. S. 243ff).

Als 1980 das neue System der Protisten publiziert wurde, traten – im Vergleich zu den bis dahin geltenden Systemen – die wohl größten Änderungen bei der Untergliederung der Ciliaten ein. Wenn bislang noch eine gewisse Kontinuität in den verschiedenen Großsystematiken der Ciliaten seit Bütschli zu verzeichnen war (Tab. **5**), indem bei der Einteilung der Ciliaten hauptsächlich die Körperciliatur berücksichtigt wurde, gilt nun als das wichtigste Kriterium die Ausgestaltung des Mundapparates. Drei neue Klassen wurden etabliert: Kinetofragminophorea (Mundbewimperung von Körperciliatur abgeleitet), Oligohymenophorea (Mundapparat mit wenigen Membranellen) und Polyhymenophorea (Mundapparat mit zahlreichen Membranellen). Somit wurde ein wohl nicht sehr glückliches Charakteristikum bei der Großeinteilung der Ciliaten zugrunde gelegt. Denn wegen der Wichtigkeit der Nahrungsaufnahme dürften die Mundapparate im Verlaufe der Stammesgeschichte einem sehr hohen Evolutionsdruck ausgesetzt

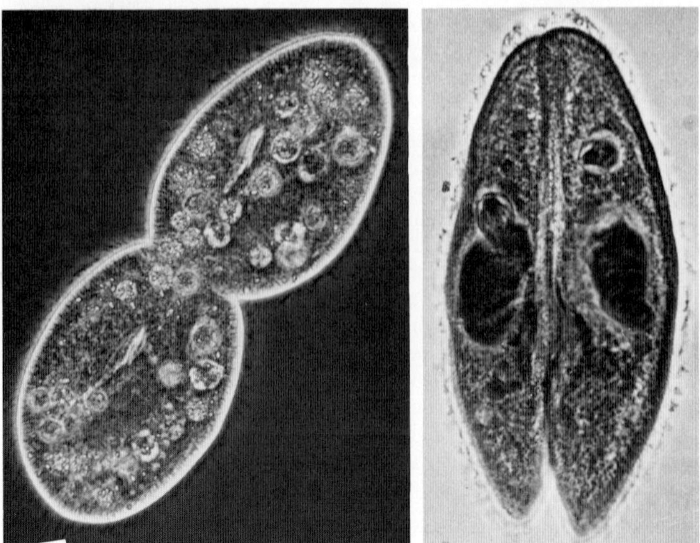

a b

Ciliata – *Paramecium* in Teilung (a) und während der Konjugation

Tabelle **5** Synopsis verschiedener Ciliatensystematiken*

Bütschli, 1887–1889	Kahl, 1930–1935	Honigberg u. Mitarb., 1964	Levine u. Mitarb., 1980
Classis Infusoria	Superclassis Ciliophora		
Subclassis Ciliata	Classis Euciliata	Classis Ciliatea	Phylum Ciliophora
Ordo Holotricha	Ordo Holotricha	Subclassis Holotrichia	Classis Kinetofragminophorea
Subordo Gymnostomata	Subordo Gymnostomata	Ordo Gymnostomatida	Subclassis Gymnostimatia
		Ordo Chonotrichida	Subclassis Hypostomatia
	Subordo Apostomea	Ordo Apostomatida	
Subordo Astomata	Subordo Astomata	Ordo Astomatida	
Subordo Trichostomata	Subordo Trichostomata	Ordo Trichostomatida	Subclassis Vestibuliferia
	Subordo Thigmotricha	Ordo Thigmotrichida	
	Subordo Hymenostomata	Ordo Hymenostomatida	
			Subclassis Suctoria
	Ordo Chonotricha		Classis Oligohymenophorea
		Subclassis Peritrichia	Subclassis Hymenostomatia
	Ordo Peritricha	Ordo Peritrichida	Subclassis Peritrichida
			Classis Polymenophorea
Ordo Spirotricha	Ordo Spirotricha	Subclassis Spirotrichia	Subclassis Spirotrichia
	Subordo Entodiniomorpha	Ordo Entodiniomorphida	
Subordo Heterotricha	Subordo Heterotricha	Ordo Heterotrichida	Ordo Heterotrichida
Subordo Oligotricha	Subordo Oligotricha	Ordo Oligotrichida	Ordo Oligotrichida
		Ordo Tintinnida	
Subordo Hypotricha	Subordo Hypotricha	Ordo Hypotrichida	Ordo Hypotrichida
Subordo Peritricha	Subordo Ctenostomata	Ordo Odontostomatida	Ordo Odontostomatida
Subclassis Suctoria	Superclassis Suctoria	Subclassis Suctoria	

* Zur Verdeutlichung der Beziehungen untereinander erfolgten innerhalb der jeweiligen Systematiken teilweise geringfügige Umstellungen.

gewesen sein, so daß es möglicherweise mehrfach zu Konvergenzerscheinungen gekommen ist. Damit dürften sich die Mundapparate nicht als wichtigstes Merkmal für die Erstellung eines Systems der Ciliaten eignen.

Diese drastische Änderung im System der Ciliaten ist bislang nicht unwidersprochen geblieben. Es gibt unterdessen einige andere Vorschläge, die ihrerseits auch Schwächen zeigen. Die Diskussion hierüber wird sicher noch einige Zeit andauern.

Da also derzeitig eine so große Unsicherheit auf dem Gebiet der Ciliatensystematik besteht, wird im folgenden auf die traditionelle Systematik zurückgegriffen, in der die Körperciliatur das wichtigste Merkmal ist. Die größte Gruppe sind die Holotrichia, die eine gleichmäßige Körperbewimperung zeigen. Die Peritrichia sind die Ciliaten, bei denen zwei Cilienreihen in links gewundener Spirale zum Cytostom führen. Bei den Spirotrichia ist es ein adorales Membranellenband, das in rechtsgewundener Spirale zum Cytostom zieht. Suctoria schließlich sind als adulte, sessile Organismen unbewimpert, zeigen jedoch im Schwärmerstadium eine Bewimperung.

Unterklasse Holotrichia

Die gleichmäßige Bewimperung ist das wichtigste Merkmal der Holotrichia. (Die adulten, sessilen Stadien der Chonotrichida zeigen allerdings keine Körperciliatur.) Der Kerndualismus ist in einer Art und Weise verwirklicht, wie er bei den meisten Ciliaten anzutreffen ist. Eine Gruppe, die Karyorelictida (S. 104) machen eine Ausnahme. Die Feinstruktur des Cortex, die Ausgestaltung der Mundapparate und damit auch die Freßstrategien der holotrichen Ciliaten sind recht divers.

Ordnungen
- Gymnostomatida,
- Chonotrichida,
- Apostomatida,
- Astomatida,
- Trichostomatida,
- Thigmotrichida,
- Hymenostomatida.

Ordnung Gymnostomatida

Der Mund, der keine weiteren auffälligen Zusatzstrukturen besitzt, liegt direkt an der Zelloberfläche. Die Mundregion kann entweder apikal (Prostomata) oder als schlitzförmiges Organell seitlich (Pleurostomata) oder aber ventral (Hypostomata) gelegen sein.

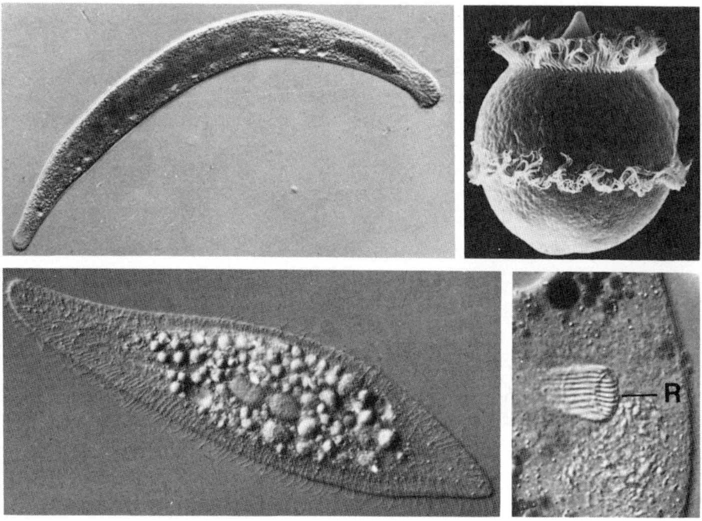

Abb. **91** Gymnostomatida – a *Homalozoon*; b *Didinium*; c *Litonotus*; d *Nassula* mit Reusenapparat (R) (b von E. Small, Maryland).

Die Prostomata werden als die ursprünglichsten Ciliaten angesehen (Abb. **91**a, b). Typischerweise sind diese Ciliaten carnivor. Die Oralregion ist von zahlreichen Toxicysten (S. 153) umgeben, durch deren Abschuß andere Organismen immobilisiert oder gar abgetötet werden können.

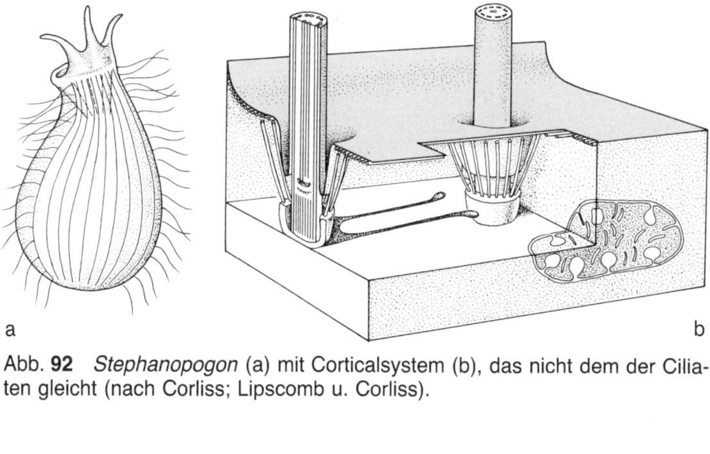

Abb. **92** *Stephanopogon* (a) mit Corticalsystem (b), das nicht dem der Ciliaten gleicht (nach Corliss; Lipscomb u. Corliss).

Zu den Gymnostomatida stellt man zwei Gruppen unsicherer systematischer Zugehörigkeit. Die „Primociliata" mit nur der einen Gattung *Stephanopogon* (Abb. **92**) umfassen Organismen, die keinen Kerndualismus aufweisen, jedoch zwei bis viele identische Kerne besitzen. Dieses wurde bislang als Kriterium für die sehr ursprüngliche Stellung im System gewertet. Aufgrund näherer feinstruktureller Befunde (z. B. Aufbau des Cortex) gehören diese Einzeller jedoch eher zu den Flagellaten als zu den Ciliaten.

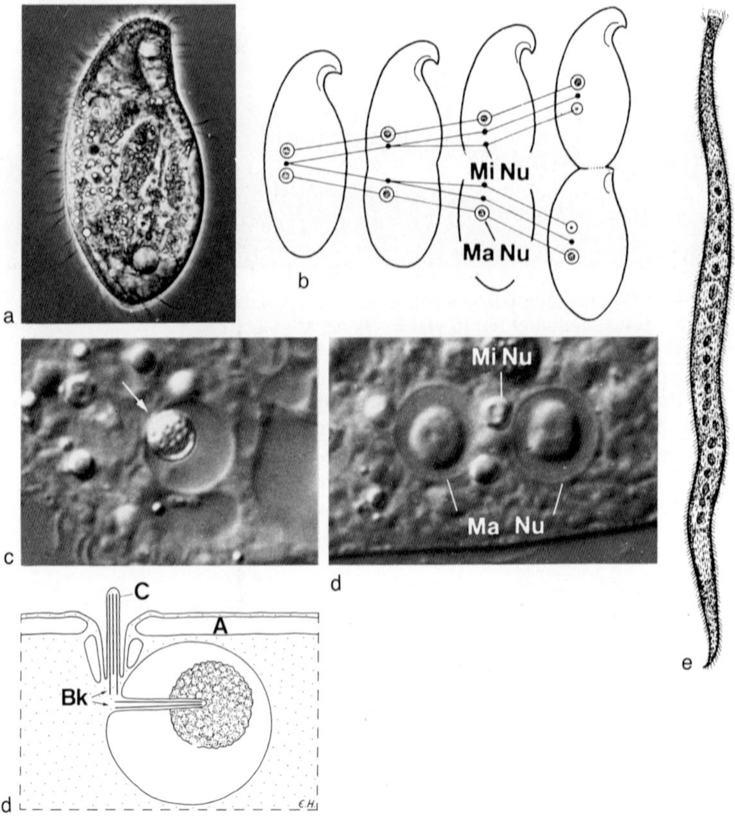

Abb. **93** Gymnostomatida – Karyorelictida. a *Loxodes*. b Der nicht teilungsfähige Makronucleus (MaNu) entsteht aus dem Mikronucleus (MiNu). c Müllerscher Körper in *Loxodes* (Pfeil). c' Schematische Darstellung eines Müllerschen Körperchens. A = Alveole; Bk = Basalkörper; C = Cilium; (nach Ott und Rieder). d Makro- (MaNu) und Mikronucleus (MiNu). (Pfeil). e *Trachelocerca* (b nach Raikov; e aus Dragesco: Trav. St. Biol. Roscoff 12 [1960] 1).

Die zweite Gruppe sind die bereits erwähnten, vorwiegend im Sandlückensystem der Küstenregionen lebenden Karyorelictida. Süßwasserformen sind auch bekannt (Abb. **93**). Bei diesen Holotrichia gibt es zwar einen Kerndualismus, jedoch ist der Makronucleus in der Regel nicht mehr zur Teilung fähig. Daher muß nach jeder Zellteilung der Makronucleus durch eine entsprechende zusätzliche Teilung des Mikronucleus neugebildet werden (Abb. **93**). In der Strukturierung des Corticalplasmas gibt es gewisse Übereinstimmungen mit dem Cortex der Heterotrichen.

Beispiele: *Holophrya, Loxophyllum, Nassula.*

Ordnung Chonotrichida

Adulte Vertreter dieser Ciliatenordnung haben keine Körperciliatur. Die Verbreitungsformen, die durch Knospung vom Adultus gebildet werden, sind bewimpert. Chonotrichida leben sessil und sind ausschließlich auf Crustaceen zu finden, z. B. auf Kiemenplättchen von *Gammarus*. Der Mundapparat wird von einer Art spiralig aufgerolltem Kragen umgeben. Durch einige Cilienreihen, die den Kragen auskleiden, wird ein Wasserstrom verursacht, der Nahrungspartikel zum Cytostom strudelt (Abb. **94**).

Beispiele: *Spirochona, Stylochona, Heliochona.*

Ordnung Apostomatida

Bei diesen Formen, die als Endobionten in Crustaceen, Anneliden und Coelenteraten leben, ist der Cytostom-Cytopharynx-Apparat sehr stark reduziert. Die Cilienreihen umgeben die Zelle in Schraubenbahnen (Abb. **95**).

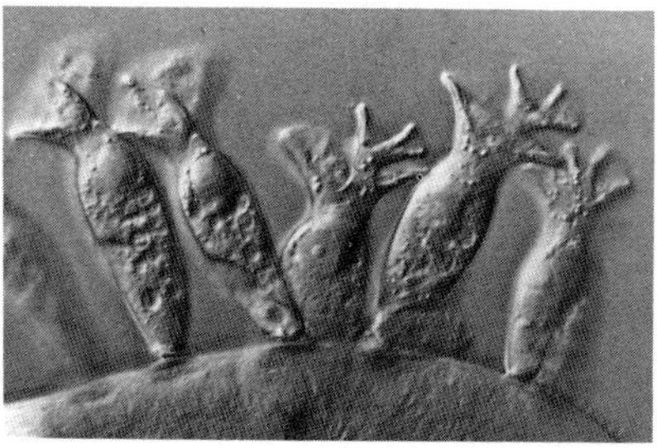

a

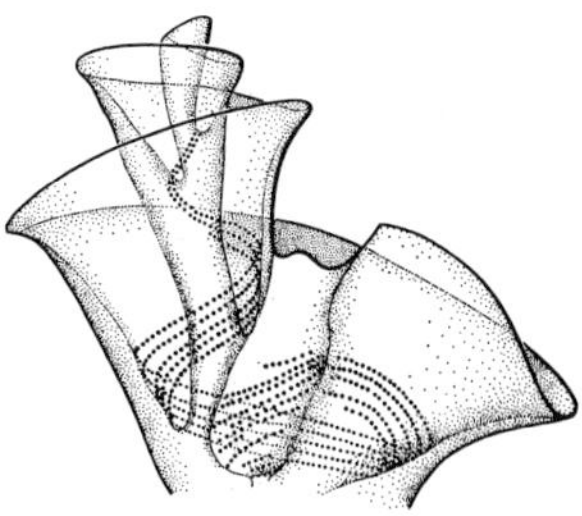

b

Abb. **94** Chonotrichida – a *Spirochona gemmipara* auf Kiemenplättchen von *Gammarus*. b Kompliziert gebaute Oralregion (a von J. Fahrni, Genf; b aus K. G. Grell: Unterreich Protozoa, Einzeller oder Urtiere. In: Lehrbuch der Speziellen Zoologie, 4. Aufl., hrsg. von H.-E. Gruner. Fischer, Stuttgart 1980).

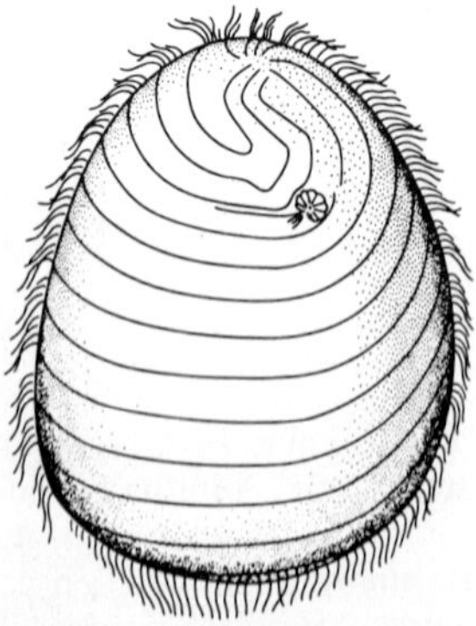

Abb. **95** Apostomatida – *Foettingeria* (aus J. O. Corliss: Trans. Amer. micros. Soc. 97 [1978] 419).

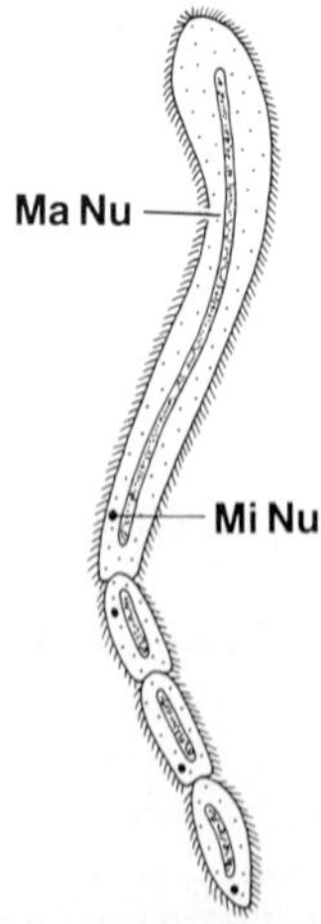

Abb. **96** Astomatida – *Radiophrya*. Kettenbildung tritt oft auf. MaNu = Makronucleus, MiNu = Mikronucleus) (nach Kudo).

Im Entwicklungszyklus lösen sich in einem „Nährwirt“ lebende Trophonten und extern auf einem „Trägerwirt“ lebende Phoronten ab. Die Wirte müssen nicht unbedingt unterschiedlich sein.

Beispiele: *Foettingeria, Spirophrya, Photorophrya.*

Ordnung Astomatida

Wie der Ordnungsname besagt, fehlt diesen vorwiegend in Würmern lebenden Ciliaten eine Mundapparatur. Die Nährstoffe werden über die gesamte Körperoberfläche aufgenommen. Manche Arten haben besondere Festhaltevorrichtungen ausgebildet. Die Vermehrung erfolgt durch Knospung, wobei es zur Kettenbildung von noch aneinanderhängenden Ciliaten kommen kann (Abb. **96**).

Beispiele: *Anoplophrya, Monodontophrya, Radiophrya.*

Ordnung Trichostomatida

Es gibt freilebende wie parasitische Trichostomatida. Gekennzeichnet sind diese Bakterienfresser durch ein Cytostom, das am Grunde einer Körpervertiefung (= Vestibulum) liegt. Über eine spezielle Oralciliatur werden Nahrungspartikel herangestrudelt. Bodenformen, wie beispielsweise *Colpoda* und *Hausmaniella* (Abb. **97**), können sich bei

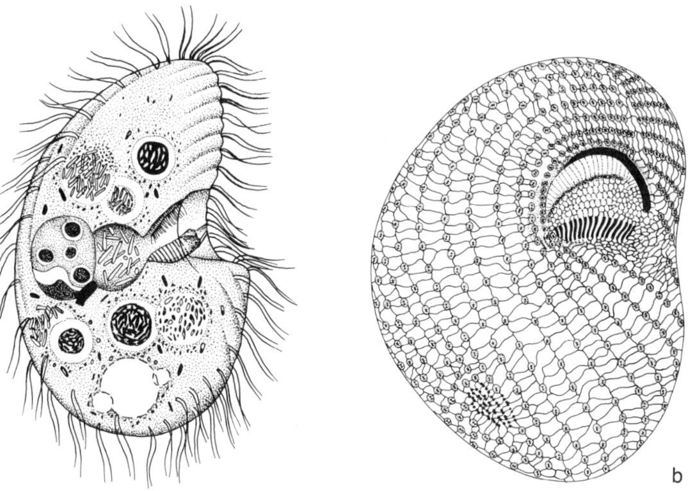

a b

Abb. **97** Trichostomatida – a *Colpoda*. Die Cilien sind nur am Rand gezeichnet, um die inneren Strukturen des Tieres zu zeigen. b *Hausmanniella*. Darstellung der mit der Protargolimprägnation darstellbaren Corticalstrukturen (nach Foissner 1982, 1984).

Austrocknung sehr schnell encystieren und ebenso rasch bei Überflutung excystieren. Von den darmparasitischen *Balantidium*-Arten kann *B. coli* im Menschen auftreten. Wenn auch primär nur Darminhalt ingestiert wird, so kann es doch durch Zerstörung der Darmschleimhaut zu ernsthaften Beschwerden wie Diarrhoe (Balantidienruhr) kommen. Die Einwohner der Philippinen sollen eine besonders hohe Infektionsrate aufweisen.

Beispiele: *Balantidium, Colpoda, Plagiopyla.*

Ordnung Thigmotrichida

Diese hauptsächlich in Muscheln und Würmern lebenden Ciliaten besitzen in ihrer vorderen Körperhälfte ein Feld „thigmotaktischer" Cilien zur Festheftung am Wirtsepithel und – sofern vorhanden – in der hinteren Körperregion den Mundapparat (Abb. **98**).

Beispiele: *Ancistrocoma, Goniocoma, Conchophthirus.*

Ordnung Hymenostomatida

Die Ciliatur des Mundapparates der Hymenostomatida wird aus vier speziellen Organellen aufgebaut (Abb. **99**): Auf der einen Seite des Oralapparates liegen drei schräggestellte Membranellen, denen auf

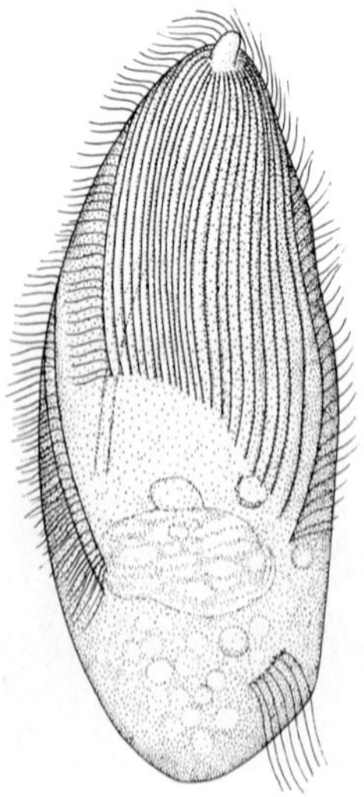

Abb. **98** Thigmotrichida – *Hypocomides* (aus K. G. Grell: Unterreich Protozoa, Einzeller oder Urtiere: In: Lehrbuch der Speziellen Zoologie, 4. Aufl., hrsg. von H.-E. Gruner. Fischer, Stuttgart 1980).

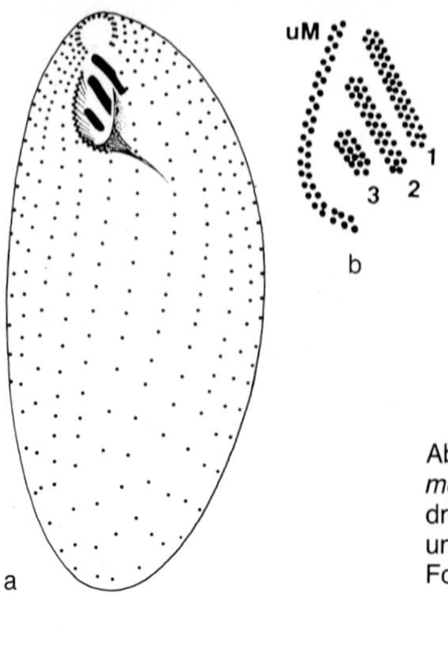

Abb. **99** Hymenostomatida – *Tetrahymena*. a Körperciliatur; b Oralciliatur aus drei Membranellen (1, 2, 3) und einer undulierenden Membran (uM) (a von W. Foissner, Salzburg).

der anderen Seite eine undulierende Membran (= endorale Membran = parorale Membran) gegenüberliegt. Die Membranellen strudeln Nahrungspartikel heran, die von der undulierenden Membran in die Cytostomregion geleitet werden.

Das Pantoffeltierchen *Paramecium caudatum* dürfte der wohl am weitesten verbreitete und am besten bekannte hymenostome Ciliat sein (Abb. **100**). Charakteristischerweise gibt es zwei komplex gebaute kontraktile Vakuolen, die über Ampullen durch sternförmig angeordnete Sammelkanäle gefüllt werden (s. Abb. **137** u. **140**) (S. 161).

Tetrahymena pyriformis ist gleichermaßen weitverbreitet. Dieser Süßwasserciliat kann – wie unterdessen auch *Paramecium* – axenisch (bakterienfrei) in einem definierten Medium kultiviert werden. Infolge der kurzen Generationszeit von 6–8 Stunden läßt *Tetrahymena* sich leicht in so großen Mengen heranziehen, wie sie zum Beispiel für biochemische und physiologische Untersuchungen notwendig sind.

Neben den freilebenden Hymenostomen gibt es auch parasitische Formen, wie beispielsweise *Ichthyophthirius*, der sich in die Epidermis von Fischen einbohrt und darin Vermehrungscysten bildet: Grießkornkrankheit von Süßwasserfischen. Bei starkem Befall kann es zu ernsthaften Schäden kommen.

Beispiele: *Paramecium, Frontonia, Pleuronema.*

Unterklasse Peritrichia

Charakteristikum dieser Ciliaten ist eine in linksdrehender Spirale zum Cytostom führende Cilienreihe. Die Cilienanordnung im Mundapparat weist einige Ähnlichkeiten mit den hymenostomen Ciliaten auf.

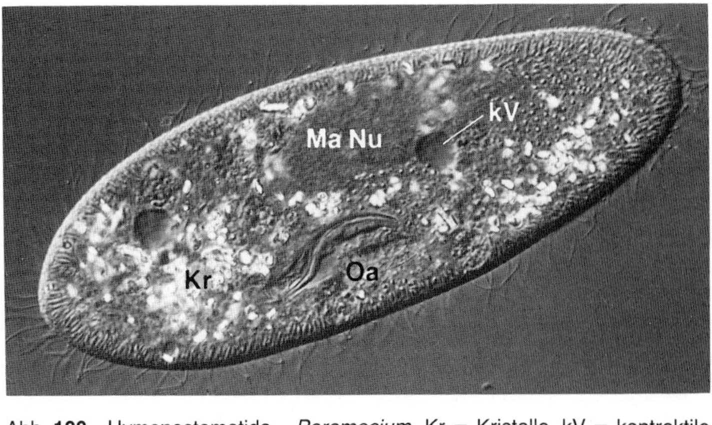

Abb. **100** Hymenostomatida – *Paramecium*. Kr = Kristalle, kV = kontraktile Vakuole, MaNu = Makronucleus, Oa = Oralapparat.

Ordnung Peritrichida

Wie beispielsweise *Vorticella* und *Carchesium* (Abb. **101**) sind die meisten Formen sessil. In diesen Fällen ist ein kontraktiler Stiel ausgebildet (s. Abb. **160**), wodurch sich die Ciliaten blitzartig ungünstigen Situationen entziehen können. Es gibt aber auch eine ganze Anzahl von Arten mit starren Stielen, bei denen nur der Zellkörper kontraktil ist.

Eine Reihe von sessilen Peritrichen lebt in Gehäusen, andere zeigen Tendenzen zur Koloniebildung. Cilien zur Fortbewegung fehlen. Es kann allerdings unter ungünstigen Bedingungen sowie nach der Zellteilung ein basales Cilienband (trochale Cilien = Telotroch) ausgebildet werden, das nach Ablösung vom Stiel ein Umherschwimmen ermöglicht. Die Vermehrung erfolgt durch eine modifizierte Zweiteilung oder durch Knospung.

Außer den sessilen Peritrichen gibt es auch mobile Vertreter. Oft sind es dann ektobiontisch lebende Formen, wie Trichodinen, die häufig auf Polypen anzutreffen sind (Polypenläuse) (Abb. **102**). Diese Cilia-

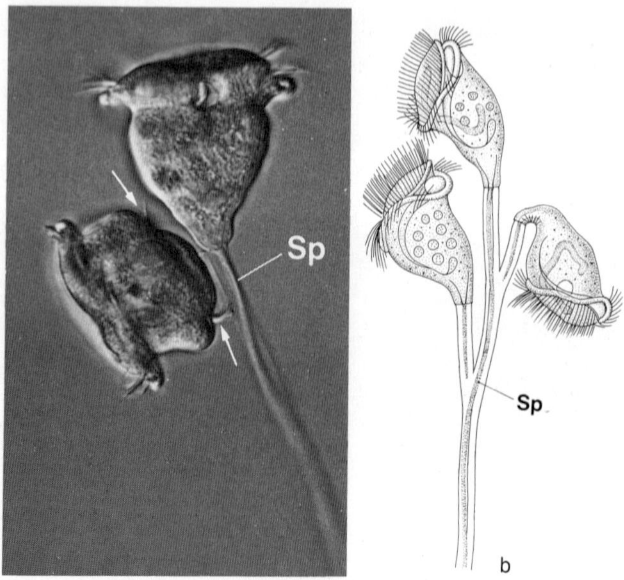

a b

Abb. **101** Peritrichida – a *Vorticella* nach der Teilung. Die Tochterzelle ist noch über einen kleinen Stiel mit dem Muttertier verbunden und besitzt zur Fortbewegung einen basalen Cilienkranz (Telotroch) (Pfeile). Sp = Spasmonem. b *Carchesium*-Kolonie. (b nach Grell).

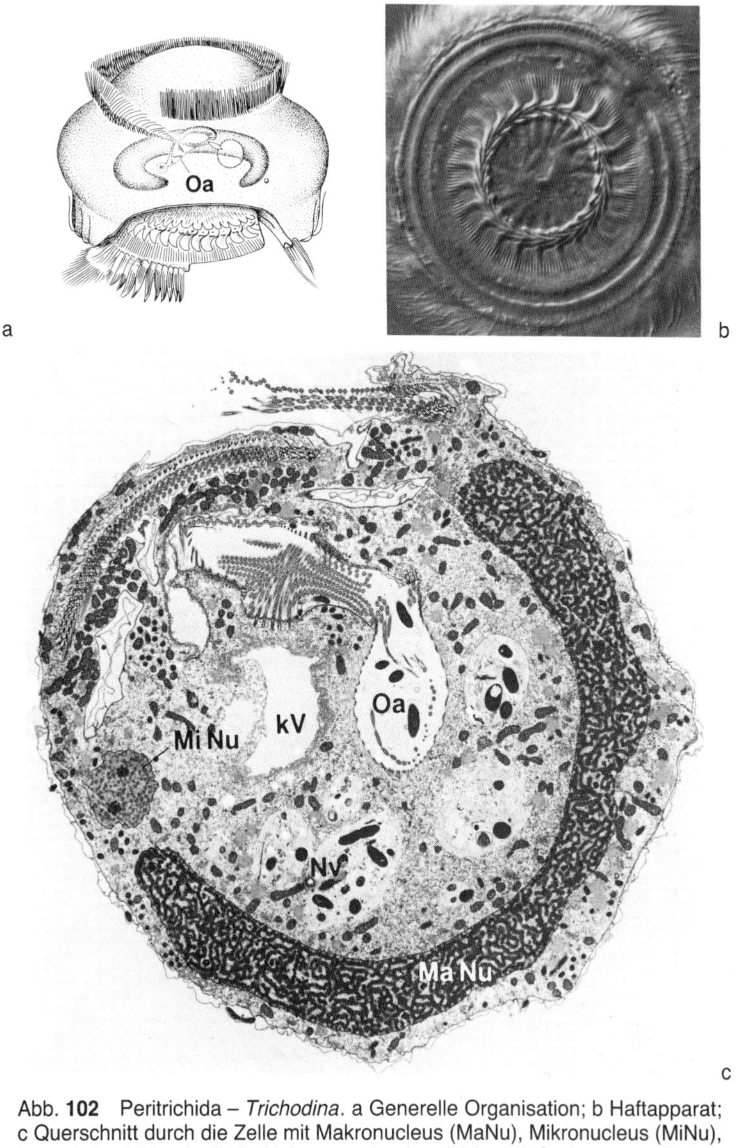

Abb. **102** Peritrichida – *Trichodina*. a Generelle Organisation; b Haftapparat; c Querschnitt durch die Zelle mit Makronucleus (MaNu), Mikronucleus (MiNu), kontraktiler Vakuole (kV), Nahrungsvakuolen (Nv) und Oralapparat (Oa) (a nach Mackinnon u. Hawes; c aus Hausmann u. Hausmann: J. Ultrastruct. Res. 74 [1981] 131).

ten besitzen zur Fortbewegung einen basalen Cilienring. Ein kompliziert gebauter, intrazellulärer Haftapparat (s. Abb. **102** u. **125**) ermöglicht in ungünstigen Situationen ein kurzfristiges Festhalten auf dem Wirt. Über das apikale Ciliensystem wird Nahrung (vornehmlich Bakterien) hereingestrudelt und aufgenommen.

Bisweilen kommt es beim Festsaugen der Trichodinen zu Verletzungen des Wirtsepithels. Daraus resultieren bei stärkerem Befall Sekundärinfektionen durch Bakterien und Pilze, die beispielsweise das typische Krankheitsbild der Hauttrübung bei Aquarienfischen verursachen.

Beispiele: *Vorticella, Carchesium, Trichodina.*

Unterklasse Spirotrichia

Das typische Kennzeichen dieser Unterklasse ist ein adorales Band aus zahlreichen Membranellen, das in Rechtswindung zum Cytostom zieht. Spirotriche Ciliaten sind durchweg Strudler.

Ordnungen – Entodiniomorphida,
– Heterotrichida,
– Oligotrichida,
– Tintinnida,
– Hypotrichida
– Odontostomatida.

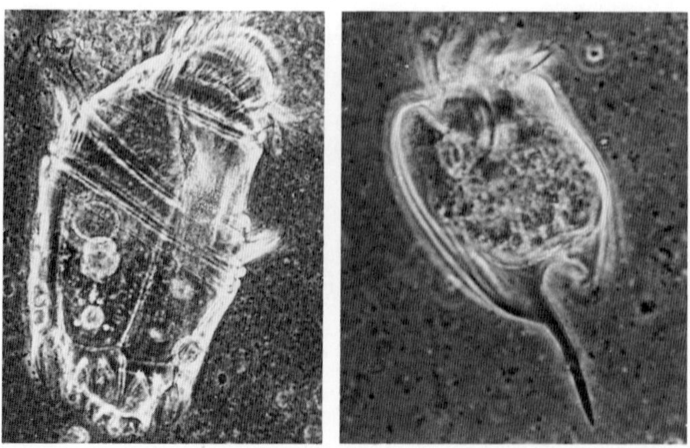

a b

Abb. **103** Entodiniomorphida – a *Ophryoscolex*; b *Entodinium*. Beide Formen stammen aus dem Rinderpansen.

Ordnung Entodiniomorphida

Die Vertreter dieser Ordnung leben als Endobionten hauptsächlich im Pansen von Wiederkäuern. Die Körperform ist in den meisten Fällen bizarr und durch starre, dornenartige Fortsätze gekennzeichnet (Abb. **103**). Die Nahrungsgrundlage dieser Ciliaten sind Bakterien, Cellulosestückchen und auch andere Ciliaten. Wenngleich es Hinweise dafür gibt, daß diese Ciliaten Cellulose abbauen können, sind sie für den Wirt nicht essentiell; denn nach experimenteller Entfernung der Ciliaten können die Wirte komplikationslos weiterleben. Die Cellulose wird primär durch zahlreiche Bakterien degradiert. Man sieht in den Entodiniomorphiden in erster Linie eine zusätzliche Proteinquelle für den Wirt.

Beispiele: *Ophryoscolex, Entodinium, Troglodystella.*

Ordnung Heterotrichida

Bei diesen Ciliaten findet man anscheinend zwei verschiedene Arten von Cilien (Name), nämlich einerseits kurze, mehr oder minder über den ganzen Zellkörper in Längsreihen angeordnete, lokomotorische Cilien und andererseits im Bereich der Oralregion zu Membranellen zusammengefügte längere Cilien, die die Nahrung heranstrudeln (Abb. **104**a). Jedoch sind alle Cilien von ihrer Struktur und Funktionsweise her gleich (S. 171ff).

Bei den Heterotrichen kennt man sehr große Vertreter, die über 2 Millimeter lang werden können. Das Plasma ist in diesen Fällen stark vakuolisiert. Daher gibt es trotz eines relativ geringen Plasmavolumens außergewöhnlich große Tiere. Einige Gattungen wie beispielsweise *Stentor* und *Spirostomum* sind sehr stark kontraktil. Diese Kontraktilität basiert, ähnlich wie bei den Stielen der sessilen Peritrichen, auf einem vom Aktomyosinsystem abweichenden Mechanismus (S. 188). Oft sind die Formen durch Pigmentgranula lebhaft gefärbt. Bestimmte *Blepharisma*-Arten sind rot, *Stentor coeruleus* blau.

Einige Heterotriche sind sessil und leben in selbstausgeschiedenen Gehäusen, so z. B. die Follikuliniden. Bei diesen Arten, die oft in Kolonien auftreten, ist das Peristomfeld zu zwei flügelartigen Strukturen ausgezogen, die vom Membranellenband umsäumt werden (Abb. **104**a, b). Der Lebenszyklus dieser Arten ist relativ kompliziert (S. 228).

Beispiele: *Blepharisma, Spirostomum, Climacostomum*

Ordnung Oligotrichida

Bei diesen Organismen sind die adoralen Membranellen gut ausgebildet. Die lokomotorischen Cilien dahingegen haben eine sehr starke Reduzierung erfahren und sind oft zu büschelartigen Gebilden zusam-

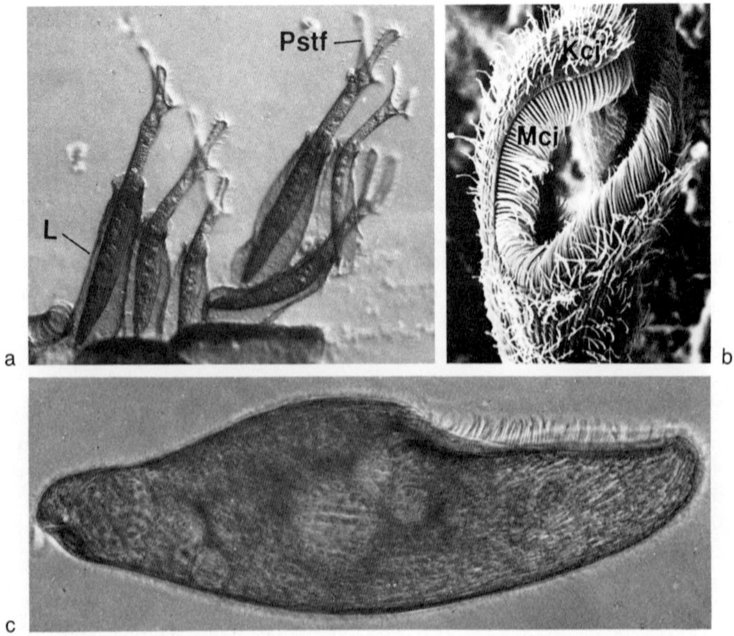

Abb. **104** Heterotrichida – a *Eufolliculina* lebt in einer Lorica (L) und strudelt mit den Membranellen auf den beiden Peristomflügeln (Pstf) Nahrung heran. b *Eufolliculina*. Die Körpercilien (Kci) sind kürzer als die Membranellencilien (Mci). c *Blepharisma*.

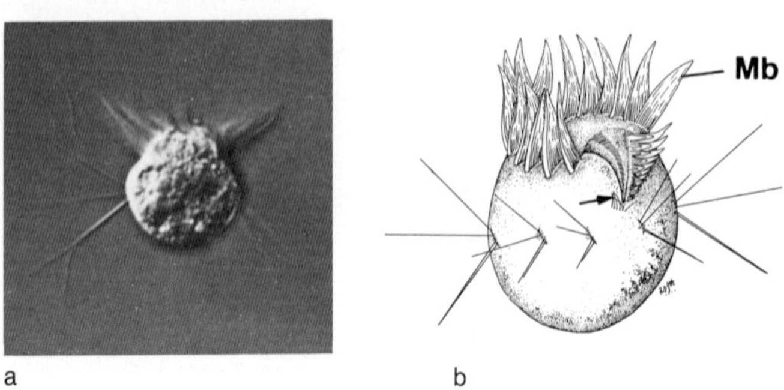

Abb. **105** Oligotrichida – *Halteria* im Leben (a) und im Schema (b). Die großen Membranellen (Mb) dienen zum Schwimmen, die kleinen strudeln Nahrung in die Mundöffnung (Pfeil) (b nach Mackinnon u. Hawes).

mengefaßt (Abb. **105**). Die durchweg recht kleinen Oligotrichen fallen durch ein eigentümliches, ruckartig sprunghaftes Lokomotionsverhalten auf.

Beispiele: *Halteria, Strombidium, Tontonia*

Ordnung Tintinnida

Tintinniden leben bis auf wenige Ausnahmen in den Ozeanen und stellen hier eine ökologisch bedeutende Gruppe dar. Die adoralen Membranellen sind gut ausgebildet; die Körperciliatur ist stark reduziert oder fehlt. Viele Arten leben in einem organischen Gehäuse, in das zusätzlich anorganische Bestandteile inkorporiert sein können (Abb. **106**). Man kennt daher Fossilien von diesen Ciliaten.

Beispiele: *Tintinnidium, Strombidinopsis, Favella.*

Ordnung Hypotrichida

Die in der Regel dorsoventral abgeplatteten hypotrichen Ciliaten erkennt man an den kräftigen Cirren auf der Ventralseite, die die Ciliaten zu einer Art „Laufen“ befähigen. Hinzu kommt das mächtige

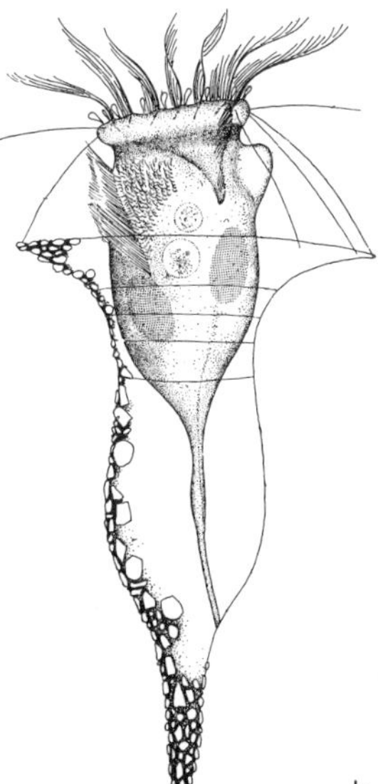

a

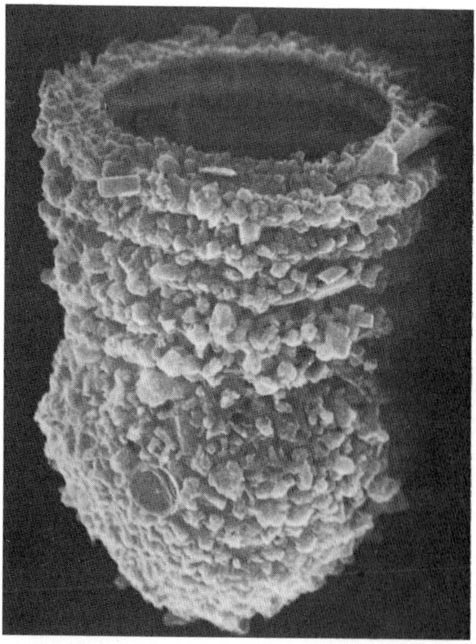

b

Abb. **106** Tintinnida – a *Tintinnopsis*. Die Lorica ist transparent gezeichnet, um die Körperform des Ciliaten zu zeigen. b Lorica von *Codonella* (a nach Mackinnon u. Hawes; b aus Bernatzky u. Mitarb.: Zool. Scripta 10 [1981] 81).

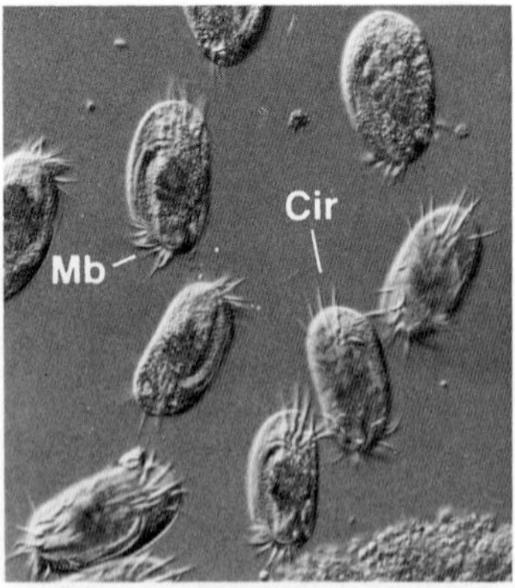

a

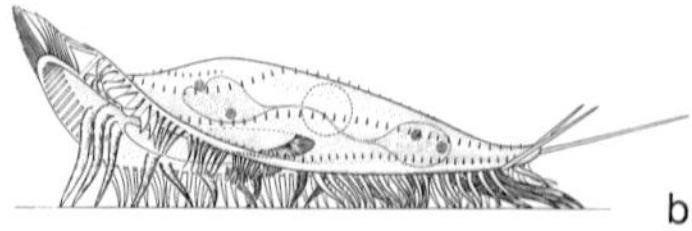

b

Abb. **107** Hypotrichida – a *Euplotes* mit Cirren (Cir) und Membranellen (Mb). b *Stylonychia* in Seitenansicht (b von H. Machemer, Bochum).

adorale Membranellenband, das zum Cytostom führt (Abb. **107**). Auf der Dorsalseite gibt es nur einige Reihen von sehr kurzen Cilien. Arten mit Cirren, die noch zumindest andeutungsweise in Reihen stehen, werden als primitive Formen angesehen. Weiterentwickelte Hypotriche haben die Cirren zu Gruppen vereinigt und auf bestimmte Körperregionen beschränkt.

Beispiele: *Oxytricha, Euplotes, Stylonychia.*

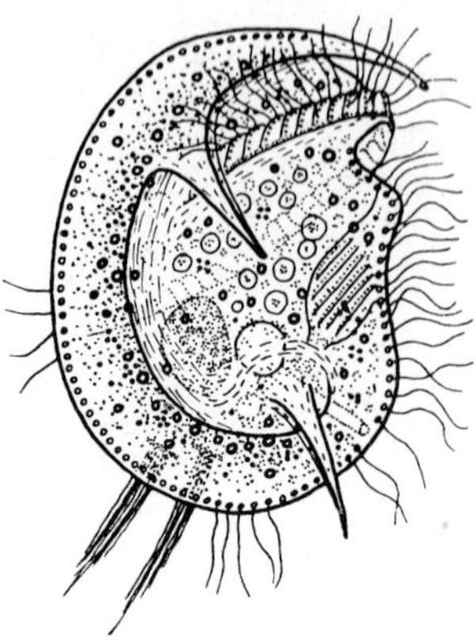

Abb. **108** Odontostomatida – *Discomorpha* mit auffälligen Dornfortsätzen (aus H. Streble, D. Krauter: Das Leben im Wassertropfen. Franckh'sche Verlagshandlung, Stuttgart 1981).

Ordnung Odontostomatida

Dies sind gepanzerte, seitlich abgeflachte, keilförmige Ciliaten mit sehr reduziertem Cilienbesatz (Abb. **108**). Das adorale Membranellenband weist nur noch 8–9 Membranellen auf. Man findet Odontostomatiden vornehmlich im Faulschlamm.

Beispiele: *Epalxella, Discomorphella, Mylestoma.*

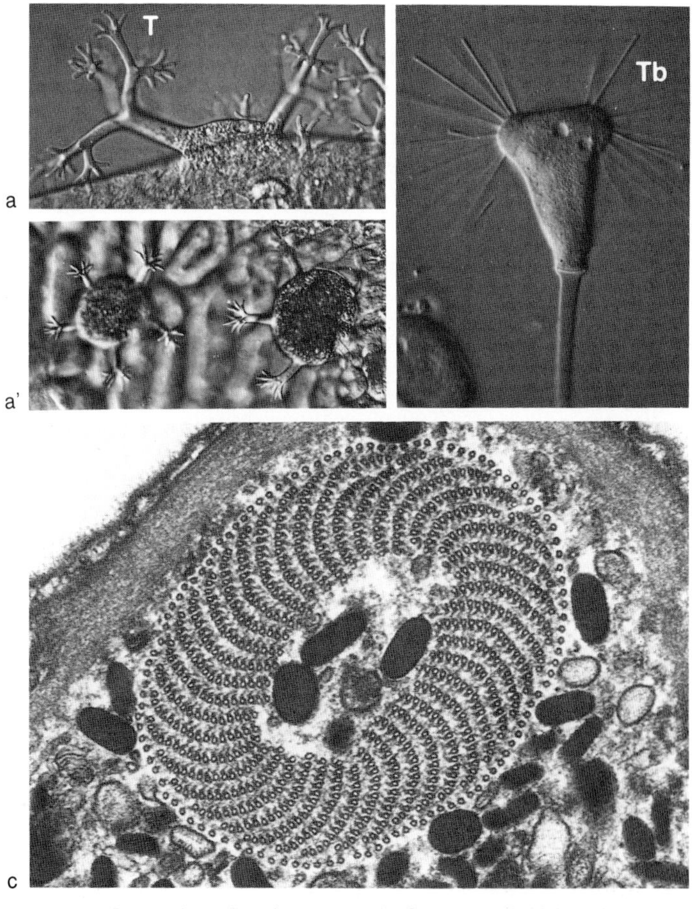

Abb. **109** Suctorida – *Dendrocometes* in Seitenansicht (a) und in Aufsicht (a'). Die Tentakeln (T) sind verzweigt. b *Tokophrya* mit Tentakelbüscheln (Tb). c Fangtentakelinnenstruktur von *Acinetopsis* (b von J. Fahrni, Genf; c aus Grell u. Meister: Protistologica 18 [1982] 67).

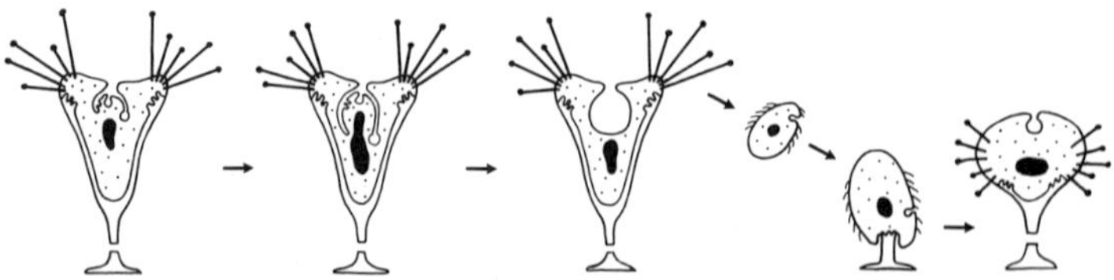

Abb. **110** Suctorida – Metamorphose bei *Acineta* (nach Bardele).

Unterklasse Suctoria

Ordnung Suctorida

Suctorien sind cilienlose, sessile Räuber, die durch den Besitz von Tentakeln gekennzeichnet sind (Abb. **109**). Es gibt Beutefang- und Freßtentakeln. Die Tentakeln, die zur Nahrungsaufnahme eingesetzt werden, sind an der Spitze oft knopfartig verdickt. Hier finden sich Haptocysten (Extrusomtyp; S. 155), die den ersten Kontakt mit einem Beuteorganismus, vornehmlich andere Ciliaten, herstellen. In den Tentakeln ist jeweils ein Rohr aus Mikrotubuli ausgebildet. Hiermit wird das Beuteplasma in einem Prozeß aufgenommen, der aufgrund lichtmikroskopischer Beobachtungen lebhaft an Saugen erinnert (Sauginfusorien). Elektronenmikroskopische Untersuchungen machen jedoch ein echtes Saugen recht unwahrscheinlich. Die Triebkraft für die Phagocytose wird in den Tentakeln erzeugt.

Im Verlaufe des Lebenszyklus wird je nach Art durch exogene oder endogene Knospungen ein bewimperter Schwärmer freigesetzt, der sich nach einer variablen Schwimmphase auf einem geeigneten Substrat niederläßt, einen Stiel ausbildet, die Cilien resorbiert und gleichzeitig neue Tentakeln ausbildet (Abb. **110**).

Beispiele: *Discophrya, Tokophrya, Dendrocometes.*

Evolution der Protisten

Pro- und Eukaryonten

Betrachtet man die Organisation der Zellen, so kann man alle Organismen in zwei Kategorien aufteilen: Prokaryonten und Eukaryonten. Prokaryonten (Bakterien und Blaualgen) besitzen außer Mesosomen keine komplizierten Membranstrukturen, wohingegen die Eukaryonten (alle anderen Lebewesen) eine Vielzahl von membranösen Kompartimenten aufweisen, wie z. B. Kern, Mitochondrien, Chloroplasten, endoplasmatisches Retikulum, Golgi-Apparat. Die Protisten gehören zu den Eukaryonten.

Es wird allgemein angenommen, daß sich die Eukaryonten aus den Prokaryonten und die Vielzeller aus den Einzellern entwickelt haben. Die Frage nach der Entstehung der Protisten ist also gleichzustellen mit der Frage nach der Entstehung der Eukaryonten.

Folgende grundsätzliche Überlegungen weisen darauf hin, daß es tatsächlich enge Beziehungen zwischen Pro- und Eukaryonten gibt, das heißt, daß nicht beide unabhängig voneinander entstanden sind, und daß die Prokaryonten vor den Eukaryonten existierten.

Pro- und Eukaryonten zeigen eine ganze Reihe gemeinsamer, wichtiger biochemischer Eigenschaften, so z. B.: Kontrolle des Zellgeschehens durch Gene; Gene aus DNS aufgebaut; Proteinsynthese DNS abhängig und mit Hilfe der RNS durchgeführt; ATP als hauptsächlicher Energielieferant; Glycolyse; Zellatmung; Lipoproteinmembranen; proteinöse Enzyme. Es wäre unrealistisch, anzunehmen, daß derartig komplizierte Verhältnisse im Verlaufe der Evolution zweimal unabhängig voneinander entstanden sind. Man glaubt, daß die biochemischen Abläufe, nachdem sie einmal etabliert worden waren, während der Evolution nur wenig Veränderungen erfahren haben. Denn die Integrität von Strukturen und Funktionen der Zellen hängt in hohem Maße von der Konstanz der biochemischen Abläufe ab.

Einige biochemische Abläufe in bestimmten Prokaryonten laufen ohne Sauerstoff ab und werden sogar durch Sauerstoff gestört oder unterbunden. Dahingegen sind sehr viele biochemische Vorgänge in Eukaryonten sauerstoffabhängig oder zumindest -tolerant. Dies führt zu der Annahme, daß die Prokaryonten spätestens vor ca. 2 000 000 000 Jahren entstanden sein müssen, als nämlich die Atmosphäre noch frei von Sauerstoff war.

Man nimmt ferner an, daß die Merkmale, die am weitesten bei den Eukaryonten verbreitet sind, sich als erste entwickelt haben. Derartige Merkmale sind flexible, sterinreiche Membranen, die cytotische Prozesse möglich machen; membranumgebene Kerne mit Chromosomen, die im Verlaufe einer Mitose durch eine Spindel aus Mikrotubuli segregiert werden; einige membranöse Kompartimente wie beispielsweise das endoplasmatische Retikulum. Mitochondrien, Chloroplasten, Flagellen und Meiose mögen erst später hinzugekommen sein.

Zwei Hypothesen versuchen, die Entstehung der Eukaryonten aus den Prokaryonten zu erklären, wobei die Kompartimente Kern, Mitochondrien und Chloroplasten eine besondere Rolle spielen: Sukzessivhypothese und Endosymbiontenhypothese.

Sukzessivhypothese

Die erste Hypothese besagt, daß die primitive Protocyte sich direkt zur komplexen Eucyte in der Art entwickelte, daß die auffällige Kompartimentierung durch Einstülpungen der prokaryontischen Plasmamembran entstanden sein könnte. Komplizierte Organellen, wie Mitochondrien und Plastiden, haben demzufolge ihren Ursprung bei bereits in der Protocyte Energie liefernden Mesosomen sowie bei Photosynthese betreibenden Thylakoiden, die als Abkömmlinge der Plasmamembran derartig von einer Membranzisterne umgeben wurden, daß daraus die bekannten zwei Membranen dieser Organellen resultieren. Man postuliert, daß bei diesem Vorgang ein DNS-Ring mit einigen Ribosomen mit eingeschlossen wurde. Intramitochondriale und intraplastidäre Ribosomen haben sich im Verlauf der Evolution des Grundplasmas auseinanderentwickelt. Endoplasmatisches Retikulum und Kernhülle sind auch Invaginationen der Plasmamembran. Evolutionsrelikte, die diese Hypothese stützen würden, sind bei den lebenden Organismen bislang nicht beobachtet worden.

Bei dieser Vorstellung gibt es eine Reihe von Problemen. Die (membranumgebenen) Kerne sind die Organellen, die bei den Eukaryonten am weitesten verbreitet sind und somit möglicherweise als sehr ursprünglich anzusehen sind. Wenn die DNS nun als erstes durch die Kernhülle von dem übrigen Cytoplasma abgetrennt wurde, so gibt es Schwierigkeiten zu erklären, woher die DNS-haltigen Organellen stammen, die sich allem Anschein nach erst später entwickelten.

Nach dieser Hypothese wird vorausgesetzt, daß zumindest ein Teil der Prokaryonten mit sterinreichen, flexiblen Membranen, mit Photosynthese und mit aerobem Stoffwechsel existieren. Es gibt keine Prokaryonten, die alle drei Eigenschaften gleichzeitig aufweisen.

Man würde weiterhin erwarten, daß die verschiedenen Kompartimente neben der durch die verschiedenen Aufgaben bedingten Diversität gewisse Ähnlichkeiten aufweisen. Eingehende Untersuchungen beispielsweise der Aminosäuresequenzen von Cytochrom c, Ferredoxin usw. zeigen jedoch, daß Mitochondrien und Chloroplasten, was diese Aspekte betrifft, sehr stark vom Grundcytoplasma der Zelle abweichen. Man hat weiterhin festgestellt, daß die innere Membran der Mitochondrien in der chemischen Zusammensetzung bestimmte Gemeinsamkeiten mit der Plasmamembran von Bakterien aufweist. Schließlich gibt es in den Mitochondrien und Plastiden 70s-Ribosomen und nicht, wie es bei Eukaryonten der Fall ist, 80s-Ribosomen. Bei den Blaualgen findet man eine Reihe verschiedener Photosynthesepigmente (Phycobiline, Carotine, Chlorophylle), die auch in eukaryontischen Algen vorkommen. Nach der Sukzessivhypothese sollte man jedoch nur diese Kombination der Pigmente erwarten. Die anderen Alternativen, die bei photosynthetisch aktiven Eukaryonten verwirklicht sind, wären schwer zu erklären.

Endosymbiontenhypothese

Die Endosymbiontenhypothese geht davon aus, daß die Eukaryonten das Produkt einer Symbiose zwischen verschiedenen Prokaryonten sind. Man nimmt an, daß der Kern sich, wie vorweg für die Sukzessivhypothese beschrieben, durch die Segregation der DNS aus dem Cytoplasma und der Umhüllung mit einer von der Plasmamembran stammenden Zisterne entwickelt hat, und daß in ähnlicher Weise Membransysteme , wie das endoplasmatische Retikulum, entstanden sind, daß aber der Ursprung der Mitochondrien und Chloroplasten in anderen Prokaryonten zu suchen ist.

Man könnte nun von einem mycoplasmaähnlichen heterotrophen Organismus mit sterinreichen Membranen ausgehen. Diese Organismen wären zur Phagocytose befähigt und könnten Nahrungspartikel ingestieren. Wenn die Plasmamembran insofern instabil wird, als sie durch cytotische Aktivität ständig verändert wird, ist es ungünstig, daß an ihr, wie es bei den Prokaryonten der Fall ist, die DNS verankert ist. Eine Verteilung der DNS während der Zweiteilung auf die Tochterzellen bringt Komplikationen mit sich. Es ergibt sich die Notwendigkeit, einerseits die DNS von der Plasmamembran zu trennen und vom Plasma durch Membranen abzusondern, wie es im Eukaryontenkern der Fall ist, und andererseits im Zusammenhang mit der Zellteilung einen neuen Mechanismus zur Aufteilung der DNS auf die beiden Tochterzellen zu entwickeln, wie es bei Eukaryonten in Form der aus Mikrotubuli bestehenden Mitosespindel gegeben ist.

Die Flagellen (und Cilien) sind nicht so generell bei den Einzellern verbreitet wie beispielsweise der Kern, so daß man annehmen kann, daß sie sich später entwickelten, auf jeden Fall erst, nachdem das Tubulin entstanden war, das für die Mitosespindel notwendig ist.

Dann wird angenommen, daß diese Zellen spezielle Bakterien aufgenommen haben, die aus unbekannten Gründen nicht verdaut wurden, sondern aus denen sich im weiteren Verlauf die Mitochondrien entwikkelten. Diese Bakterien verfügten über den Citronensäure-Zyklus und Endoxidation, die zusätzlich 34 ATP pro Mol Glucose bereitstellen anstelle von nur 2 aus der Glycolyse, wie es bei Mycoplasmen der Fall ist. Die Wirtszelle würde somit vom überschüssigen ATP profitieren.

Die vielfältigeren Fähigkeiten der Zelle resultieren unter Umständen aus einem Anstieg des DNS-Gehaltes. Spätestens jetzt würden sich, da es wahrscheinlich Schwierigkeiten bei der Replikation von sehr langen DNS-Fäden gäbe, kleinere Einheiten entwickeln, die Chromosomen. Histone erleichterten die enge, aber geordnete Packung von DNS in den Chromosomen. Auf der anderen Seite führt diese komplizierte Verpackung der DNS zu einer verlängerten Reproduktionszeit. Damit geht eine Verminderung spontaner Mutationen pro Zeiteinheit einher. Die Evolution wird verlangsamt. Es wäre denkbar, daß unter diesem Evolutionsdruck Meiose und Sexualprozesse entstanden sind, die durch die Rekombination der Gene wieder für eine ausreichende genetische Variation sorgten.

Gleichzeitig oder spätestens jetzt ist die endocytotische Aufnahme von Blaualgen erfolgt. Die Blaualgen entwickelten sich zu Chloroplasten.

Chloroplastendiversität

Bei den Chloroplasten sind allerdings im Gegensatz zu den Mitochondrien die Verhältnisse etwas vielfältiger. Man unterteilt die photosynthetisch aktiven Algen anhand von Strukturbesonderheiten der Chloroplasten und aufgrund der Kombination der Photosynthesepigmente. So gibt es Rotalgen, Grünalgen, Braunalgen usw. Man nimmt an, daß diese verschiedenen Formen dadurch entstanden sind, daß heterotrophe Prokaryonten autotrophe Prokaryonten mit jeweils andersartiger Kombination der Photosynthesepigmente aufgenommen haben. Die Chloroplasten der Eugleniden und Dinoflagellaten nehmen eine Sonderstellung ein, da sie Chloroplasten mit drei umhüllenden Membranen aufweisen. Cryptomonaden haben die Chloroplasten zusätzlich in einem Kompartiment eingeschlossen. Schließlich kann noch ein von zwei Membranen umgebenes DNS-reiches Kompartiment, das Nucleomorph, neben den Chloroplasten gefunden werden.

In diesen Fällen nimmt man an, daß eine Symbiose zwischen heterotrophen Protisten und eukaryontischen Algen erfolgte. Bei den Dinoflagellaten wären die Symbiosepartner Chromophyta, bei den Eugleniden Chlorophyta und bei den Cryptophyceen Rhodophyta.

Der marine Ciliat *Mesodinium rubrum* ist in diesem Zusammenhang ganz besonders erwähnenswert, da er ein recht komplizierter Fall ist (Abb. **111**): Seine rote Färbung rührt von einer roten Photosyntheseeinheit her, die auf eine degenerierte Cryptophycee zurückzuführen ist. Bei genauer Analyse stellt sich heraus, daß dieser Ciliat 7 verschiedene genetische Kompartimente aufweist, die wahrscheinlich alle unabhängig voneinander entstanden sind.

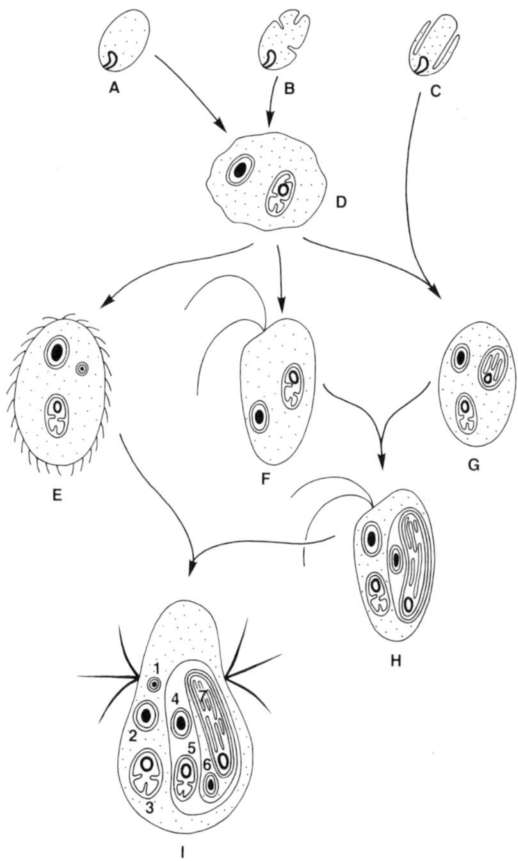

Abb. **111** Vorstellung zur Entwicklung der Eukaryonten aus Prokaryonten (A–D) sowie Hypothese zur Entstehung sehr komplizierter Eukaryonten aus verschiedenen Eukaryonten (E–I). A Prokaryont I (späterer Kern); B Prokaryont II (späteres Mitochondrium); C Prokaryont III (späterer Chloroplast); D erster Eukaryont mit Kern und Mitochondrium; E Ciliat mit Makro- und Mikronucleus sowie Mitochondrium; F farblose Cryptomonadine mit Kern und Mitochondrium; G Rhodophycee mit Kern, Mitochondrium und Chloroplast; H grüne Cryptomonadine mit Kern und Mitochondrium sowie mit Rhodophyceenrelikt bestehend aus Chloroplast und Nucleomorph; I *Mesodinium rubrum* (Ciliat mit grüner Cryptomonadine) mit 7 verschiedenen DNS-haltigen Kompartimenten: 1 Ciliaten-Mikronucleus; 2 Ciliaten-Makronucleus; 3 Ciliaten-Mitochondrium; 4 Cryptomonadinen-Kern; 5 Cryptomonadinen-Mitochondrium; 6 Rhodophyceen-Nucleomorph; 7 Rhodophyceen-Chloroplast (nach verschiedenen Autoren).

Evolutionsrelikte

Die Endosymbiontenhypothese, die derzeitig weitgehend favorisiert wird, erfährt durch heutzutage noch existierende symbiontische Vergesellschaftungen zwischen Pro- und Eukaryonten Unterstützung.Im Pflanzenreich sind unter anderem Symbiosen zwischen chloroplastenfreien Vertretern der Algengattungen *Cyanophora, Glaucocystis, Gloeochaete* und Cyanellen sowie zwischen dem Pilz *Geosiphon* und der Blaualge *Nostoc* verwirklicht. In diesen Fällen übernehmen die Blaualgen zum Nutzen der Eukaryonten Photosynthesefunktionen.

Vergleichbare Situationen gibt es auch bei tierischen Organismen. Die freilebende Amöbe *Pelomyxa palustris* ist mitochondrienfrei, besitzt aber symbiontische Bakterien, welche die Atmung besorgen. Beispielsweise beherbergt die Amöbe *Paulinella chromatophora* Cyanellen, bei denen die Zellwand nur noch rudimentär vorhanden ist. Bei Ciliaten, z. B. *Euplotes aediculatus*, gibt es eine darüberhinausgehende Abhängigkeit von bestimmten gramnegativen Bakterien. Der Ciliat kann, obgleich er Mitochondrien besitzt, sich ohne die Bakterien nicht mehr teilen.

Daß derartige Abhängigkeiten sehr schnell eintreten können, wird anhand bestimmter Stämme von *Amoeba proteus* belegt, die anfangs bakterienfrei waren, im Verlaufe weniger Jahre unter Laborbedingungen Bakterien in ihr Cytoplasma aufnahmen und nun nicht mehr ohne die mittlerweile symbiontischen Prokaryonten lebensfähig sind.

Verwandtschaftsbeziehungen zwischen Protisten

Alle diese Beobachtungen und Überlegungen führen dazu, daß man sich die Evolution der Protisten nicht in Form eines sich verzweigenden Baumes vorstellen kann, sondern daß die Evolution eher einem Retikulum vergleichbar ist, das komplizierte und miteinander verwobene Linien aufweist. Damit wird die Aufdeckung von Verwandtschaftsverhältnissen sehr erschwert, wenn nicht gar unmöglich!

Daraus resultiert ein gravierendes Problem bei den Bestrebungen, Verwandtschaftsbeziehungen zwischen den Protisten aufzudecken. Die älteren Systeme waren sehr simpel, indem angenommen wurde, daß Algen, Protozoen und Pilze sich zu einem sehr frühen Zeitpunkt als eigene Linien etablierten, die der Ursprung für jeweils bestimmte Vielzeller waren. Innerhalb der Protozoen sah man die vier Hauptrichtungen Amöben, Flagellaten, Sporozoen und Ciliaten, wobei enge Beziehungen zwischen Amöben, Flagellaten und Ciliaten postuliert wurden.

Die Untersuchungen der letzten Jahre haben jedoch gezeigt, daß ein Großteil der höheren Taxa polyphyletischen Ursprungs ist, und direkte Verwandtschaftsbeziehungen zwischen höheren Taxa kaum in der Art existieren, wie man es sich lange Jahre vorgestellt hat. Derzeitig gibt es wohl bei einigen Gruppen erste Ansätze zu einem besseren Verständnis der Verwandtschaftsverhältnisse der Protisten untereinander. Diese Überlegungen sind jedoch in einem derartig anfänglichen Stadium, daß es verfrüht wäre, sie an dieser Stelle darzulegen.

Spezieller Teil

Die folgenden Kapitel behandeln strukturelle und funktionelle Phänomene, die hauptsächlich bei Einzellern verwirklicht sind. Die am Ende eines jeden größeren Kapitels aufgeführten knappen Anweisungen zu teilweise einfachen Versuchen sollen die Möglichkeit bieten, einen Teil des theoretisch dargestellten Stoffes auch experimentell zu erarbeiten.

Gestalt- und Festigkeit-gebende Elemente

Vielfach zeigen die Protisten eine feste Gestalt oder Gehäuse und Schuppen von ganz bestimmter, jeweils artspezifischer Struktur; das heißt, es gibt intra- und extrazelluläre Skelettsysteme, die organischer und anorganischer Natur sein können.

Cortex

Bei einer Reihe von Protistengruppen kann das Rindenplasma (=Corticalplasma = Cortex) besonders kompliziert ausgebildet sein, wie es am Beispiel des Ciliatencortex ausführlich dargestellt wurde (S. 92).

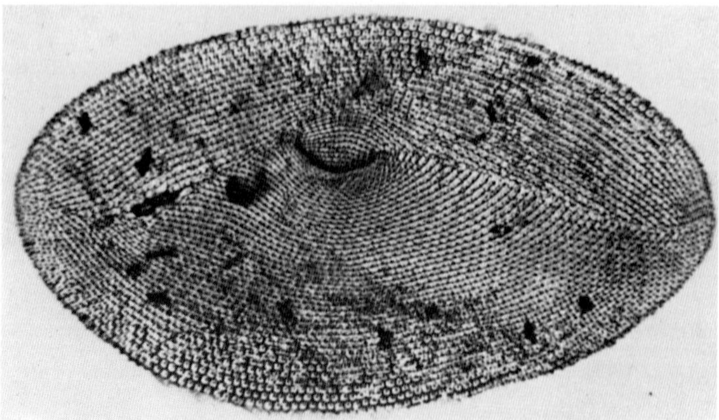

Abb. **112** Silberliniensystem von *Paramecium* (von W. Foissner, Salzburg).

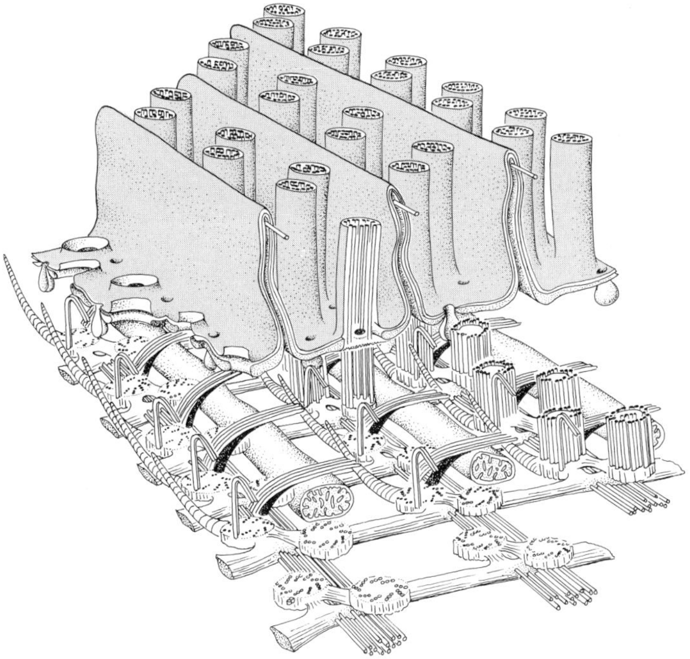

Abb. **113** Darstellung der Ultrastruktur des Cortex von *Conchophthirus curtus* (nach Antipa).

Oft hat man schon aufgrund lichtmikroskopischer Lebendbeobachtungen sowie nach Anfertigung von Silberlinienpräparaten (S. 97), die insbesondere bei der systematischen Eingliederung von Ciliaten eine wesentliche Rolle spielen, gewisse Vorstellungen von der Komplexität des Rindenplasmas (Abb. **112**). Die zahlreichen Details, die man heute kennt, wurden allerdings primär erst nach der Einführung der Elektronenmikroskopie bekannt (Abb. **113**). Nicht nur bei Ciliaten, sondern auch bei bestimmten Flagellaten, wie zum Beispiel bei den Eugleniden (s. Abb. **158**) und den Cryptophyceen (Abb. **114**),sind formgebende Cortexelemente bekannt.

Skelette

Die Skelettfunktion des Cortex liegt auf der Hand. Zusätzlich oder alternativ kennt man aber auch Skelettelemente, die intra- oder extrazellulär angeordnet sein können. Die Skelette sind organischer oder anorganischer Natur; es gibt auch Mischformen. Bei der Besprechung

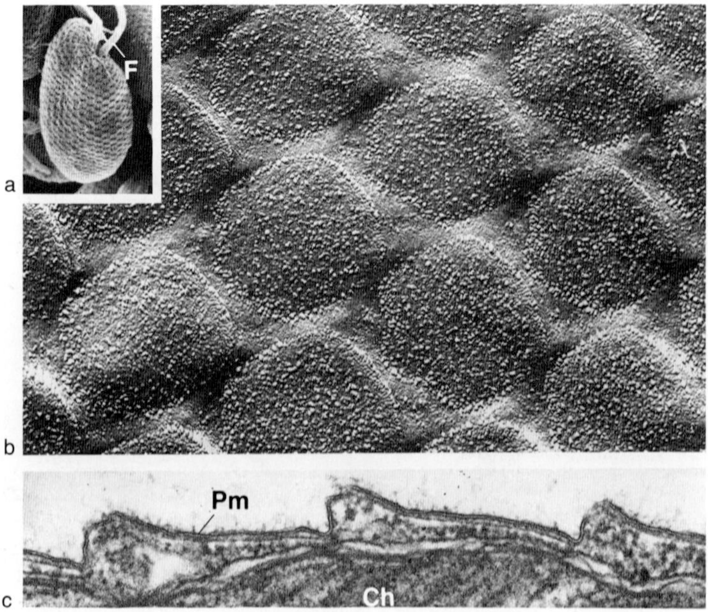

Abb. **114** Cortexstruktur der Cryptophycee *Rhodomonas* in Aufsicht (a), im Gefrierbruch (b) und im Dünnschnitt (c). Ch = Chloroplast, F = Flagellum, Pm = Plasmamembran (aus Hausmann u. Walz: Protoplasma 101 [1979] 349).

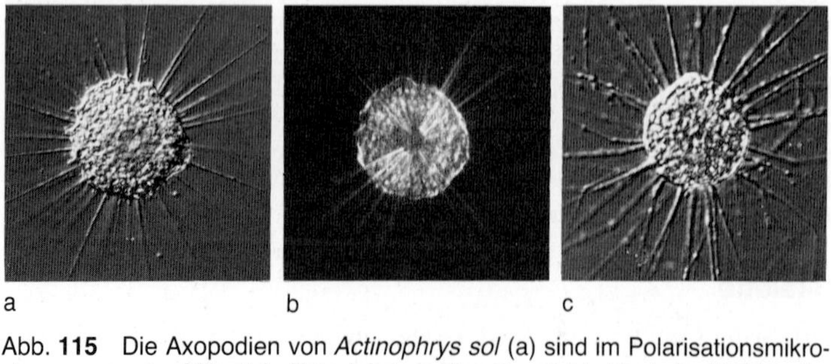

Abb. **115** Die Axopodien von *Actinophrys sol* (a) sind im Polarisationsmikroskop wegen der Mikrotubulibündel doppelbrechend (b). Nach Applikation der mikrotubulusstabilisierenden Droge Taxol nimmt die Axopodienanzahl drastisch zu (c).

der verschiedenen Großgruppen der Einzeller ist jeweils auf die Bedeutung der Skelettelemente für die Systematik hingewiesen worden.

Die Stützfunktion läßt sich bei organischen Skeletten bestimmter Protistenarten recht einfach belegen. Beispielsweise sind die Axopodien der Heliozoen, die durch Bündel von regelmäßig angeordneten Mikrotubuli ausgesteift sind, leicht durch Kälteschock (Folge: Depoymerisation) zu degradieren. In diesen Fällen kann man, gibt man die Organismen wieder in Medien von Zimmertemperatur, die Kinetik der Skelettbildung verfolgen. Bei gleichzeitiger Applikation von Agenzien, welche die Polymerisation von Tubulin verhindern (z. B. Colchicin) oder fördern (z. B. Taxol), können bei diesen Organismen Störungen in der Skelettbildung lichtmikroskopisch problemlos beobachtet werden (Abb. **115**).

Schuppen und Gehäuse

Als externe formgebende und/oder schützende Strukturen werden Schuppen und Gehäuse ausgebildet. Schuppen treten häufig bei Flagellaten auf (s. Abb. **7**a, **31**), gibt es aber auch bei Sarcodinen (s. Abb.7b, **47**) Die Schuppen werden in Dictyosomen gebildet (Abb. **116**) und exocytotisch nach außen abgegeben. Oft wird eine Polysaccharidkomponente, wie z. B. Cellulose, von Calcium inkrustiert. Nicht

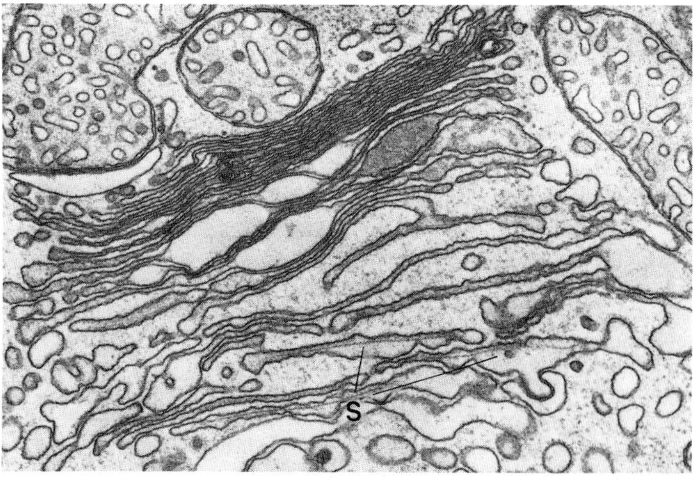

Abb. **116** Dictyosom der Prymnesiide *Pleurochrysis* mit Schuppen (S) in den Zisternen (von W. Herth, Heidelberg).

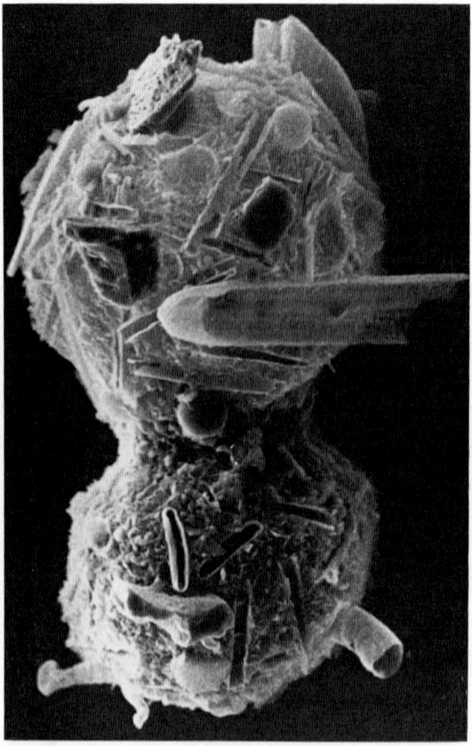

Abb. **117**
Zweiteilung bei *Difflugia*. Im Verlaufe der Teilung wird eine neue Schale gebildet.

selten gibt es spezifische Bewegungsphänomene, die für eine regelmäßige Verteilung der Schuppen auf der Zelloberfläche sorgen (z. B. bei der Prymnesiide *Pleurochrysis* in Form einer Rotationsbewegung der Zelle).

Die Gehäuse der Flagellaten, Sarcodinen und Ciliaten haben in der Regel eine organische Matrix, in die entweder vorgeformte organische Elemente oder aber anorganische, aus dem umgebenden Medium stammende Bestandteile zu einem jeweils artspezifischen Gehäuse eingebaut werden. Die morphologischen Regelmechanismen, die beim Aufbau eines neuen Gehäuses – bei der Zweiteilung – eine wichtige Rolle spielen müssen (Abb. **117**), sind unklar. Versuche, wie sie um 1898 von Rhumbler durchgeführt wurden, zeigten zwar bemerkenswerte Konvergenzen zu den unter natürlichen Bedingungen entstandenen Gehäusen von beschalten Sarcodinen, sind aber wohl doch als ein zu mechanistischer Erklärungsversuch der Morphogenese von Gehäusen zu werten.

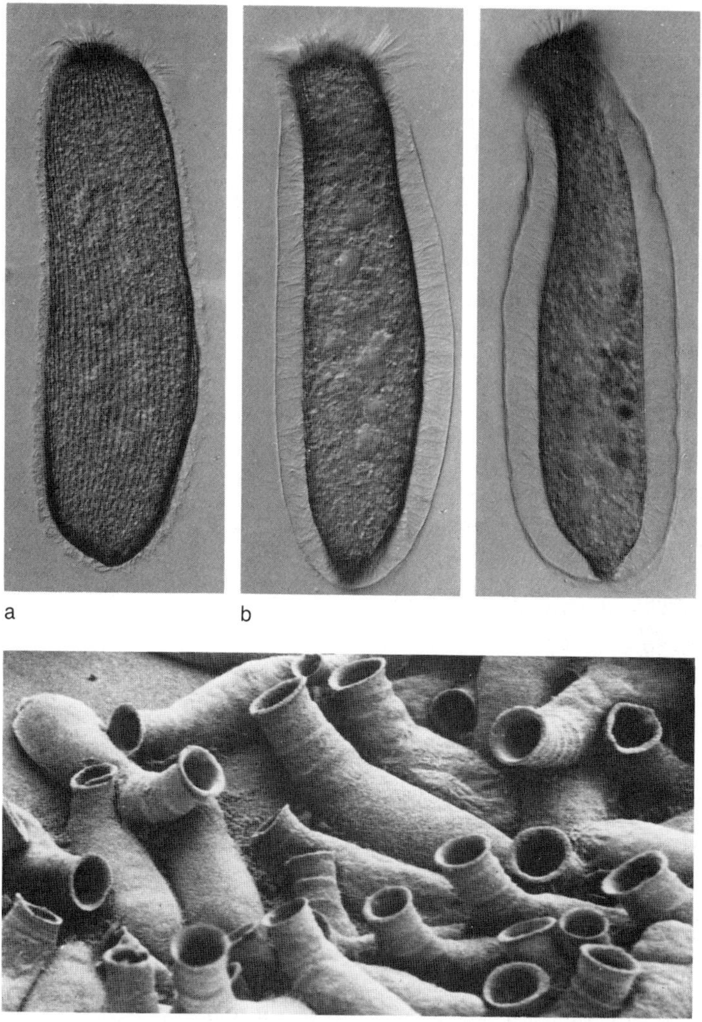

Abb. **118** Der Schwärmer von *Eufolliculina* (a) sezerniert das Material für eine Lorica (b, c). Die Lorica hat eine ampullenartige Form mit einem Hals.

In der Kultur lassen sich die verschiedenen Phasen der Gehäusebildung verfolgen, wie es hier am Beispiel des koloniebildenden Meeresciliaten *Eufolliculina uhligi* dargestellt ist (Abb. **118**), der in seiner sessilen Phase in einem organischen Gehäuse lebt. In diesem Fall ließ sich belegen, daß Chitin eine wesentliche Gehäusekomponente darstellt. Hinzu kommen noch proteinöse Bestandteile und Pigmente. Schließlich findet man auch eine Reihe anorganischer Elemente, z. B. Metalle. Möglicherweise sind diese Organismen, genau wie andere Ciliaten (z. B. Tintinniden) und wie bestimmte beschalte Sarcodinen, dazu befähigt, anorganisches Material aufzunehmen und in ihr Gehäuse einzulagern.

Cysten

Ein Teil der Einzeller bildet Cysten aus (Abb. **119**). Einerseits können es obligatorische Schritte im Verlaufe des Lebenszyklus sein (z. B. Vermehrungscysten). Zum anderen gibt es Cystenstadien, während derer bestimmte Kernprozesse (z. B. Autogamie bei *Actinophrys*) ablaufen. Cystenbildungen können schließlich Reaktionen auf verschlechterte Umweltbedingungen darstellen. Derartige Dauerstadien werden leicht durch Wind, Spritzwasser oder durch Trägerorganismen, wie beispielsweise Vögel, verbreitet. Die encystierten Organismen bleiben zum Teil 10–15 oder sogar mehr Jahre lang lebensfähig.

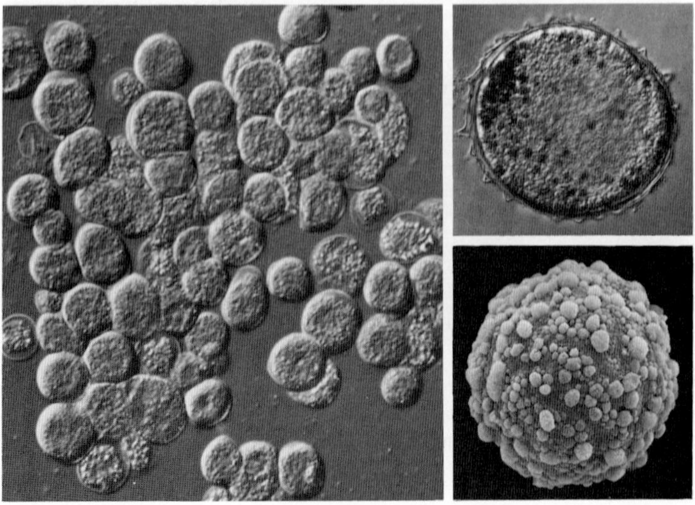

a b c

Abb. **119** Cysten von *Acanthamoeba* (a), *Climacostomum* (b) und *Echinosphaerium* (c) (b von D. Fischer-Defoy, Freiburg).

Bodenprotisten, die in einem Biotop mit rasch wechselndem Wassergehalt leben, en- und excystieren sich besonders leicht. Bei diesen Formen sind die Cystenwände wegen der Trockenperiode sehr stabil und impermeabel. Das gleiche gilt auch für Cysten von parasitischen Einzellern. Dahingegen gibt es andere Protisten, die zwar schlechte Umweltbedingungen in Cysten überleben können, wo aber die Cysten im Wasser verbleiben müssen und nicht austrocknen dürfen, so zum Beispiel bei *Didinium*. Die Palmellastadien der Euglenen können als eine Art Cystenstadium aufgefaßt werden. Hier werden die Zellen, nachdem sie die Flagellen eingeschmolzen haben, von einer dicken Schleimhülle umgeben.

In einigen Fällen ist die chemische Zusammensetzung der Cystenwände genauer analysiert worden. Als häufiges Material fand sich Chitin. Cellulose wurde ebenfalls, aber nicht so häufig festgestellt. Bei bestimmten Formen gibt es Silicatplättchen oder massive Kieselsäurecysten. Der Vorgang der Cystenwandbildung ist in vielerlei Hinsicht noch unverstanden. Über die Mechanismen, die bei der Encystierung einleitend wirken, weiß man sehr wenig. Man hat zwar herausgefunden, daß, um nur einige Faktoren zu nennen, Temperaturänderungen, Wasserentzug, pH-Änderungen, niedriger und hoher Sauerstoffgehalt, Anhäufung von Stoffwechselendprodukten, zu hohe Populationsdichte sowie Nahrungsmangel und -überschuß die Encystierung in jeweils bestimmten Fällen begünstigen mögen. Über die internen Faktoren, die eine Encystierung einleiten und steuern, weiß man jedoch kaum etwas.

Excystierung kann ebenfalls durch verschiedenste externe Bedingungen initiiert werden. Bekannt sind – neben einer ganzen Reihe der Faktoren, welche auch die Encystierung einleiten – Manipulationen wie Erneuerung des Kulturmediums, Zugabe von hyper- und hypotonischen Lösungen, Zugabe bestimmter organischer Verbindungen zum Kulturmedium und Zugabe von Bakterien. Da also die Excystierung durch eine Vielzahl externer Faktoren eingeleitet werden kann, muß trotz der Cystenwände ein Informationsfluß ins Cysteninnere möglich sein.

Die Auflösung der Cystenwand während der Excystierung soll durch die Sekretion entsprechender Enzyme erfolgen. Vielfach findet sich aber auch in der Cystenwand ein präformiertes Operculum, durch das der Organismus ausschlüpfen kann.

Es gibt einige ältere Arbeiten, die En- und Excystierung bei *Paramecium* beschreiben. Auf derartige Berichte gehen die Anleitungen zur Gewinnung von *Paramecium* aus Heuaufgüssen zurück. Wenngleich solche Anleitungen von zahlreichen Lehrbüchern übernommen wurden, muß betont werden, daß, obgleich es an Versuchsansätzen nicht mangelte, in neuerer Zeit En- und Excystierungen bei *Paramecium* nicht belegt werden konnten.

Versuche zu Kapitel Gestalt- und Festigkeit-gebende Elemente

Darstellung des Silberliniensystems und der Infraciliatur

Für die Darstellung dieser Strukturen stehen drei Verfahren zur Verfügung, die unterschiedlich viel Zeit beanspruchen und Präparate unterschiedlich hoher Qualität liefern. Nicht jedes Verfahren ist für alle Protisten geeignet.

Imprägnation mit Silbernitrat (nach Klein und Foissner)

Dieses Verfahren kann als problemlose Routinemethode in nahezu allen Fällen eingesetzt werden. Die Detaildarstellung erscheint oft etwas grob.

Präparationsgang:

1. Objektträger (mit der Fingerkuppe) mit Hühnereiweiß sehr dünn bestreichen.
2. Untersuchungsmaterial in – nicht zuviel – Kulturmedium auftropfen, bei Zimmertemperatur eintrocknen lassen.
3. Überschichten des Präparates für 1 Minute mit 1%iger wäßriger Silbernitratlösung.
4. Abspülen mit Aqua dest. und Trocknung der Präparate bei Zimmertemperatur.
5. Präparate im Abstand von 5 cm für 30–60 Sekunden an eine 40-Watt-Glühbirne halten.
6. Präparate für 20 Sekunden mit „Reduktionsgemisch" (Entwickler) überschichten.
   Das Reduktionsgemisch besteht aus folgenden Komponenten:
   a) Feinkornentwickler A:
      10 g Borsäure,
      10 g Borax,
      5 g Hydrochinon,
      100 g Natriumsulfit,
      2,5 g Metol (Agfa).
      Die Substanzen in der angegebenen Reihenfolge in 1 Liter 40°C warmem Leitungswasser lösen.
   b) Feinkornentwickler B:
      handelsüblicher, höchstkonzentrierter Entwickler (z. B. Rodinal).
   c) 10%ige Natronlauge.

Unmittelbar vor Gebrauch diese drei Komponenten in folgendem Verhältnis mischen:

20 ml Feinkornentwickler A,
0,5–1 ml Feinkornentwickler B,
0,5–1 ml Natronlauge.

7. Reduktionsgemisch kurz und kräftig mit Leitungswasser (nicht Aqua dest.!) abspülen und sofort durch 96%igen Alkohol ersetzen. Alkohol innerhalb von 5 Minuten zweimal wechseln.
8. Alkohol abgießen und Präparat lufttrocknen.
9. Einschluß in Eukitt.

Imprägnation mit Pyridin-Silberkarbonat (nach FERNANDEZ-GALIANO und WILBERT)

Dieses Verfahren benötigt am wenigsten Zeit und ist recht einfach durchzuführen. Nachteilig ist, daß es unabdingbar ist, die Tiere mit Formol zu fixieren. Es gibt eine Reihe von Protisten, die sich nicht mit Formol fixieren lassen. Ein weiterer Nachteil ist, daß sich recht schlecht Dauerpräparate herstellen lassen, da die Zellen im Verlaufe der sich notwendigerweise anschließenden Entwässerung sehr oft kollabieren.

Präparationsgang:

Präparationsschritte 1–4 im Zentrifugenglas oder Blockschälchen durchführen.

1. 1 ml einer Protistenkultur in 1–2 Tropfen 35% Formol spritzen und für 2–5 Minuten fixieren. Dann hintereinander zufügen (nach jedem Schritt gut mischen):
2. 4 Tropfen Pyridin,
   2 Tropfen einer 10%igen Peptonlösung (Pepton tryptisch verdaut aus Casein),
   2 ml Aqua dest.,
   5 Tropfen ammonikalisches Silberkarbonat
   – 50 ml Aqua bidest. mit 2,5 ml Ammoniaklösung versetzen,
   – 1 g Silberkarbonat zugeben und auflösen,
   – mit Aqua bidest. auf 100 ml auffüllen.
3. Probe für 2–3 Minuten im Wasserbad auf 60 °C erhitzen.
4. Wenn Cognacfärbung der Lösung eintritt, 1 ml 5%iger Natriumthiosulfatlösung hinzugeben.
5. Herstellen von vergänglichen Naßpräparaten oder
6. Entwässern in steigender Alkoholreihe (problematisch!).
7. Einschluß in Eukitt.

Imprägnation mit Silbernitrat – Proteinat (nach TUFFRAU und WILBERT)

Diese Methode erbringt feindifferenzierte Resultate, ist jedoch zeitaufwendig und nicht immer problemlos durchzuführen.

Präparationsgang:

Präparationsschritte 1–7 werden in Blockschälchen durchgeführt.

1. Fixierung der Objekte für 10 Minuten in Bouin-Allen-Lösung.
   Bouin-Allen-Lösung:
   2,4 ml Eisessig,
   11,9 ml Formaldehyd,
   35,7 ml Pikrinsäure,
   0,72 g krist. CrO_3,
   0,5 g Harnstoff.
2. Waschen in Aqua dest.
3. Aufhellen durch Überschichten der Objekte mit 1%iger Chlorlauge.
4. Waschen in Aqua dest.
5. Imprägnation in 0,6–1,0%iger Protargollösung für 12 Stunden bei Zimmertemperatur oder 30–45 Minuten bei 40–50°C im Wärmeschrank.
6. Entwickeln der Infraciliatur durch Überschichten mit Hydrochinonlösung.
   Hydrochinonlösung:
   1 g Hydrochinon,
   5 g Na_2SO_3
   auf 100 ml Aqua dest.
7. Waschen in Aqua dest.
8. Objekte auf einen Objektträger bringen und in Eiweißglycerin (1 Teil Hühner-Eiweiß, 1 Teil Glycerin) einbetten.
9. Objektträger an der Luft (oder durch Erwärmen auf 40°C) trocknen und für 2 Minuten in 80%igen Alkohol tauchen.
10. Wässern in Leitungswasser für 2 Minuten.
11. Goldtönung in 5%iger Gold (III)chloridlösung (kurz eintauchen).
12. Wässern in Leitungswasser für 2 Minuten.
13. Fixieren in 5%iger Natriumthiosulfatlösung für 30–120 Sekunden.
14. Wässern mit Leitungswasser für 5 Minuten (zweimal wechseln).
15. Entwässern in aufsteigender Alkoholreihe.
16. Einschluß in Eukitt.

Nachweis von organischen Endoskeletten

Die Axopodien der Actinopoda (S. 67) sind durch Mikrotubulusbündel, also organische Skelettelemente ausgesteift. Die Skelettnatur der Mikrotubuli, die sich in folgenden Experimenten belegen läßt, beruht auf der regelmäßigen Anordnung dieser Organellen, die sich anhand der Doppelbrechung der Axopodien im Polarisationsmikroskop zeigt (s. Abb. **115**).

Mikrotubulusdegradierende Behandlungen

Bei Zimmertemperatur gehaltene *Actinophrys*-Kulturen werden bei 4 °C in einen Kühlschrank gestellt. Nach 30–60 Minuten sind sämtliche Axopodien eingeschmolzen (s. Abb. **115**). Nach Zurückführung in Zimmertemperatur wachsen die Axopodien innerhalb von 30–60 Minuten in gewohnter Anzahl und Gestalt aus.

Einen vergleichbaren Effekt gibt es nach der Applikation von einigen Prozent Colchicin für 30 Minuten. Nach Auswaschen des Colchicins wachsen die Axopodien wieder aus.

Erklärung: Der Kälteschock bringt die Mikrotubuli zum Depolimerisieren und unterbindet wie Colchicin eine Polymerisation der Mikrotubuli. Die axopodialen Mikrotubuli sind einem ständigen Turnover unterworfen.

Mikrotubulusstabilisierende Behandlungen

Die Droge Taxol wird in einer Konzentration von 0,5–1,5% zu einer*Actinophrys*-Kultur gegeben. Nach einigen Stunden ist eine deutliche Zunahme der Axopodienzahl und -länge zu verzeichnen (s. Abb. **115**). Ein Teil der Axopodien erscheint jedoch nicht mehr starr-versteift, sondern relativ flexibel.

Erklärung: Taxol verlagert das normalerweise ausgewogene Verhältnis von Polymerisation und Depolymerisation der Mikrotubuli zugunsten der Polymerisation. Darüber hinaus wird auch noch die regelmäßige Verknüpfung der Mikrotubuli untereinander gestört, was zu flexiblen Axopodien führt.

Gehäusebau bei Flagellaten und Ciliaten

Hierzu können keine detaillierten Versuchsanweisungen gegeben werden. Man muß etwas Glück und einige Ausdauer haben, um die entsprechenden Organismen in freier Natur zu finden. In der Regel dauert ein Gehäusebau einige Stunden.

Am Beispiel des weitverbreiteten chrysomonadalen Flagellaten *Dinobryon* (Abb. **120**) sowie der meeresbewohnenden Heterotrichen *Eufolliculina* (s. Abb. **118**) sind einige wesentliche Schritte der Loricaformation festgehalten.

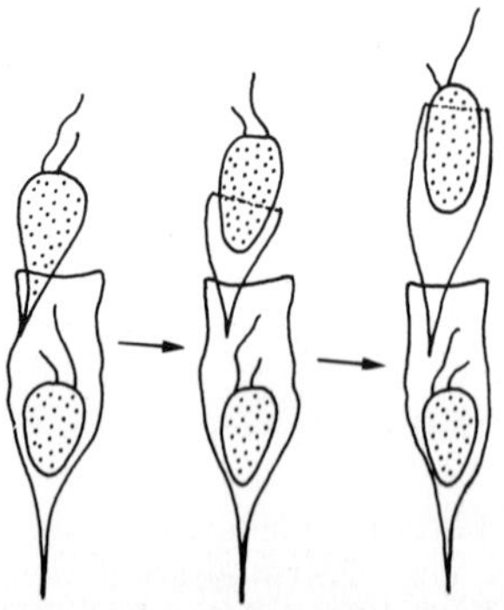

Abb. **120** Loricaentstehung bei *Dinobryon.* Der Vorgang dauert 2–3 Stunden (nach Herth)

En- und Excystierung

Eine ganze Reihe von Einzellern en- und excystiert sich unter Versuchsbedingungen. Die Organismenvielfalt, die sich zeigt, wenn man langsam getrocknetes Bodenmaterial in einer Petri-Schale wieder mit Wasser benetzt, kann sehr eindrucksvoll sein. Die Sukzession verschiedener Organismen vom Zeitpunkt der Wasserzugabe an kann einfach erfaßt und protokolliert werden. Encystierungen lassen sich bei einigen Organismen durch ein mehrere Tage andauerndes Austrocknen der Kulturen induzieren. Besonders gut geeignet sind hierfür Bodenamöben (S. 58) und -ciliaten (S. 107).

Festhaltevorrichtungen

Außer den in Gehäusen, die am Substrat verankert sind, lebenden Einzellern sind zahlreiche weitere Protisten dazu befähigt, sich mehr oder minder dauerhaft an einem Substrat festzuheften. Bei freilebenden Formen sind verschiedene Möglichkeiten verwirklicht: Festheften durch Ausscheidung schleimigen Materials (*Stentor*), extra- und intrazelluläre Stiele (*Carchesium, Vorticella*), armartige, umschlingende Körperanhänge (Abb. **121**) und saugnapfartige Strukturen (*Trichodina*). Endobiontisch lebende Organismen, wie beispielsweise Diplomonadinen, haben spezielle Saugnäpfe (s. Abb. **39**) oder besonders strukturierte Körperregionen wie beispielsweise die Epimeriten der Gregarinen (s. Abb. **72**) ausgebildet.

Stiele

Stiele werden von bestimmten Stadien (z. B. Schwärmern) innerhalb des Lebenszyklus der entsprechenden Einzeller gebildet. Man kennt allerdings auch Species, die fast zu jedem Zeitpunkt ihres Daseins Stiele bauen können. Die jeweilige Art der Stielgenese kann recht unterschiedlich sein.

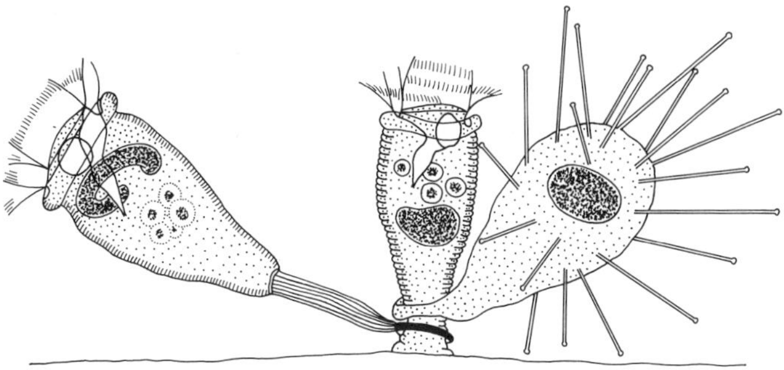

Abb. **121** Am Peritrichen *Apiosoma amoeba* schlingen sich der peritriche Ciliat *Epistylis lwoffi* und der Suktor *Erastophrya chattoni* fest (nach Matthes).

So wird bei bestimmten Chrysophyceen, wie beispielsweise *Poterioochromonas*, ein cytoplasmatischer Schwanzfortsatz ausgefahren, um den herum Chitinfäden abgegeben werden. Diese Fäden bilden einen in sich verdrillten Stiel aus, der am oberen Ende weinkelchartig erweitert ist. Hier lebt ohne besondere Festhaltevorrichtung die Flagellatenzelle, die sich schließlich wieder abkugelt. Bei Störungen kann die gleichsam sessile Form unter Zurücklassung des Stieles rasch in das freischwimmende Stadium übergehen. Bei diesen Flagellaten läßt sich

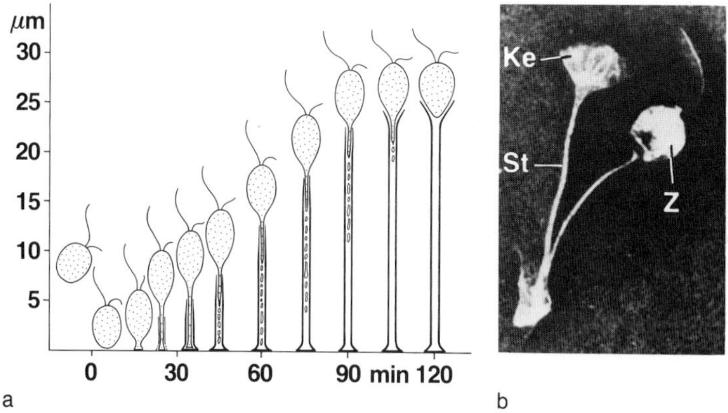

Abb. **122** a Stiel- und Kelchentstehung bei *Poterioochromonas*; b Tuschepräparat. Ke = Kelch, St = Stiel, Z = Zelle (a nach Schnepf; b von G. Röderer, Stuttgart).

die Kinetik der Stielbildung besonders einfach und eindrucksvoll dokumentieren (Abb. **122**).

Freibewegliche Schwärmer sessiler Heliozoen der Ordnung Desmothoracida bilden zum Zeitpunkt der Stielentstehung ein Pseudopodium, das sozusagen die Hohlform für das nun erst sezernierte Stielmaterial darstellt. Schließlich entsteht auf dem Stiel noch eine extrazelluläre Gitterkugel, in der dann der sessile Organismus lebt (s. Abb. **64**).

Bei den Ciliaten werden insbesondere unter den Peritrichen und Suctorien Stiele registriert, die entweder extrazellulär oder intrazellulär sind. Die intrazellulären Stiele zeigen in der Regel eine ausgeprägte Kontraktilität (S. 189ff).

Das Stielmaterial der Peritrichen wird über ein spezielles Organell, die Scopula, sezerniert. Unter einer Scopula versteht man eine oft schüsselförmige, durch einen Wulst abgegrenzte Region am aboralen Pol der Zelle, in der zahlreiche Kinetosomen mit sehr kurzen, unbeweglichen Cilien angeordnet sind. Normalerweise findet sich hier auch eine entsprechende Anzahl von parasomalen Säcken. Es gibt Formen, wo die Scopula direkt als Festhaltevorrichtung fungiert; häufiger sind jedoch die Fälle, bei denen diese Region das Stielmaterial ausscheidet. Dabei mögen die parasomalen Säcke eine wichtige Rolle spielen. In neuester Zeit wird diskutiert, ob das Wachstum der Peritrichenstiele insofern eng mit dem Auf- und Abbau von Mikrotubuli korreliert ist, als mit Hilfe dieser Elemente Stielmaterial beinhaltende Vesikel an die Scopula herantransportiert werden. Bei Suctorien wird im Zusammenhang mit der Stielbildung ein Scopuloid beschrieben, das gewisse Ähnlichkeiten mit der Scopula der Peritrichen aufweist.

Eine besondere Art der Stielbildung bei Ciliaten wurde erst kürzlich entdeckt (Abb. **123**). Gymnostome Ciliaten der neu aufgestellten Gattung *Sorogena* sind normalerweise Räuber, die sich von anderen Ciliaten ernähren. Wenn die Nahrung ausgeht, werden die Zellen klein und schlank; sie beginnen unter den richtigen Lichtverhältnissen, vornehmlich frühmorgens, zu aggregieren. Das anfänglich eine recht flache Schicht darstellende Zellaggregat wird kompakter, indem die Zellen ganz dicht zusammenrücken. Ungefähr 3 Stunden nach Aggregationsbeginn wird die Zellenansammlung von einer Hülle umschlossen. Die Ciliaten befinden sich im Zentrum dieser Hülle. Die Hülle wächst im Verlaufe der folgenden 30–60 Minuten zu einem Stiel aus. Dieser ragt über die Wasseroberfläche hinaus in die Luft und trägt auf seiner Spitze eine Kugel, die mit Ciliatencysten gefüllt ist. Die gesamte Struktur, die Sorocarp genannt wird, erinnert in ihrem Erscheinungsbild an Fruchtkörper von niederen Pilzen. Geraten die Cysten wieder in Wasser, schlüpfen aus ihnen Ciliaten aus, und der Kreislauf kann

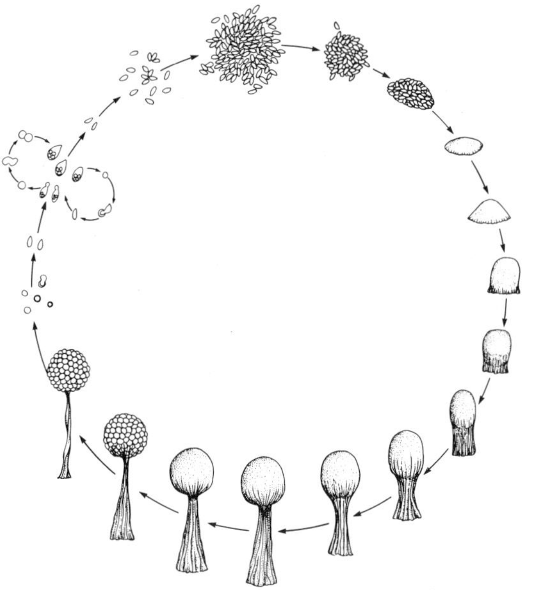

a

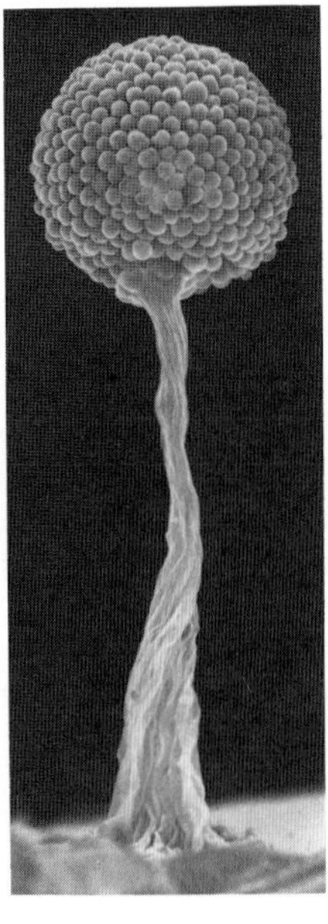

b

Abb. **123** a Entwicklungskreislauf des Ciliaten *Sorogena*. b Sorocarp von *Sorogena* (a nach Blanton u. Olive; b aus Olive u. Blanton: J. Protozool. 27 [1980], 293).

erneut beginnen. Ob die ausschlüpfenden Ciliaten Gameten darstellen, die miteinander fusionieren, ist derzeitig noch ungewiß.

Haftapparate

Die bei mobilen Peritrichen und bei einer Reihe von endobiontisch lebenden Protisten vorhandenen Haftapparate arbeiten meistens nach dem Saugnapfprinzip. Diese Einrichtungen befähigen die Organismen dazu, sehr schnell den Kontakt mit einem Wirt aufzunehmen bzw. aufzugeben.

Bei den Saugnäpfen der Diplomonadiden (s. Abb. **39**) stellen ringförmig angeordnete Mikrotubuli eine wesentliche Strukturkomponente dar. Die komplexe Haftscheibe der Urceolariiden (mobile Peritrichida), z. B. *Trichodina*, hingegen wird aus einigen massiven Proteinelementen aufgebaut, die in vielhundertfacher Anzahl zu dem kreisrunden, rotationssymmetrischen Festhalteorganell zusammengefügt sind (s. Abb. **102**). Form und Anzahl der Grundelemente sowie die generelle Struktur der Saugscheibe sind wichtige Merkmale bei der Artbestimmung der Urceolariiden.

Versuche zu Kapitel Festhaltevorrichtungen

Stielbau bei Flagellaten und Ciliaten

Um die Kinetik von Stielbauten zu verfolgen, muß man ohne großen Aufwand Längenmessungen im Mikroskop vornehmen können.

Messen im Mikroskop

Für Messungen im Mikroskop sind ein Objektmikrometer und ein Okularmikrometer notwendig. Auf dem Objektmikrometer ist in der Regel 1 Millimeter in 100 Striche unterteilt, so daß der Abstand zwischen zwei Teilstrichen 10 µm beträgt. Im Okular befindet sich eine Glasplatte, in der in regelmäßigen Abständen 100 Striche eingraviert sind. Bringt man die Markierungen von Objektmikrometer und Okularmikrometer zur Deckung, kann man feststellen, wieviel Maßeinheiten der Abstand zwischen zwei Teilstrichen des Okularmikrometers jeweils bedeutet (Abb. **124**).

Beispiel: Bei 10facher Objektvergrößerung entsprechen 2,2 Teilstriche des Objektmikrometers dem Abstand zwischen zwei Teilstrichen des Okularmikrometers. Also bedeutet bei dieser Vergrößerung der Abstand zwischen zwei Okularmikrometerstrichen 22 µm.

Auf diese Weise eicht man alle Objektive des Mikroskopes und notiert sich die jeweiligen Zahlenwerte, zum Beispiel:

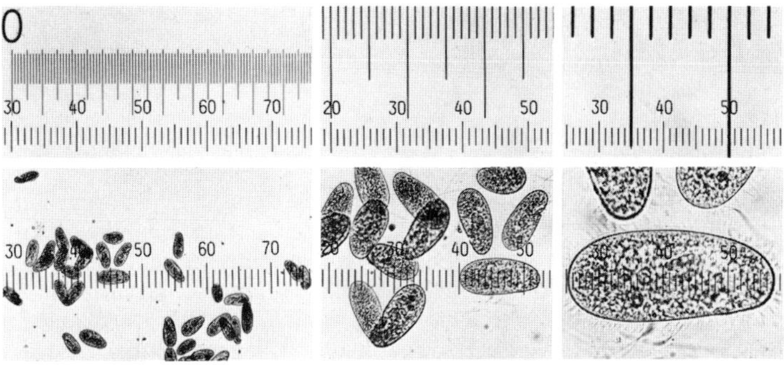

a b c

Abb. **124** Messen im Mikroskop: a–c Objektmikrometer (je nach Vergrößerung des Objektivs unterschiedlich groß) zum Eichen des Okularmikrometers (stets gleichgroß). a'–c' *Colpidium* in unterschiedlicher Vergrößerung mit überlagertem Okularmikrometer (wie in a–c).

10 X Objektiv: Okularmikrometer 22 µm usw.

Mit diesen Angaben lassen sich nach Eichung stets problemlos Messungen am Mikroskop vornehmen.

Stielbau bei Flagellaten

Die freischwimmende Chrysophycee *Poterioochromonas* baut Stiele, wenn sie aus einer Schüttelkultur (= Unterbindung des Stielbaues) in ein unbewegtes Kulturmedium überführt wird. Diese Stiele sind am Ende der Bauphase weinkelchartig erweitert. In dieser Erweiterung befindet sich der Flagellat.

Die Kinetik der Stielbildung läßt sich folgendermaßen festhalten:

1. Flagellaten aus einer Schüttelkultur in eine Petri-Schale (∅ 5 cm) geben.
2. Auf die Wasseroberfläche vorsichtig vier Deckgläser auflegen.
3. Die auf der Wasseroberfläche schwimmenden Deckgläser nacheinander nach 25, 45, 75 und 120 Minuten abnehmen und Stiellängen im Tuschepräparat (s. Abb. **122**) ausmessen.

Tuschepräparate:

Tusche (Pelikan Nr. 17) und Wasser 1 : 1 mischen. (Ein geringer Zusatz – ein kleiner Tropfen – eines Detergenz verbessert die

Benetzung.) Hiermit das Deckglas überschichten und an der Luft trocknen lassen. Stiele erscheinen hell auf dunklem Untergrund (s. Abb. **122**).

Stielbau bei Ciliaten

Der Stielbau bei Ciliaten läßt sich am Beispiel der Suctorien gut verfolgen. Notwendig ist hierfür jedoch eine gut gedeihende Suctorienkultur. In einer solchen Kultur gibt es stets freischwimmende Schwärmer. Nach der eine gewisse Zeit dauernden Schwärmphase beginnt der Stielbau. Die Kinetik des Stielbaues sowie Änderungen in der Zellmorphologie (Reduktion der Cilien, Ausformung von Tentakeln) lassen sich direkt verfolgen.

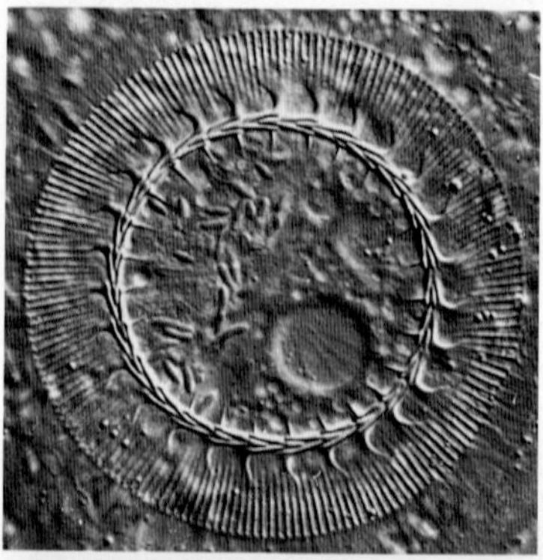

a

Abb. **125**
a Haftapparat von *Trichodina*.
b–d Darstellung der Untereinheiten nach Detergenzbehandlung
(aus Hausmann u. Hausmann: J. Ultrastruct. Res. 74 [1981] 144).

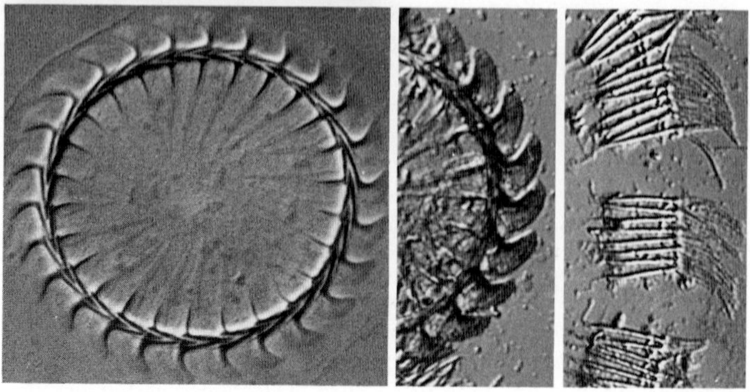

b c d

Darstellung der Untereinheiten von Haftapparaten

Intrazelluläre Haftapparate, wie die Haftscheibe in den Trichodinen beispielsweise, sind für eine detaillierte Untersuchung meist nicht ohne weiteres zugänglich. Durch Zugabe von 0,1% bis 1% Detergenz (z. B. Triton X-100) wird die Haftscheibe als Ganzes oder sogar in Einzelelementen freigelegt (Abb. **125**). Die notwendige Konzentration des Detergens muß bei dem jeweiligen Organismus empirisch festgestellt werden.

Extrusomen

Bereits die ersten Mikroskopiker beobachteten ein seltsames Verhalten, das ein Teil ihrer Untersuchungsobjekte zeigte. Einige von diesen mikroskopisch kleinen Lebewesen schossen mehr oder minder willkürlich geformte Strukturen aus ihrem Körper ab, ohne daß damit eine merkliche Veränderung der Körpergestalt einherging. Die Strukturen, die abgeschossen oder ausgestoßen werden, hat man heute unter dem Sammelbegriff Extrusomen zusammengefaßt.

Extrusomen sind Vesikel mit einem mehr oder minder geordneten Material, das exocytotisch nach außen abgegeben werden kann. In der Regel sind sie im corticalen Plasma von Einzellern angeordnet. Der wohl bekannteste Extrusomtyp dürften die Spindeltrichocysten von *Paramecium* sein (s. Abb. **17**). Die verschiedenen extrusiven Organellen zeigen zwar jeweils typenspezifische Strukturen und, soweit überhaupt bekannt, unterschiedliche Funktionen, haben aber alle ein gemeinsames Merkmal: Auf mechanische, chemische oder elektrische Reize hin wird ihr Inhalt leicht nach außen abgegeben, manchmal innerhalb von Sekundenbruchteilen. Während dieser Exocytose verändern sich Größe und Struktur des freigesetzten Materials in jeweils charakteristischer Weise.

Zur Zeit sind 10 verschiedene Extrusomtypen bekannt, die in unterschiedlicher Häufigkeit bei Flagellaten, Sarcodinen und Ciliaten auftreten. Bei den Sporozoen sind bisher keine Extrusomen im strengen Sinne beobachtet worden. Die Rhoptrien der Coccidien könnten allerdings unter Umständen als Extrusomen aufgefaßt werden. Man kennt noch eine Reihe weiterer Protistenorganellen, die möglicherweise Extrusomen darstellen. Jedoch ist es in diesen Fällen nicht einwandfrei nachgewiesen, daß es sich tatsächlich um extrusive Zellstrukturen handelt.

Tabelle **6** Charakterisierung der Extrusomen (in alphabetischer Reihenfolge)

Bezeichnung	Ruhender Zustand	Abgeschossener Zustand	Expulsionsmodus
Discobolocyste	kugeliges Organell mit ringförmiger Scheibe an einem Pol	solider Ring gleicher Größe wie im Ruhestadium mit einem langen Schwanz	(?) (Streckung?)
Ejectisom	spiralig aufgewundenes Band: in der Regel zweigeteilt	röhrenförmige Struktur; schmaler und länger als im Ruhestadium	blitzartige Entrollung des Bandes und Ausbildung einer Röhre durch seitliches Aufrollen des Bandes
Haptocyste	flaschenförmiges, aus mehreren Komponenten aufgebautes Organell mit komplexer Innenstruktur	teilweise umgestülpt; Exkretion giftiger Stoffe	?
Kinetocyste	aus mehreren Komponenten zusammengesetztes Organell mit einem zentralen Innenelement, das mantelartig von einem amorphen Material umgeben wird	Innenelement liegt vor dem aufgelockerten Mantelmaterial	?
Mucocyste	quaderförmiger Körper mit parakristalliner Feinstruktur	quaderförmiger Körper mit parakristalliner Feinstruktur; Breite, Höhe, Länge betragen ein Vielfaches des Ruhezustandes	einige Sekunden dauernde Sekretion; Entfaltung eines präexistenten Netzwerkes aus Filamenten
Nematocyste	spindelförmige Kapsel mit einem aufgerollten Schlauch	Kapsel mit entrolltem Schlauch	Ausstülpung des Schlauches
Rhabdocyste	stabförmiges Organell	rohrartige Struktur mit ungefähr den gleichen Dimensionen wie im Ruhezustand	teleskopartige Ausschachtelung
Schleimsack	relativ großes, mit meist ungeordnetem Material gefülltes Vesikel	amorphes Schleimmaterial	Sekretion des Schleimes durch Poren
Spindel-trichocyste	spindelförmiger oder rhhomboider Körper mit parakristalliner Feinstruktur; bisweilen mit einer speziellen Spitzenstruktur	fadenförmiges Gebilde mit parakristalliner Feinstruktur, gleicher Breite wie im Ruhezustand; Länge: ein Vielfaches des Ruhezustandes	blitzschnelle Entfaltung eines präexistenten Netzwerkes aus Proteinfilamenten
Toxicyste	spindelförmige Kapsel mit einem Schlauch im Inneren	Kapsel mit einem ausgestülpten Schlauch von Kapsellänge (oder einem Vielfachen der Kapsellänge); Exkretion giftiger Stoffe	blitzschnelle Umstülpung und/oder Ausschachtelung eines Schlauches

In der Tab. **6** ist eine kurze Charakterisierung der Extrusomen aufgrund struktureller Kriterien sowie hinsichtlich des Expulsionsmechanismus vorgenommen worden.

Spindeltrichocysten

Zweifellos liegen die meisten und weitestreichenden Erkenntnisse über die Spindeltrichocysten vor. Diese Extrusomen werden, da man sie leicht im Lichtmikroskop beobachten kann, häufig im Unterricht als Besonderheit der *Paramecium*-Zelle vorgeführt. Das schließt allerdings nicht aus, daß die Funktion dieser in tausendfacher Vielzahl in einem *Paramecium* vorkommenden Extrusomen nach wie vor unklar ist. Keine der immer wieder diskutierten Möglichkeiten der Spindeltrichocystenfunktion (Feindabwehr, Osmoregulation, Festhaltevorrichtung) wurde bis heute durch Beobachtungen oder Experimente belegt.

Die Spindeltrichocysten zeigen im Ruhezustand ein parakristallines Strukturgefüge, das bei *Paramecium* durch Querstreifen mit Perioden von 7 nm geprägt ist. In der Pellicula nehmen die Trichocysten festgelegte Positionen ein (Abb. **126**). Die Trichocystenspitzen haben, wie alle apikalen Extrusomabschnitte, direkten Zugang zur Plasmamembran. Hierdurch wird die Möglichkeit zur ungehinderten Fusion von Extrusom- und Plasmamembran gewährleistet. Beim Abschuß verschmelzen die beiden Membranen, und der Inhalt der Spindeltrichocyste gelangt nach außen, ein Vorgang, der in Millisekunden abläuft. Direkt danach wird die Trichocystenvakuolenmembran wieder von der Plasmamembran getrennt und zu kleinen Vesikeln destruiert. Hierbei handelt es sich wohl um ein generelles Membranverhalten von Extrusomen.

Nach Abschuß ist die Trichocyste achtmal länger als im Ruhezustand. Es zeigen sich ebenfalls periodische Querstreifungen; die Periodizität beträgt nun jedoch 56 nm (Abb. **127**). Es konnte gezeigt werden, daß die Periodizität aus dem wechselnden Verknüpfungsmuster von Proteinfäden resultiert. Weiterhin gelang die modellmäßige Rekonstruktion des dreidimensionalen Aufbaus des Spindeltrichocystenschaftes auf makromolekularer Ebene (Abb. **127**f). Mit Hilfe dieses Modells war es auch möglich, unterschiedlich erscheinende Verknüpfungsmuster auf ein und dieselbe Verknüpfungsstruktur zurückzuführen.

Der sehr schnell erfolgende Abschuß ist hinsichtlich der Triebkräfte und damit hinsichtlich der molekularen Vorgänge nicht geklärt. Aufgrund von Experimenten, bei denen die Trichocysten während des Abschusses gestoppt wurden (Abb. **128**), kann man allerdings soviel sagen, daß der wesentliche Vorgang der Expulsion die Streckung eines in der Ruheform präformiert vorliegenden Netzwerkes ist, das im

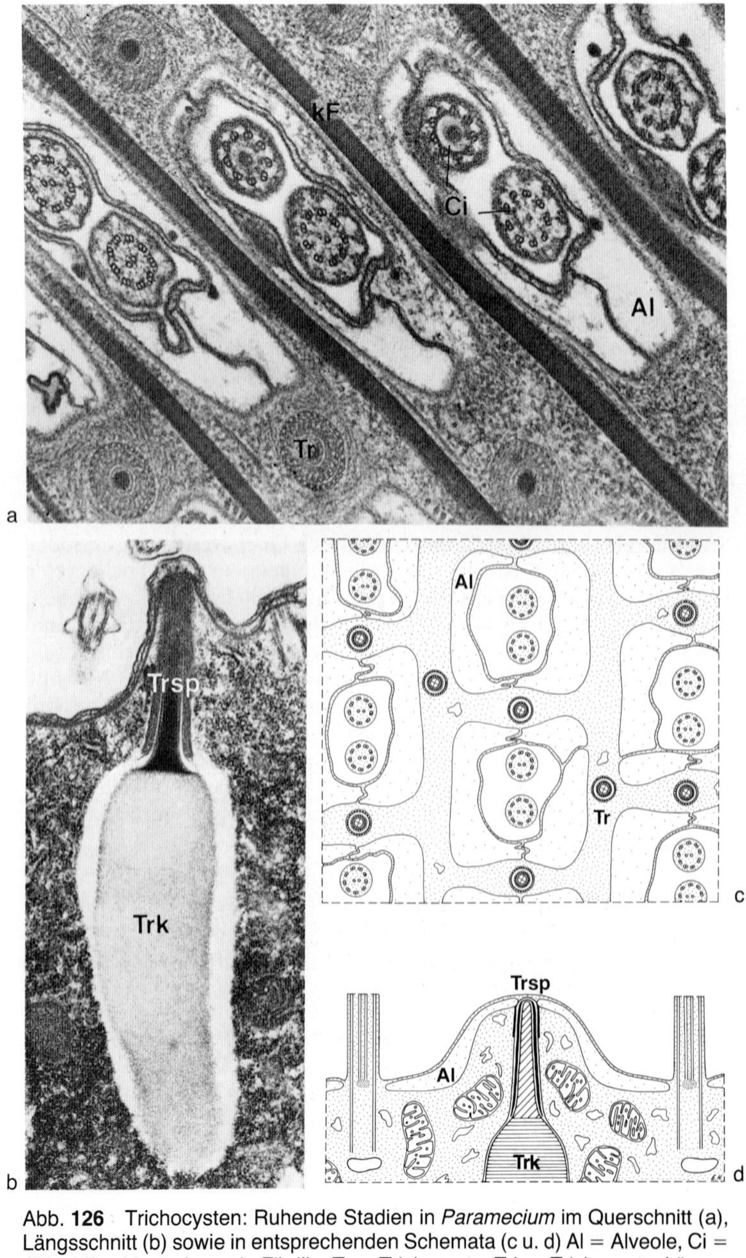

Abb. **126** Trichocysten: Ruhende Stadien in *Paramecium* im Querschnitt (a), Längsschnitt (b) sowie in entsprechenden Schemata (c u. d) Al = Alveole, Ci = Cilie, kF = kinetodesmale Fibrille, Tr = Trichocyste, Trk = Trichocystenkörper, Trsp = Trichocystenspitze (aus Hausmann: Int. Rev. Cytol. 52 [1978] 197).

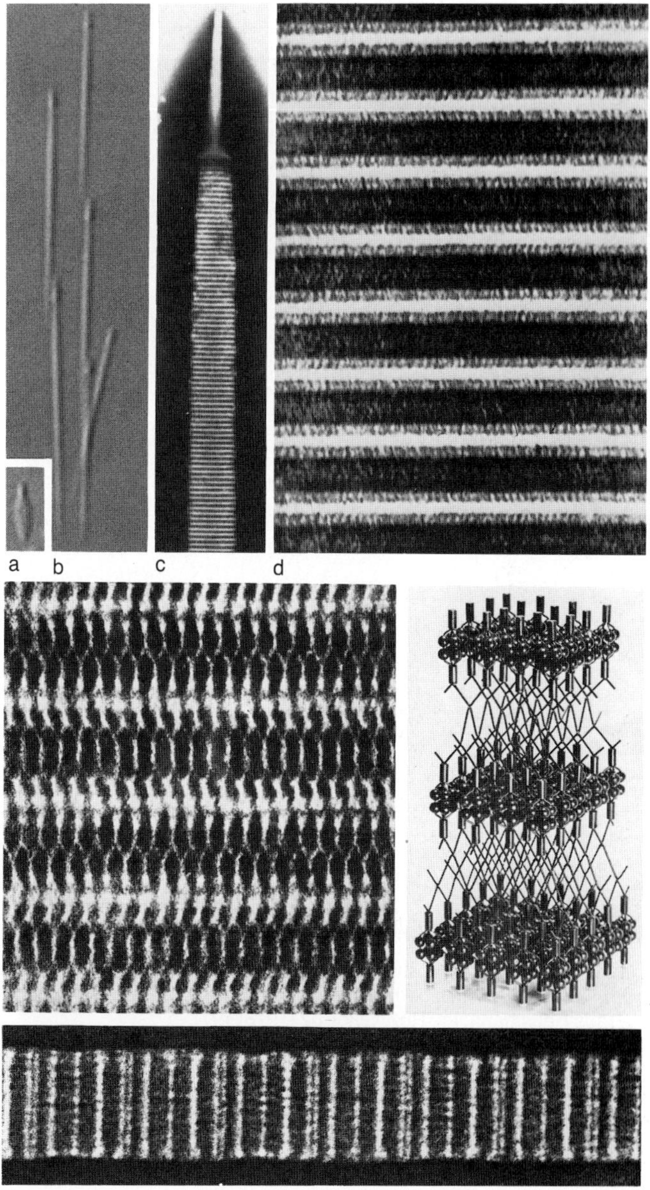

Abb. **127** Trichocysten: a Ruhendes Stadium. b–e Abgeschossene Formen der *Paramecium*-Trichocysten in steigender Vergrößerung. f Modellmäßige Rekonstruktion des in e dargestellten Verknüpfungsmusters von Proteinfäden. g Ausgeschleuderte Trichocyste des Dinoflagellaten *Oxyrrhis* (aus Hausmann: Int. Rev. Cytol. 52 [1978] 197).

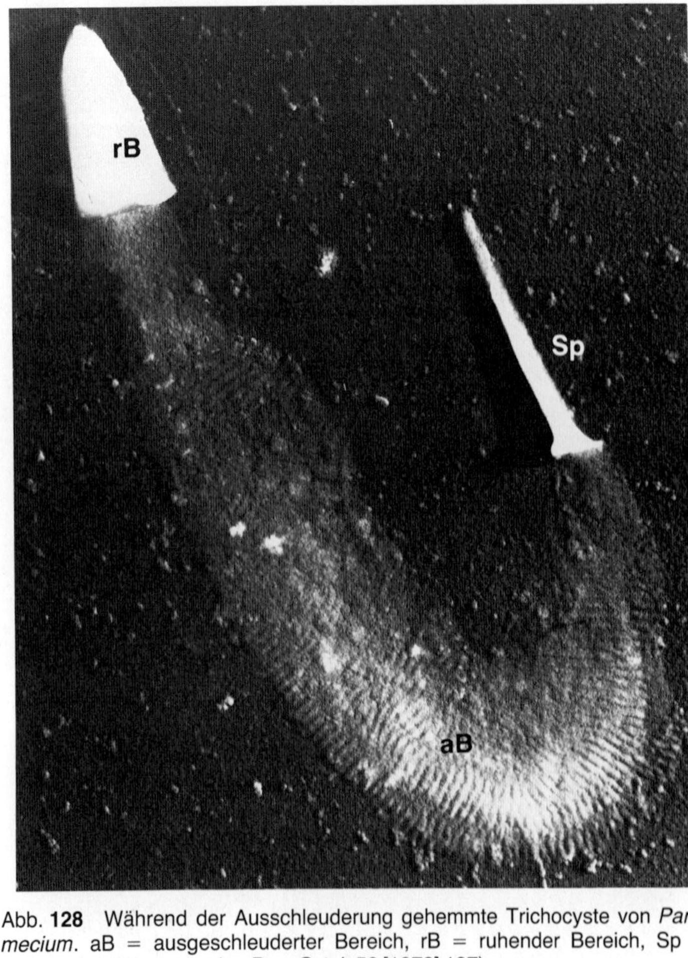

Abb. **128** Während der Ausschleuderung gehemmte Trichocyste von *Paramecium*. aB = ausgeschleuderter Bereich, rB = ruhender Bereich, Sp = Spitze (aus Hausmann: Int. Rev. Cytol. 52 [1978] 197).

Ruhezustand wie in der abgeschossenen Form die Zahl der periodischen Querstreifen gleich ist, der Abstand der Perioden sich jedoch entsprechend der Trichocystenverlängerung vergrößert hat. Weiterhin weiß man, daß zur Streckung kein ATP, wohl aber in bestimmten Konzentrationen Calciumionen notwendig sind.

Die bei Flagellaten auftretenden Spindeltrichocysten weisen im Grunde ganz ähnliche Verhältnisse auf, zeigen allerdings im Vergleich mit Spindeltrichocysten von Ciliaten einige Strukturbesonderheiten (s. Abb. **127**).

Die Spindeltrichocysten sind in ihrer Struktur und in ihrem Verhalten recht einzigartige Proteinstrukturen. Man könnte sie zwar aufgrund äußerlicher Gemeinsamkeiten (Querstreifung) mit Kollagen vergleichen, müßte dann aber feststellen, daß Kollagen nicht die Fähigkeit zu einem vergleichbaren dynamischen Verhalten besitzt, ganz abgesehen davon, daß in der Zusammensetzung der beiden Faserproteine erhebliche Unterschiede bestehen.

Ein *Paramecium*, das experimentell aller seiner Trichocysten beraubt wird, kann innerhalb von 5 bis 8 Stunden sämtliche der etwa 5000 bis 8000 Extrusomen neu synthetisieren. Dies deutet auf eine wichtige Funktion dieser Organellen hin, die zu klären jedoch immer noch nicht überzeugend gelungen ist. Trichocystenlose, durchaus lebensfähige *Paramecium*-Mutanten machen das Bild eher noch verworrener, als daß sie eine Antwort auf die Frage nach der Bedeutung dieser Extrusomen geben.

Mucocysten

In mancherlei Hinsicht mit den Spindeltrichocysten vergleichbar sind die Mucocysten. Auch sie zeigen im ruhenden Zustand ein parakristallines Strukturgefüge aus fädigen Grundelementen (Abb. **129**), und auch der Expulsionsmodus läßt sich als die Entfaltung eines präformierten Raumnetzes von Filamenten umschreiben. Jedoch entfalten sich im Gegensatz zu den Spindeltrichocysten die allem Anschein nach aus verschiedenen Komponenten zusammengesetzten Mucocysten in allen drei Dimensionen des Raumes. Die an eine Sekretion erinnernde Streckung benötigt einige Sekunden. Diese bei Flagellaten, Ciliaten und in abgewandelter Form auch bei Rhizopoden auftretenden Extrusomen scheinen bei Ciliaten irgendeine Rolle bei der Encystierung zu spielen, (z. B. *Didinium*). Allerdings ist es recht zweifelhaft, ob dies ihre Hauptfunktion ist. Bei Actinopoden (hier werden sie in bestimmten Fällen wegen ihres speziellen Bewegungsverhaltens Kinetocysten genannt) jedenfalls ist es wahrscheinlicher, daß die Klebrigkeit der Zelloberfläche von ausgeschiedenen Mucocysten herrührt. Dadurch wird der zum Lebensunterhalt notwendige Beutefang erleichtert.

Die Mucocysten sind, soweit bekannt, die einzigen Extrusomtypen, die eine in Form, Struktur und Dimension vergleichbare Entsprechung bei höher entwickelten Organismen haben. So zeigen Schwärmer von Oomyceten vor der Bildung der „primären Cyste“ Vesikel mit parakristallinem Inhalt im corticalen Cytoplasma. Nach der Cystenwandbildung findet man diese Vesikel nicht mehr, was den Schluß nahe legt, daß sie zum Bau der Cystenwand dienen. Die corticalen Granula in

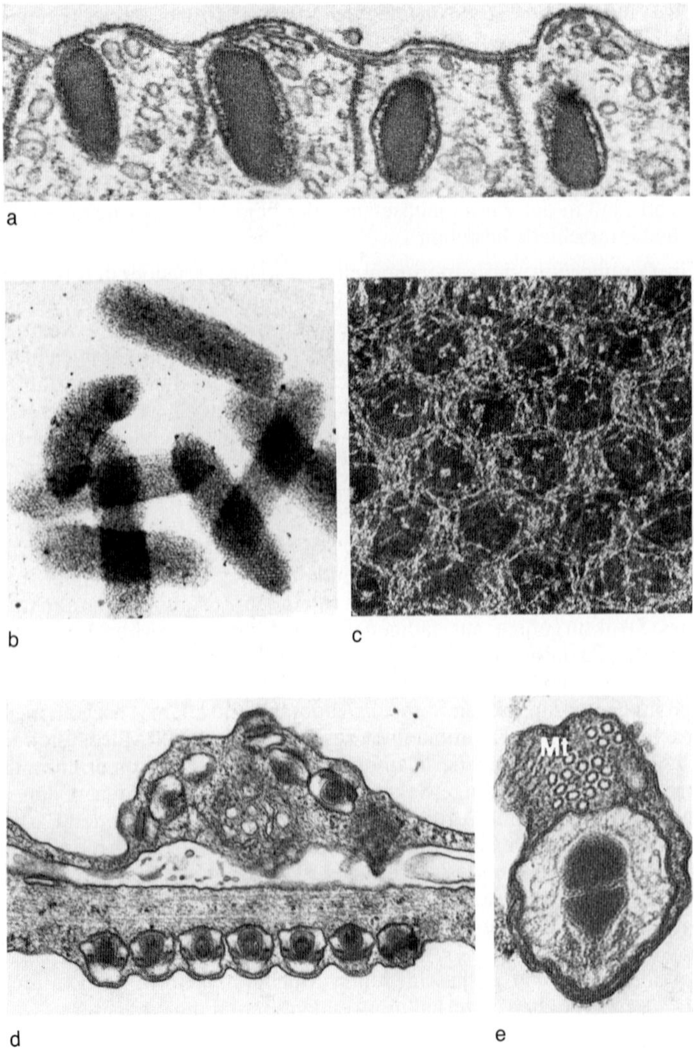

Abb. **129** Mucocysten vom Ciliaten *Loxophyllum* in ruhendem (a) und in ausgeschiedenem Zustand (b). Bei starker Vergrößerung werden regelmäßig verknüpfte Filamente sichtbar (c). d u. e Kinetocysten von *Clathrulina* (d) und *Acanthocystis* (e). Mt = Mikrotubuli (a–c aus Hausmann: Int. Rev. Cytol. 52 [1978] 197; d u. e aus Bardele: Z. Zellforsch. Mikrosk. Anat. 130 [1972] 219).

den Seeigeleiern zeigen ein ähnliches Verhalten: Nach der Befruchtung werden sie ausgestoßen und liefern somit das Material zumindest für einen Teil der Befruchtungsmembran.

Die Schleimsäcke der Euglenen scheiden durch Pelliculaporen permanent Mucosubstanzen aus. Man vermutet, daß hierdurch die für diese Flagellatengruppe charakteristischen metabolischen Bewegungen erleichtert werden.

Toxicysten

Kein Zweifel besteht über die Funktion der Toxicysten. Sie dienen der Feindabwehr und ganz besonders dem Beutefang. Daher findet man diesen Extrusomtyp vornehmlich bei räuberischen Einzellern, hauptsächlich bei gymnostomen Ciliaten. Aber auch einige phagotrophe Flagellaten führen diesen Extrusomtyp.

Es handelt sich bei ruhenden Toxicysten um Kapseln, die von einer Röhre umgeben sind, und deren Lumen von einem Schlauch ausgefüllt wird. Dieser Schlauch wird bei der Expulsion je nach Toxicystentyp entweder teleskopartig ausgeschachtelt oder aber handschuhfingerförmig umgestülpt (Abb. **130**). Der letztere Modus erinnert lebhaft an die Funktionsweise der Nesselkapseln der Cnidaria. Der wesentliche Unterschied besteht in den Dimensionen.

Die Schläuche der Toxicysten werden beim Abschuß wie Injektionsnadeln in die Beuteorganismen getrieben. Die angegriffene Beute (Meist ebenfalls Einzeller, aber nicht selten auch Vielzeller wie z. B. Rotatorien) werden durch den Toxicystenabschluß gelähmt oder sogar getötet, häufig auch mechanisch festgehalten. Offenbar werden beim Toxicystenabschuß giftige Substanzen mit freigesetzt.

Häufig treten die Toxicysten in bestimmten Bereichen der Zelle konzentriert auf. So sind vornehmlich die Mundapparate der Gymnostomen mit diesen Extrusomen ausgestattet. Es gibt aber auch zum Beispiel Toxicystenwarzen, die nicht in unmittelbarer Nähe der Oralregion angeordnet sind. Derartige Anhäufungen von Extrusomen sind insofern besonders effektiv, als daß eine große Anzahl von Toxicysten gleichzeitig abgeschossen werden kann.

Die Toxicysten in den Köpfchen der Suctorierententakeln, hier Haptocysten genannt, sind spezialisierte Extrusomen. Sie stellen den ersten Kontakt zwischen Räuber und Beute her, wobei sie hauptsächlich die Verbindung der Plasmamembranen beider Organismen bewirken sollen (Abb. **131**).

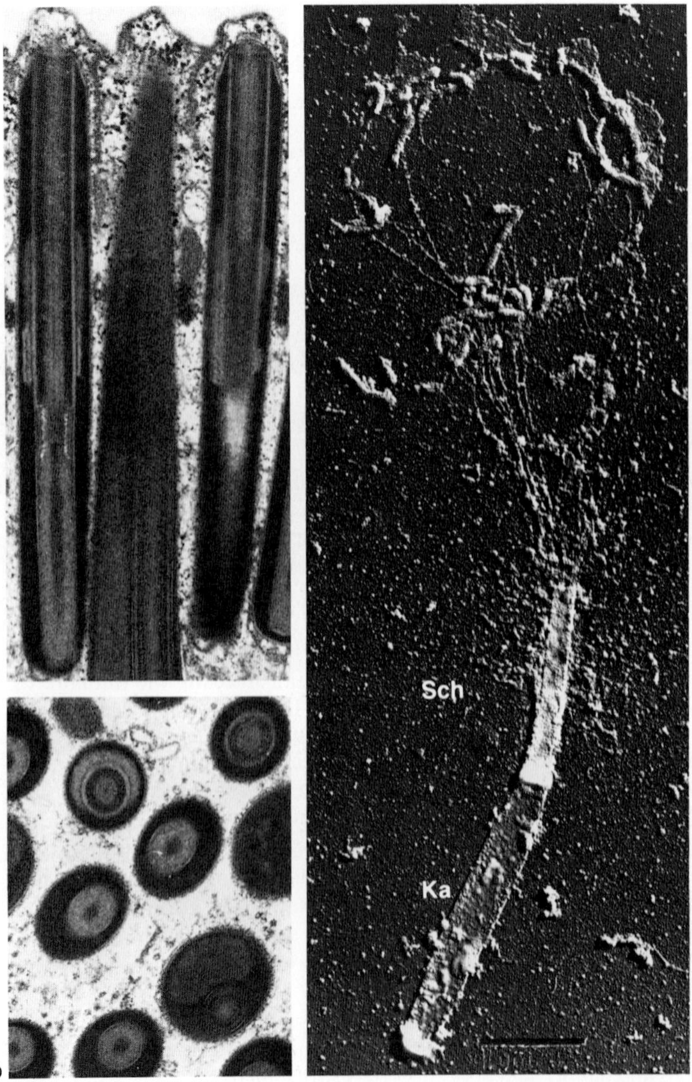

a

b

c

Abb. **130** Toxicysten: a u. b Ruhende Stadien aus *Homalozoon*. c Explodierte Toxicyste aus *Loxophyllum*. Ka = Kapsel, Sch = Schaft (a u. b aus Kuhlmann u. Hausmann: Protistologica 16 [1980] 125; c aus Hausmann u. Wohlfarth-Bottermann: Z. Zellforsch. Mikrosk. Anat. 140 [1973] 235).

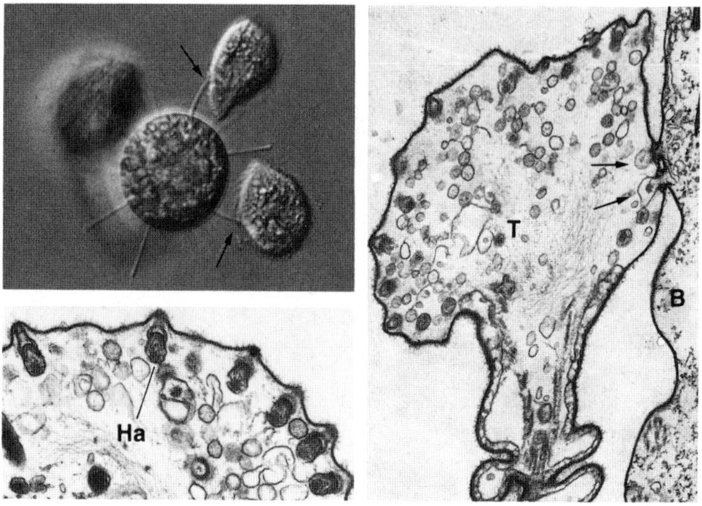

a b c

Abb. **131** Haptocysten: a Suctorienttentakeln halten die Beute (Pfeile). b Ruhende Haptocysten (Ha) im Tentakelkopf. c Haptocysten (Pfeile) im Tentakel (T) halten die Beute (B) fest (b u. c aus Bardele u. Grell: Z. Zellforsch. Mikrosk. Anat. 80 [1967] 219).

Rhabdocysten

Rhabdocysten sind stabförmige Extrusomen. Soweit man weiß, kommen sie nur in einer Gruppe primitiver, mariner Ciliaten vor. Sie scheinen eine gewisse Verwandtschaft mit dem Toxicystentyp aufzuweisen, bei welchem ein Schlauch teleskopartig ausgestülpt wird. Der Mechanismus des Rhabdocystenabschusses wird mit dem Abschuß eines Pfeiles durch ein Blasrohr verglichen.

Ejectisomen

Ejectisomen (Abb. **132**), deren Funktion unklar ist, treten ausschließlich bei Flagellaten auf und hier hauptsächlich bei den Cryptomonadida und Prasinomonadida. Im Ruhezustand sind es kompakte Organellen, die dicht aufgerollten Bändern gleichen. Meistens sind sie zweigeteilt. Die abgeschossenen Ejectisomen sind Röhren von erheblicher Länge. Diese Röhren entstehen in der Art, daß sich in Sekundenbruchteilen die Bänder entrollen und seitlich wieder aufrollen. Durch den Abschuß der Ejectisomen erfolgt eine Art Fluchtreaktion der Flagellaten.

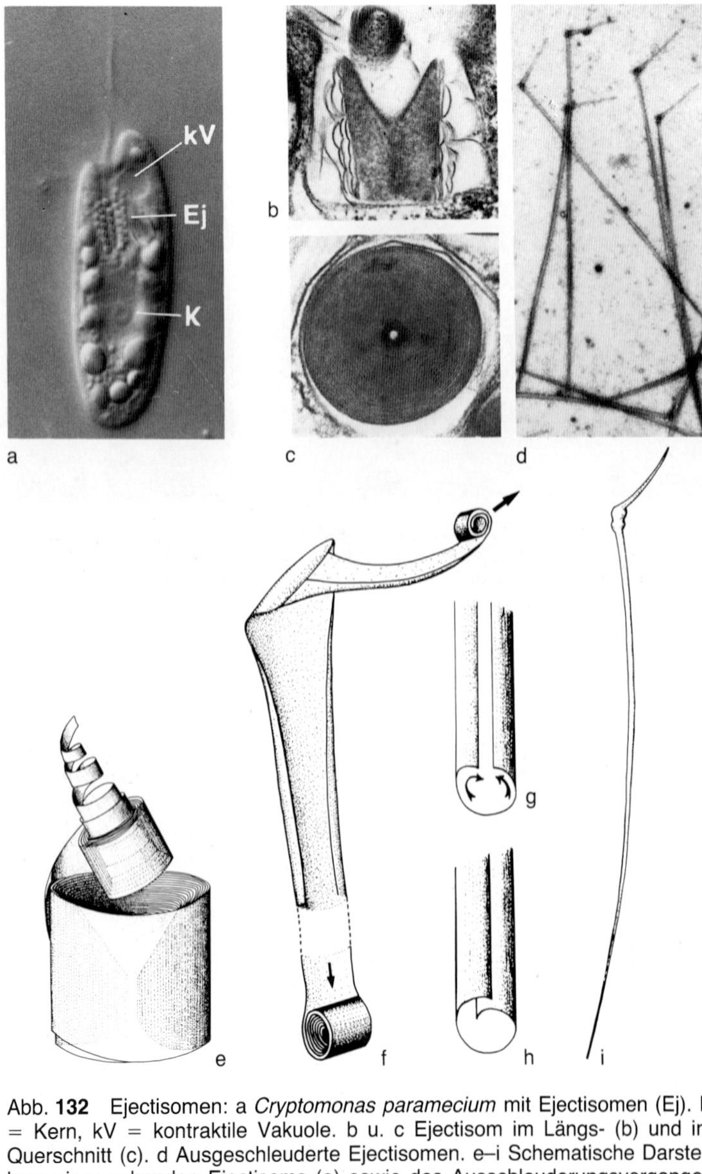

Abb. **132** Ejectisomen: a *Cryptomonas paramecium* mit Ejectisomen (Ej). K = Kern, kV = kontraktile Vakuole. b u. c Ejectisom im Längs- (b) und im Querschnitt (c). d Ausgeschleuderte Ejectisomen. e–i Schematische Darstellung eines ruhenden Ejectisoms (e) sowie des Ausschleuderungsvorganges (f–i) (aus Hausmann: Int. Rev. Cytol. 52 [1978] 197).

Zu den Ejectisomen gibt es eine ganz erstaunliche Parallele bei anderen einzelligen Organismen. Die „Kappa-Partikel" (= Bakterien in *Paramecium*) besitzen einen „R-Körper" (S. 257). Dieser Körper zeigt genau die gleiche Feinstruktur wie die Ejectisomen. Darüber hinaus weisen isolierte R-Körper unter bestimmten experimentellen Bedingungen das gleiche Verhalten wie die Ejectisomen auf: Sie rollen sich nach einem Entrollen seitlich wieder auf, wodurch eine lange Röhre entsteht.

Es bereitet einige Schwierigkeiten, sich vorzustellen, wie durch eine konvergente Evolution sehr bizarre und dann doch ähnliche Strukturen in ganz unterschiedlichen Organismen entstanden sein können. Durch das Auftreten nahezu identischer Strukturen einerseits bei Prokaryonten (Bakterien: R-Körper) und andererseits Eukaryonten (Flagellaten: Ejectisomen) tritt diese Problematik besonders eklatant zutage.

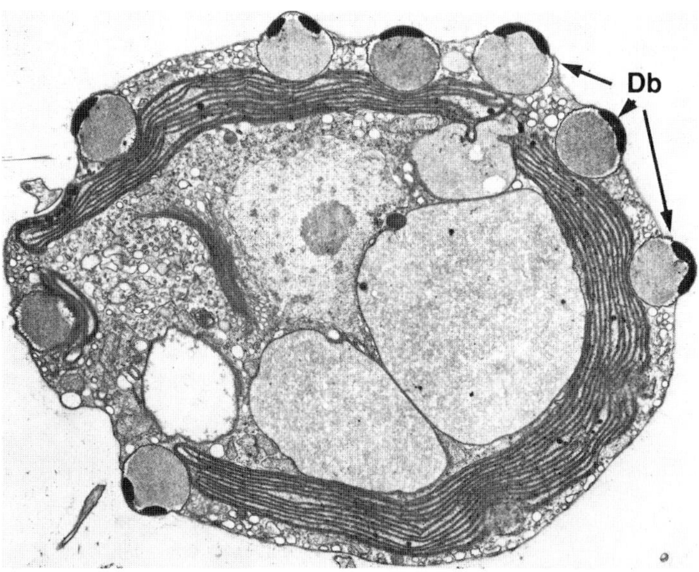

a

Abb. **133** Discobolocysten: *Ochromonas tuberculatus* mit Discobolocysten (Db) im Ruhezustand (a). Die ausgeschleuderte Form trägt einen Schwanz (b) (aus Hibberd: Brit. Phycol. J. 5 [1970] 119).

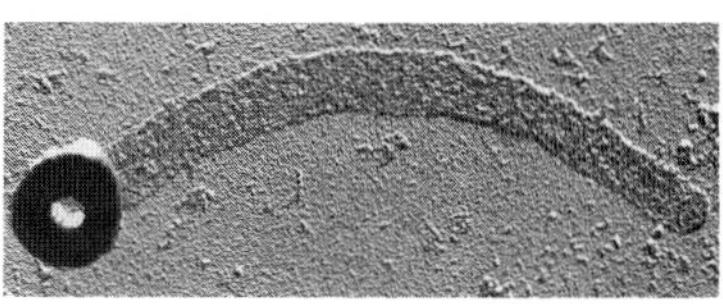

b

Discobolocysten

Discobolocysten sind nur auf einige Chrysomonadida beschränkt. Diese im Ruhezustand mehr oder weniger kugeligen, jedoch polar aufgebauten Strukturen (an der dem Plasmalemma zugewandten Seite des Extrusoms befindet sich eine scheibenartige Differenzierung) verändern ihre Form im Verlaufe des Abschusses in der Art, daß an der Scheibe ein schwanzartiger Anhang filamentösen Materials entsteht (Abb. **133**). Die Funktion dieses Extrusoms ist unklar.

Nematocysten

Die bei bestimmten Dinoflagellaten nachgewiesenen Nematocysten erinnern, ähnlich wie die Toxicysten, an die Nesselkapseln der Cnidaria. Auch in den Nematocysten liegt ein Schlauch vor, der bei der Expulsion umgestülpt wird und somit nach außen gelangt (Abb. **134**). Jedoch ist bei den Nematocysten noch nicht ein so klarer Nachweis ihrer Funktion gelungen, wie er für die Toxicysten vorliegt. Aufgrund einiger Besonderheiten während ihrer Entstehung sowie wegen bestimmter struktureller Eigenarten ist es gerechtfertigt, die Nematocysten als eigenen Extrusomtyp anzusprechen.

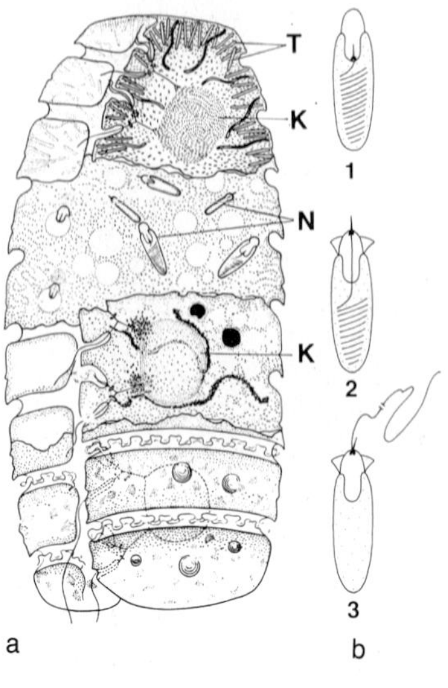

Abb. **134** Nematocysten: a Unterschiedliche Entwicklungsstadien im Dinoflagellaten *Polykrikos*. K = Kern, N = Nematocysten, T = Trichocysten. b 1–3 Schlauchausschleuderung aus einer Nematocyste (a aus Chatton u. Grassé: C. R. Sce. Soc. Biol. Ses Fil. 100 [1929] 281).

Versuche zu Kapitel Extrusomen

Induktion und graduelle Hemmung des Trichocystenabschusses

Der Trichocystenabschuß kann bei *Paramecium* (und anderen Protisten mit Spindeltrichocysten) leicht durch die Zugabe von gesättigter Pikrinsäure induziert werden. Die Tiere werden sofort abgetötet, haben jedoch noch genug Zeit, zuvor nahezu alle Trichocysten abzuschießen (s. Abb. **17**).

Der Ablauf der Trichocystenausschleuderung, der normalerweise in Millisekunden erfolgt, kann anhand von Hemmstadien rekonstruiert werden. Um Hemmstadien zu erhalten, gibt man anstelle der Pikrinsäure einen Tropfen einer 10%igen Kaliumferrocyanidlösung zu den Paramecien. Es finden sich dann in den Präparaten neben normal ausgeschleuderten Trichocysten Hemmstadien, die zu einer sinnvollen Reihenfolge zusammengestellt werden können (Abb. **135**).

Kapselausscheidung bei Tetrahymena

Wenngleich die Rolle der Mucocysten bei Protisten unklar ist, so kann man doch unter bestimmten Umständen experimentell die Abgabe aller Mucocysten induzieren, was zur Ausbildung einer kapselähnlichen Struktur um die Zellen herum führt.

Für *Tetrahymena* wird folgendes Verfahren benutzt:

Axenisch in organischem Medium kultivierte Zellen werden für 12 Stunden in ein Hungermedium (= 5 mol Phosphatpuffer mit jeweils

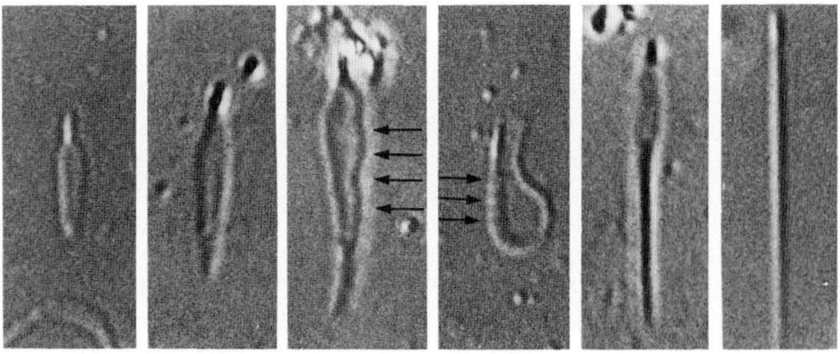

a b c d e f

Abb. **135** Hemmstadien von *Paramecium*-Trichocysten (aus Hausmann: Int. Rev. Cytol. 52 [1978] 197).

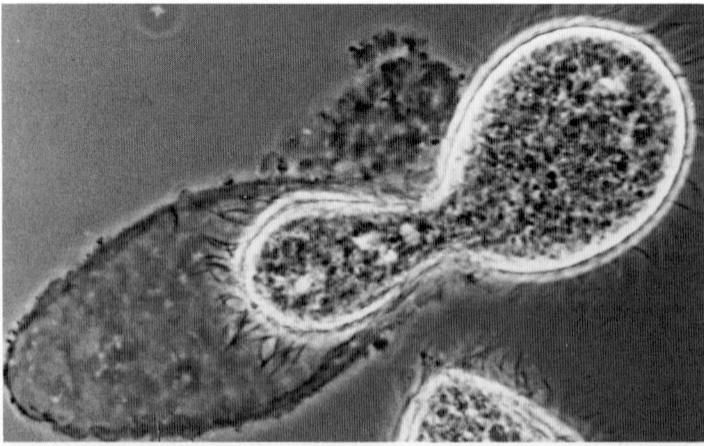

Abb. **136** Kapselausscheidung bei *Tetrahymena*. Nach einer Behandlung mit einer 0,01%igen Alcianblaulösung gibt *Tetrahymena* die Mucocysten ab, welche verkleben und eine Kapsel ausbilden (aus Tiedtke: Naturwissenschaften 63 [1976] 93).

0,5 mol $CaCl_2$, $MgSO_4$, NaCl und KNO_3, pH 6,6) überführt. Gibt man nun 0,0 1% Alcianblau hinzu, sezernieren mehr als 90% der Zellen die Kapseln, die, wie elektronenmikroskopische Untersuchungen belegen, aus dem Material der abgeschiedenen Mucocysten bestehen. In der Kapsel bewegen sich die Zellen frei umher; sie können die Kapsel auch verlassen (Abb. **136**). Ob diese experimentell induzierte Kapselausscheidung mit einem biologischen Vorteil verknüpft ist, scheint zweifelhaft.

Wirkung von Toxicysten beim Beuteerwerb

Den Abschuß von Toxicysten kann man wegen der Kleinheit der Organellen und wegen der Schnelligkeit des Vorganges nicht direkt beobachten. Man kann ihre Wirkung aber unmittelbar feststellen. Hierzu läßt man räuberische, mit Toxicysten ausgestattete Ciliaten, wie beispielsweise *Didinium, Dileptus, Loxopyllum* und *Homalozoon* für 1–2 Tage hungern. Dann gibt man in das Kulturmedium Futterciliaten (z. B. *Colpidium, Paramecium*). Es läßt sich leicht die Wirkung der Toxicysten an der plötzlichen Immobilisierung oder gar Lyse der Futterorganismen beobachten, wenn sie dicht an der Oralregion oder anderen, toxicystenreichen Zellbereichen vorbeischwimmen.

Kontraktile Vakuolen

Kontraktile Vakuolen findet man, abgesehen von einigen Süßwasserschwämmen, nur bei zellwandlosen Protisten. Diese Vakuolen sind dadurch gekennzeichnet, daß sie sich langsam mit Flüssigkeit füllen (Diastole) und in periodischen Intervallen kontrahieren (Systole) und dabei ihren Inhalt nach außen ins umgebende Medium abgeben. Die Expulsionsfrequenz kann je nach Organismus zwischen einigen wenigen Sekunden bis hin zu einigen Stunden variieren.

In den meisten Fällen haben die jeweiligen Protisten nur eine kontraktile Vakuole. Es gibt allerdings auch eine ganze Reihe von Protozoen, die 2 (z. B. *Paramecium*) oder wesentlich mehr, das heißt ca. 15–20 kontraktile Vakuolen besitzen (beispielsweise *Dileptus, Homalozoon*). Eine andere Variation liegt bei Ciliaten wie *Loxophyllum* oder *Spirostomum* vor. Bei diesen Arten gibt es einen sehr langen Sammelkanal, der vom Vorderende des Tieres ausgeht und bis zum Hinterende zieht, wo er in die hier gelegene kontraktile Vakuole mündet.

Kontraktile-Vakuolen-Komplex

Kontraktile Vakuolen sind im Lichtmikroskop als relativ transparente, in regelmäßigen Abständen pulsierende Strukturen zu identifizieren. Elektronenmikroskopische Untersuchungen belegen, daß die kontraktile Vakuole selbst nur ein Teil eines größeren Organellsystems ist, das man Kontraktile-Vakuolen-Komplex nennt. Typischerweise umfaßt dies die kontraktile Vakuole, ein sogenanntes Spongiom (S. 163) und in bestimmten Fällen – hauptsächlich bei Ciliaten – einen besonders strukturierten Porus in der Zellperipherie, durch den die Flüssigkeit nach außen abgegeben wird. Bei Ciliaten findet man die kompliziertesten Strukturanordnungen. Hier können noch sternförmig angeordnete Ampullen, die jeweils das Ende eines langen, fein auslaufenden Sammelkanals (Radialkanals) darstellen, in die kontraktile Vakuole münden (Abb. **137**). Damit diese komplizierte Struktur aufrecht erhalten bleibt und der gesamte Komplex eine fixierte Position in der Zelle beibehält, ziehen als Strukturelemente Mikrotubulusbündel von der Wandung des Exkretionsporus, die ihrerseits durch helikal angeordnete Mikrotubuli verstärkt ist, über die Ampullen bis an die äußersten Enden der Sammelkanäle (Abb. **137**).

Sieht man einmal von einigen wenigen ungewöhnlichen Fällen ab, wie zum Beispiel von den kontraktilen Vakuolen der Chloromonadida (S. 39), die direkt aus dictyosomalen Zisternen gebildet werden, gibt es keine Hinweise dafür, daß der Kontraktile-Vakuolen-Komplex generell in direkter morphologischer und funktioneller Verbindung mit anderen Membransystemen der Zelle steht.

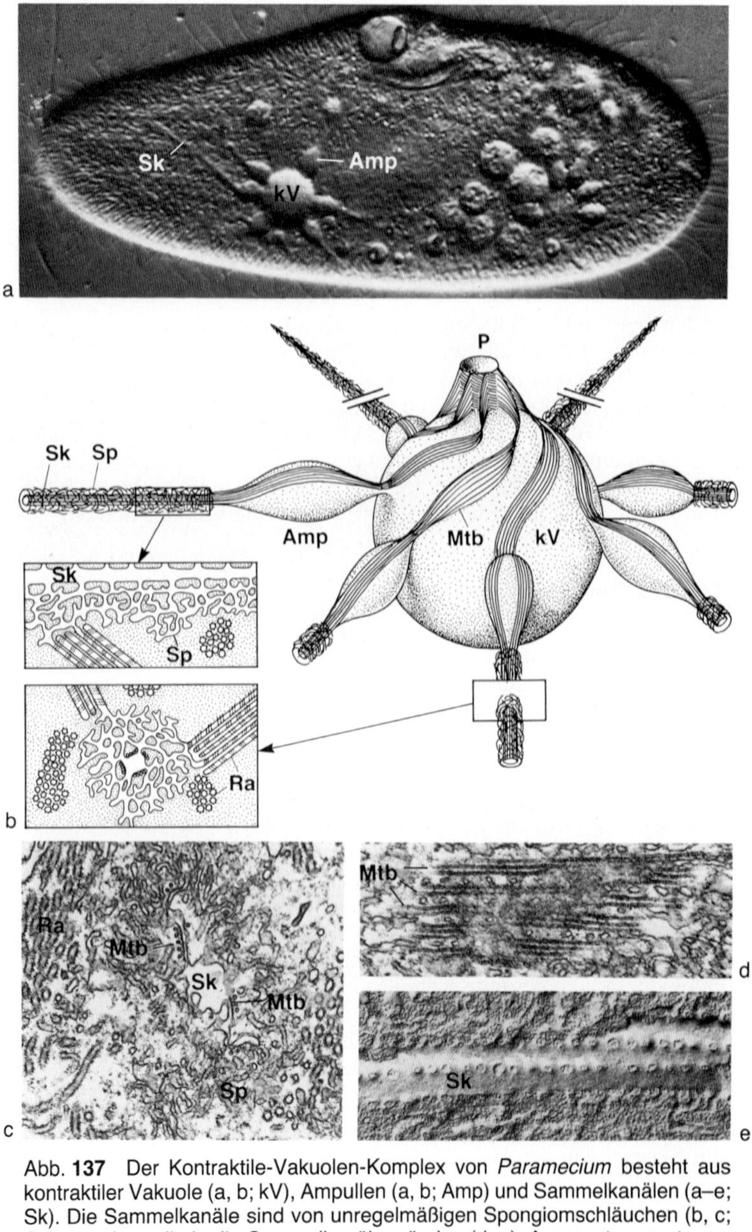

Abb. **137** Der Kontraktile-Vakuolen-Komplex von *Paramecium* besteht aus kontraktiler Vakuole (a, b; kV), Ampullen (a, b; Amp) und Sammelkanälen (a–e; Sk). Die Sammelkanäle sind von unregelmäßigen Spongiomschläuchen (b, c; Sp) umgeben, die in die Sammelkanäle münden (d, e). Aggregate von starren Röhren (b, c; Ra) liegen weiter weg vom Sammelkanal. Dem gesamten System wird durch Mikrotubulibänder (b, c, d; Mtb) Festigkeit verliehen. P = Porus (a, c, d, e aus Hausmann u. Allen: Cytobiologie 15 [1977] 303).

Spongiom

Das Spongiom findet sich in Form von Vesikeln oder Tubuli meistens in unmittelbarer Nähe der kontraktilen Vakuole. In diesem Teil des Kontraktile-Vakuolen-Komplexes wird vermutlich die Flüssigkeit aus dem Plasma segregiert. Die Organisation des Spongioms kann von Art zu Art sehr verschieden sein. Die einfachste Organisationsform, das vesikuläre Spongiom, ist dadurch charakterisiert, daß viele kleine Vesikel eine große Vakuole umgeben (Abb. **138**a). Diese Art der Strukturenanordnung wird besonders häufig in solchen Protisten beobachtet, bei denen die kontraktile Vakuole keine fixierte Position in der Zelle einnimmt, z. B. bei vielen Flagellaten und Sarcodinen.

Es gibt in diesem Spongiom häufig zwei verschiedene Typen von Vesikeln und zwar solche mit einer glatten Membran und solche mit einem zum Cytoplasma weisenden Belag auf der Außenseite, der stark dem Clathrincoat der Coated vesicles ähnelt. Man nimmt an, daß mit Hilfe des einen Vesikeltyps das Wasser aus dem Plasma segregiert wird und daß die andere Vesikelpopulation dafür sorgt, daß ein gewisser Anteil der Membran der kontraktilen Vakuole wieder entfernt wird. Dieser Reduktionsmechanismus wird bei solchen kontraktilen Vakuolen diskutiert, die keine permanenten Strukturen darstellen, sondern bei jeder Systole fragmentieren und in der Diastole jeweils durch die Fusion von Vesikeln neu entstehen. Die Membranverkleinerung scheint notwendig, da im Verlaufe der Fusion der zahlreichen, im Durchmesser ca. 100 nm großen Vesikel das Verhältnis Oberfläche zu Volumen sehr stark in Richtung eines Oberflächenüberschusses verschoben wird.

Bei dem tubulären Spongiom (Abb. **138**b), das bei einigen Sarcodinen und Flagellaten sowie bei den meisten Ciliaten verwirklicht ist, sind die Verhältnisse komplizierter. In diesen Fällen besteht das Spongiom aus ca. 60 nm weiten, permanent vorliegenden Tubuli. Die Tubuli stehen direkt oder indirekt mit der kontraktilen Vakuole in Verbindung.

In den Ciliaten, bei denen über sternförmig angeordnete Sammelkanäle das Wasser in die kontraktile Vakuole geleitet wird (beispielsweise bei *Paramecium*), ist das Spongiom am kompliziertesten ausgebildet. Es umgibt die Sammelkanäle und steht mit ihnen in ständiger räumlicher Kontinuität (s. Abb. **137**).

Anfang der 60er Jahre wurde aufgrund elektronenmikroskopischer Befunde postuliert, daß bei jeder Systole sämtliche Verbindungen zwischen Spongiom und Sammelkanal abgetrennt werden. Dadurch sollte während der Kontraktion der Vakuole ein Rückstrom des Wassers in das Spongiom verhindert werden. Unmittelbar nach der Systole sollten dieser Vorstellung zu Folge in Sekundenbruchteilen die Tausende von Verbindungen zwischen Spongiom und Sammelkanälen wieder neu hergestellt werden.

Wenn auch diese im ersten Moment sehr attraktiv erscheinenden Vorstellungen Eingang in zahlreiche Lehrbücher gefunden haben, kann aufgrund neuerer Befunde (die erzielt wurden, nachdem die Präparationstechniken für die Elektronenmikroskopie wesentlich ver-

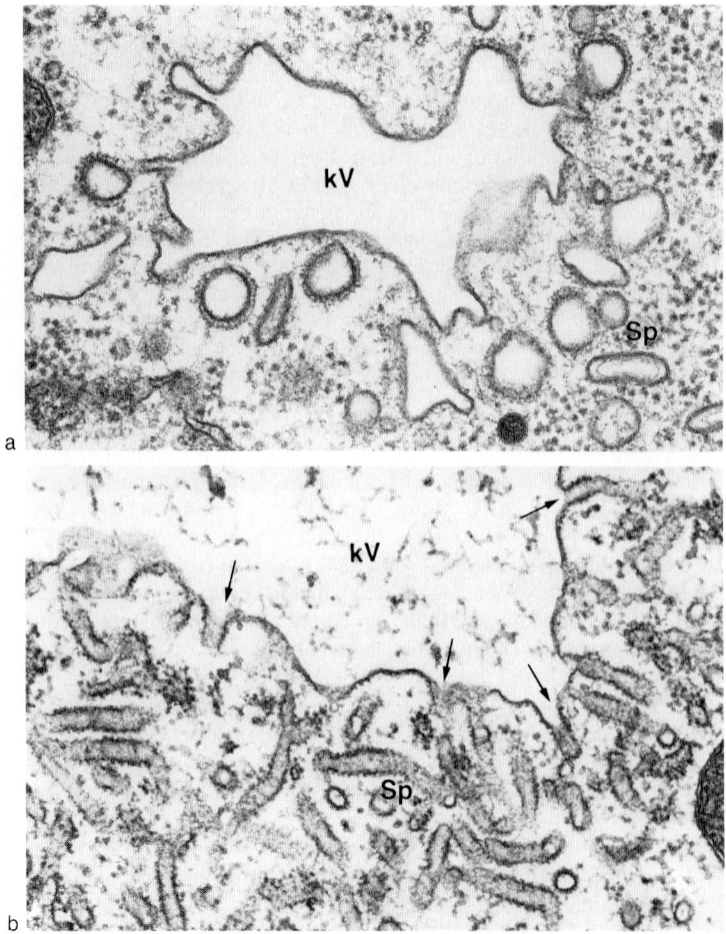

Abb. **138** Kontraktile Vakuole (kV) vom Flagellaten *Cyathomonas* (a) und vom Ciliaten *Pseudomicrothorax*. Bei Flagellaten findet sich ein vesikuläres Spongiom (Sp), während bei Ciliaten ein tubuläres Spongiom überwiegt. Die Tubuli stehen mit der kontraktilen Vakuole in ständiger Verbindung (b; Pfeile).

bessert wurden) nicht mehr festgehalten werden. Es gibt keinerlei Hinweise für eine rhythmisch erfolgende, mit dem Kontraktionszyklus synchronisierte Ab- und Ankopplung des Spongioms von und an die Sammelkanäle. Dieses erscheint bei näherer Betrachtung des Problems auch gar nicht notwendig. Denn der Druck, der aufgewandt werden müßte, um das Wasser in das Spongiom zurückzutransportieren, müßte außerordentlich hoch sein, da ja in den engen Spongiomtubuli kaum zu überschätzende Reibungswiderstände vorherrschen. Der ohnehin nur Sekundenbruchteile – nämlich für die Zeit der maximalen Füllung der kontraktilen Vakuole und der Fusion der Vakuolenmembran mit der Plasmamembran – vorherrschende Druck wird wahrscheinlich durch diesen Widerstand kompensiert.

An der Peripherie des tubulären Spongioms liegen in einigen Fällen eigenartige Bündel von starr erscheinenden, mehr oder weniger hexagonal gepackten Röhren. Diese ca. 50 nm weiten Röhren, die auf der cytoplasmatischen Seite mit pilzförmigen, schraubig angeordneten Strukturen dekoriert sind, stehen mit den glatten Spongiomtubuli in direkter Verbindung.

Man nimmt an, daß die Flüssigkeit über die dekorierten Tubuli aus dem Plasma segregiert, über die glatten Spongiomelemente in die Sammelkanäle und von hier über die Ampullen, welche keine Verbindungen mehr zum Spongiom aufweisen, in die kontraktile Vakuole geleitet wird.

Flüssigkeitssegregation

Obgleich es offensichtlich erscheint, daß das Spongiom in den Prozeß der Flüssigkeitssegregation involviert ist, kann eigentlich als der einzige Hinweis für die Richtigkeit dieser Annahme nur seine Lokalisation in unmittelbarer Nähe der kontraktilen Vakuole oder der Sammelkanäle gewertet werden. Über die molekularen Mechanismen der Flüssigkeitssegregation gibt es bislang nur Spekulationen. Am wahrscheinlichsten ist es, daß in den entsprechenden Membranen Pumpen lokalisiert sind, die Ionen (oder Protonen) in die Lumina der Spongiomvesikel oder – tubuli transportieren. Diese Vorstellung wird durch den cytochemischen Nachweis von Phosphataseaktivität im Kontraktile-Vakuolen-Komplex gestützt. Diese würde einen lokalen osmotischen Gradienten verursachen, der Wasser vom Cytoplasma ins Spongiom transportieren könnte. Dieser Mechanismus erfordert jedoch zwangsläufig einen zweiten Mechanismus, über den die Ionen wieder ins Cytoplasma zurückgepumpt würden, ohne daß damit ein Wasserrücktransport verbunden wäre. Wie diese Mechanismen mehr oder minder nebeneinander im Spongiom verwirklicht sein können ist derzeitig völlig unklar. Aufgrund von quantitativen Analysen des Cytoplasmas und der durch die kontraktilen Vakuolen abgesonderten Flüssigkeit steht allerdings fest, daß die ausgeschiedene Flüssigkeit zwar nicht gänzlich frei von Ionen ist, jedoch eine deutlich niedrigere Konzentration als das Cytoplasma aufweist.

Flüssigkeitsabgabe

Bei Protisten, in denen die Lage der kontraktilen Vakuole innerhalb der Zelle nicht festgelegt ist, so zum Beispiel bei vielen Amöben, fusioniert die Membran der kontraktilen Vakuole mit dem Plasmalemma an jeweils beliebiger Stelle, allerdings auch vorwiegend am Uroid und niemals am Vorderende. Durch diese Fusion wird eine mehr oder minder große Öffnung in der Vakuole und der Plasmamembran geschaffen, über die dann die Flüssigkeit nach außen gelangen kann. Dies ist offensichtlich nicht überall der Fall. So wird für die Chlorophycee *Chlamydomonas* berichtet, daß die Flüssigkeit ohne eine Membranfusion über hydrophile Transmembrankanäle nach außen gelangt. Eine Art Zwischenstellung nehmen die kontraktilen Vakuolen der Trypanosomatiden ein, bei denen nur kleinere Bereiche der kontraktilen Vakuole mit der Plasmamembran verschmelzen und somit kleine Kanäle für die Flüssigkeitsabgabe ausbilden.

Speziell bei den Ciliaten – aber auch bei einigen anderen Protisten – gibt es permanente, besonders strukturierte Exkretionsporen (s. Abb. **137**). Derartig präformierte Poren sind notwendig, da ansonsten infolge des komplexen Corticalplasmas die kontraktile Vakuole keinen Zugang zur Plasmamembran hätte.

Osmoregulatorische Funktion

Seit langer Zeit vermutet man, daß die kontraktilen Vakuolen in Zusammenhang mit der Osmoregulation stehen. Es ist schon länger bekannt, daß das Cytoplasma der Süßwasserprotisten einen höheren osmotischen Wert hat als das umgebende Medium. Demzufolge dringt ständig Wasser in die Zellen ein. Das Wasser, das auf anderen Wegen, beispielsweise über Nahrungsvakuolen, in die Zellen gelangt, wird ebenfalls über die kontraktilen Vakuolen ausgeschieden. Sofern keine entgegenwirkende Struktur, wie zum Beispiel eine Zellwand, oder kein Mechanismus, wie beispielsweise der Volumenregulationsmechanismus, existiert, würde die Zelle aufgrund des Wassereinstromes platzen. Dem ist offenbar nicht so. Die kontraktilen Vakuolen arbeiten aktiv gegen den Wasserinflux an, wie sich leicht anhand einer Erhöhung oder Erniedrigung der Aktivität der kontraktilen Vakuole beobachten läßt, wenn man den osmotischen Wert des umgebenden Mediums erniedrigt oder erhöht.

Neben der wohl unumstrittenen osmoregulatorischen Aufgabe des Kontraktile-Vakuolen-Komplexes werden immer wieder andere Funktionen diskutiert. So wird noch in Erwägung gezogen, ob nicht Kationen wie beispielsweise Natrium aktiv über die kontraktile Vakuole ausgeschieden werden. Denn man hat festgestellt, daß die Protistenzelle eine recht hohe Konzentration von Kaliumionen und einen niedrigen Natriumlevel aufweist, der Natriumgehalt der von der kontraktilen Vakuole ausgeschiedenen Flüssigkeit aber hoch ist. Ein experimenteller Beweis für eine aktive selektive Natriumabgabe über die kontraktile Vakuole steht jedoch noch aus.

Volumenregulationsmechanismus

Die kontraktilen Vakuolen scheinen primär nur kurzfristig auf Änderungen der osmotischen Gegebenheiten der Umgebung zu reagieren. Auf längere Sicht tritt der Volumenregulationsmechanismus ein. Das bedeutet, daß ein Protist, der beispielsweise in ein hyperosmotisches Medium gebracht wird, zunächst wegen des Wasserausstromes schrumpft und daß die kontraktile Vakuole ihre Aktivität einstellt. Nach einer gewissen Zeit schwillt die Zelle aber, wenn der osmotische Schock nicht letal war, wieder an und die kontraktile Vakuole nimmt wieder ihre Tätigkeit auf. Dies ist darauf zurückzuführen, daß der Level von freien Aminosäuren, monovalenten Kationen und unter Umständen auch von Zuckern im Cytoplasma angestiegen ist.

Kontraktilität der kontraktilen Vakuolen

Verschiedentlich werden die kontraktilen Vakuolen „pulsierende“ Vakuolen genannt, da der Terminus „kontraktile“ Vakuolen impliziert, daß diese Vakuolen aktiv kontrahieren. Bislang gibt es jedoch keine direkten Nachweise für eine aktive Kontraktion. Man könnte daher argumentieren, daß die kontraktilen Vakuolen lediglich durch den Zellinnendruck entleert werden.

Ein wichtiges Argument für eine aktive Kontraktion ist allerdings die Beobachtung, daß die kontraktilen Vakuolen verschiedener Protisten unmittelbar vor der Expulsion ihres Inhalts kugelrund werden und im Durchmesser etwas abnehmen. Dieses Phänomen läßt sich am einfachsten dadurch erklären, daß in diesem Moment allseitig kontraktile Elemente auf die bislang noch nicht ganz ebenmäßig kugelige Vakuole einwirken. Ein weiterer Hinweis für eine aktive Kontraktion wird durch die Beobachtung geliefert, daß, wenn man bei Ciliaten den Exkretionssporus durch ein festanliegendes Deckglas mechanisch verschließt, die kontinuierlich anschwellende Vakuole zwar nur geringfügig, so doch deutlich sichtbar dem normalen Pulsationsrhythmus entsprechende Kontraktionen zeigt.

Ablauf des Pulsationszyklus

Der Ablauf der typischen Pulsationszyklen bei einfach strukturierten kontraktilen Vakuolen ist in Abb. **139** gezeigt. Nach der Systole sind in der Region der kontraktilen Vakuole kleine Vesikel sichtbar. Während der Diastole wachsen diese Vesikel an und fusionieren nach und nach miteinander und bilden somit schließlich die „kontraktile" Vakuole. Unmittelbar vor der Expulsion ihres Inhalts rundet sich die Vakuole ab, wobei sie von kleinen Vesikeln umgeben wird.

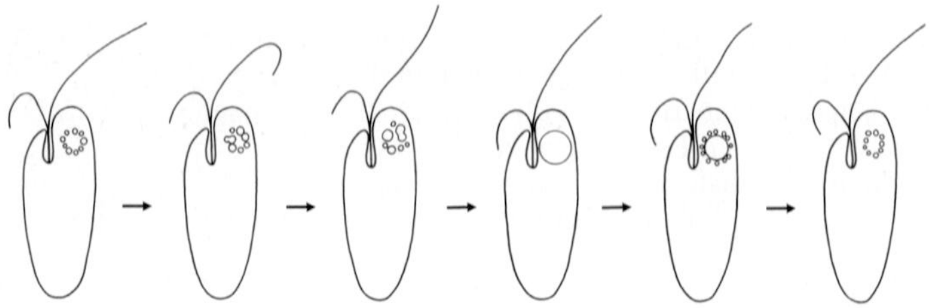

Abb. **139** Pulsationsablauf der kontraktilen Vakuole von *Chilomonas* von Systole zu Systole. Ein Pulsationszyklus dauert ca. 10 Sekunden.

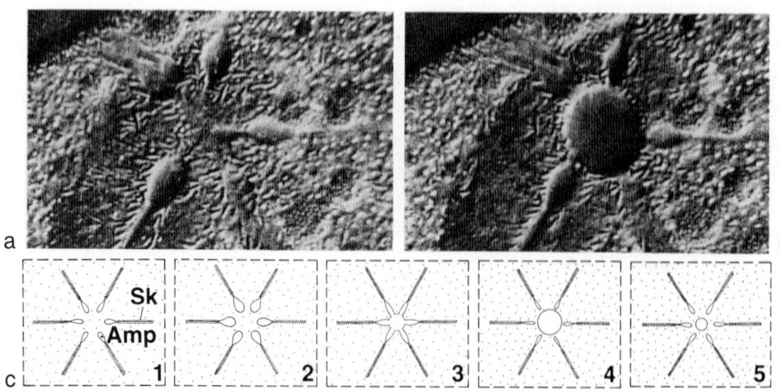

Abb. **140** Pulsationsablauf der kontraktilen Vakuole von *Paramecium*. a Systole der kontraktilen Vakuole. b Diastole der kontraktilen Vakuole. c 1–5 Schematische Darstellung der wichtigen Stadien eines Pulsationszyklus, der bei *P. caudatum* ca. 8 Sekunden dauert.

Neben diesem einfachen Funktionsablauf gibt es kompliziertere Verhältnisse, wie sie am Beispiel von *Paramecium caudatum* dargestellt sind (Abb. **140**). Nach der Diastole ist die kontraktile Vakuole nicht mehr sichtbar. Die Ampullen füllen sich (Diastole der Ampullen). Dann erscheint die kontraktile Vakuole, die durch die Ampullen gefüllt wird (Systole der Ampullen; Diastole der kontraktilen Vakuole). Noch während sich die kontraktile Vakuole – nach vorhergehendem kugeligen Abrunden – über den Exkretionsporus nach außen entleert (Systole der kontraktilen Vakuole), füllen sich bereits wieder die Ampullen. Es hat den Anschein, daß die Flüssigkeitszufuhr durch die Sammelkanäle kontinuierlich erfolgt und die Ampullen eine Art Pufferelement darstellen, welche bei ununterbrochener Wassersegregation eine Entleerung der kontraktilen Vakuole ermöglichen.

Pusulen

Die Dinoflagellaten besitzen keine kontraktilen Vakuolen. Es wird vermutet, daß ihre Aufgabe von an der Geißelbasis gelegenen Pusulen übernommen wird. Unter Pusulen versteht man röhrenförmige, in vielen Fällen verzweigte Einfaltungen der Plasmamembran, die eng von einem intrazellulären Vakuolensystem umgeben werden. Die Pusulen sind ständig zum umgebenden Medium hin geöffnet.

Bei manchen Dinoflagellaten gibt es zwei Arten von Pusulen: Sammelpusulen und Sackpusulen. Sackpusulen sind Ampullen, die von Vesikeln umgeben sind und einen breiten Ausführgang haben. Sammelpusulen bestehen dahingegen aus einer oder zwei oft recht großen Vakuolen mit engem Ausführgang. Insbesondere den Sackpusulen, die primär bei gepanzerten, marinen Formen auftreten, wird osmoregulatorische Funktion zugeschrieben. Sie kontrahieren allerdings, wenn überhaupt, nur sehr sporadisch und nur zu einem gewissen Grad. Es gibt berechtigte Zweifel, ob diese Strukturen überhaupt etwas mit Osmoregulation zu tun haben. Zumindest fehlen überzeugende Evidenzen für diese Annahme.

Versuche zu Kapitel Kontraktile Vakuolen

Bestimmung der Pulsationsintervalle der kontraktilen Vakuolen verschiedener Protisten

Es sollen die Pulsationsintervalle der kontraktilen Vakuolen verschiedener Einzeller festgehalten werden. Wünschenswert wären solche Organismen, die mehrere kontraktile Vakuolen besitzen (*Paramecium, Dileptus, Homalozoon*). Hierbei ist es besonders interessant, herauszufinden, ob die Vakuolen synchron pulsieren, und wenn nicht, ob sie dennoch alle die gleichen Pulsationsintervalle aufweisen.

Hat man die Werte für die Pulsationsintervalle, kann die Effektivität (Flüssigkeitsausstoß pro Minute) der jeweiligen kontraktilen Vakuole bestimmt werden. Hierzu ist es nötig, den Durchmesser der Vakuole abzumessen (mit geeichtem Okularmikrometer; S. 142) und ihr Volumen zu berechnen. Man kann schließlich die Effektivität in Relation zum Zellvolumen des entsprechenden Protisten setzen und in begrenztem Maße Aussagen über den intrazellulären osmotischen Druck machen.

Detaillierte Darstellung verschiedener Pulsationszyklen

Die verschiedenen Phasen der kontraktilen Vakuolen von *Amoeba proteus* sowie von *Paramecium caudatum* sollen so genau wie möglich protokolliert (Zeichnung, Fotografie) und die Dauer der einzelnen Phasen exakt bestimmt werden.

Bestimmung der Toleranzgrenzen gegen hyper- und hypotonische Medien

Hierzu werden Amöben und Paramecien (oder beliebige andere Einzeller) von normalem Kulturmedium in hypotonische (Verdünnung mit Aqua bidest.) bzw. hypertonische Medien (Zugabe von normal konzentriertem Seewasser) gebracht. Die Veränderung der Zusammensetzung des Mediums geschieht in 5-%-Schritten. Neben der Bestimmung der Toleranzgrenzen sollen auch für jede Konzentrationsstufe Veränderungen in der Aktivität und in der Dimension der kontraktilen Vakuolen protokolliert werden.

Motilität

Alle Protisten zeigen Motilität, sei es in Form von Lokomotion, in der Erzeugung von Wasserströmungen oder in der Ausprägung intrazellulärer Bewegungsphänomene. Der weitaus größte Teil der verschiedenen Motilitätserscheinungen basiert auf der Aktion von Geißeln (Schwimmen, Flüssigkeitsströmungen usw.) oder aber auf dem Zusammenwirken von Aktin und Myosin (amöboide Bewegung, Protoplasmaströmungen usw.). Bei einer Reihe von speziellen Systemen (Gleiten, bestimmte Formveränderungen usw.) ist jedoch die Art der Triebkrafterzeugung entweder erst teilweise geklärt oder noch weitgehend unbekannt.

Flagellen und Cilien

Geißeln und Wimpern sind fadenförmige, 0,2 µm dicke Strukturen, die mit einem Basalkörper im Corticalplasma der Zelle verankert sind. Der Geißel- und Wimpernschaft wird von der Plasmamembran umgeben (Abb. **141**). Die Cilien und Flagellen der Eukaryonten sind also

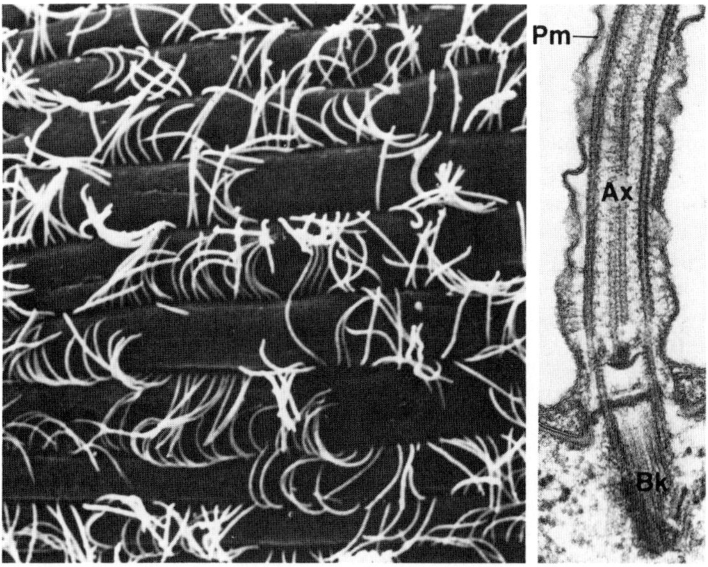

Abb. **141** Wimpern von Ciliaten in Aufsicht (a, *Homalozoon*) und im Schnitt (b, *Paramecium*). Ax = Axonem, Bk = Basalkörper, Pm = Plasmamembran.

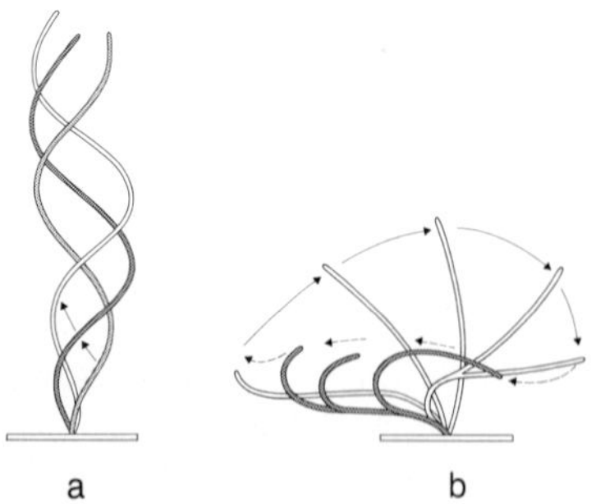

Abb. **142** Schlagmodus von Flagellen (a) und von Cilien (b).

– im Gegensatz zu den extrazellulären Geißeln der prokaryontischen Bakterien – intrazelluläre Strukturen.

Das Schlagen der Geißeln und Wimpern ist eine sehr auffällige und seit den Anfängen der Protistologie beobachtete Erscheinung bei Flagellaten, Ciliaten und Fortpflanzungsstadien von ansonsten flagellen- bzw. cilienlosen Organismen. Geißel- und Wimpernschlag scheinen, oberflächlich betrachtet, grundsätzlich unterschiedlich zu sein: Während Flagellen beim Schlagen einen dreidimensionalen Raum umschreiben, hat man bei der Beobachtung des Schlagens einzelner Wimpern den Eindruck einer zweidimensionalen Bewegung (Abb. **142**). Aber auch beim Cilienschlag findet sich oft eine, wenn auch nicht sehr ausgeprägte, so doch deutlich nachweisbare Komponente in der dritten Dimension; und auf der anderen Seite gibt es Flagellen, die streng uniplanar schlagen. Flagellen sind in der Regel erheblich länger als Cilien.

Im Flagellen- wie im Cilienquerschnitt findet man, umgeben von der Plasmamembran, eine als 9+2-Muster bezeichnete Anordnung von Mikrotubuli (= Axonem) (Abb. **143**) : 9 periphere Doppeltubuli (= Dubletts) umgeben zwei einzeln stehende Zentraltubuli. Die Zentraltubuli sind von einer Art Scheide umgeben. Die Doppeltubuli bestehen jeweils aus einem kompletten Tubulus mit 13 Protofilamenten im Querschnitt (= A-Tubulus), dem ein Tubulus mit 10 Protofilamenten (= B-Tubulus) aufsitzt. Die fehlenden 3 Protofilamente hat der B-Tubulus mit dem A-Tubulus gemeinsam.

An jedem A-Tubulus inserieren Paare von armartigen Strukturen (Dyneinarme), die zum B-Tubulus des Nachbardubletts hinweisen. Die Dubletts sind untereinander durch Nexinbindeglieder verbunden, die ebenfalls vom A-Tubulus ausgehen, genauso wie die als Radialspeichen bezeichneten Verbindungen, die bis zu den Zentraltubuli reichen. Alle diese Strukturen sind in einer jeweils spezifischen Periodizität regelmäßig entlang der Dubletts angeordnet.

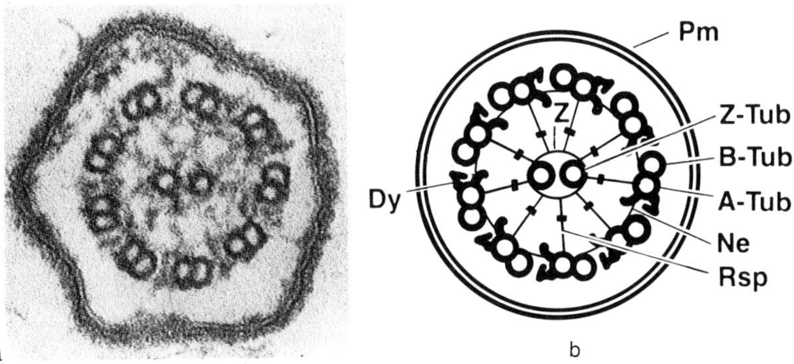

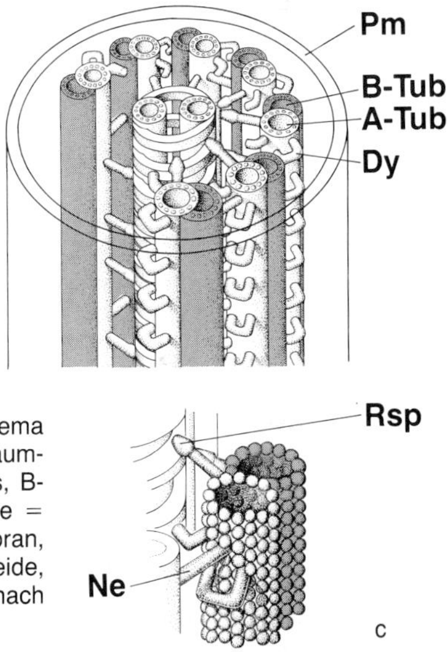

Abb. **143** Cilienquerschnitt (a) und Schema (b). Die verschiedenen Strukturen sind räumlich angeordnet (c). A-Tub = A-Tubulus, B-Tub = B-Tubulus, Dy = Dyneinarm, Ne = Nexinbindeglied, Pm = Plasmamembran, Rsp = Radialspeiche, Z = Zentralscheide, Z-Tub = Zentraltubuli (b nach Allen; c nach Satir).

Die Axonemstruktur verändert sich im Basalkörper in der Art, daß die Zentraltubuli in einem Axialkorn enden und die peripheren Dubletts zu Tripletts werden, indem ein C-Tubulus hinzutritt, der ebenso wie der B-Tubulus inkomplett ist und mit diesem 3 Protofilamente gemeinsam hat (Abb. **144**). Bei Ciliaten finden sich häufig cilienlose Basalkörper, die dann mit cilientragenden Basalkörpern zu Paaren angeordnet sind. An den Basalkörpern der Flagellen und Cilien inserieren in jeweils spezifischem Arrangement mikrotubuläre und mikrofilamentöse Strukturen. Anzahl, Insertionsstelle und Ausgestaltung dieser

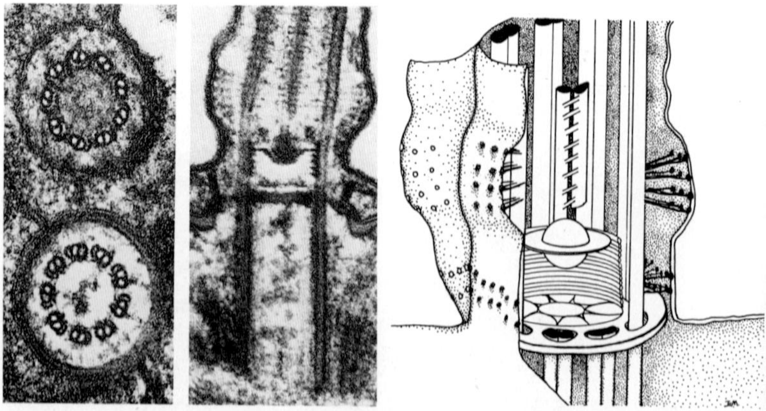

a b c

Abb. **144** Cilienbasis: a Querschnitt durch den Übergang Axonem-Basalkörper; oben sind periphere Dubletts, unten Tripletts sichtbar. b Längsschnitt durch Axonem und Basalkörper. c Schema der Cilienbasis (c aus Dentler: Int. Rev. Cytol. 72 [1982] 1).

Strukturelemente können Aufschlüsse über die Verwandtschaftsverhältnisse der verschiedenen Flagellaten- und Ciliatengruppen geben.

In den Flagellen- und Cilienspitzen liegen auch Strukturbesonderheiten vor. So sind die B-Tubuli stets kürzer als die A-Tubuli, so daß in einem Schnitt durch die äußerste Spitzenregion 9 Singletts anstatt Dubletts die Zentraltubuli umgeben (Abb. **145**). Die Zentraltubuli sind hier über – je nach Objekt verschiedene – Strukturen mit der Plasmamembran verbunden (Abb. **145**b).

Das 9+2-Muster ist eine außerordentlich konservative Struktur. Der Axonemdurchmesser beträgt stets 0,2 µm und die Anordnung der zusätzlichen Elemente wie Dyneinarme, Nexinverbindungen und Radialspeichen erfolgt entlang der Axonemlängsachse in ganz regelmäßigen Perioden. Allerdings gibt es auch einige wenige Variationen. So hat man in den Flagellen der Mikrogameten bestimmter Gregarinen ein 9+5-, 9+0-, 6+0- und 3+0-Muster gefunden, Modifikationen, die jedoch noch (vermindert) bewegungsfähig sind.

Schon bevor es experimentell abgesichert war, wurde aufgrund von ultrastrukturellen Befunden gefordert, daß der wesentliche Vorgang bei der Cilienbewegung ein relatives Aneinandervorbeigleiten der Dubletts ist (Abb. **146**). Dies resultiert, da die Dubletts durch die Nexinbindeglieder und Radialspeichen untereinander und zum Axonemzentrum hin verbunden sind, in einer Verbiegung des Axonems.

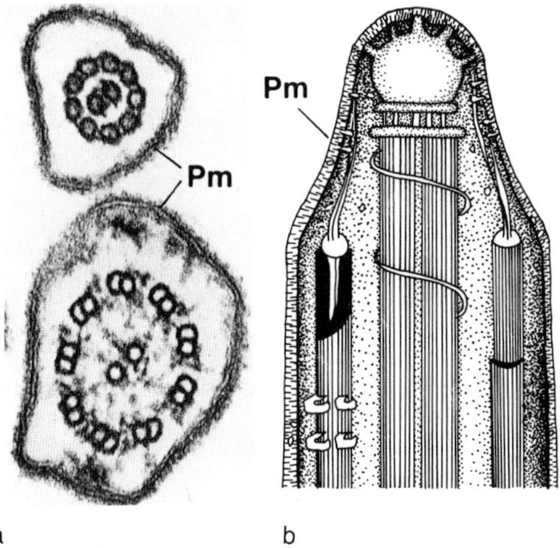

Abb. **145** Cilienspitzen. a In der Cilienspitze sind im Querschnitt nur noch die A-Tubuli zu finden. b Verankerung der Zentraltubuli in der Cilienspitze. Pm = Plasmamembran (b aus Dentler: Int. Rev. Cytol. 72 [1982] 1).

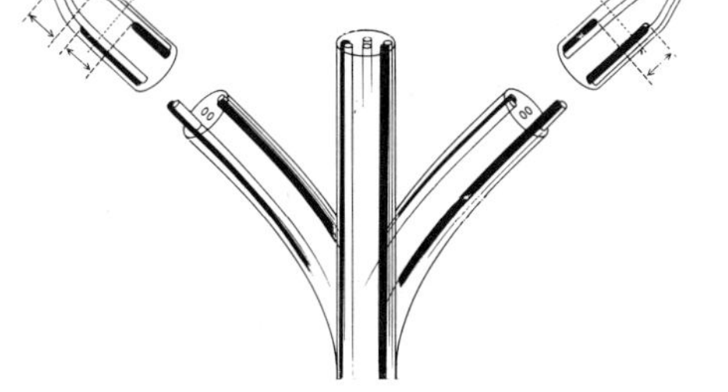

Abb. **146** Erklärung des Gleitmechanismus der peripheren Tubulidubletts, der zur Cilienbewegung führt (nach Satir).

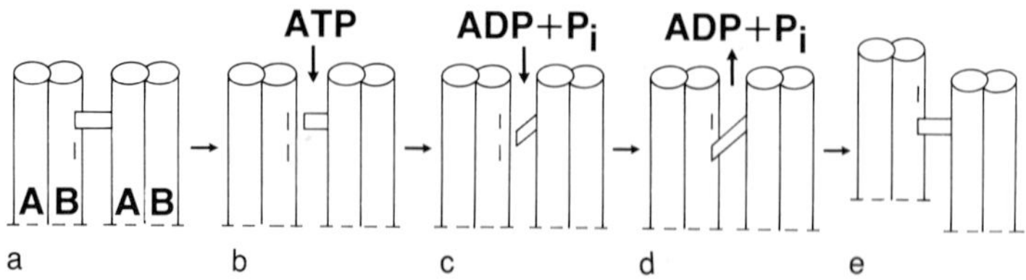

Abb. **147** Dyneinarmzyklus: In Abwesenheit von ATP bindet der Dyneinarm fest am gegenüberliegenden B-Tubulus (a). Durch Zugabe von ATP wird die Bindung gelöst und der Dyneinarm verkürzt sich (b). Die folgenden zwei Schritte sind mit der Hydrolyse von ATP verbunden: Der Arm streckt sich wieder und knickt in einem Winkel von ca. 40° nach unten weg (c). Dann bindet der Arm wieder am B-Tubulus des gegenüberliegenden Dubletts (d). Schließlich kehrt, da ein Mangel an ATP herrscht, der Dyneinarm in die Waagerechte zurück. Hierdurch werden die beiden Dubletts gegeneinander verschoben (e) (nach Satir).

Die Dyneinarme, die ATPase-Aktivität zeigen, sind die krafterzeugenden Strukturen für diesen Prozeß (Abb. **147**). Im Ruhezustand weisen sie schräg nach unten. Tritt ATP hinzu, nehmen sie Kontakt zu dem gegenüberliegenden B-Tubulus auf. Dann bewegen sich die Arme in die Waagerechte und verschieben somit die Dubletts. Unter ATP-Spaltung löst sich schließlich der Dyneinarm wieder vom gegenüberliegenden B-Tubulus und streckt sich bei erneuter Zugabe von ATP nach unten, um den nächsten Zyklus zu beginnen. Dieser Vorgang wiederholt sich in bestimmten Fällen so rasch, daß eine Cilienbewegung von beispielsweise 50 Schlägen pro Sekunde daraus resultieren kann. Da die Axoneme jeweils von der Plasmamembran umgeben sind, ist ein gleichmäßiger ATP-Spiegel über die gesamte Axonemlänge gewährleistet. Die Dyneinarme bestehen aus mindestens 5 Untereinheiten. Das Schlagen der Arme wird als eine dreidimensionale Bewegung interpretiert, die wahrscheinlich durch die Konformationsänderung der verschiedenen Untereinheiten verursacht wird.

Die Dyneinarme der verschiedenen Dubletts müssen innerhalb des Axonems in einer geordneten Abfolge aktiv werden, damit daraus eine gezielte Bewegung resultieren kann. So sind bei einem nach links erfolgenden Effektivschlag der Cilien die Dyneinarme der Dubletts der – im Cilienquerschnitt – oberen Hälfte des Axonems aktiv und die restlichen passiv, während es bei der Rückholbewegung genau umgekehrt ist. Derzeitig wird diskutiert, ob die Zentraltubuli, die sich offenbar zumindest in einigen Fällen in Rotation befinden, die Regulatorfunktion übernehmen.

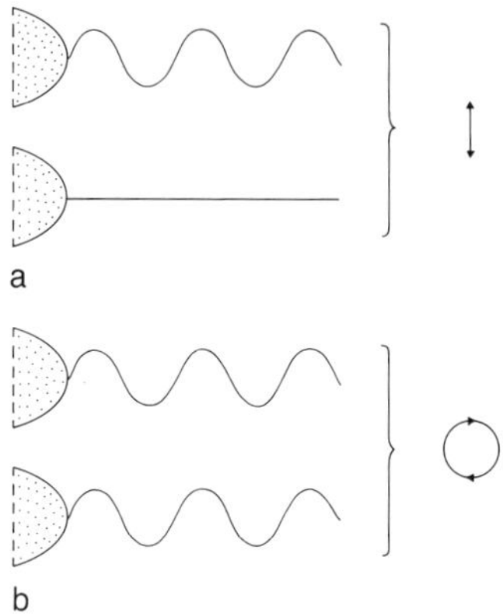

Abb. **148** Je nach Organismus schlagen die Flagellen in einer Ebene (a), uniplanar, oder in einer Schraubenbahn, helicoidal (b).

Der Wimpernschlag läßt sich in zwei Phasen aufgliedern: Effektivschlag und Rückholbewegung (s. Abb. **142**). Während des Effektivschlages bleibt die Cilie gerade und starr und verbiegt sich nur an der Basis, wohingegen sie sich bei der Rückholbewegung kontinuierlich von der Basis zur Spitze hin krümmt und dabei relativ dicht am Zellkörper bleibt. Durch diese Art des Bewegungsablaufes wird beim Effektivschlag relativ viel und bei der Rückholbewegung relativ wenig Flüssigkeit bewegt. Aus der Cilienbewegung resultiert daher ein Flüssigkeitsstrom in Richtung des Effektivschlages. Der Ciliat schwimmt folglich in entgegengesetzter Richtung.

Der Schlagmodus von Flagellen kann verschieden sein. Die Extremfälle sind der uniplanare und der eine Schraubenbahn umschreibende helicoidale Schlag (Abb. **148**). Dazwischen gibt es fließende Übergänge. Durch sinusoidale Flagellenbewegung wird ein Wasserstrom verursacht, wodurch die Zellen vorwärts schwimmen. Flagellaten, bei denen die Flagellen am Hinterpol ansetzen (Schleppgeißeln), zeigen Sinuswellen, die sich vom Basalkörper ausgehend nach hinten erstrekken. Ist das Flagellum am Zellapex inseriert, so bewegen sich die Sinuswellen von der Flagellenspitze auf den Zellkörper zu. In beiden Fällen schwimmt der Einzeller vorwärts. Bei Flagellaten mit Mastigonemen auf den Geißeln kann, wenn am Flagellum starre Mastigoneme ansetzen, wie es bei den Geißeln der Ochromonadinen der Fall ist (Abb. **149**), aus der eigentlich rückwärts gerichteten Flagellenbewegung eine Vorwärtsbewegung der Zelle resultieren. Der Grund hierfür ist, daß durch die ruderartigen Mastigoneme die Wirkung der hydrodynamischen Kräfte umgekehrt wird. Schließlich gibt es die Situation, daß aus dem Schlagen einer am Hinterende des Flagellaten ansetzenden Geißel zusätzlich zur vorwärts gerichteten Lokomotion eine Rotation des Zellkörpers resultiert.

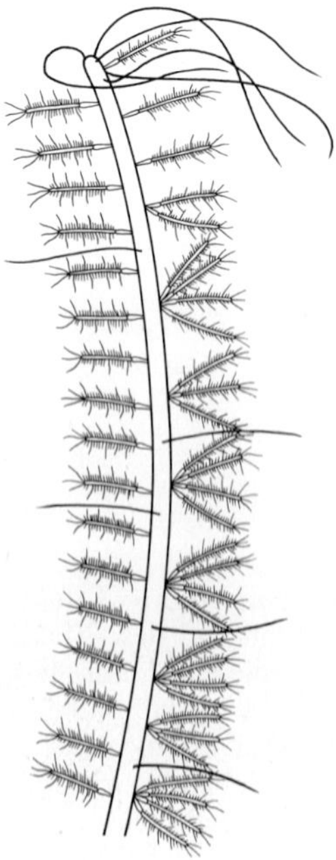

Abb. **149** Anordnung von Mastigonemen am langen Flagellum von *Ochromonas danica* (nach Bouck).

Hieran schließt sich eng die Frage nach der Regulation des Flagellen- und Cilienschlages an. Cilien können bei entsprechender Änderung des intrazellulären Calciumspiegels spontan ihre Schlagrichtung ändern, so daß der Effektivschlag in die entgegengesetzte Richtung erfolgt. Dies beobachtet man bei den Fluchtreaktionen von Ciliaten (Abb. **150**): Trifft ein *Paramecium* mit seinem Vorderende auf ein Hindernis, schwimmt die Zelle schlagartig rückwärts, verharrt dann für einen Moment in einer Taumelphase und schwimmt schließlich wieder vorwärts. Erklärt wird dieser Vorgang so: Durch das Auftreffen auf ein Hindernis wird die Plasmamembran depolarisiert, was einen plötzlichen Calciuminflux zur Folge hat. Die Erhöhung der intracytoplasmatischen Calciumkonzentration führt zu einer Cilienschlagumkehr und somit zum Rückwärtsschwimmen. Unmittelbar danach wird das Calcium wieder aus der Zelle herausgepumpt. Über die Taumelphase, während derer der Calciumspiegel zwischen Vorwärts- und Rückwärtsschwimmen liegt, kommt es schließlich wieder zum Vorwärtsschwimmen der Zelle. Eine Reizung am Zellhinterende hat übrigens den Einstrom von Kaliumionen zur Folge. Dies führt zu einer Erhöhung der Schwimmgeschwindigkeit.

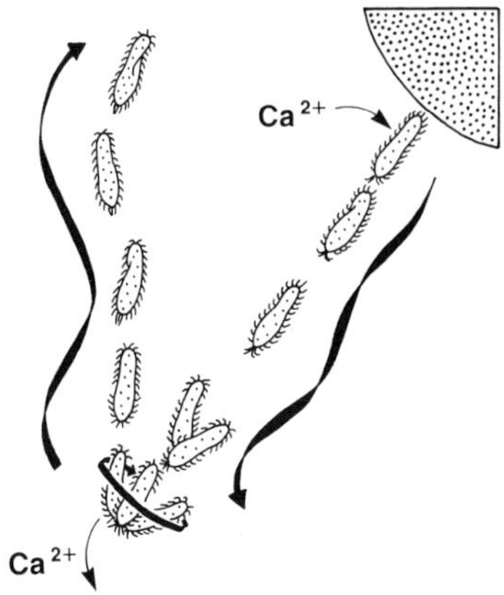

Abb. **150** Fluchtreaktion von *Paramecium*. Das Rückwärtsschwimmen beruht auf einem plötzlichen Ca^{2+}-Influx. In der Taumelphase wird Ca^{2+} herausgepumpt. Die Tiere schwimmen wieder vorwärts (nach Parducz).

Eine Zeitlang hielt man intramembranöse Partikelaggregate, die man in neunfacher, mit der Anordnung der Dubletts übereinstimmender Symmetrie in der Membran der Cilienbasis vorfand, für die regulativen Calciumkanäle. Eingehende Untersuchungen an einer Vielzahl von Ciliaten haben allerdings klar gezeigt, daß die Neunersymmetrie eher die Ausnahme als die Regel ist. Es finden sich in der Cilienmembran ebensooft Ringe, lange Reihen und andere Anordnungen dieser Partikel, die nicht in neunfacher Symmetrie vorliegen und nicht bestimmten Dubletts zugeordnet werden können.

Nicht nur der Schlag einer einzelnen Wimper oder Geißel wird reguliert, sondern die Gesamtheit der Körperciliatur wird zusätzlich koordiniert und zwar in der Art, daß die in den verschiedenen Kineten nebeneinander stehenden Cilien sich jeweils in der gleichen Phase des Schlages befinden, aber, verglichen mit der nächsten Cilienreihe, jeweils etwas in der Phase ihres Schlages verschoben sind. Diese Erscheinung wird Metachronie genannt. Bei *Paramecium* sind diese Reihen relativ zur Körperlängsachse schräggestellt. Im mikroskopischen Bild hat man den Eindruck, als ob sich von hinten nach vorne über die Zelle Wellen bewegen (Abb. **151**).

Diese Schlagkoordination hat nach der derzeitigen Lehrmeinung ihre Ursache in hydrodynamischen Gesetzmäßigkeiten. Häufig stehen die Cilien so eng nebeneinander, wie beispielsweise in den „undulierenden Membranen" der Hymenostomata (zu unterscheiden von den undulierenden Membranen der Trypanosomen und Trichomonaden) oder in den Cirren der Hypotrichen, und bewegen sich alle so koordiniert, daß man bei lebenden Objekten in der Tat den Eindruck bekommt, als seinen die undulierenden Membranen bzw. die Cirren jeweils eine morphologische Einheit. Daher ist in älterer Literatur stets von ver-

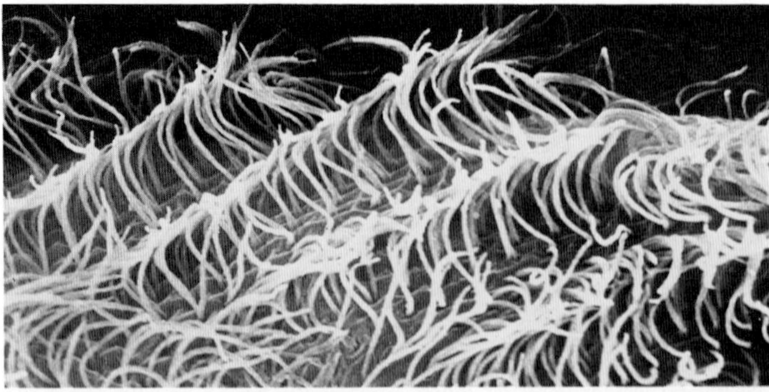

Abb. **151** Cilienmetachronie bei *Paramecium*.

klebten Cilien die Rede, was nun anhand elektronenmikroskopischer Untersuchungen widerlegt ist. Es gibt bis auf ganz wenige Ausnahmen keine morphologisch faßbaren Verbindungen zwischen den einzelnen Cilien.

Ebenfalls auf älteren Vorstellungen basiert die Annahme, daß der Schlag der Cilien mittels „neurofibrillärer" Strukturen koordiniert wird. Diese Annahme hatte ihren Ursprung bei den Silberlinienpräparationen (S. 134ff). Man kann mit Hilfe dieser Imprägnationsmethodik, die ursprünglich für Nervenzellen entwickelt wurde, unter anderem intrazelluläre Netzstrukturen darstellen, welche die einzelnen Basalkörper der Cilien verbinden. Experimente, in deren Verlauf diese Netzverbindungen zerstört wurden, sowie elektrophysiologische Untersuchungen belegen jedoch, daß an dieser Ansicht nicht festgehalten werden kann. Ein biologischer Beweis gegen die „neurofibrilläre" Cilienschlagkoordination ist der Flagellat *Mixotricha paradoxa*, der in Termiten lebt: Hier gibt es neben den Flagellen auf der Zelloberfläche in regelmäßiger Anordnung zahlreiche Spirochaeten, die sich, obgleich sie untereinander nicht morphologisch verbunden sind, metachron bewegen und damit die Lokomotion des Organismus verursachen.

Die Art der Metachronie kann unterschiedlich sein (Abb. **152**): Erfolgt der Effektivschlag in Richtung der Phasenverschiebung, spricht man von symplektischer Metachronie (parasitische Formen wie *Opalina, Isotricha*). Im entgegengesetzten Fall liegt antiplektische Metachronie vor (der Großteil freilebender Ciliaten wie z. B. *Paramecium*). (Allein durch die Erhöhung der Viskosität des umgebenden Mediums läßt sich bei *Paramecium* die antiplektische Metachronie in eine symplektische umwandeln.) Diaplektische Metachronie wird der

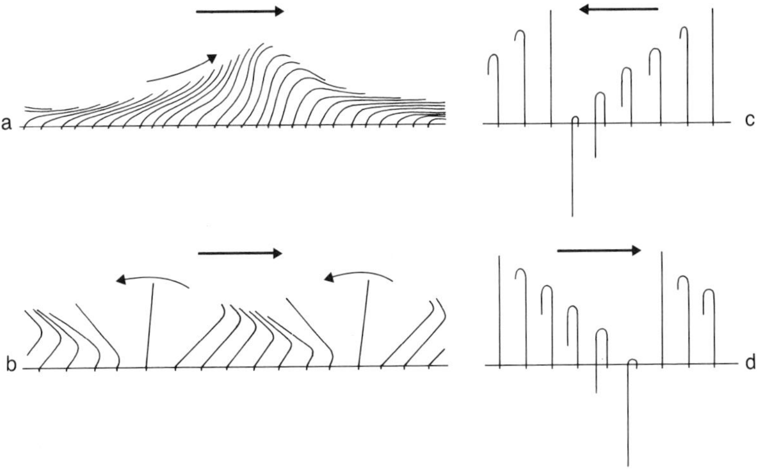

Abb. **152** Formen der Metachronie: a symplektisch; b antiplektisch; c laeoplektisch; d dexioplektisch (nach Sleigh).

Fall genannt, wenn der Effektivschlag im Winkel von 90° zur Metachroniewelle erfolgt. Hierbei kann man, je nachdem, ob der Effektivschlag nach links oder nach rechts ausgeführt wird, zwischen einem laeoplektischen und einem dexioplektischen Schlag unterscheiden.

Flagellen und Cilien können zusätzlich zum 9+2-Muster weitere Strukturen aufweisen. Bei Eugleniden und Kinetoplastiden beispielsweise liegt neben dem Axonem ein Paraxialbündel, das möglicherweise zu einer gewissen Rigidität der Flagellen führt. Kontraktile Filamentbündel neben dem Axonem kommen bei Dinoflagellaten vor. Diese Flagellaten können ihre nach hinten gerichtete Geißel sehr rasch einziehen.

Externe Strukturen wie Mastigoneme (s. Abb. **15**) und Schuppen (s. Abb. **31**) treten speziell bei Flagellaten häufig auf. Undulierende Membranen, wie sie beispielsweise bei Trypanosomen (s. Abb. **36**) und Trichomonaden beobachtet werden, scheinen besonders günstig für die Fortbewegung in relativ viskösem Medium zu sein.

Eine Flagellenmodifikation besonderer Art wurde kürzlich für die nach vorne weisende Geißel der Trypanosomatide *Cryptobia* beschrieben. Diese Trypanosomatide lebt in der Spermatheca der Landschnecke *Triadopsis*. Das Flagellum hat über die ersten 5–10 μm lange, fingerförmige Auswüchse ausgebildet, die sich um die Mikrovilli des Spermathecaepithels winden und somit eine gute Verankerung in diesem Organ gewährleisten (Abb. **153**).

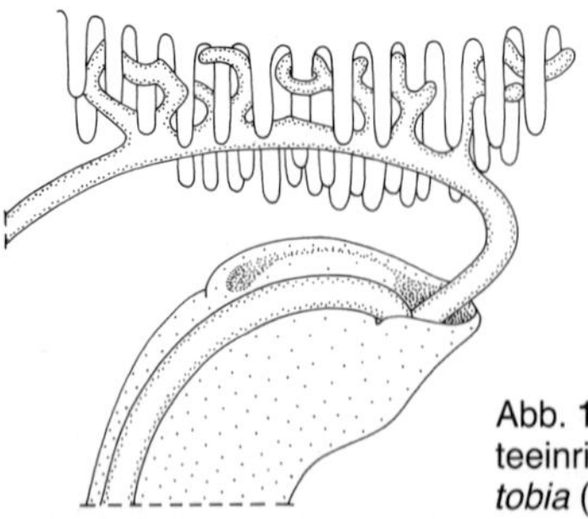

Abb. **153** Flagellenverzweigung als Festhalteeinrichtung bei der Trypanosomatide *Cryptobia* (nach Current).

Axostyl und Costa

Axostyle sind massive Bündel aus dicht aufeinanderliegenden Mikrotubuluslamellen (s. Abb. **40**), die bei bestimmten parasitischen Flagellaten wie beispielsweise den Oxymonaden, Trichomonaden und Hypermastigiden auftreten. Axostyle sind bei einem Teil dieser Organismen mobil und verursachen schlängelnde Körperbewegungen oder sie rotieren um ihre eigene Achse, wodurch die Lokomotion der Zellen unterstützt wird. Aus Axostylen wurde unter anderen Proteinen Dynein isoliert, das ATPase-Aktivität zeigt. Daher nimmt man an, daß die Axostylbewegung in erster Linie auf der Aktivität von Dyneinarmen beruht, indem hierdurch die Mikrotubuluslamellen aneinander vorbeigleiten und somit eine Verbiegung des Axostyls verursachen.

Es gibt bei einer Reihe von Flagellaten mit Axostyl einen als Costa bezeichneten Stab, der von der Flagellenbasis ausgeht und zum Zellhinterpol zieht. Diese im elektronenmikroskopischen Bild quergestreifte Struktur hat wahrscheinlich primär Skelettfunktion, kann aber auch mobil sein und Körperverbiegungen verursachen.

Haptonema

Das Haptonema gibt es nur bei Prymnesiiden (= Haptophyceen). Es ist zwischen den beiden Geißeln angeordnet (s. Abb. **29**). Die je nach Art unterschiedlich lange, fadenförmige Struktur weist mehr oder minder den gleichen Durchmesser wie die Flagellen auf. Im Querschnitt finden sich 6–7 Mikrotubuli und eine eR-Zisterne. Das Haptonema ist höchstwahrscheinlich keine Vorstufe der Geißeln, sondern eine ganz spezielle Festhaltevorrichtung, mit der sich die Flagellaten am Substrat anheften können. Dabei zeigt das Haptonema ausgeprägte, innerhalb von 1/50–1/100 Sekunde ablaufende Aufrollbewegungen. Der Entrollvorgang dauert 2–10 Sekunden. Die Triebkrafterzeugung für diese Art der Bewegung ist unbekannt.

Amöboide Bewegung

Unter amöboider Bewegung versteht man in erster Linie die Fortbewegung bestimmter Sarcodina. Diese Art der Lokomotion ist eng (aber nicht notwendigerweise) mit Cytoplasmaströmungen verknüpft. Protoplasmabewegungen gibt es natürlich auch in zahlreichen anderen Protisten; sie haben dann allerdings nicht unbedingt auch eine Zellfortbewegung zur Folge (z. B. Cyclose).

Am intensivsten wurde die amöboide Bewegung bei den lobosen Rhizopoden *Amoeba proteus* und *Chaos chaos* untersucht. (Wie die zahlreichen anders gestalteten Amöben sich vorwärts bewegen, ist weitgehend unbekannt.) Betrachtet man nur ein auswachsendes Lobopodium, so erkennt man an dessen Spitze eine hyaline Kappe, die in einen schmalen hyalinen Randstreifen übergeht, der die gesamte Zelle umgibt (Abb. **154**). Das Protoplasma strömt bei der Vorwärtsbewegung im medianen Bereich des Pseudopodiums und erscheint dabei sehr flüssig (Solzustand; Endoplasma). Im Corticalbereich ist es dagegen stationär (Gelzustand; Ektoplasma). Erreicht das solartige, fließende Endoplasma die hyaline Kappe, strömt es fontänenartig in den Corticalbereich, geht hier in den Gelzustand über und wird zum Ektoplasma. Am Amöbenhinterende, dem Uroid, erfolgt dabei ständig eine Transformation des Ektoplasmas in Endoplasma (Abb. **154**). Aus Amöben wurden Aktin und Myosin isoliert, Proteine, die als triebkrafterzeugende Elemente des Metazoenmuskels bekannt sind. Es besteht kein Zweifel darüber, daß auch in Amöben Aktin und Myosin die krafterzeugenden Strukturen darstellen, durch deren Aktivität das Plasma in Strömung versetzt wird. Die Vorstellungen, wie dies geschieht, sind allerdings kontrovers. Derzeitig werden zwei Hypothesen zur Erklärung der amöboiden Bewegung diskutiert, die Druckflußhypothese und die Frontzonenkontraktionshypothese. Beide gehen davon aus, daß die Triebkraft während des Transformationsprozesses Ekto-Endoplasma bzw. Endo-Ektoplasma erzeugt wird.

Die Druckflußhypothese (s. Abb. **154**) nimmt an, daß im hinteren Zellbereich durch die Kontraktion eines im Ektoplasma lokalisierten Aktomyosinnetzes ein Überdruck erzeugt wird, der das Plasma nach vorne treibt. Diese Vorstellung leitet sich von der in azellulären Schleimpilzen (z. B. *Physarum*; s. Abb. **51**) verwirklichten Pendelströmung ab. In dem Fall gibt es keine Zweifel, daß der Protoplasmastrom durch Druck von hinten zustande kommt. Dafür, daß diese Art der Krafterzeugung auch in Amöben vorliegt, spricht, daß man hauptsächlich im Uroidbereich elektronenmikroskopisch Filamente nachgewiesen hat, und daß in dieser Region die Plasmamembran stets stark gefaltet ist.

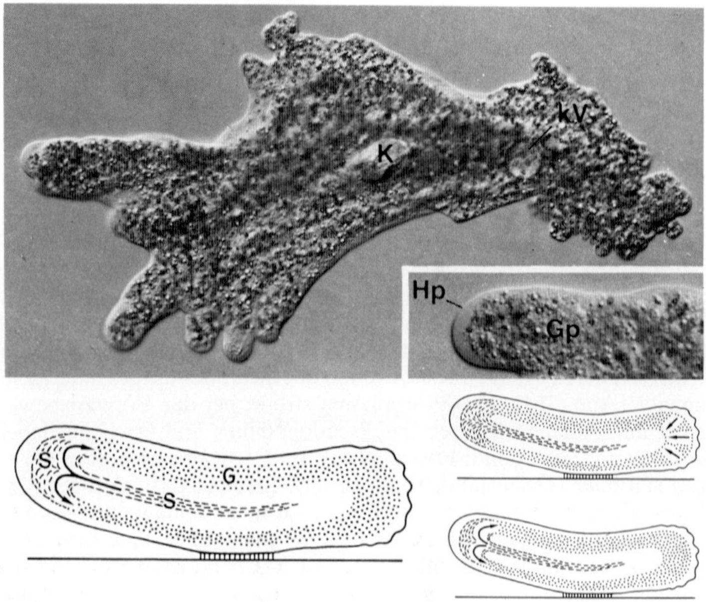

Abb. **154** Amöboide Bewegung bei *Amoeba proteus* (a). Man unterscheidet Hyaloplasma (b; Hp) und Granuloplasma (b; Gp). Das solartige Plasma (c; S) strömt (c; Pfeile) und das gelartige (c; G) ist stationär. Der Ort der Triebkrafterzeugung ist nach der Druckflußhypothese das Hinterende (d; Pfeile) und nach der Frontzonenkontraktionshypothese das Vorderende der Amöbe (e; Pfeile). K = Kern, kV = kontraktile Vakuole.

Die Frontzonenkontraktionshypothese (s. Abb. **154**) geht davon aus, daß die Triebkrafterzeugung für die Plasmaströmung im unmittelbaren Frontbereich des vorrückenden Pseudopodiums erfolgt. Diese Vorstellung geht davon aus, daß in der Spitze des Pseudopodiums das solartige Plasma über einen Kontraktionsprozess in den Gelzustand übergeht und dabei weiteres solartiges Plasma nach vorne zieht. Das Ektoplasma bleibt solange kontrahiert, bis es im Uroid wieder in den erschlafften Solzustand übergeht. Als Argumente für die Richtigkeit dieser Hypothese können folgende Beobachtungen gewertet werden. In neu sich formenden Pseudopodien beobachtet man oft den Start der Strömung in der vordersten Spitze. Darüber hinaus zeigt sich, wenn man im Plasma des Uroids experimentell einen Unterdruck erzeugt, kein Einfluß auf die Plasmaströmung. Schließlich gibt es die Beobachtung, daß isoliertes, membranfreies Plasma unter bestimmten Bedin-

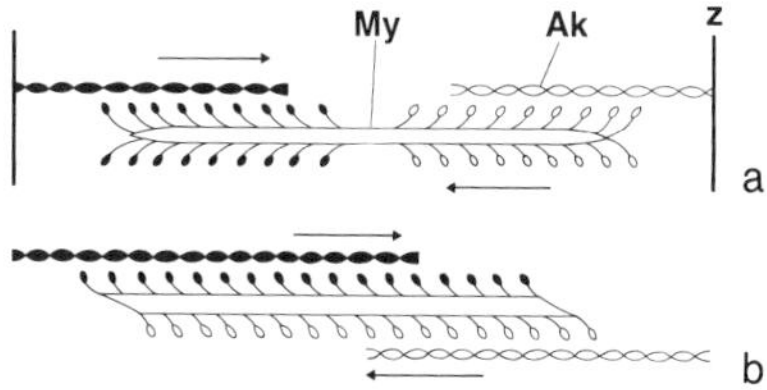

Abb. **155** Die Myosinfilamente (My) der quergestreiften Muskeln sind bipolar (a), die – zumindest einiger – Protisten asymmetrisch (b). Ak = Aktinfilament, Z = Z-Scheibe (nach Hinssen).

gungen Strömungsphänomene zeigt, wie sie in intakten Pseudopodien zu beobachten sind.

Experimentelle Befunde, die zweifelsfrei für die Richtigkeit der einen oder der anderen Hypothese sprechen, gibt es bislang noch nicht. In neuerer Zeit häufen sich allerdings die Hinweise, die für einen Druckfluß sprechen, der jedoch nicht nur im hintersten Zellbereich, sondern auch in der Mittelregion des Amöbenkörpers erzeugt wird.

Der Aufbau der Aktinfilamente von Amöben ist mit dem des Aktins aus höheren Organismen vergleichbar. Die globulären G-Aktinmoleküle sind in der F-Aktinform perlschnurartig hintereinander angeordnet. Zwei solcher Schnüre sind umeinandergewunden und bilden lange Filamente aus. Zumindest bei einigen Protisten liegen die Myosinfilamente mit großer Wahrscheinlichkeit in einer anderen Strukturanordnung vor, als man sie vom quergestreiften Muskel her kennt. Man findet nicht die über die gesamte Länge streng bipolar aufgebauten Myosinfilamente (Abb. **155**a), sondern asymmetrische Konfigurationen in der Art, daß auf der einen Seite der Filamente sämtliche Myosinköpfe in die eine Richtung weisen und auf der anderen Seite in entgegengesetzter Richtung orientiert sind (Abb. **155**b). Hierdurch wird das Vorbeigleiten langer Aktinfilamente an relativ kurzen Myosinfilamenten gewährleistet.

Die meisten Informationen zur Physiologie der amöboiden Bewegung liegen zur Pendelströmung der azellulären Schleimpilze vor. Wie beim Muskel ist auch hier die Menge des intrazellulären, freien Calciums der wichtigste Parameter für die Regulation der Kontraktion. In diesem Zusammenhang ist der Nachweis von calciumakkumulierenden Vesikeln im Cytoplasma von *Physarum polycephalum* wichtig. Die ATPase Aktivität des Aktomyosinnetzes wird durch Calcium stimuliert. Als Elemente, mit denen das Calcium interagiert und somit die Kontraktion steuert, wurden Proteine gefunden, die dem Troponin-Tropomyosin-Komplex des Muskels ähnlich sind. Einige dieser Befunde sind inzwischen auch für das Aktomyosinsystem der Amöben belegt worden.

Aktin und Myosin spielen mit Sicherheit auch bei anderen Motilitätserscheinungen eine wichtige Rolle. So gibt es kaum Zweifel, daß

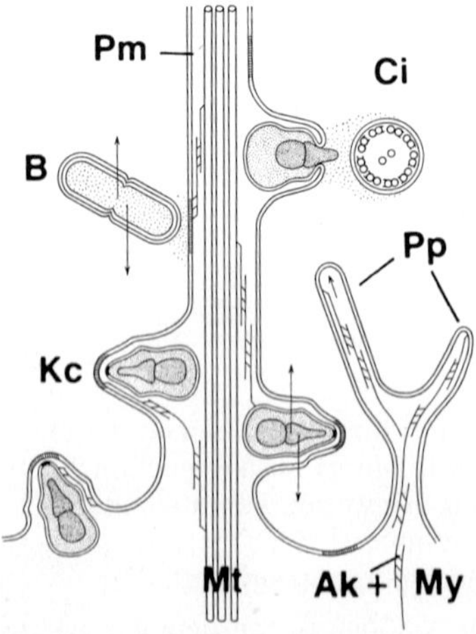

Abb. **156** Hypothetische Erklärung der Pseudopodienbewegung sowie der verschiedenen Bewegungsphänomene an den Axopodien von Heliozoen. Ak+My = Aktomyosinsystem, B = Bakterium, Ci = Cilie, Kc = Kinetocyste, Mt = Mikrotubuli, Pm = Plasmamembran, Pp = Pseudopodium (nach Bardele).

beispielsweise der filamentöse, kontraktile Ring, der im Cortex der Teilungsebene von sich teilenden Ciliaten auftritt, einen Aktomyosinkomplex darstellt. Wenngleich bislang keine gesicherten Daten vorliegen, nimmt man an, daß die Cyclose der Nahrungsvakuole durch Aktomyosinkomplexe betrieben wird. Weiterhin konnte Aktin als ein wesentlicher Bestandteil des Reusenapparates von Ciliaten nachgewiesen werden. Inwieweit Aktomyosinkomplexe beispielsweise die Bewegung von Kinetocysten und Axopodien der Actinopoda und das Auswachsen von Pseudopodien verursachen könnten, ist in Abb. **156** zusammengefaßt.

Während Aktin zumindest in einigen Fällen relativ leicht identifiziert werden kann, stellen sich bei der elektronenmikroskopischen Darstellung von Myosin offenbar größere Schwierigkeiten in den Weg, ein Befund, der im gleichen Maße für tierische wie pflanzliche Einzeller und Vielzeller gilt (abgesehen von Muskelzellen). Möglicherweise liegen Gründe hierfür darin, daß Myosin oft in bis um den Faktor 100 niedrigeren Konzentrationen als Aktin vorliegt und daß es in vielen, speziell niederpolymeren Modifikationen vorkommt, ganz im Gegensatz zum Aktin, das von der Evolution her gesehen ein sehr konservatives Protein zu sein scheint.

Metabolie

Metabolie nennt man die Körperbewegung, die man bei Eugleniden beobachtet (euglenoide Bewegung). Diese Bewegung, für die Wellen von peristaltisch erscheinenden Zellverformungen entlang der Zelllängsachse charakteristisch sind (Abb. **157**), kann zumindest bei der Art *Distigma* in zwei Phasen untergliedert werden: Eine von hinten nach vorne erfolgende Dilatation des Zellkörpers hat eine Lokomotion des Organismus zur Folge, selbst, wenn kein Substratkontakt besteht. Bei der Wiederherstellung der normalen Gestalt wird eine Plasmaströmung von vorne nach hinten beobachtet.

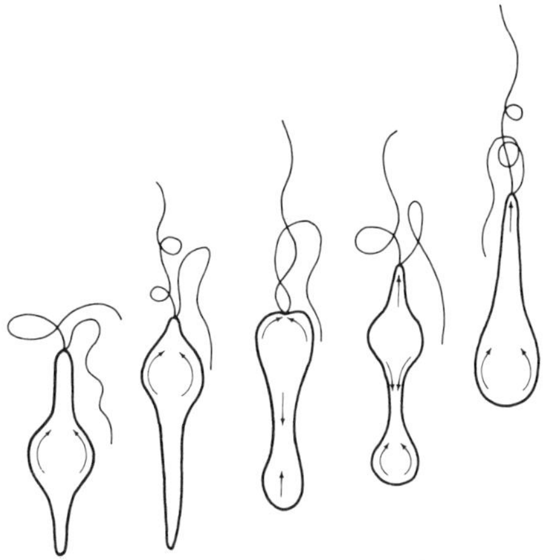

Abb. **157** Metabolische Bewegung bei der Euglenide *Eutreptia* (nach Leedale).

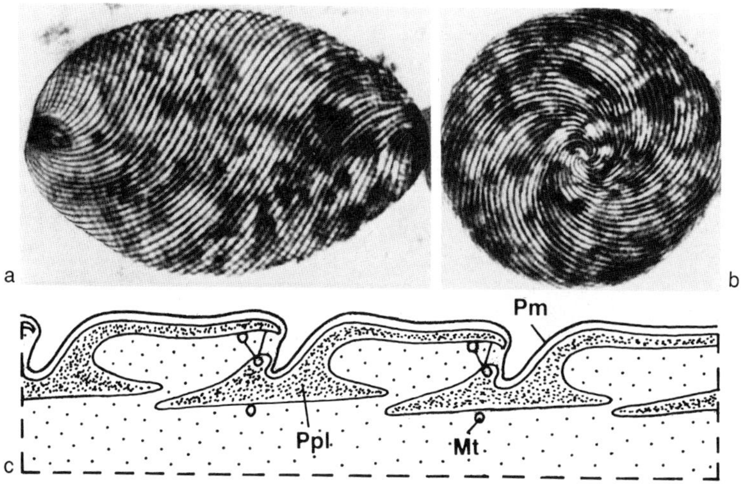

Abb. **158** a u. b Silberlinien von *Euglena*. Die Schraubenstruktur hat ihren Ursprung in Proteinplatten (c; Ppl), die unter der Plasmamembran (c; Pm) liegen. Mt = Mikrotubuli (a u. b von Foissner, Salzburg).

Bislang ist es im Grunde genommen unklar, wie diese Bewegungen zustande kommen. Der Cortex vieler Euglenen ist spiralig gestreift (Abb. **158**). Diese Streifung spiegelt die Anordnung von Proteinplatten wieder. Mikrotubuli, die je nach Species in unterschiedlicher Anzahl und Verknüpfung auftreten, sind den Platten zwischen- und untergelagert. Bei den Organismen, in denen die Proteinplatten untereinander starr verbunden sind, gibt es keine metabolische Bewegung.

Für *Distigma* wird postuliert, daß die Zelldilatation durch die Aktivität der subpelliculären Mikrotubuli erfolgt. Die in entgegengesetzter Richtung verlaufende Plasmaströmung soll durch die Gel-Sol-Transformation von Aktin bewirkt werden.

Körperkontraktionen

Ein Teil der heterotrichen Ciliaten zeigt eine ausgeprägte Fähigkeit zur Körperkontraktion. *Stentor* beispielsweise kann sich in Millisekunden auf ein Drittel seiner ursprünglichen Länge zusammenziehen. Die Körperelongation bedarf einiger 10 Sekunden.

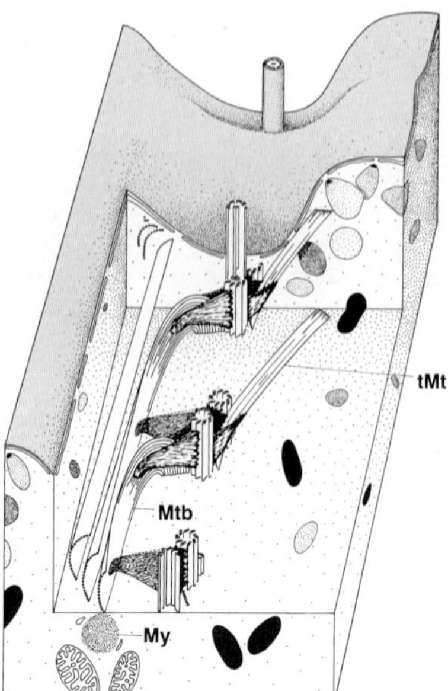

Abb. **159** Corticalgefüge des heterotrichen Ciliaten *Eufolliculina*. Die Myoneme (My) verursachen die blitzartige Körperkontraktion der Tiere. Die Mikrotubulibänder (Mtb) sorgen für die Körperstreckung. tMt = transversale Mikrotubuli (aus Mulisch u. Mitarb.: Protistologica 17 [1981] 285).

Der Cortex beinhaltet die Strukturelemente, auf die derartige Bewegungen zurückzuführen sind. Die Cilien sind in Kineten, die von vorne nach hinten verlaufen, angeordnet. An der Stelle eines jeden Ciliums findet man im Corticalplasma ein Kinetosomenpaar, von dem allerdings nur eines (in der Regel das hintere) den außen sichtbaren Cilienschaft trägt. Von diesem Basalkörper der Paare ziehen die postciliären Mikrotubuli in Form von Lamellen nach hinten in die Zelle. Die Lamellen sind beträchtlich länger als die Abstände zwischen den Kinetosomenpaaren. Dadurch überlappen sich immer zumindest einige Lamellen (Abb. **159**), so daß es zu jeder Kinete ein Bündel aus Mikrotubulilamellen gibt, das jeweils vom Zellvorderende bis ins Hinterende verläuft.

Tiefer im Cortex findet man ein zu den jeweiligen Lamellenbündeln parallel verlaufendes, mächtiges Bündel aus 4 nm dicken Filamenten (= Myonem). Dieses Bündel wird stets von einigen eR-Zisternen umgeben.

Verschiedenste Beobachtungen und Experimente legen nahe, daß die sehr schnell erfolgende Kontraktion auf die Aktivität der Myoneme zurückzuführen ist. Hierbei ändern die einzelnen Filamente ihre Konformation, indem sie sich zu 10–12 nm dicken tubulären Strukturen umwandeln und sich dabei offenbar erheblich verkürzen. Diese die Zellkontraktion verursachende Konformationsänderung ist ATP-unabhängig, aber calciumsensitiv. Man nimmt in enger Analogie zum sarcoplasmatischen Retikulum des quergestreiften Muskels an, daß die das Myonem umgebenden eR-Zisternen Ca^{2+}-Speicher darstellen, die auf einen entsprechenden Reiz hin Calciumionen freisetzen und späterhin wieder aktiv zurückpumpen.

Den Mikrotubulilamellen schreibt man die aktive Rolle bei der Zellelongation zu. Nachdem sie während der Kontraktion passiv übereinandergeglitten sind, sollen sie sich – möglicherweise über Dyneinarme – aktiv aneinander vorbeischieben und die Zelle somit teleskopartig wieder zur ursprünglichen Länge zurückbringen. Gestützt wird diese Vorstellung durch die Beobachtung, daß brückenartige Strukturen zwischen den Mikrotubulilamellen existieren, die während der Kontraktion keinen Kontakt zur nächsten Lamelle aufweisen, während der Elongation aber mit ihnen verbunden sind.

Dieses Kontraktions- und Elongationssystem, das auf zwei antagonistisch wirkenden Mechanismen basiert, scheint bei den heterotrichen Ciliaten eine generelle Verbreitung gefunden zu haben.

Stielkontraktionen

Zahlreiche peritriche Ciliaten sind über einen Stiel mit dem Substrat verbunden. Die in gestrecktem Zustand geraden Stiele können extrem schnell kontrahieren und nehmen dann eine korkenzieherartige Form an (Abb. **160**). Ein schlauchförmiger, schraubig gewundener Zellausläufer erstreckt sich bis zur Basis des Stieles. In dieser Zellausstülpung befindet sich ein als Spasmonem bezeichnetes Bündel aus 2–3 nm dicken Filamenten. Vom Zellkörper ausgehende, sehr feine eR-Schläuche durchsetzen das Filamentbündel über die gesamte Stiellänge. Das Spasmonem, das von zahlreichen Mitochondrien umgeben ist, hat bei *Vorticella* einen Durchmesser von ca. 1 µm. Der gesamte

a

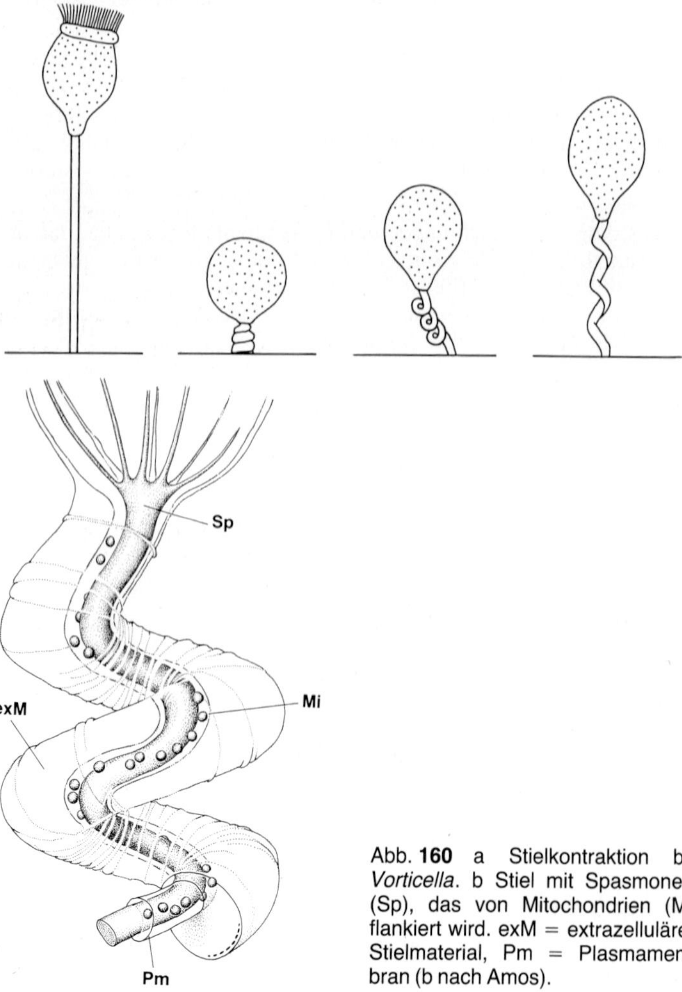

b

Abb. **160** a Stielkontraktion bei *Vorticella*. b Stiel mit Spasmonem (Sp), das von Mitochondrien (Mi) flankiert wird. exM = extrazelluläres Stielmaterial, Pm = Plasmamembran (b nach Amos).

Stiel ist ca. 5–7 µm dick. Parallel zum Spasmonem, aber genau gegenüberliegend, verläuft im extrazellulären Stielbereich ein Band aus Versteifungsstäben. Der Rest des Stieles ist mit locker-faserigem Material gefüllt.

Man hat belegen können, daß die Stielkontraktion ATP-unabhängig, aber calciumsensitiv ist. Man vermutet daher einen ähnlichen Kontraktionsmechanismus wie bei der Körperkontraktion der Heterotrichen. Als Calciumspeicher sieht man die dünnen, das Spasmonem durchziehenden eR-Schläuche an. Als Antagonist, der die Streckung bewirkt, wird im Fall der Peritrichenstiele das extrazelluläre Stielmaterial angesehen, das allem Anschein nach elastische Eigenschaften besitzt. Die Aktivität der Oralciliatur spielt hierbei, wenn überhaupt, dann nur eine untergeordnete Rolle.

Körperverbiegungen

Möglicherweise beruht die bei zahlreichen gymnostomen Ciliaten beobachtete Fähigkeit zu Körperverbiegungen (Abb. **161**) auf Mechanismen, wie sie bei der Körperkontraktion vorliegen. In derartigen Zellen befindet sich zwischen Cortex und Endoplasma ein durchgehender Filamentmantel. Zum Zellinneren hin ist dieses Filamentwerk sehr dicht mit Mitochondrien besetzt. Entlang der nach außen gerichteten Seite liegen zahlreiche kleine Vesikel (Abb. **162**).

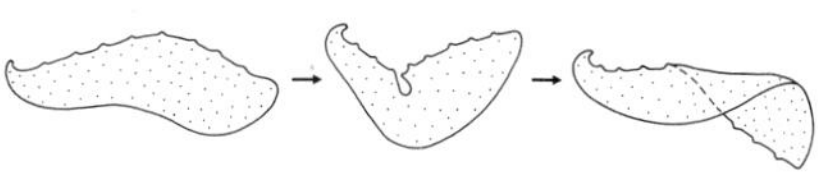

Abb. **161** Körperverbiegungen beim gymnostomen Ciliaten *Loxophyllum*.

Es ist suggestiv, auch bei diesem Filamentsystem zu vermuten, daß es durch die Zugabe von – aus kleinen Vesikeln freigesetztem – Calcium kontrahiert. Das Filamentnetz müßte allerdings nur in bestimmten Bereichen zur Kontraktion erregbar sein, um die durchaus beeindrukkenden Körperbewegungen erklären zu können. Da bislang kein anderes Organellsystem identifiziert wurde, das nach einer Verbiegung die Rückkehr zur normalen Zellform erklären könnte, kann bis auf weiteres bei diesen Organismen als Antagonist der Zellinnendruck angenommen werden.

Andere Kontraktionserscheinungen

Neben den zuvor besprochenen Kontraktionssystemen gibt es noch eine Reihe weiterer Einrichtungen, die teils mit Sicherheit, teils mit

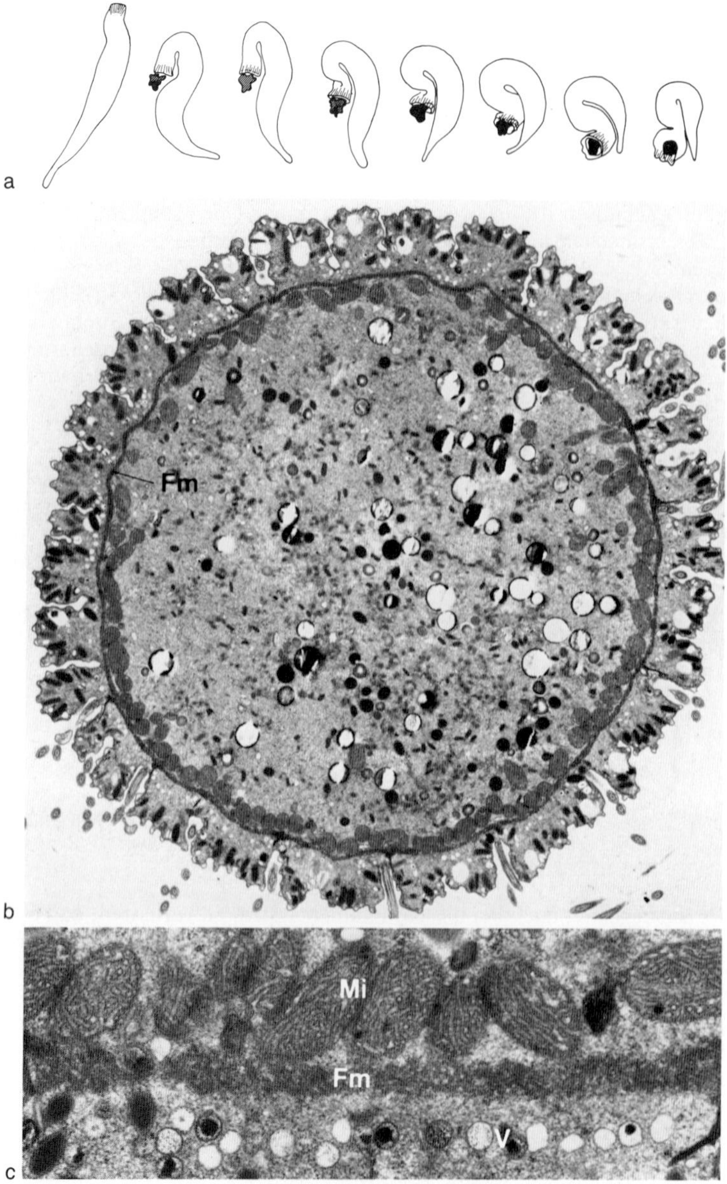

Abb. **162** Körperverbiegungen beim Ciliaten *Homalozoon* während der Nahrungsaufnahme (a). Im Querschnitt durch *Homalozoon* erkennt man einen durchgehenden Filamentmantel (b; Fm), der den Zellcortex vom übrigen Plasma abgrenzt. Nach innen liegen zahlreiche Mitochondrien (c; Mi), nach außen kleine Vesikel (c; V) (aus Kuhlmann u. Mitarb.: Protistologica 16 [1980] 39).

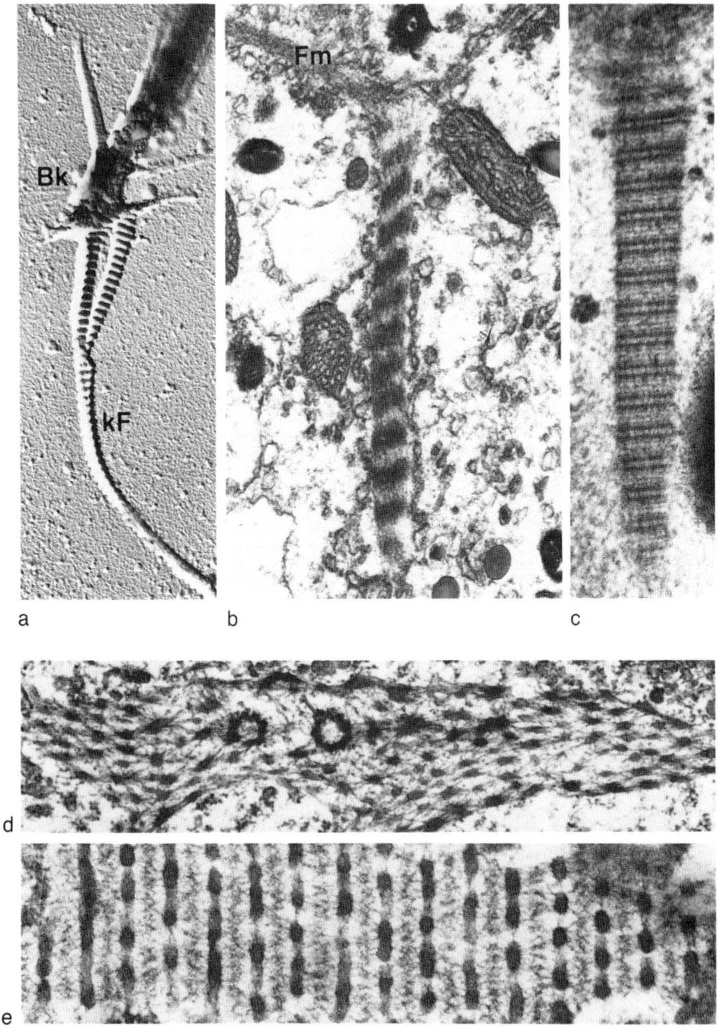

Abb. **163** Strukturelemente, die möglicherweise Bewegungen verursachen: a Vom Basalkörper (Bk) einer Cilie ausgehende kinetodesmale Fibrille (kF) mit Querstreifung. b Am Filamentmantel (Fm) von *Loxophyllum* ansetzendes quergestreiftes Filamentbündel. c Periodisch gestreifter Rhizoplast an der Flagellenbasis von *Chilomonas*. d u. e Filamentsysteme aus *Trichodina* mit regelmäßigen Strukturen.

Wahrscheinlichkeit Bewegungen verursachen können. In den meisten Fällen ist ihre Wirkungsweise aber bisher kaum verstanden.

Am meisten weiß man über Wurzelsysteme, die an Flagellenbasalkörpern ansetzen und nach hinten ziehen oder Basalkörper untereinander verbinden. Es handelt sich um Filamentbündel, die im elektronenmikroskopischen Bild periodisch quergestreift sind (Abb. **163**). Unter Zugabe von Calcium können diese Bündel kontrahieren. Der Grad der Kontraktion läßt sich direkt an den Änderungen der Periodizität der Querstreifung ablesen. Man nimmt an, daß neben statischen Funktionen diese Wurzelstrukturen die Aufgabe haben, die relative Stellung der Basalkörper im Zellcortex und damit die Wirkungsrichtung des Flagellenschlages zu steuern.

Morphologisch vergleichbare Filamentbündel sind für einige gymnostome Ciliaten beschrieben. Hier setzen sie allerdings nicht an Kinetosomen, sondern an der Filamenthülle zwischen Cortex und Endoplasma an (s. Abb. **163**). Möglicherweise stehen sie in Zusammenhang mit der außerordentlich ausgeprägten Fähigkeit dieser Einzeller zur Körperverformung.

Die von den Basalkörpern der Cilien ausgehenden kinetodesmalen Fibrillen sind zwar auch quergestreift, aber allem Anschein nach nicht kontraktil. Dagegen zeigen die ebenfalls quergestreiften Myoneme (Myophrisken) der Acantharea deutliche Aktivitäten. Sie setzen an den für diese Organismen charakteristischen Stacheln an und können diese durch ihre Kontraktion bzw. Relaxation bewegen. In Struktur und, sofern sich dies überhaupt sagen läßt, in der Funktionsweise ähneln die Myophrisken den Myonemen im Tentakel des Dinoflagellaten *Noctiluca miliaris*.

Darüber hinaus gibt es noch eine Reihe weiterer Filamentsysteme, die bisher nur in einigen Einzellern gefunden wurden. Meist ist ihre Funktion unklar, so wie zum Beispiel im Falle der corticalen Filamentnetzwerke von *Paramecium* (s. Abb. **88**). Oft wird ihnen Kontraktilität zugeschrieben, ohne daß dies experimentell überprüft worden ist. Ein Beispiel sind die Filamentstränge in *Trichodina*, von denen gesagt wird, daß sie die Haftscheibe betätigen.

Gleiten

Schließlich beobachtet man eine Lokomotionsart, die am ehesten mit Gleiten umschrieben werden kann. Diese Bewegungsart ist besonders ausgeprägt bei den tropischen Stadien der Gregarinen und Sporozoiten der Coccidien verwirklicht. Ohne lichtmikroskopisch sichtbare Einrichtungen zur Krafterzeugung gleiten diese Organismen über das Substrat.

Abb. **164**
Oberflächenfältelung von Gregarinen in Aufsicht auf eine Syzygie (a) und am Körperquerschnitt (b).

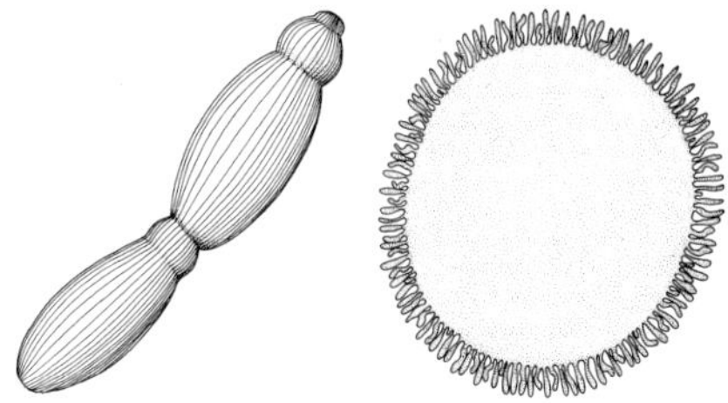

Lange Zeit wurde als Motor für diese Bewegung der Gregarinen eine gerichtete Schleimausscheidung vermutet. Als ultrastrukturelle Untersuchungen zeigten, daß bei Gregarinen die gesamte Zelloberfläche in zahllose, parallel verlaufende Längsfalten gelegt ist (Abb. **164**), hielt man undulierende Bewegungen dieser Falten, in denen jeweils Mikrofilamente eingelagert und die insgesamt von Mikrotubuli unterlagert sind, für die treibende Kraft der Bewegung. Gestützt wurde diese Hypothese durch unterschiedliche Formationen dieser Falten im elektronenmikroskopischen Bild.

In neuerer Zeit ist es möglich, diese Falten lichtmikroskopisch darzustellen. Man konnte bislang keine Faltenbewegungen feststellen. Daher diskutieren einige Autoren wieder die alte Schleimabsonderungshypothese. Die Falten sollen nach diesen Vorstellungen lediglich den quellenden Schleim nach hinten leiten und somit eine Vorwärtsbewegung der Zelle begünstigen. Wie die insbesondere bei großen Gregarinen-Species auftretenden Körperverbiegungen zustande kommen, ist ungeklärt.

Eine andere Art des Gleitens wird für die Sporozoiten der Coccidien vermutet. Diese zu verschiedenen Bewegungen befähigten Infektionsstadien zeigen keine offensichtlichen Bewegungsorganellen. Es hat den Anschein, als ob für die Bewegung stets ein Untergrundkontakt notwendig ist. Derzeitig wird diskutiert, ob in der Plasmamembran Bindungsstellen existieren, die mit dem Substrat Kontakt aufnehmen. Diese Bindungsstellen sollen in der Membran mit Hilfe eines kontraktilen Filamentsystems auf einer vorgegebenen Spiralbahn von vorne nach hinten transportiert werden und somit die Zellbewegung bewerkstelligen.

Auch bei vielen Bakterien und zahlreichen einzelligen Algen beobachtet man Gleitbewegungen. In einigen Fällen ist eine gerichtete Schleimausscheidung und die hierdurch ausgeübte Stemmkraft auf die Zelle Grundlage für die Bewegung. Meistens ist die Mechanik der Bewegung jedoch unklar.

Versuche zu Kapitel Motilität

Darstellung verschiedener Bewegungsweisen von Protisten

Es gibt eine sehr einfache Möglichkeit zur Dokumentation der Bewegungsweisen von Protisten. Die Objekte werden in eine kleine Petri-Schale gegeben. Schale sowie Kulturmedium sollten so staub- und partikelfrei wie möglich sein. Durch flachstreifende Beleuchtung von der Seite her mit Hilfe von – möglichst zwei – Glasfaserlampen erzielt man Dunkelfeldbeleuchtung. Die Objekte leuchten weiß auf dunklem Untergrund. Über eine Lupe mit Fotoadapter werden die Tiere bei relativ schwacher Vergrößerung mit einer Belichtungszeit von ca. 10 Sekunden belichtet. (Hochempfindlichen Film benutzen!) Dadurch erscheinen die Schwimmbahnen der Objekte als weiße Spuren auf schwarzem Untergrund (Abb. **165**, a–b). Die verschiedenen Einzeller zeigen oft unterschiedliches, jeweils artspezifisches Schwimmverhalten.

Aus Belichtungszeit und Länge der Schwimmbahn läßt sich die Schwimmgeschwindigkeit bestimmen. Da die Bilder zweidimensional sind und somit Bewegungen im Raum nicht mitdokumentiert werden, stellen die berechneten Geschwindigkeiten allerdings nur Minimalwerte dar.

Ein anderes Verfahren findet bei Einzellern Anwendung, die sich relativ langsam vorwärts bewegen, wie z. B. Sarcodina. Hierbei muß man bei recht schwacher Beleuchtung im Mikroskop Belichtungszeiten von – je nach Bewegungsgeschwindigkeiten – 30–100 Sekunden vornehmen. Durch in regelmäßigen Abständen zusätzlich ausgelöste Blitzbelichtungen werden die Umrisse des Einzellers jeweils klar

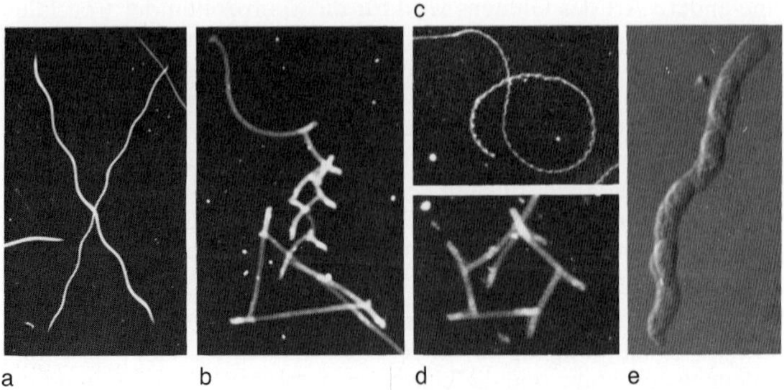

Abb. **165** Bewegungsweisen von Ciliaten (a–d) und von einer monopodialen Amöbe (e) durch Langzeitbelichtung dargestellt.

dargestellt (s. Abb. **165**, e). Dieses Verfahren eignet sich am besten für monopodiale Amoebida.

Amputation und Regeneration von Cilien und Flagellen

Cilien und Flagellen lassen sich ohne große Schwierigkeiten amputieren. Die Regeneration dieser Organellen, die relativ rasch erfolgt, kann gut beobachtet werden.

Tetrahymena pyriformis aus axenischem Medium (S. 279):

1. Zellen werden durch drei minütige Zentrifugation aus dem Kulturmedium konzentriert.
2. Zu diesem Pellet 1 ml eines Mediums geben, das 10 mmol EDTA und 50 mmol Na-Acetat, pH 6,0, enthält. Gut schütteln.
3. Nach 30 Sekunden 1 ml Aqua bidest. zufügen. Gut schütteln.
4. Nach weiteren 60 Sekunden 0,1 ml einer 0,5 mmol $CaCl_2$- Lösung zugeben. Gut schütteln.
5. Nach weiteren 15 Sekunden die Zellen viermal in einer Spritze (Kanüle 0,9 × 38 mm) auf-/und abziehen. Durch die auftretenden Scherkräfte werden hierbei die Cilien mechanisch entfernt.
6. Zellen in 25 ml normales Wachstumsmedium geben. Die Regeneration der Cilien setzt nun ein. Bei sorgfältiger lichtmikroskopischer Beobachtung kann man das Auswachsen der Cilien in einem Zeitraum von einigen Stunden verfolgen.

Chlamydomonas reinhardii aus Salzmedium (Flüssigdünger, S. 279), autotroph wachsend:

1. pH-Wert des Kulturmediums mit 1 N Essigsäure auf 4,8–5,0 senken. 15 Sekunden kräftig schütteln.
2. pH-Wert mit 1 N NaOH rasch auf 7,2 heben. Durch den pH-Schock werfen die Zellen die Geißeln ab. Bei zu geringer Ausbeute 1 mmol $CaCl_2$ zusetzen.
3. Nach 5–15 Minuten setzt die Geißelregeneration ein, die insgesamt ca. 2 Stunden dauert.
4. Zur besseren Darstellung der Geißeln Färbung mit folgender Lösung vornehmen:
   Lugolsche Lösung = 1 g J_2 + 1 g KJ in 100 ml Aqua bidest.
   + 5×10^{-3} mol Antipyrin
   + 5×10^{-5} mol $FeCl_2$.

   Antipyrin und $FeCl_2$ getrennt in jeweils 100facher Konzentration als Stammlösung ansetzen und erst kurz vor der Färbung der Lugolschen Lösung zugeben.

Cilienreaktivierung

Durch die Herstellung von *Paramecium*-Modellen und anschließender Cilienreaktivierung soll gezeigt werden, daß bei entsprechender Vorbehandlung tote Organismen Motilitätserscheinungen zeigen, wie sie im lebenden Tier zu beobachten sind.

1. Konzentration der Zellen durch Zentrifugation. Waschen bei Raumtemperatur in 2 mmol $CaCl_2$, 1 mmol Tris-HCl, pH 7,2.
2. Zentrifugation der Zellen und Extraktion bei 4°C, 10–30 Minuten, mit 0,01% Triton-X-100, 20 ml KCl, 10 mmol EDTA-Na_2, 10 mmol Tris-Maleat, pH 7,0.
3. Zentrifugation der Zellen, dann Waschen bei 4°C in 50 mmol KCl, 2 mmol EDTA, 10 mmol Tris-Maleat, pH 7,0.
4. Einen Tropfen der Zellen auf einen Objektträger bringen und sich überzeugen, daß die Zellen tot und regungslos sind. Danach Reaktivierung der Cilien bei Raumtemperatur mit 4 mmol ATP, 4 mmol $MgCl_2$, 3 mmol EDTA, 10 mmol Tris-Maleat, pH 7,0. Diese Lösung an einer Seite des Deckglases zufließen lassen und auf der anderen Seite mit Filterpapier absaugen. Nach kurzer Zeit beginnen die Cilien wieder zu schlagen. Unter günstigen Umständen schwimmen die toten Zellen umher.

Glycerinierung und Aktivierung von *Vorticella*-Stielen.

Um genügend Vorticellen (oder Carchesien) zu erhalten, gibt man in eine Petri-Schale mit 100 ml kohlensäurefreiem Mineralwasser (S. 278), dem 3–5 gekochte Weizenkörner zugesetzt wurden, zerfallende Pflanzenteile aus einem Freilandtümpel. In die Schale legt man darüber hinaus einige ca. 2–3 cm lange Zwirnsfäden. In der Regel finden sich nach mehreren Tagen an den Zwirnsfäden Vorticellen (oder Carchesien).

1. Die Zellen werden auf ihrem Substrat (Zwirnsfaden) extrahiert, in einer Lösung, die 50% Glycerin (V/V), 0,1 mol KCl, 10 mmol Tris-Maleat (pH 7,0) und 4 mmol EDTA enthält. Die Extraktion erfolgt über mehrere Tage im Kühlschrank. Die Extraktionslösung wird mehrfach gewechselt. Durch diese Behandlung werden die meisten Zellbestandteile herausgelöst. Die kontraktilen Elemente der Stiele bleiben jedoch erhalten.
2. Die Objekte werden aus der Glycerinlösung in eine Entspannungslösung aus 0,1 mol KCl, 50 mmol Tris-Maleat (pH 7,0) und 8 mmol EDTA überführt.

3. Nach 10 Minuten wird ein mikroskopisches Präparat angefertigt. Es folgt ein mehrmaliges Durchspülen mit Entspannungslösung (an einer Seite des Deckglases auftropfen, an der anderen Seite absaugen). Die *Vorticella*-Stiele, die vorher spiralisiert waren, sind nun entspiralisiert.
4. Durch Zugabe einer Kontraktionslösung, bestehend aus 0,1 mol KCl, 50 mmol Tris-Maleat (pH 7,0), 8 mmol $CaCl_2$ und8 mmol EDTA, werden die Stiele, sofern sie noch intakt sind, kontrahieren. Die wichtigste Komponente bei dieser ohne ATP-Verbrauch erfolgenden Kontraktion sind Ca^{2+}-Ionen.
5. Der Vorgang kann mehrfach wiederholt werden (Zugabe von Entspannungs- bzw. Kontraktionsmedium).

Ingestion, Digestion, Defäkation

Es gibt bei den Protisten verschiedene Wege, die lebensnotwendigen Stoffe zu assimilieren. Grundsätzlich unterscheidet man heterotrophe und autotrophe Organismen. Autotroph sind die Formen, die mit Hilfe äußerer Energie, wie zum Beispiel das Sonnenlicht, aus anorganischen Molekülen sowie bestimmten Ionen selbst organische Verbindungen aufbauen können. Dies ist bei den photosynthetisch aktiven Protisten der Fall. Heterotrophe Einzeller benötigen dahingegen zur Aufrechterhaltung ihrer Lebensfunktionen organische Stoffe, die letzlich von autotrophen Organismen stammen. Wenn trotz der Fähigkeit zur Photosynthese auch noch organische Substanzen essentiell zum Leben benötigt werden, spricht man von mixotrophen Lebewesen. Amphitroph schließlich werden die Protisten genannt, die – je nach Umweltbedingungen – sowohl autotroph als auch heterotroph leben können.

Sofern sich die Organismen nicht osmotroph ernähren, d. h. die lebensnotwendigen Stoffe direkt durch die Zelloberfläche aufnehmen, wie es beispielsweise bei einem großen Teil der parasitisch lebenden Protisten der Fall ist, spielen Nahrungsaufnahme (= Ingestion), Aufschluß der Nahrung (= Digestion) und Ausscheidung unverdaulicher Rückstände (=Defäkation = Egestion) eine zentrale Rolle im Leben der Einzeller.

Pinocytose und Phagocytose

Die Art der Nahrungsaufnahme wird in zwei große Kategorien aufgegliedert, in Pinocytose und Phagocytose. Während man unter Pinocytose („Zelltrinken“) die möglicherweise selektive und konzentrierte

Aufnahme von Flüssigkeit und Ionen versteht, bedeutet Phagocytose („Zellfressen") die Ingestion partikulärer Substanzen. Eine derartige Unterteilung ist etwas artifiziell, da es je nach Organismus fließende Übergänge zwischen diesen beiden Vorgängen geben kann. Die Abgrenzung zwischen partikulären und nichtpartikulären Substanzen mag im Lichtmikroskop noch relativ einfach erscheinen, kann in elektronenmikroskopischen Dimensionen jedoch nicht mehr stets ohne weiteres vorgenommen werden, da lichtmikroskopisch partikelfreie Flüssigkeiten in elektronenmikroskopischer Vergrößerung unter Umständen partikelhaltig erscheinen.

Es gibt allerdings Fälle, bei denen zweifelsfrei strukturelle Unterschiede vorliegen. Bei *Amoeba proteus* beispielsweise unterscheiden sich die Ausformung von Pinocytosekanälen und das Abschnüren von Pinosomen ganz klar von der Phagocytose (Abb. **166**). Die Pinocytose scheint bei Amöben durch die Kontraktion eines membranassoziierten Filamentwerkes sowie durch die Ausformung und Retraktion von Pseudopodien zu erfolgen. Man nimmt an, daß – hervorgerufen durch einen externen Induktor – ein lokaler Ca^{2+}-Influx stattfindet. Dies soll die Kontraktion der membranassoziierten Filamente zur Folge haben. Durch gleichzeitig ablaufende Pseudopodienausstülpung entsteht und wächst der Pinocytosekanal. Die weitere Kontraktion der corticalen Filamente bedingt dieser Hypothese gemäß schließlich eine Abschnürung der Pinosomen. Die Modellvorstellung gilt in allen Details jedoch nur für Amöben.

Während die Phagocytose bei sehr vielen Einzellern abläuft, ist die Pinocytose bislang bei nur relativ wenigen Protisten beobachtet worden. So erfolgen beispielsweise an den Mikroporen der Sporozoitenstadien der Apicomplexa (s. Abb. **68**) pinocytotische Vorgänge und in jüngerer Zeit ist Pinocytose auch an den parasomalen Säcken der

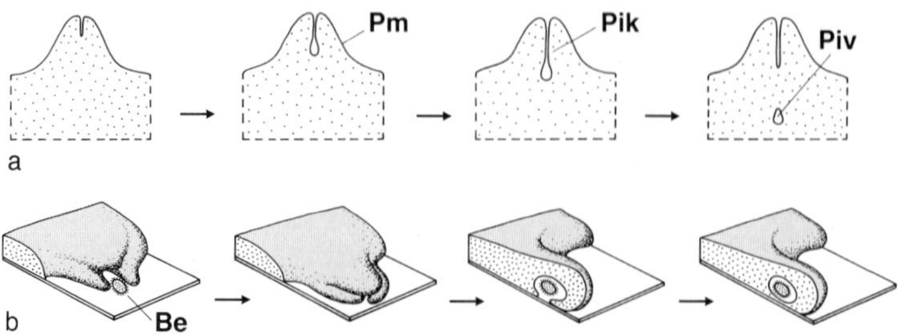

Abb. **166** Bei *A. proteus* lassen sich Pinocytose (a) und Phagocytose (b) gut voneinander unterscheiden. Be = Beute, Pik = Pinocytosekanal, Piv = Pinocytosevesikel, Pm = Plasmamembran (nach Haberey u. Stockem).

Ciliaten (s. Abb. **83**) wahrscheinlich gemacht worden. Für eine Reihe von Flagellaten wird ebenfalls Pinocytoseaktivität beschrieben. Sofern ein Geißelsäckchen (z. B. bei Eugleniden) oder eine Geißelrinne (z. B. bei Retortamonadida und Diplomonadida) vorhanden sind, konzentriert sich die Pinocytose insbesondere auf diese Zellregionen.

Nahrungsauswahl

Einzeller besitzen die Fähigkeit, zwischen verschiedenen Nahrungspartikeln zu unterscheiden. Eine Selektivität in der Art, daß nur verdauliche und verwertbare Nahrung aufgenommen wird, liegt jedoch, wenn überhaupt, dann nur selten vor. *Paramecium* beispielsweise ingestiert Bakterien (= nützliche Nahrung) ebenso wie Farbpartikel (z. B. Carmin, Kohle), Plastik (z. B. Latexkugeln) oder Metallspäne (z. B. Eisenfeilspäne). Die angebotenen Partikel werden jedoch unterschiedlich schnell aufgenommen. Interessanterweise werden Hefezellen mit einer enormen Geschwindigkeit ingestiert, obgleich sie in vielen Fällen nicht verwertet werden können und deshalb mehr oder minder unversehrt wieder egestiert werden.

Unklar ist, welche und wieviele Faktoren notwendig sind, damit die Protisten mit der Phagocytose beginnen. Aus Experimenten, bei denen man die Oberflächeneigenschaften der Nahrung verändert hat, weiß man, daß hierbei wichtige Kriterien die physikalischen und chemischen Oberflächenbeschaffenheiten der Nahrung sind. Diese externen Gegebenheiten können die Einzeller – höchstwahrscheinlich über die der Plasmamembran aufgelagerte Mucoidschicht – wahrnehmen und daraufhin selektiv mit der Ingestion beginnen oder sie unterlassen.

Ist die Nahrung inkorporiert, so gibt es offenbar interne – in ihrem Wesen ebenfalls unbekannte – Kontrollsysteme, aufgrund derer die Zellen feststellen können, ob die aufgenommenen Substanzen verdaulich und brauchbar sind oder nicht. Latexkugeln werden beispielsweise vom Ciliaten *Climacostomum* erheblich schneller wieder egestiert und damit möglicherweise als unbrauchbar erkannt als die unverdaulichen Überreste von Bakterien und Algen.

Räuberische Ciliaten können offenbar zwischen verschiedenen Beuteorganismen, vor allem aber zwischen Artgenossen und Beute unterscheiden. Das schließt allerdings nicht aus, daß in Extremsituationen auch die Artgenossen phagocytiert werden können (S. 255).

Nahrungserwerb

Sofern es sich nicht um Protisten handelt, die entweder autotroph oder osmotroph leben, stehen die Organismen vor dem Problem, sich aus

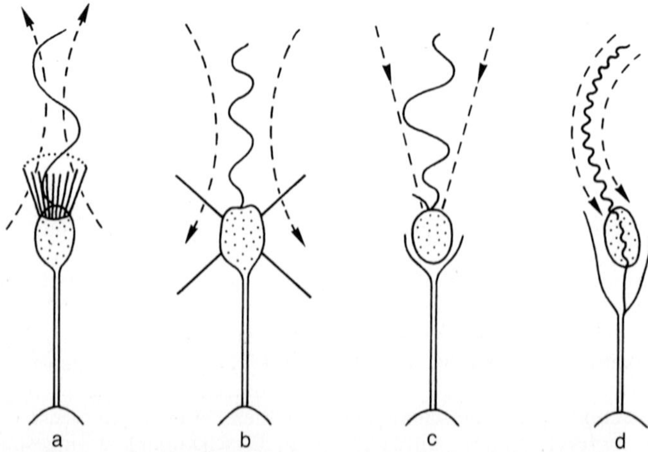

Abb. **167** Durch Flagellenaktivität bei festsitzenden, unterschiedlich begeißelten Flagellaten hervorgerufene Wasserströmungen. a *Codonosiga*; b *Actinomonas*; c *Ochromonas*; d *Bicoeca* (nach Sleigh).

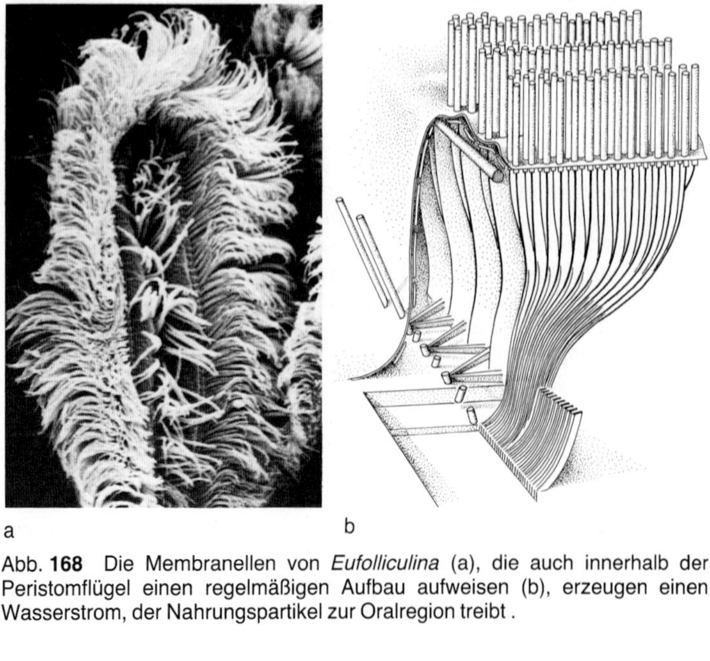

Abb. **168** Die Membranellen von *Eufolliculina* (a), die auch innerhalb der Peristomflügel einen regelmäßigen Aufbau aufweisen (b), erzeugen einen Wasserstrom, der Nahrungspartikel zur Oralregion treibt .

dem umgebenden Medium mit partikulärer Nahrung zu versorgen. Dabei sind verschiedene Möglichkeiten verwirklicht.

Bei frei schwebenden Formen, wie beispielsweise *Actinophrys*, ist es mehr oder minder dem Zufall überlassen, ob die Einzeller mit Nahrungspartikeln oder -organismen zusammentreffen. Geschieht dieses, so wird an den Axopodien eine schleimig-klebrige Substanz ausgeschieden, mit deren Hilfe die Beute arretiert werden kann. Elektronenmikroskopisch stellt man zusätzlich zum Schleim noch zahlreiche feinste Ausstülpungen der Plasmamembran fest.

Bei den „Strudlern" wird mit Hilfe von Flagellen oder Cilien ein bisweilen mächtiger Wasserstrom verursacht, der Nahrungspartikel an die Zelle oder an den Zellmund herantreibt (Abb. **167** u. **168**). Im Mundbereich kann dann eine Selektionierung der Nahrung erfolgen.

Die „Schlinger" sind in der Regel langsame Organismen, die nicht hinter ihrer Nahrung herjagen können. Diese Arten besitzen jedoch Toxicysten, womit sie auch schnell umherschwimmende Beuteorganismen lähmen oder gar abtöten können. Die so immobilisierte Nahrung wird dann ohne Schwierigkeiten ingestiert. Dabei zeigen die „Schlinger" eine oftmals bemerkenswerte Dehnungsfähigkeit des Oralbereiches (Abb. **169**)

Die wohl raffiniertesten und kompliziertesten Einrichtungen zur Nahrungsaufnahme sind die Reusenapparate der Flagellaten und insbesondere die der Ciliaten (Abb. **172**) sowie die Tentakeln der Suctorien (s. Abb. **109**). Morphologisch und funktionell können Suctoriententakeln mit Reusenapparaten gleichgestellt werden. Sie bestehen aus Hunderten von Mikrotubuli, die zu regelmäßigen Bündeln und Lamellen angeordnet sind, die ihrerseits eine allseitig geschlossene röhrenförmige Struktur aufbauen. Durch diese Ingestionseinrichtungen sind die Organismen befähigt, einerseits sehr effektiv, andererseits aufgrund festgelegter Dimensionen aber auch nur sehr spezifische Nahrung aufzunehmen (Abb. **170** u. **171**). So ist der Ciliat *Pseudomicrothorax dubius* auf fädige Blaualgen mit einem Durchmesser von ca. 5 µm spezialisiert. Daß dieser Ciliat Arten der Gattung *Oscillatoria* bevorzugt, steht mit großer Wahrscheinlichkeit mit seiner Enzymausstattung zum Abbau dieser Algen – insbesondere ihrer Zellwände – in Zusammenhang.

Die Triebkraft, die für die Phagocytose notwendig ist, wird in den Reusenapparaten bzw. Tentakeln erzeugt. Hierbei spielen bestimmte Mikrotubulilamellen eine zentrale Rolle. Im Bereich dieser Lamellen ließ sich bei *Pseudomicrothorax dubius* ATPase-Aktivität nachweisen. Es sind aber wohl nicht die Mikrotubuli selbst, welche Bewegung erzeugen, sondern ihnen assoziierte Filamentsysteme. Bei den Filamenten handelt es sich zumindest zum Teil um Aktin. Die Mikrotubuli

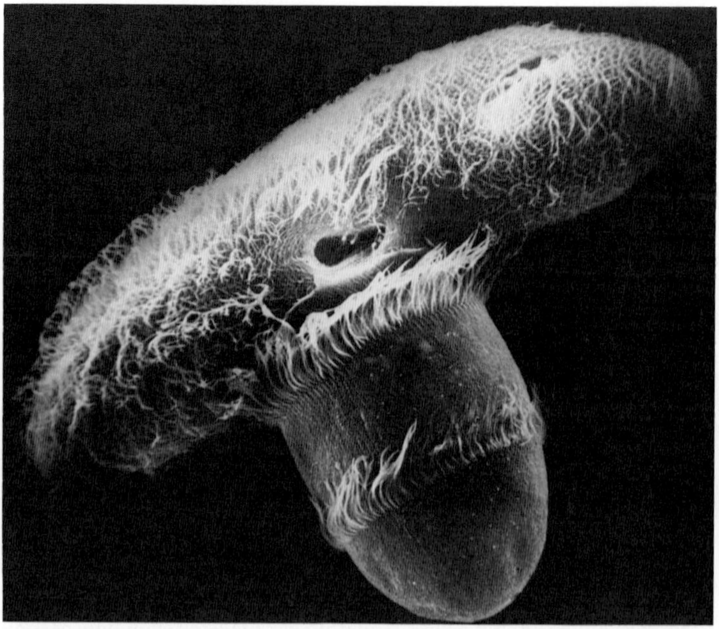

a

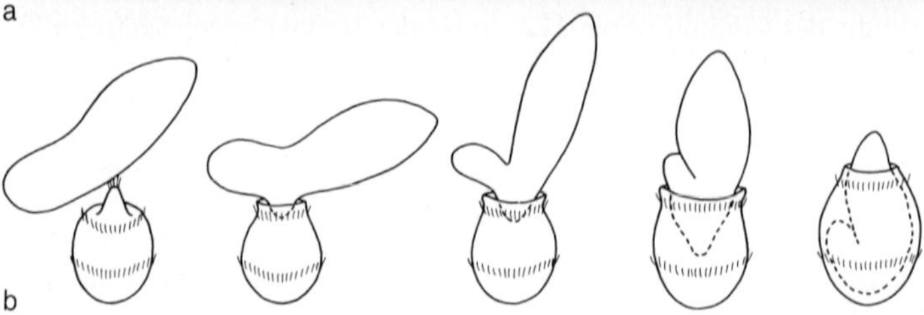

b

Abb. **169** Freßverhalten von *Didinium nasutum,* ein *Paramecium* phagocytierend (a von G. Antipa, San Francisco).

Abb. **170** *Pseudomicrothorax* mit Reusenapparat (a; R). In polarisiertem ▶ Licht ist die Reuse doppelbrechend (b; R), was auf die zahlreichen Mikrotubuli zurückzuführen ist, aus denen die Nemadesmata (Nd) aufgebaut sind. Zu jedem Nemdesmos gehört eine nemadesmale Lamelle (ndL) (aus Hausmann u. Peck: Differentiation 11 [1978] 157).

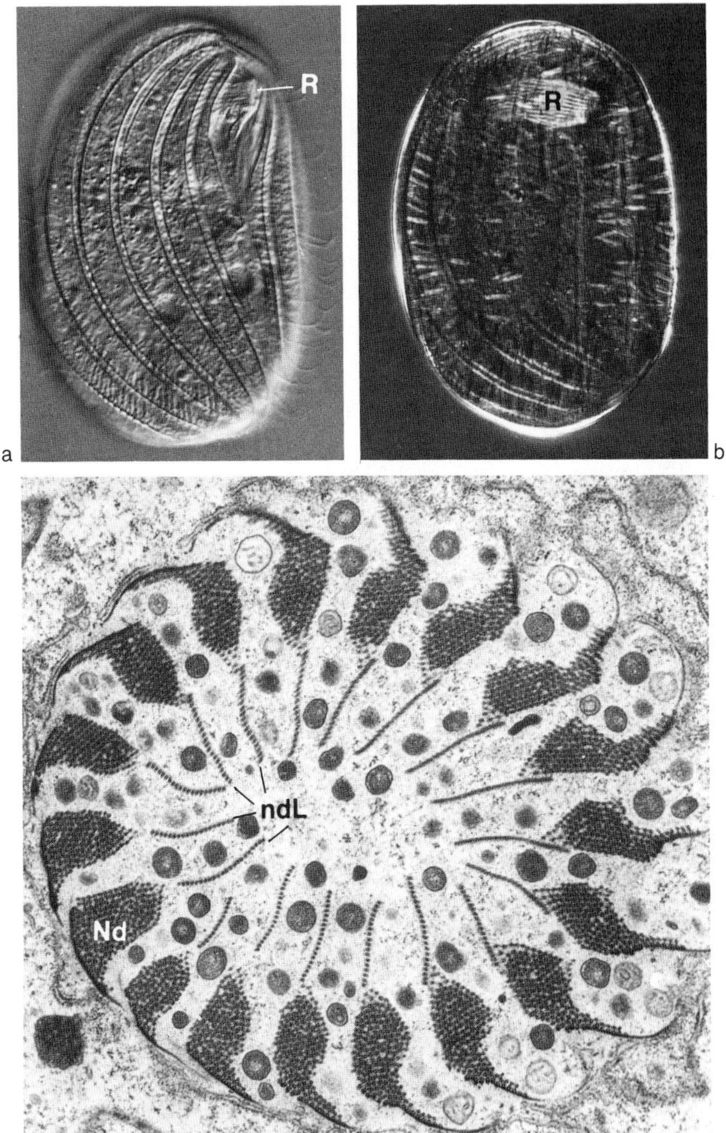

Abb. **170**

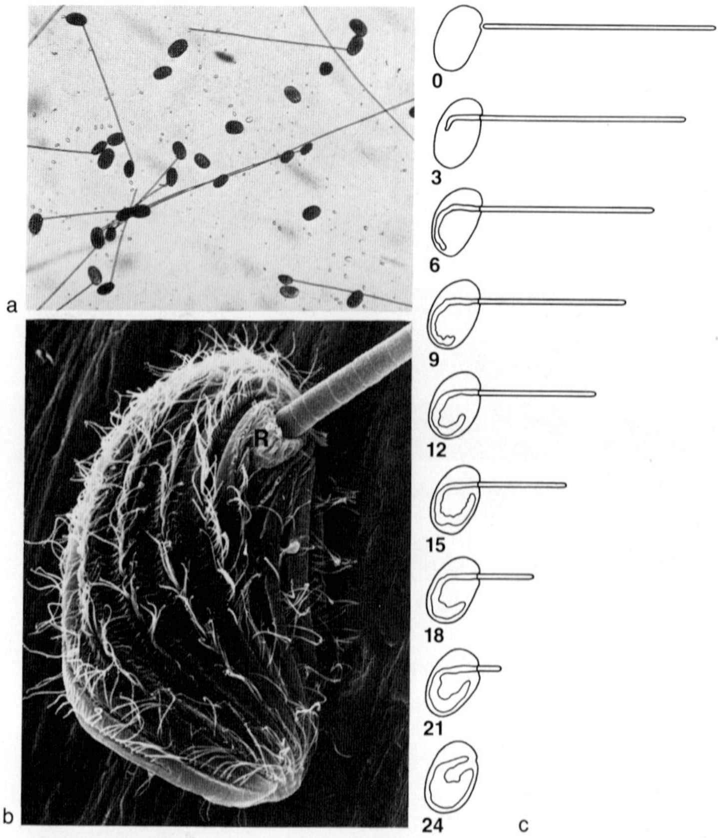

Abb. **171** a Phagocytierende *Pseudomicrothorax*-Kultur. b Mit Hilfe der Reuse (R) wird ein Blaualgenfilament ingestiert. c Ingestionsgeschwindigkeit: Zwischen jedem Bild liegen 3 Sekunden. Der Algenfaden hat einen Durchmesser von ca. 5 µm (aus Hausmann u. Peck: Differentiation 14 [1979] 147).

haben Gerüstfunktion. Auf molekularer Ebene liegt bei der Triebkrafterzeugung daher mit großer Wahrscheinlichkeit ein Gleitmechanismus vor, der ein aktives Hineinschieben der Nahrungsvakuole ins Zellinnere bewirkt. Von daher gesehen ist es falsch, die Nahrungsaufnahme der Suctorien mit einem Saugakt zu vergleichen.

Eine Spezialisierung anderer Art beobachtet man bei der Phagocytose algenfressender Rhizopoden aus der Gruppe der Filosea. Diese For-

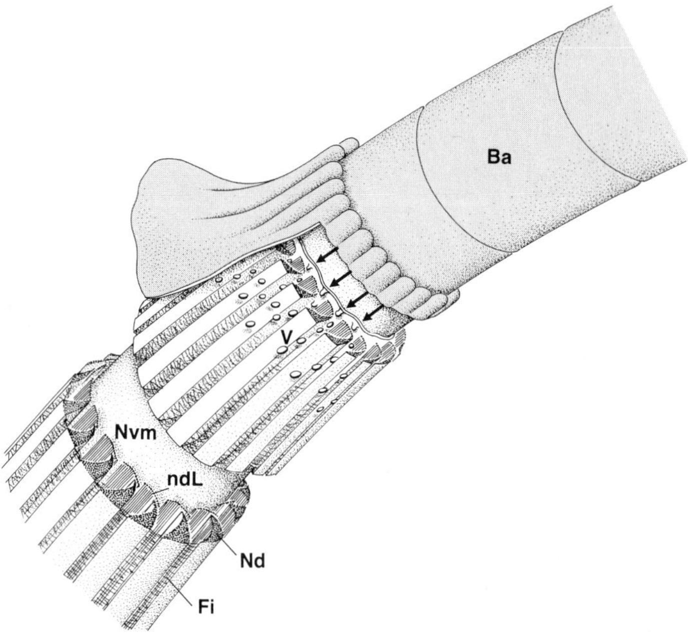

Abb. **172** Fressender Reusenapparat von *Pseudomicrothorax*. Der Reusenapparat besteht aus Nemadesmata (Nd) mit nemadesmalen Lamellen (ndL). Durch Filamente (Fi) werden die Nemadesmata zusammengehalten. Vesikel (V) gelangen im obersten Reusenbereich zwischen den Nemadesmata ins Reuseninnere und verschmelzen mit der Nahrungsvakuolenmembran (Nvm; Pfeile). Ba = Blaualge.

men sind dazu befähigt, in die Zellwände von Grünalgen, wie z. B. *Oedogonium* und *Spirogyra* – allem Anschein nach durch lokale Enzymsekretion –, runde Löcher zu stanzen. Durch ein derartiges Loch dringt ein großes Freßpseudopodium in die Zelle und ingestiert den gesamten Protoplasten (Abb. **173**).

Nahrungsvakuolengenese

Die Formation von Nahrungsvakuolen bedeutet bei Protisten, die mit einer einfachen Plasmamembran nach außen abgegrenzt sind, kein Problem. In der Regel stülpt sich die Plasmamembran nach innen ein und umschließt dabei die Nahrung. Dieser Vorgang, der mit großer Wahrscheinlichkeit mit Hilfe eines Aktomyosinsystems betrieben wird, trifft für viele amöboide Protisten zu.

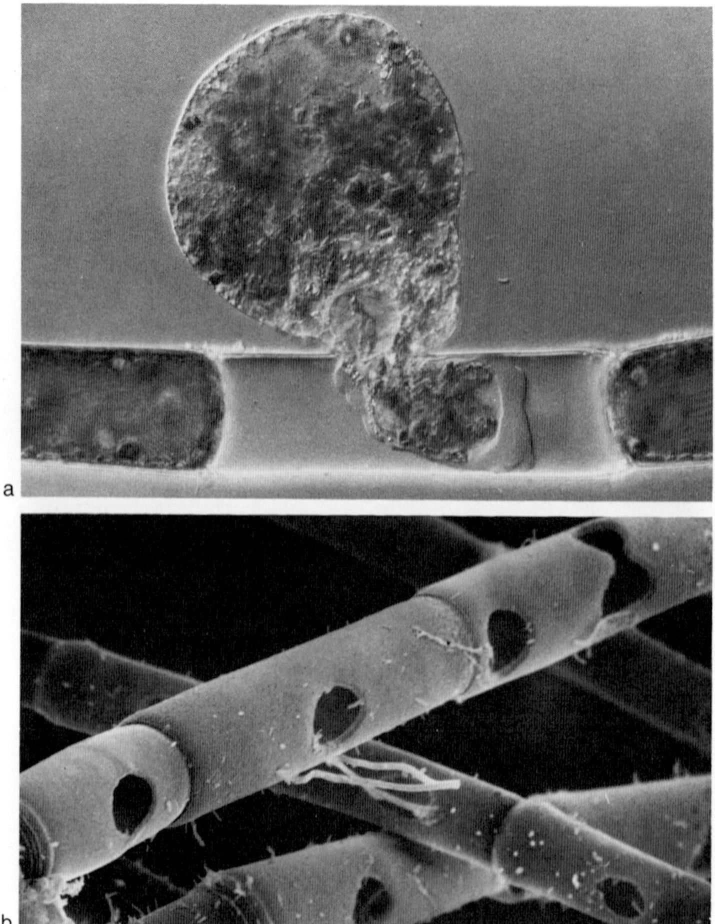

Abb. **173** a *Hyalodiscus* bei der Phagocytose einer *Oedogonium*-Zelle. b ausgefressene *Oedogonium*-Fäden mit zahlreichen Perforationen, die von Vampyrelliden verursacht werden (von N. Hülsmann, Bochum).

Schwieriger gestaltet sich dies jedoch bei solchen Einzellern, die eine konstante Körperform aufweisen und oft zusätzlich im Corticalplasma besondere Strukturen angeordnet haben, wie dies im ausgeprägtesten Maße beim Ciliatencortex der Fall ist (s. Abb. **82, 83, 88, 113**). Die oft kompliziert gebauten Mundapparate der Ciliaten müssen daher immer einen Bereich aufweisen, in dem das Strukturgefüge des Corticalplasmas aufgehoben ist, d. h. hier fehlen Alveolen, Epiplasma, Fibrillen, Filamentnetzwerke sowie Mikrotubuli. Dadurch hat die Plasmamembran direkten Zugang zum Cytoplasma. Somit könnten Nahrungsvakuolen abgeschnürt werden. In diesen Fällen gibt es jedoch wegen der Körperformkonstanz keine überschüssigen Plasmamembranareale, die zur Nahrungsvakuolenentstehung genutzt werden könnten. Daher ist es notwendig, daß von innen her aus dem Cytoplasma Membranbausteine zum Bereich der Nahrungsvakuolenformation transportiert werden. Dies erfolgt in der Regel durch sehr kleine, oftmals nur elektronenmikroskopisch darstellbare Vesikel. Nicht selten werden diese Vesikel an Mikrotubulibändern entlang – mit Hilfe eines bislang unverstandenen Mechanismus – zum Cytostom transportiert. Hier fusionieren sie mit der Nahrungsvakuolenmembran und sorgen somit für deren Wachstum (Abb. **174**). Soweit es untersucht ist, trifft dieser Membranwachstumsmodus für alle phagotrophen Ciliaten zu.

Damit die Nahrungsvakuole kontinuierlich anwachsen kann, sind Hunderte oder gar Tausende der erwähnten Vesikel notwendig. Man hat zeigen können, daß diese Vesikel ausdifferenziert im Cytoplasma vorliegen und nicht erst während der Nahrungsaufnahme synthetisiert werden. Dies bedeutet, daß Ciliaten nur bis zur Erschöpfung des Vesikelvorrates fressen können. Wie diese spezialisierten Vesikel, die zumindest in einigen Fällen vom Golgi-Apparat gebildet werden und Verdauungsenzyme beinhalten, aus dem Cytoplasma heraussortiert und über längere Distanzen gerichtet zum Cytostom geleitet werden können, ist unklar.

Beim Reusenapparat der Ciliaten läßt sich der Vesikeltransport in bestimmten Fällen lichtmikroskopisch verfolgen. Ein der Ingestionsrichtung des Algenfadens gegenläufiger Strom feiner Granula bewegt sich an der Außenwand der Reuse zu deren vorderstem Bereich. Hier ist die Wandung zwischen den Mikrotubulibündeln spaltartig durchbrochen (s. Abb. **170**), so daß die Vesikel in das Reusenlumen eindringen können. Hierdurch wächst die Oberfläche der Nahrungsvakuolen.

Vesikeltransport, Inkorporation in die Nahrungsvakuole und Nahrungsvakuoleneinwärtstransport sind genau aufeinander abgestimmt, so daß bei Maximalingestionsgeschwindigkeiten von 15 µm Algenfaden pro Sekunde keine Störungen auftreten.

Die Vesikel sind bei diesen Ciliaten mit Verdauungsenzymen gefüllt, die somit in die Nahrungsvakuole gelangen. Im Fall von *Pseudomicrothorax dubius* führen die Enzyme innerhalb von wenigen Sekunden zum Abbau der Algenzellwände. Die Protoplasten werden vorerst nicht angegriffen. Da hierdurch die ansonsten relativ starren Algenfä-

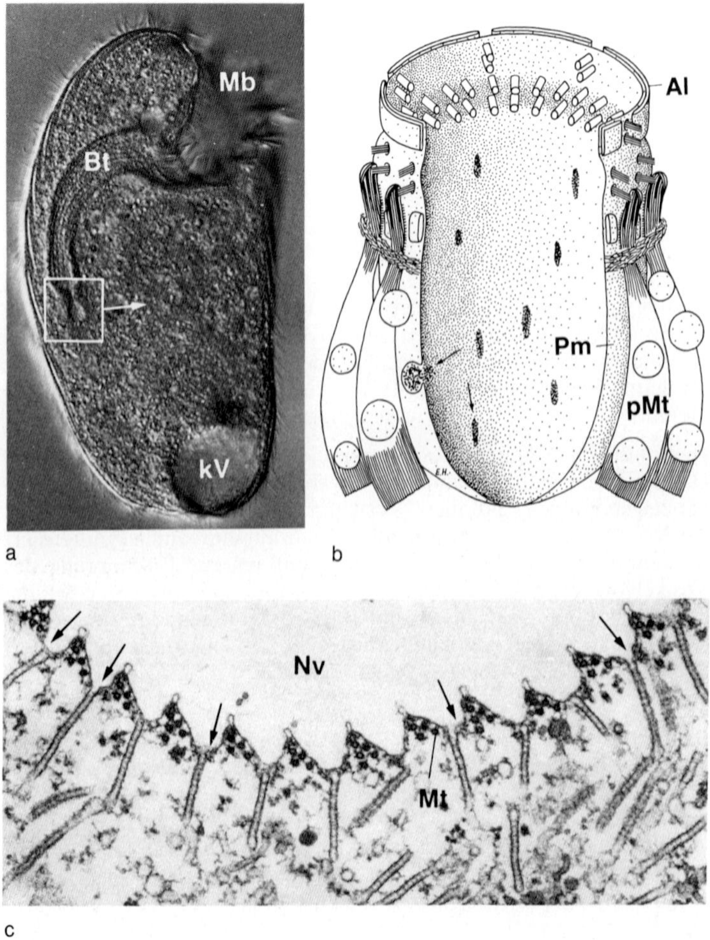

Abb. **174** a Bei *Climacostomum* wird die Nahrung durch Membranellen (Mb) herangestrudelt, durch den Buccaltubus (Bt) transportiert und hier in einer Nahrungsvakuole abgeschnürt. b Ultrastruktur der Endregion des Buccaltubus von *Climacostomum*. Die Nahrungsvakuole wächst durch den Einbau von runden, abgeflachten Vesikeln (Pfeile). c Cytostom von *Trichodina*. Abgeplattete Vesikel fusionieren (Pfeile) mit der wachsenden Nahrungsvakuole (Nv). Al = Alveole, kV = kontraktile Vakuole, Mt = Mikrotubuli, Pm = Plasmamembran, pMt = postciliäre Mikrotubuli (b aus Fischer-Defoy u. Hausmann: Differentiation 20 [1981] 141; c aus Hausmann u. Hausmann: J. Ultrastruct. Res. 74 [1981] 131).

den ihre Rigidität verlieren, können die Ciliaten große Futtermengen aufnehmen. Nicht alle Ciliaten mit Reusenapparat zeigen diese extrem hohe Enzymspezifität. Der Zellwandabbau kann in anderen Fällen bis zu einigen Stunden dauern.

Im Gegensatz zu den einfachen, nackten Amöben aus der Überklasse Rhizopoda gestaltet sich die Nahrungsvakuolenentstehung bei Arten aus der Überklasse Actinopoda recht kompliziert. *Actinophrys sol* (s. Abb. **63**) kann neben anderer Nahrung frei umherschwimmende Ciliaten ingestieren (Abb. **175**). Der erste Schritt, das Festkleben der Beute an den Axopodien mit Hilfe der Kinetocysten, ist bereits auffällig. Der nächste Schritt, die Formation einer Nahrungsvakuole, ist allerdings ungleich dramatischer. Es entsteht über einen Zeitraum von ca. 15 Minuten eine Nahrungsvakuole erheblichen Ausmaßes. Die Membran

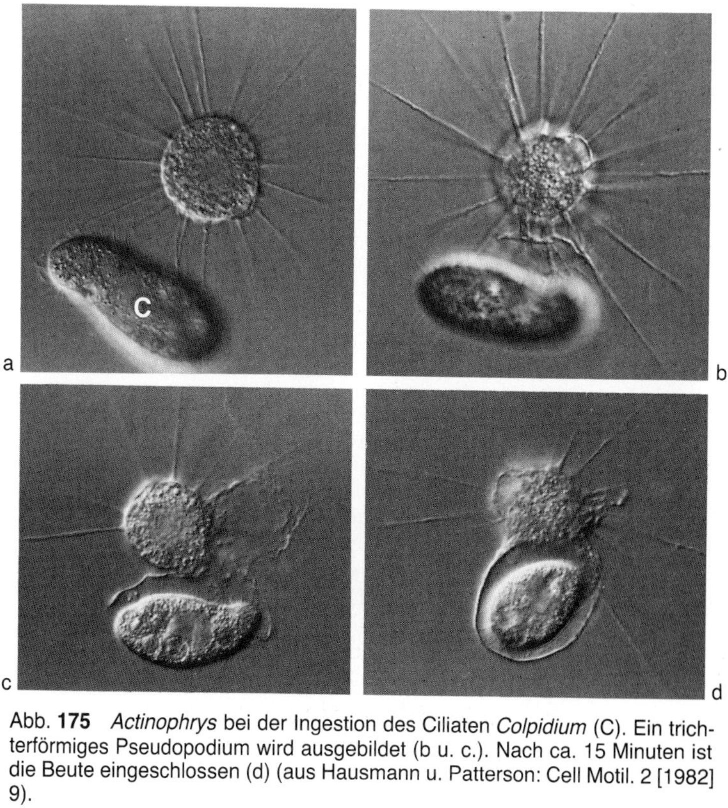

Abb. **175** *Actinophrys* bei der Ingestion des Ciliaten *Colpidium* (C). Ein trichterförmiges Pseudopodium wird ausgebildet (b u. c.). Nach ca. 15 Minuten ist die Beute eingeschlossen (d) (aus Hausmann u. Patterson: Cell Motil. 2 [1982] 9).

dieser Vakuole wird weder von der Plasmamembran noch von einfachen vesikulären Membranvorstufen geliefert, sondern entsteht durch die schnelle Transformation bestimmter membranumgebener, elektronendichter Granula, die sich stets in großer Anzahl unmittelbar unter der Zellmembran befinden. Nach einem erfolgten Reiz werden diese Granula zur Nahrungsvakuolenbildungsstelle transportiert. Hier lokkert sich unter stetigem Anwachsen der Oberfläche ihr Inhalt auf. Es entstehen Vesikel, die alle miteinander fusionieren und somit schließlich große Membranareale für die wachsende Nahrungsvakuole bereitstellen.

Generell weiß man über die Faktoren, welche bei Protisten die Formation von Nahrungsvakuolen initiieren, recht wenig. Vielfach hat es den Anschein, daß partikuläres Material im Kulturmedium notwendig ist und daß die Plasmamembran – im Falle der Einzeller mit Mundapparat die Cytostommembran – mehrfach Kontakt mit diesen Partikeln gehabt haben muß, damit der Prozeß der Nahrungsvakuolengenese in Gang gesetzt wird. Die (Nahrungs-) Partikel müssen dabei bestimmte Oberflächeneigenschaften aufweisen.

Veränderungen in den abiotischen Faktoren wie Temperatur, pH-Wert und Ionenzusammensetzung des umgebenden Mediums, um nur einige Beispiele zu nennen, beschleunigen bzw. verlangsamen die Nahrungsvakuolenformation. Dies hängt wohl in erster Linie damit zusammen, daß, wie es am Beispiel der Ciliaten gezeigt wurde, hierdurch die Bereitschaft der Cytostommembran beeinflußt wird, mit den Vesikeln, die die Nahrungsvakuolenmembran anliefern, zu fusionieren.

Digestion

Nachdem die Nahrungsvakuolen vom Cytostom abgeschnürt worden sind, bezeichnet man sie als Verdauungsvakuolen, da nun die Abbauprozesse einsetzen (Abb. **176**). Einer der ersten Schritte hierbei ist eine Ansäuerung des Vakuoleninhalts, damit die Verdauungsenzyme, die im sauren pH-Bereich ihr Wirkungsoptimum haben, die Nahrung aufschließen können. Danach erfolgt dann die Enzymzugabe. Nach dem enzymatischen Abbau der Nahrung werden die verwertbaren Bestandteile in der Zelle verteilt. Die unverdaulichen Reste werden schließlich ausgeschieden. Diese Schritte, die je nach Protist 20 Minuten bis einige Stunden beanspruchen, sind mit Veränderungen in den Dimensionen der Verdauungsvakuolen verknüpft.

Man kann die verschiedenen Schritte während der Verdauung in mehr oder weniger scharf gegeneinander abgetrennte Phasen aufgliedern (Abb. **177**) die in ihren Details nur für *Paramecium* zutreffen. Die Verkleinerung der Verdauungsvakuole beginnt unmittelbar nach der

Abschnürung vom Cytostom. Diese Vakuole wird als Verdauungsvakuole I (VV–I) bezeichnet. Im typischen Verdauungszyklus hat VV–I einen Durchmesser von 15 µm, der auf ca. 6 µm schrumpft. Die Kontur der VV–I ist unregelmäßig, indem sie zahlreiche, schlauchartige Ausstülpungen zeigt. Die Schläuche haben einen Durchmesser von 0,1 µm und sind 0,4–0,8 µm lang. Die Reduktion der Vakuolenoberfläche, die durch das Abschnüren dieser Vesikel erfolgt, ist für die Verkleinerung der Nahrungsvakuole verantwortlich. Allerdings kann

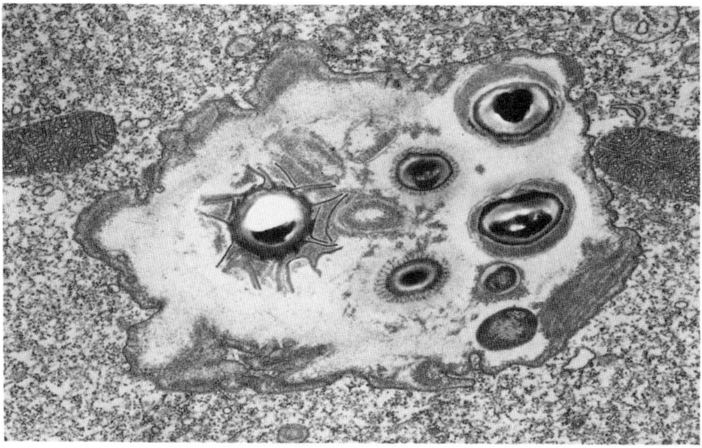

Abb. **176** Nahrungsvakuole von *Paramecium* mit Bakterien.

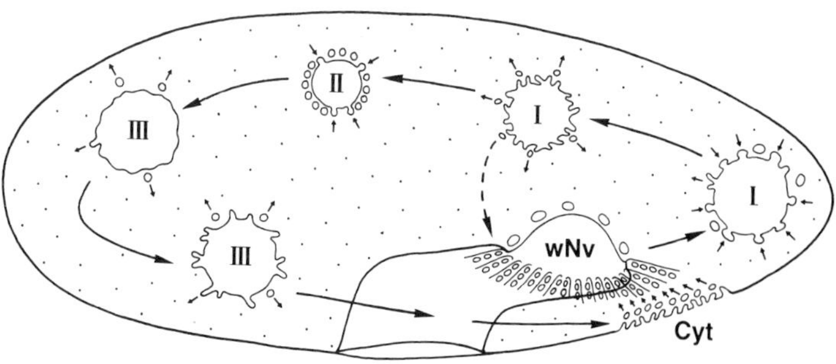

Abb. **177** Verdauungsablauf bei *Paramecium*. I, II, III bedeuten unterschiedliche Stadien der Verdauungsvakuolen. Die kleinen Pfeile zeigen Vesikelfusionen bzw. -abschnürungen an. wNv = wachsende Nahrungsvakuole, Cyt = Cytopyge (nach Allen u. Staehelin).

hiermit nicht auch die drastische Reduktion des Vakuolenvolumens erklärt werden. Denn bei derartigen Dimensionen ist das Verhältnis Oberfläche : Volumen sehr einseitig zugunsten der Oberfläche verschoben. Daher nimmt man an, daß der größte Teil der Flüssigkeit direkt durch die Membran ins Cytoplasma gelangt, ein Vorgang, der in seinen Details allerdings unverstanden ist.

Vor und mit dem Abschnüren der Schlauchvesikel erfolgt gleichzeitig eine Fusion unregelmäßiger Vesikel mit der VV-I. Diese bis zu 1 µm großen Vesikel, die in die Membran der VV-I inkorporiert werden, verursachen dabei die Ansäuerung des Vakuoleninhaltes. Sie werden Acidosomen genannt.

Hat VV-I einen bestimmten Minimaldurchmesser erreicht, tritt sie in die Phase VV-II ein. Diese ist gekennzeichnet durch ein plötzliches Anschwellen der Vakuolen zu ihrer Ausgangsgröße. Bewerkstelligt wird dies durch die Fusion von Lysosomen. Die ovalen Lysosomen haben eine durchschnittliche Achsenlänge von 0,4 µm bzw. 0,2 µm. Hier ergibt sich nun das entgegengesetzte Problem wie bei der Vakuolenkondensation. Das Volumen, das durch die Verschmelzung der Lysosomen mit der VV-II eingebracht wird, reicht bei weitem nicht aus, die enorme Vergrößerung des Inhaltes zu erklären. Daher wird ein anderer (unbekannter) Mechanismus gefordert, über den Wasser und diffusible Moleküle vom Cytoplasma in die VV-II gelangen.

Die Verkleinerung und anschließende Vergrößerung der Verdauungsvakuolen wirft Probleme auf. Man könnte annehmen, daß die Nahrungspartikel konzentriert werden, bevor die Verdauungsenzyme in die Vakuole gelangen, um einen effektiven Abbau zu gewährleisten. Aber in der VV-II-Phase hat man mehr oder minder wieder das Volumen der Ausgangssituation vorliegen. Wie die Kalkulationen ergeben haben, ist nur ein geringer Teil dieses Volumens auf das hinzugegebene Enzym zurückzuführen. Daher wird zur Zeit vermutet, daß der wichtigste Effekt dieser auffälligen Erscheinung darin liegt, daß bestimmte Membranbestandteile in Form der schlauchartigen Vesikel der VV-I entzogen und möglicherweise direkt wieder zum Cytostom zurückgeführt werden, um ein kontinuierliches Wachstum der Nahrungsvakuole zu unterstützen.

Während die VV-II-Phase durch die Fusion der Lysosomen gekennzeichnet ist, ist das wesentliche Charakteristikum der VV-III der nun einsetzende Abbau der Nahrung. In diesem Zustand erkennt man ständig cytotische Aktivität an der Vakuolenperipherie. Zum einen fusionieren wohl noch eine Zeitlang Lysosomen mit der VV-II und zum anderen werden spätestens gegen Ende dieser Phase die abgebauten und verwertbaren Bestandteile aus der Nahrung von der Vakuole abgeschnürt.

Die unverdaulichen Reste verbleiben in der VV-III, die nun zur Defäkationsvakuole wird. Im Verlaufe der Defäkation werden diese Überreste nach außen abgegeben.

Wenn auch dieses Verständnis des Verdauungsvorganges in allen seinen Details vorerst nur für *Paramecium* gilt, hat es allerdings, wie vergleichende Untersuchungen an einer Reihe von anderen Protisten ergaben, den Anschein, daß das Verdauungsgeschehen in groben Zügen überall recht ähnlich abläuft.

Cyclose

Die verschiedenen Verdauungsprozesse finden nicht in ganz bestimmten Zellarealen statt, sondern laufen während des Transports der Verdauungsvakuolen durch die Zelle ab. Diese Bewegung erfolgt bei *Paramecium* auf einer elliptischen Bahn (Abb. **178**) und wird hier Cyclose genannt. Die durchschnittliche Geschwindigkeit dieser unidirektionalen Cytoplasmaströmung beträgt bei *Paramecium bursaria* 3 µm pro Sekunde.

Über den Mechanismus, der der Cyclose zugrunde liegt, gibt es bislang nur Vermutungen. Die rheologischen Eigenschaften des Plasmas belegen, daß die Bewegung nicht durch Scherkräfte zwischen stationärem und fließendem Plasma erzeugt wird. Man nimmt daher an, daß innerhalb des strömenden Plasmas ein Aktomyosinsystem vorliegt, das aus zahlreichen kleinen Untereinheiten besteht, die im gesamten Cyclosestrom zufällig verteilt sind. Diese Untereinheiten sollen – kontrolliert durch freie Calciumionen – unter ATP-Spaltung zyklisch vom Sol- in den Gelzustand und zurück vom Gel- in den Solzustand übergehen und dabei kontrahieren bzw. relaxieren.

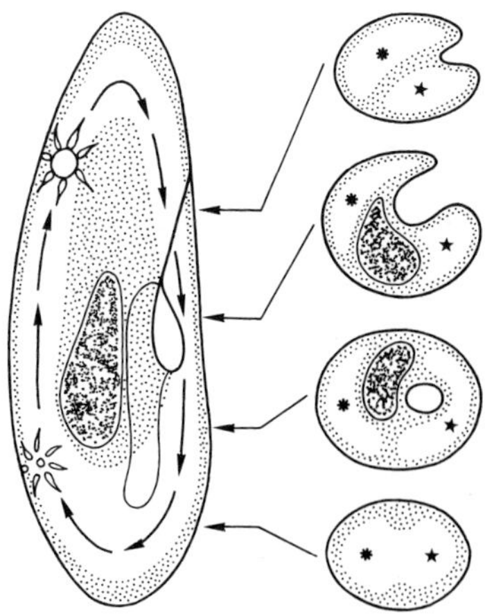

Abb. **178** Die Cyclose der Verdauungsvakuolen erfolgt bei *Paramecium* in einer festgelegten, schlauchförmigen Bahn. Hier fließt das Plasma mit einer Geschwindigkeit von 2–3 µm pro Sekunde (nach Sikora).

Defäkation

Die Vakuolen, welche die unverdaulichen Reste der aufgenommenen Nahrung beinhalten, zeigen keine Enzymaktivität mehr und ihr pH-Wert ist wieder angestiegen. Diese Vakuolen werden als Defäkationsvakuolen bezeichnet. Ihr Inhalt wird aus der Zelle ausgeschieden (Abb. **179**). In einfachen Fällen, bei den Rhizopoden beispielsweise, geschieht dies in umgekehrter Abfolge wie bei der Phagocytose.

Die Defäkationsvakuole fusioniert mit der Plasmamembran und entleert sich dadurch nach außen. Der durch die Inkorporation der Nahrungsvakuolen bedingte Membranüberschuß im Plasmalemma wird höchstwahrscheinlich durch einen Rücktransport ins Cytoplasma kompensiert.

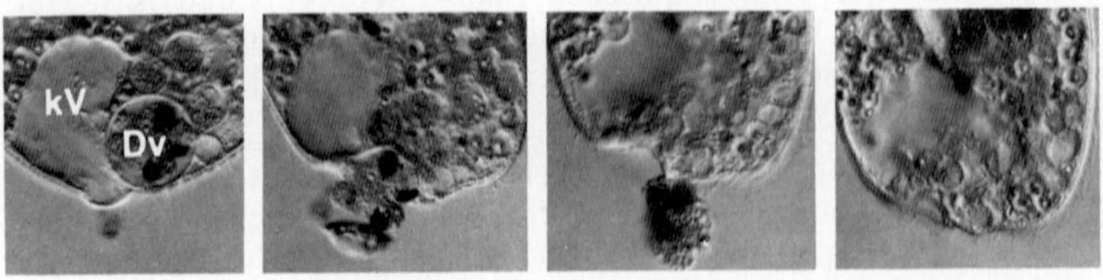

a b c d

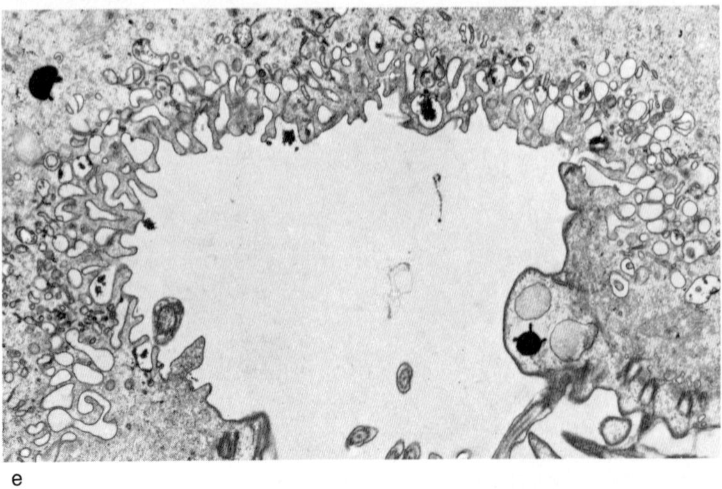

e

Abb. **179** a–d Ablauf der Defäkation bei *Climacostomum*. e entspricht d. Die Membran der Defäkationsvakuole vesikuliert. Dv = Defäkationsvakuole, kV = kontraktile Vakuole (aus Fischer-Defoy u. Hausmann: Zoomorphol. 100 [1982] 121).

Bei Ciliaten wird die Defäkation durch das Corticalsystem erschwert. Wie bei der Endocytose muß auch bei der Exocytose das Corticalgefüge in spezieller Weise modifiziert sein. Daher haben Ciliaten eine spezialisierte Region im Cortex, die Cytopyge (= Cytoproct). Häufig ist dies eine leistenförmige Aufwölbung in der Pellicula (Abb. **180**). Rechts und links dieser Leiste enden die Alveolen, das Epiplasma und die Filamentnetzwerke, so daß die Plasmamembran auch hier wieder einen direkten Zugang zum Cytoplasma hat. Von der Cytopygenstruktur und oft auch von benachbarten cilienlosen Basalkörpern strahlen einzelne Mikrotubuli sowie Mikrotubulibänder ins Plasma. Möglicherweise wird der Defäkationsvakuole durch diese Mikrotubuli der Weg zur Cytopyge gewiesen, oder sie wird sogar aktiv unter Beteiligung dieser Mikrotubuli unter die Cytopyge transportiert. Hier erfolgt dann die Fusion von Plasmamembran und Defäkationsvakuolenmembran. Schon während sich die Vakuole noch nach außen entleert, vesikuliert ihre Membran und wird dann kontinuierlich in weitere vesikuläre Untereinheiten zerlegt (s. Abb. **180**).

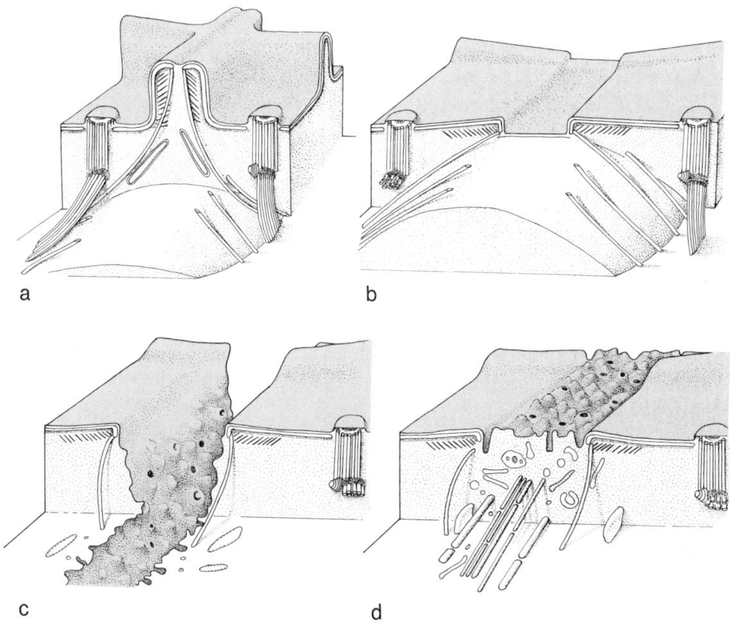

a b c d

Abb. **180** Funktionsweise der Cytopyge von *Paramecium*. Eine Defäkationsvakuole nähert sich der Zelloberfläche (a u. b). Nach erfolgter Fusion von Plasmamembran und Defäkationsvakuolenmembran vesikuliert die Vakuolenmembran (c u. d) (nach Allen u. Wolf).

Auf diese Weise verbleibt das Membranmaterial im Inneren der Zelle. In einigen Fällen hat es den Anschein, daß es mehr oder minder unmittelbar wieder in die Vesikel umgewandelt wird, die für das Wachstum der Nahrungsvakuolen verantwortlich sind. In anderen Fällen ist es allerdings eher wahrscheinlich, daß die Membrananteile erst umfangreichere Transformationen – möglicherweise mit Dictyosom-Passage – erfahren, bevor sie unter anderem auch zur Nahrungsvakuolengenese eingesetzt werden.

Kristalle

Kristalle gibt es in vielen Einzellern. Im Polarisationsmikroskop treten sie durch ihre Doppelbrechung besonders deutlich in Erscheinung (Abb. **181**). Sie können unterschiedliche Formen aufweisen (Abb. **182**), sind aber stets in einer Vakuole eingeschlossen. Gestalt und Vorkommen der Kristalle scheinen bei Heterotrophen mit der Ernährungsweise des jeweiligen Organismus zusammenzuhängen. Man findet nämlich in Paramecien hauptsächlich kleine, körnchenartige Kristalle, wenn sie ausschließlich mit Bakterien gefüttert werden, aber zahlreiche große Kristalle, wenn zu den Bakterien beispielsweise faulendes Fleisch oder Proteinlösungen zugegeben werden. Bei Foraminiferen konnte man Kristallbildung nach Fütterung mit Copepoden oder Ciliaten feststellen, wohingegen sie völlig unterblieb, wenn nur Diatomeen als Nahrung zur Verfügung standen. Unmittelbare Zusammenhänge zwischen Nahrungsverdauung und Kristallbildung lassen sich aber nicht feststellen.

Die Kristalle bestehen hauptsächlich aus Calcium- und Phosphorsalzen. Daneben findet sich noch in geringeren Mengen Magnesium und Chlor. Nicht selten gibt es auch noch organische Komponenten. Dies ist insbesondere bei den kugelförmigen Lithosomen der Fall, in denen organisches und anorganisches Material schichtweise deponiert ist (s. Abb. **181**).

Die in früheren Zeiten verbreitete Ansicht, daß es sich bei den Kristallen um Stoffwechselprodukte handle („Exkretkörner"), die irgendwie nach außen abgegeben werden, wird heute nicht mehr vertreten. Derzeitig werden die beiden folgenden Alternativen diskutiert: 1. Die Kristalle stellen Speicher oder Vorräte solcher Ionen in der Zelle dar, die für metabolische Prozesse unbedingt notwendig sind. 2. Durch diese Einschlüsse werden die Konzentrationen bestimmter Ionen in der Zelle gehoben oder gesenkt und somit in physiologischen Grenzen gehalten. Für beide Möglichkeiten gibt es Argumente. So findet man beispielsweise in bestimmten Amöben stets Kristalle, die nach experimenteller Entfernung aus der Zelle relativ

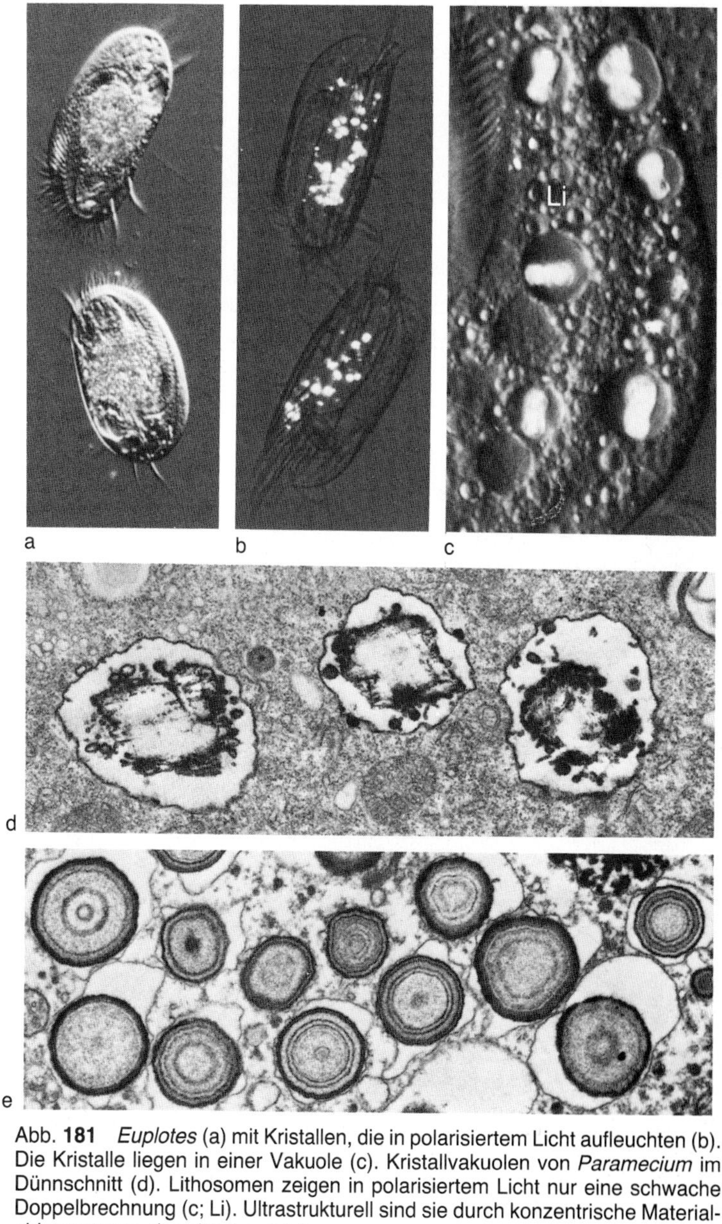

Abb. **181** *Euplotes* (a) mit Kristallen, die in polarisiertem Licht aufleuchten (b). Die Kristalle liegen in einer Vakuole (c). Kristallvakuolen von *Paramecium* im Dünnschnitt (d). Lithosomen zeigen in polarisiertem Licht nur eine schwache Doppelbrechnung (c; Li). Ultrastrukturell sind sie durch konzentrische Materialablagerungen charakterisiert (e).

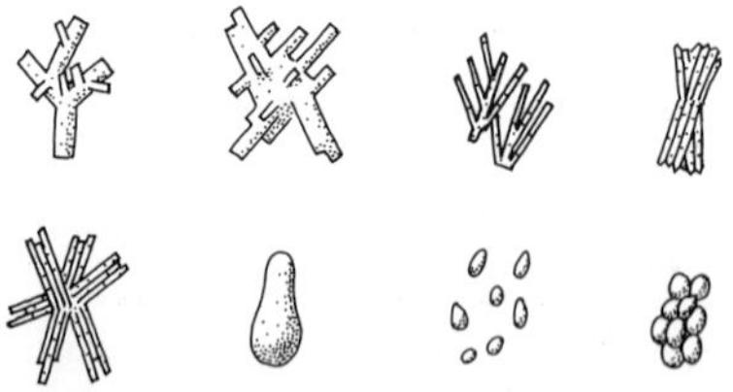

Abb. **182** Kristallformen bei *Paramecium* (nach Wichterman).

rasch neugebildet werden. Auf der anderen Seite ist es für viele Protisten typisch, unter weniger optimalen Kulturbedingungen besonders zahlreiche Kristalle zu bilden.

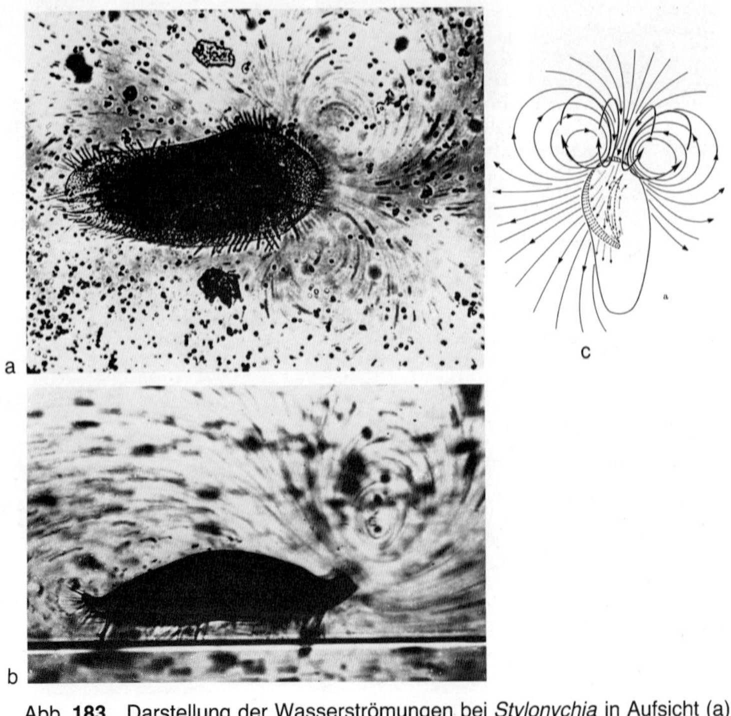

Abb. **183** Darstellung der Wasserströmungen bei *Stylonychia* in Aufsicht (a) und in Seitenansicht (b) mit Hilfe von Kohlepartikeln und durch Anwendung der Langzeitbelichtung. c Zeichnerische Zusammenfassung der Befunde (von H. Machemer, Bochum).

Versuche zu Kapitel Ingestion, Digestion, Defä

Induktion von Pino- und Phagocytose

A) Das Kulturmedium von *Amoeba proteus* wird gegen eine 0,5%ige Hühneralbuminlösung (gelöst in 0,01 mol Acetatpuffer) ausgetauscht. Die Zellen runden sich ab und beginnen mit der Ausformung von Pinocytosekanälen (s. Abb. **166**). Nach 10–15 Minuten wird die Pinocytose eingestellt. Nach einer ca. 4stündigen Erholungsphase in Kulturmedium kann erneut eine Pinocytose induziert werden.

B) Zu 1–2 Tagen lang gehungerten *Amoeba proteus* werden Paramecien, Colpidien oder auch Euglenen gegeben. Die Amöben beginnen nach anfänglichem Abkugeln mit der Phagocytose, wie sie in Abb. **166** dargestellt ist.

Erzeugung von Wasserströmungen zum Nahrungserwerb

Um Wasserströmungen, die durch die Aktivität von Flagellen und Cilien verursacht werden, darzustellen, eignen sich am besten festsitzende Organismen wie zum Beispiel Choanoflagellaten oder sessile Ciliaten. Gibt man zu diesen Organismen feinpartikuläres Material (Latexkugeln, Kohlepartikel, Carminfarbstoff oder aber auch einzellige Algen, Hefezellen oder Bakterien), so zeigt der Weg der Partikel die Wasserströmungen an. Fertigt man unter diesen Bedingungen bei Belichtungszeiten von einigen Sekunden Fotos an, so werden die Wasserströmungen durch die unscharf erscheinenden Partikel sichtbar (Abb. **183**).

Nahrungsvakuolenformation in Abhängigkeit von Zeit und Temperatur

Zu *Paramecium-*, *Colpidium-* oder *Tetrahymena*-Zellen wird verdünnte Tusche gegeben.

Verdünnung der Tusche:

2 Tropfen einer Zeichentusche ohne Konservierungs- und Trocknungszusätze (z. B. Scribtol, Faber-Castell) werden zu 1 ml Aqua bidest. gegeben. Zu je 1 ml Ciliaten gibt man 2–3 Tropfen dieser Stammlösung.

Es soll festgestellt werden, wieviele tiefschwarz erscheinende Nahrungsvakuolen (Abb. **184**) nach 5, 10 und 20 Minuten gebildet wurden

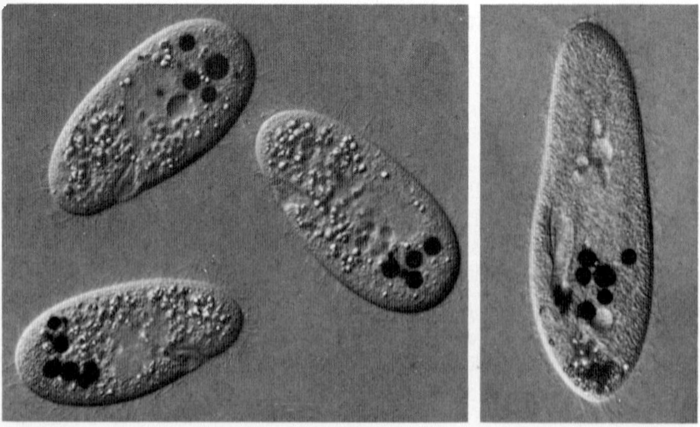

a b

Abb. **184** Darstellung von Nahrungsvakuolen nach Fütterung mit Kohlepartikeln bei *Colpidium* (a) und bei *Paramecium* (b).

a) bei 20 °C (Zimmertemperatur),
b) bei 10 °C,
c) bei 35 °C.
Die Einstellung der Temperatur erfolgt im Wasserbad. Die Resultate können graphisch dargestellt werden. Wann erscheinen die ersten Defäkationsballen im Medium (= Marker für die Dauer der Digestion)?

Darstellung von Saure-Phosphatase-Aktivität

Das Enzym saure Phosphatase (Leitenzym für Lysosomen) läßt sich nach folgender Vorschrift darstellen:

1. Fütterung der Ciliaten 10 Minuten vor der Fixierung.
2. Fixierung: Karnovsky-Lösung 30 Minuten in der Kälte (Eisbad).

Karnovsky-Lösung:

2 g Paraformaldehyd werden bei ca. 60 °C in 25 ml H_2O gelöst. Lösungshilfe: 2–3 Tropfen 1 N NaOH.
Abkühlen.
10 ml 8%iges Glutaraldehyd dazugeben und mit 0,2 mol Cacodylatpuffer, pH 7,2, auf 50 ml auffüllen. Mit 1 N HCl wird der pH auf 7,0 eingestellt.

3. Viermaliges Auswaschen des Fixans mit 100 mmol Natriumacetatpuffer (pH 5,5) je 10 Minuten in der Kälte. Dabei wird die Zelle vom neutralen pH langsam in den sauren pH-Bereich überführt.
4. a) Inkubation im Gomori-Medium bei 37 °C im Wasserbad für 25 Minuten:
   Gomori-Medium (einen Tag vor Gebrauch ansetzen!):
   0,06 g Bleinitrat werden in 45 ml Natriumacetatpuffer, 100 mmol, pH 5,5, gelöst. Anschließend werden unter Rühren tropfenweise 10 ml 3%iges Natrium-ß-glycerophosphat (= Substrat) dazugegeben und mit H_2O auf 90 ml aufgefüllt. Mit 10%iger Essigsäure wird der pH auf 5,5 eingestellt. Die Lösung wird nun bei 37 °C im Wasserbad aufbewahrt.
   Vor der Inkubation wird der pH-Wert geprüft, evtl. auf 5,5 korrigiert, das Medium dann mit H_2O auf 100 ml aufgefüllt und anschließend filtriert.
   b) Kontrolle: mit 10 mmol NaF im Gomori-Medium, sonst wie a.
5. Dreimaliges Auswaschen des Mediums mit 100 mmol Natriumacetatpuffer bei Zimmertemperatur, jeweils 10 Minuten.
6. PbS-Fällung mit 0,5%igem Ammoniumsulfid. Höchstens 1 Minute einwirken lassen.
7. Zweimaliges Waschen mit H_2O.
8. Lichtmikroskopische Untersuchung des Nachweises und der Kontrolle.

Zwischen jedem Schritt werden die Zellen abzentrifugiert und der Überstand vorsichtig abpipettiert.

Reaktionsablauf:

Während der Inkubation bei 37 °C, pH 5,5 (Temperatur- und pH-Optimum der sauren Phosphatase), wird vom Substrat (Natrium-ß-glycerophosphat) durch die saure Phosphatase PO_4^{3-} abgespalten und gleichzeitig durch Bleinitrat als Bleiphosphat ausgefällt. Damit verhindert man die Verlagerung des Phosphats vom Ort der Enzymaktivität. Das ausgefällte weiße Bleiphosphat kann im Elektronenmikroskop, nicht aber im Lichtmikroskop, sichtbar gemacht werden. Daher muß für die Lichtmikroskopie das Bleiphosphat nachträglich durch Ammoniumsulfid zu sichtbarem, braunschwarzem Bleisulfid umgefällt werden (Abb. **185**). Im Kontrollmedium verhindert NaF die Substratspaltung, da es alle im sauren pH-Bereich aktiven Enzyme inhibiert.

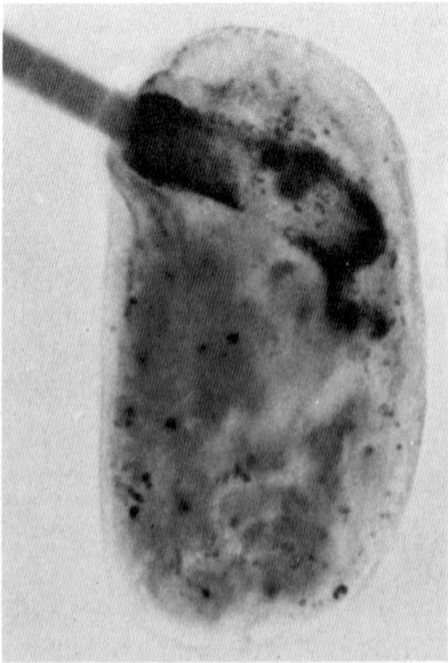

Abb. **185** Nachweis von Verdauungsenzymen durch Darstellung der sauren Phosphatase (= schwarze Niederschläge) beim Ciliaten *Pseudomicrothorax*. Die Hauptmenge des Enzyms findet sich am Reusenbeginn.

Morphogenese und Reproduktion

Viele Protisten können – abhängig von inneren und äußeren Faktoren – im Verlauf ihres Lebenszyklus ihre Gestalt verändern. Werden bei der Umformung Teile des Organismus bzw. Organellen resorbiert oder neu aufgebaut, bezeichnet man den Vorgang allgemein als Morphogenese. Unter diesem Oberbegriff faßt man eine Reihe verschiedener Phänomene zusammen, denen jedoch, wie die genauere Betrachtung zeigt, generelle Mechanismen zugrunde liegen. Vergleichbar der Differenzierung von Metazoenzellen in einem Gewebeverband läßt sich die Morphogenese bei den Protisten in eine zeitliche und räumliche Folge von Teilprozessen aufgliedern, die nach ihrer Induktion koordiniert ablaufen und mit der Fertigstellung des Organismus enden.

Morphogenetische Vorgänge im Lebenszyklus der Protisten

Die Fähigkeit, unterschiedliche Erscheinungsformen anzunehmen, ist bei den meisten Protisten mehr oder weniger ausgeprägt vorhanden. Manche Transformationen werden anscheinend primär durch Veränderungen der Umgebung (z. B. Salinität, Temperatur, pH-Wert) bewirkt und sind in der Natur nur selten zu beobachten; andere sind offenbar überwiegend endogen gesteuert und stellen häufig obligatorische und regelmäßige Stadien im Lebenszyklus der Zelle dar. Das Ausmaß, in dem morphogenetische Prozesse an diesen Umwandlungen beteiligt sind, ist von der Art der Transformation, aber auch von dem Organisationsgrad bzw. der Komplexität des Organismus abhängig.

Polymorphismus

Wenn genetisch identische Zellen (Klone) oder Individuen einer Art in unterschiedlicher Gestalt auftreten, spricht man von Polymorphismus. So können bei verschiedenen Ciliaten (z. B. *Blepharisma, Stylonychia*) unter Nahrungsmangel Zwergformen entstehen, die harmonisch bis auf das Hundertfache verkleinert sind (Abb. **186**). Füttert man dagegen bestimmte bakterienfressende Ciliaten (z. B. *Euplotes*) mit anderen Ciliaten, entwickeln sich stark vergrößerte Giganten. Bei beiden Formen bleiben die Dimensionen der einzelnen Organellen (z. B. Kinetosomen) konstant; nur ihre Anzahl ändert sich proportional zur Zellgröße (z. B. die Anzahl der Cilien in den Membranellen). Sind durch kontinuierlich vergrößerte Nahrungsorganismen die Oralstrukturen derart angewachsen, daß Artgenossen ingestiert werden können, werden die Zellen möglicherweise zu Kannibalen (Abb. **187**). Andererseits müssen nicht alle Kannibalen auch gleichzeitig Giganten sein. In der Regel sind Giganten- und Kannibalen-Status nicht stabil. Bei normalem Nahrungsangebot wird durch eine erhöhte Teilungsrate nach einiger Zeit die ursprüngliche Größe wiederhergestellt.

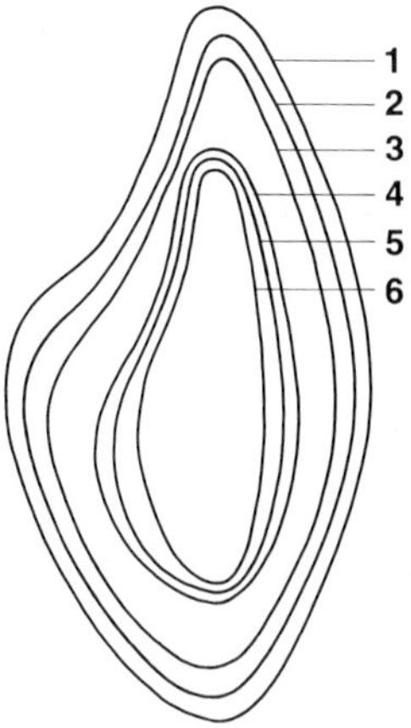

Abb. **186** Größenvariation bei *Blepharisma* in Abhängigkeit von der Art der Futterorganismen und des Ernährungszustandes. Die Nahrung ist: 1 *Colpidium* (Ciliat); 2 *Blepharisma* (Kannibalen); 3 *Tetrahymena* (Ciliat); 4 *Khawkinea* (Flagellat); 5 Bakterien, 6 Hungerzustand (nach Giese).

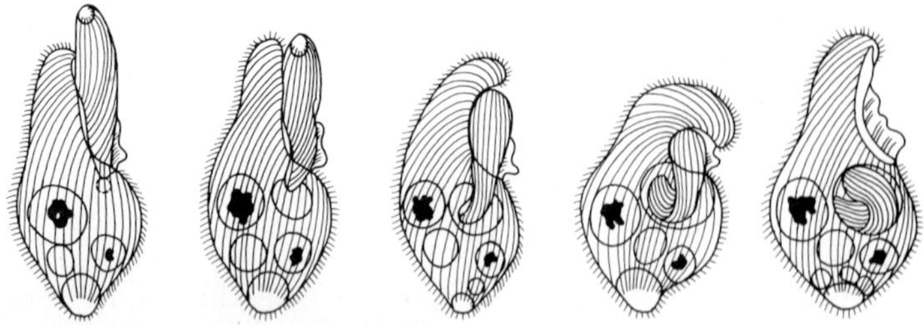

a

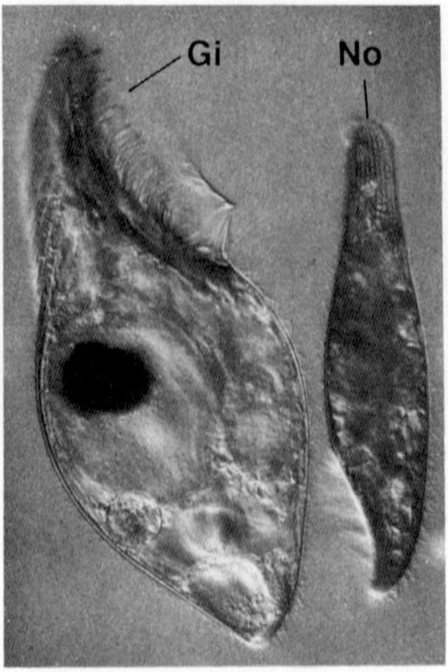

b

Abb. **187** Kannibalismus. a Gigantischer Kannibale von *Blepharisma* ingestiert einen Artgenossen. b Vergleich Normaltier (No) – Gigant (Gi) (a nach Nilsson).

Eine Anpassung an das Nahrungsangebot sieht man auch in den polymorphen Formen von *Tetrahymena*: Bei gleichem Zellumfang bilden bakterienfressende Individuen nur eine kleine Mundöffnung aus (mikrostome Form), während mit Ciliaten gefütterte Zellen ihren Ingestionsapparat stark erweitert haben (makrostome Form). Die Umwandlung von mikro- zu makrostomen Formen hängt anscheinend auch mit der Wachstumsphase der Kultur zusammen. Denn in der stationären Phase entstehen vorwiegend makrostome Organismen, die bei weiterem Nahrungsmangel zum Kannibalismus übergehen können. Diese Transformation ermöglicht es also einzelnen Zellen, auf Kosten anderer zu überleben.

Extreme Gestaltsänderungen beobachtet man bei der Amöbe *Naegleria* (Abb. **188**). Bestimmte Modifikationen in der Zusammensetzung des Kulturmediums veranlassen die Zellen, sich zunächst abzurunden, zwei Flagellen zu bilden und schließlich eine langgestreckte, ovale Form anzunehmen: Die Amöbe ist zu einem Amoeboflagellaten transformiert. Diese begeißelten Formen können keine Nahrung aufnehmen und sich nicht vermehren. Es sind temporäre, nicht obligatorische Stadien des Lebenszyklus von *Naegleria*, die sich bei entsprechenden Bedingungen sehr schnell zu Amöben zurückdifferenzieren. Auch der verwandte Organismus *Tetramitus* wandelt sich unter ungünstigen Umweltbedingungen von einer Amöbe zu einem Flagellaten um. Hier sind jedoch beide Stadien stabil und können phagocytieren und sich reproduzieren. *Naegleria* wie auch *Tetramitus* sind also durch Transformation zum begeißelten Stadium in der Lage, ein für die Zelle negatives Milieu zu verlassen und neue Substrate aufzusuchen.

Als bemerkenswertes Beispiel für einen Organismus, dessen polymorphe Formen man in ganz unterschiedliche systematische Gruppen einordnen würde, sei der Helioflagellat *Dimorpha* erwähnt: *Dimorpha* wandelt sich bei einer Abnahme der Osmolarität des Mediums vom Heliozoon zum Flagellaten um. Die Erhöhung der Osmolarität bewirkt die umgekehrte Transformation. Eine dritte Form entsteht, wenn der normale Futterorganismus, ein bestimmter Flagellat, nicht verfügbar ist: Aus dem Heliozoenstadium wird ein amöboider Organismus. Die Bedeutung dieser Umwandlung ist unklar.

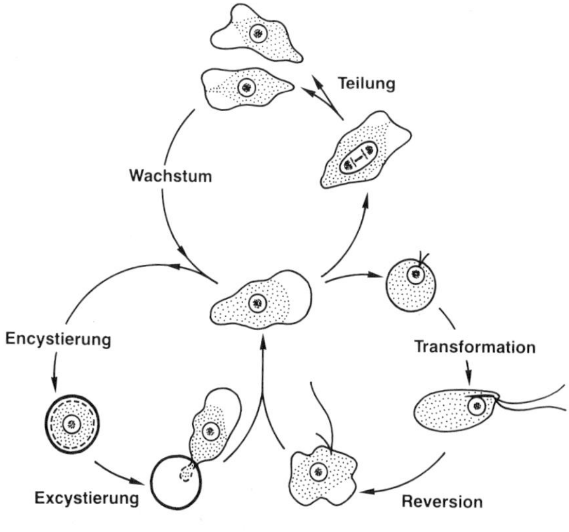

Abb. **188** Lebenszyklus von *Naegleria gruberi* (nach Fulton).

Zyklische Transformationen

Treten die polymorphen Formen einer Art regelmäßig und obligatorisch auf, spricht man von zyklischen Transformationen. Derartige Umformungen sind Bestandteil der Lebenszyklen vieler sessiler Protisten, die bewegliche Schwärmerstadien ausbilden.

Die Schwärmer sessiler Ciliaten zeigen eine spezifische Lebensweise und sind häufig mit Bewegungsorganellen ausgestattet, die im adulten, sessilen Organismus nicht mehr nachweisbar sind. Die Transformation kann man daher als Metamorphose bezeichnen. So besitzen – im Gegensatz zur sessilen Zelle – nur die Suctorienschwärmer Cilien. Sie setzen sich – häufig unter Abscheidung eines Stieles – auf dem Substrat fest und resorbieren dann den Wimpernkranz. Zum Schluß wachsen die Tentakeln aus, die in ihrem Inneren mit hochgeordneten Mikrotubuliaggregaten ausgestattet sind und der Nahrungsaufnahme dienen (s. Abb. **110**).

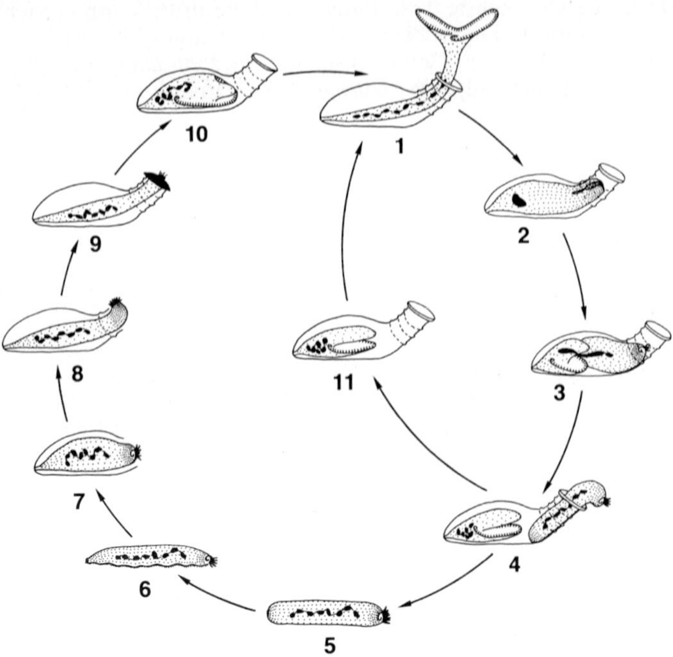

Abb. **189** Lebenszyklus von *Eufolliculina uhligi*: 1 Sessiles Stadium; 2–4 Teilung; 5 Schwärmphase; 6–9 Loricabau; 10 Metamorphose; 11 Reorganisation (aus Mulisch u. Patterson: Protistologica 19 [1983] 235).

Die cytostomlosen Schwärmer der heterotrichen Follikuliniden tragen eine kurze, apikale Membranellenspirale. Sie scheiden ein flaschenförmiges Gehäuse aus, resorbieren daraufhin die Membranellen und entwickeln ein neues, sehr langes Membranellenband. Die Metamorphose endet mit der Ausformung zweier Peristomflügel, die von dem adoralen Membranellenband umgeben sind (Abb. **189**). Der Oralapparat dieses Ciliaten wird vor der Teilung resorbiert; aus zwei Anlagen bildet sich vorn die kurze Spirale des Schwärmers, an der hinteren Zellhälfte das adorale Membranellenband des sessilen Ciliaten.

Viele parasitische Protozoen ändern ihre Gestalt, wenn sie im Verlauf ihres Lebenszyklus in ein anderes Wirtsgewebe oder einen anderen Wirt gelangen. Die Umformung wird möglicherweise durch das veränderte Medium induziert. *Trypanosoma* kann beispielsweise in mehreren verschiedenen Formen vorkommen: als *Leishmania*-Form, als *Leptomonas*-Form, als *Crithidia*-Form und als *Trypanosoma*-Form (s. Abb. **37**). *Leptomonas*- und *Crithidia*-Formen treten überwiegend in Wirbellosen auf, die *Trypanosoma*-Form dagegen in Wirbeltieren. Die *Leishmania*-Form findet man bei Wirbeltieren intrazellulär, bei Wirbellosen extrazellulär. Transferiert man *Trypanosoma mega*, die außerhalb ihres Wirtes in der *Crithidia*-Form vorliegt, in das Serum von Wirbeltieren, transformieren die Zellen in die *Trypanosoma*-Form, wie man sie normalerweise im Blut findet.

Cysten

Ein für die Untersuchung der Morphogenese sehr interessantes Phänomen ist die Cystenbildung, die fakultativ (z. B. bei Austrocknung) oder als obligatorisches Stadium (häufig als Teilungscysten bei parasitischen Organismen) unter den Protisten weit verbreitet sind. Dauercysten sind gewöhnlich mit einer festen, extraplasmatischen Hülle umgeben, in denen die Zellen inaktiv über Jahre ruhen können (s. Abb. **119**). Bei der Encystierung resorbieren viele Ciliaten den Oralapparat und somatische Cilien. Beim Verlassen der Cyste muß sich dann der Organismus aus einer primitiven Zelle redifferenzieren.

Vermehrung

Auch bei der Teilung lassen sich – mehr oder weniger ausgeprägt – morphogenetische Prozesse verfolgen.

Eine einfache Zweiteilung findet man bei den nackten Amoebida. Beschalte Formen besitzen dagegen schon eine Polarität, die durch die Austrittsöffnung der Pseudopodien in der Schale definiert ist. Das neue Gehäuse wird spiegelbildlich zum alten Gehäuse aufgebaut.

Flagellaten teilen sich entlang ihrer Längsachse; Basalkörper und Flagellen werden vor der Teilung verdoppelt. Ein kompliziertes Bild ergibt sich bei den Polymastiginen, bei denen bis auf einige „privilegierte" Geißeln alle Flagellen eingeschmolzen werden. Die neu gebildeten Geißeln wandern mitsamt den assoziierten Mikrotubuli zum entgegengesetzten Zellpol.

Sehr komplexe morphogenetische Prozesse begleiten die Querteilung der Ciliaten. Hierzu gehören die Entwicklung eines neuen Oralapparates (= Stomatogenese), die Verdoppelung von Cytopyge und kontraktiler Vakuole sowie das Wachstum des Cortex mit der Infraciliatur. Durch inäquale Zellteilung entstehen in einem Knospungsprozeß die Schwärmer der Suctorien und Chonotrichen. Bei den Suctorien kann man Formen mit exogener Knospung (z. B. *Sphaerophrya*) von Formen mit endogener Knospung (z. B. *Tokophrya*) unterscheiden, bei denen die Knospe in eine eingestülpte Bruthöhle hineinwächst. Auch zahlreiche parasitische Ciliaten vermehren sich durch Knospung, beispielsweise die Astomatida mit terminaler Knospung (s. Abb. **96**).

Während die Vielteilung bei freilebenden Protozoen relativ selten ist und in der Regel einer Gametogenese entspricht (z. B. *Noctiluca*), kann man sie bei Endoparasiten oft beobachten, z. B. Schizogonie bei den Apicomlexa (s. Abb. **71**). Die zahlenmäßig oft ungeheure Vervielfältigung sorgt für die Überschwemmung des Wirtes mit Parasiten.

Generationswechsel

Zyklische Transformationen sind bei vielen Parasiten nicht nur mit einem Wirtswechsel, sondern auch mit einem Wechsel der Fortpflanzungsart, also einem Generationswechsel, verbunden. Bei einem homophasischen Generationswechsel ändert sich bei einem Wechsel der Fortpflanzungsart der Chromosomenbestand nicht. Je nach dem Zeitpunkt der Meiose bzw. der Dauer der haploiden und der diploiden Phase kann man Haplonten (mit zygotischer Meiose) und Diplonten (mit gametischer Meiose) unterscheiden. Haplonten sind z. B. viele Flagellaten und alle Apicomplexa. Zu den Diplonten gehören beispielsweise die Opalinen, Heliozoen, Ciliaten (und alle Metazoen). Liegt die Meiose in der Mitte des Lebenszyklus, wie bei den Foraminiferen, spricht man von einem heterophasischen Generationswechsel.

Bei den Foraminiferen entwickelt sich aus der Zygote ein diploider Agamont, der durch Teilung Agameten erzeugt. Vor der Fertigstellung der Agameten erfolgt die Meiose. Die haploiden Agameten wachsen zu Gamonten heran, die Gameten produzieren. Gameten und Agameten der Foraminiferen können bei manchen Arten sehr unterschiedlich aussehen.

Die Agamogonie der Apicomplexa beginnt mit der Bildung von infektiösen Sporozoiten aus der Zygote in der Spore. Innerhalb der Wirtszelle wachsen die Sporozoiten zu Trophozoiten heran, die sich direkt in Gamonten umformen können. Bei höher entwickelten Sporozoen werden die Trophozoiten jedoch zunächst zu vielkernigen Schizonten (= Meronten). Aus diesen gehen durch Schizogonie (= Merogonie) Merozoiten hervor, die die Infektion ausbreiten können. Die Merozoiten können sich durch Schizogonie weitervermehren oder zu Gamonten entwickeln. Die Gametogonie steht am Beginn der sexuellen

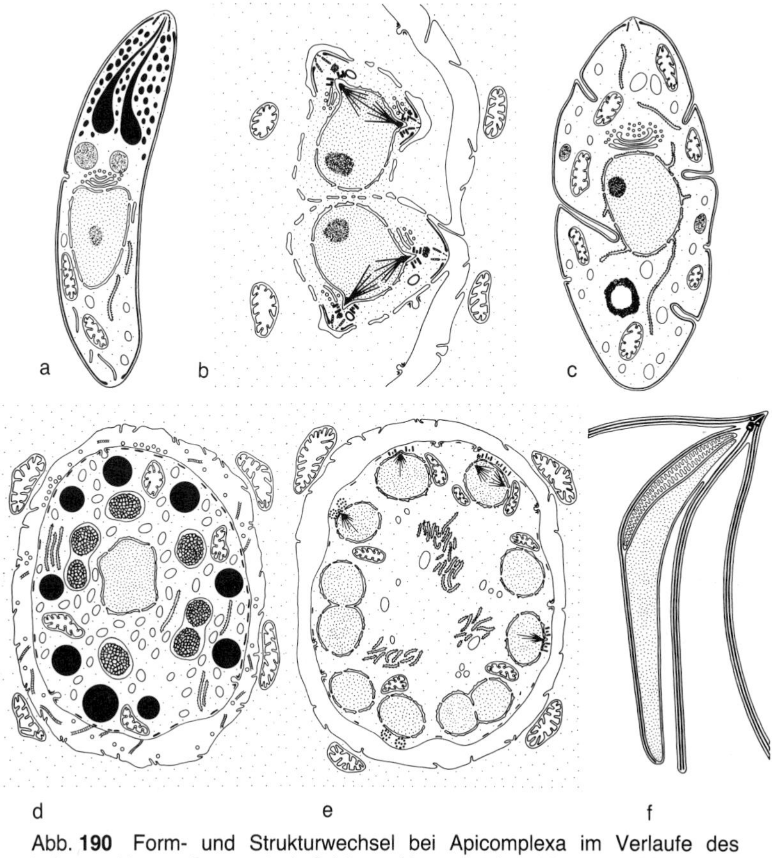

Abb. **190** Form- und Strukturwechsel bei Apicomplexa im Verlaufe des Lebenszyklus: a Sporozoit; b Schizont (Ausschnitt); c Merozoit; d Makrogamont; e Mikrogamont; f Mikrogamet (nach verschiedenen Autoren).

Fortpflanzung; die Gameten verschmelzen zur Zygote; der Kreis ist geschlossen. Der Übergang von einem Stadium in das andere ist durch charakteristische morphologische und ultrastrukturelle Veränderungen geprägt (Abb. **190**).

Bei koloniebildenden Protozoen (z. B. die Grünalge *Volvox globator*) können vegetative und generative Zellen nebeneinander auftreten und neben der physiologischen Differenzierung auch eine unterschiedliche Morphologie zeigen (s. Abb. **30**).

Die Kolonie des peritrichen Ciliaten *Zoothamnium alternans* wird von einem beweglichen Makrozoid (Ciliospore) gegründet. Aus diesem entstehen durch Teilung in einer spezifischen Abfolge Mikro- und Makrozoide, die durch Cytoplasmastränge miteinander in Verbindung stehen. Aus den Mikrozoiden können freischwimmende Mikrogamonten hervorgehen, die mit bestimmten Makrozoiden konjugieren. Hierdurch entstehen Ciliosporen, die an anderer Stelle eine neue Kolonie begründen können (Abb. **191**).

Reorganisation

Resorption und Neubildung von Strukturen ohne Zellteilung wird als Reorganisation bezeichnet; manche Autoren sprechen auch von phy-

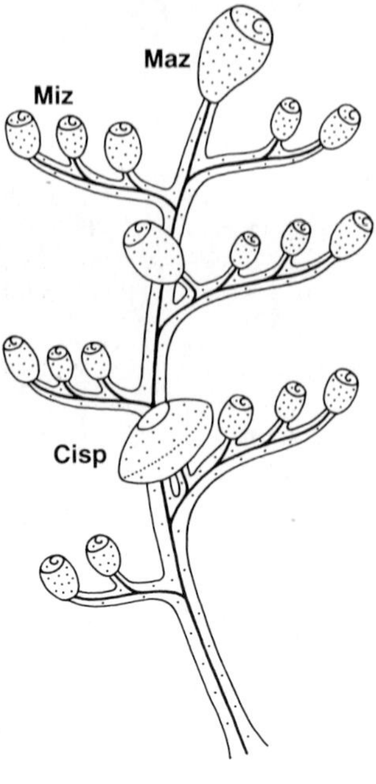

Abb. **191** Mikrozoide (Miz), Makrozoide (Maz) und Ciliospore (Cisp) in der Kolonie von *Zoothamnium* (nach Summers).

siologischer Regeneration. Dieser Prozeß ist insbesondere bei Ciliaten zu beobachten. Neben dem Ersatz des alten Oralapparates findet hier zumeist auch eine Reorganisation des Makronucleus statt.

Die Funktion des Mechanismus ist bislang nicht eindeutig geklärt. Da der Makronucleus (im Gegensatz zum Cortex) anscheinend nur im Zusammenhang mit der Neubildung von oralen Strukturen wächst. wird angenommen, daß durch die Reorganisation die normalen Proportionen zwischen dem somatischen Cortex und dem Makronucleus wiederhergestellt werden. Ebenso könnten durch diesen Prozeß auch die Dimensionen des Oralapparates an die Zelle angepaßt werden.

Regeneration

Entfernt man durch experimentelle Eingriffe Teile der Zelle, können diese Regionen zumeist neu gebildet und ersetzt werden. Wegen seiner hohen Komplexität wurde dieses Phänomen hauptsächlich bei Ciliaten untersucht. Regenerationsexperimente erlauben es, die Entwicklung bestimmter Strukturen (z. B. Stomatogenese) gezielt zu induzieren, zu analysieren und mit Hilfe von Hemmstoffen zu beeinflussen. Voraussetzung für die Wiederherstellung lebensfähiger Ciliaten ist, daß zumindest Teile des Makronucleus erhalten bleiben. Ein Mikronucleus ist zum Überleben nicht notwendig.

Ablauf der Morphogenese

Im einfachsten Fall, wie bei der Teilung nackter Amöben, besteht die Morphogenese aus einer Verdopplung der Organellen und ihrer Verteilung auf zwei Tochterindividuen.

Kompliziertere Vorgänge findet man bei gehäuse- oder skelettbildenden Formen, bei denen die neu gebildeten Elemente zu bestimmten Zellregionen transportiert und zu einer spezifischen Form angeordnet werden müssen.

Bei den Flagellaten haben die Flagellen einen wesentlichen Anteil an der Determination der Zellpolarität. Ihre richtige Plazierung (zum richtigen Zeitpunkt) ist, insbesondere bei den Polymastiginen, Voraussetzung für die Entstehung normaler Organismen.

Die weitaus meisten und detailliertesten Untersuchungen beschäftigen sich mit der Morphogenese der Ciliaten, deren hochgeordnete Cortical- und Oralstrukturen kleinste Störungen sichtbar werden lassen und außerdem experimentellen Eingriffen gut zugänglich sind. Da Ciliaten zudem leicht zu kultivieren und in einigen Fällen (z. B. *Tetrahymena*) in genetisch definierten Klonen vorliegen, werden sie heute vielfach generell als Modell für morphogenetische Prozesse, also auch von Metazoenzellen, behandelt.

Stomatogenese der Ciliaten

Ein Aspekt der Morphogenese von Ciliaten, der bei vielen Transformationen beobachtet werden kann (Teilung, Regeneration, Reorganisation, wahrscheinlich auch bei der Mikrostom-Makrostom-Transformation), ist die Stomatogenese. Erster (sichtbarer) Schritt der Stomatogenese ist die Produktion neuer Kinetosomen, die in ihrer Gesamtheit die Anlage der späteren Mundciliatur darstellen. Diese Anlage (= orales Primordium = anarchic field) entsteht bei den Ciliatengruppen auf unterschiedliche Weise.

Viele hymenostome, spirotriche und die peritrichen Ciliaten haben eine buccokinetale Anlagenbildung: Die neuen Kinetosomen erscheinen an Kinetosomen des alten Oralapparates; Basalkörper aus verschiedenen, spezifischen Regionen bringen unterschiedliche Komponenten der neuen Buccalstrukturen hervor. Die Trennung der beiden resultierenden oralen Cilienkomplexe erfordert komplizierte Verschiebungen und Rotationsbewegungen.

Die parakinetale Anlagenbildung findet sich bei einigen hymenostomen und spirotrichen Ciliaten. Hier werden die alten Mundstrukturen teilweise oder vollständig resorbiert; neue Kinetosomen entstehen aus (oder neben) einer oder mehreren somatischen Cilienreihen an der Ventralseite des Organismus (Abb. **192**).

Als primitive Form gilt die telokinetale Anlagenbildung, bei der die Kinetosomen aus den vorderen Abschnitten der somatischen Kineten (oder benachbarten Kinetenfragmenten) stammen.

Läßt sich keine Verbindung zwischen den neuen Kinetosomen und Kineten oder Oralstrukturen feststellen, spricht man von einer apokinetalen Anlagenentwicklung.

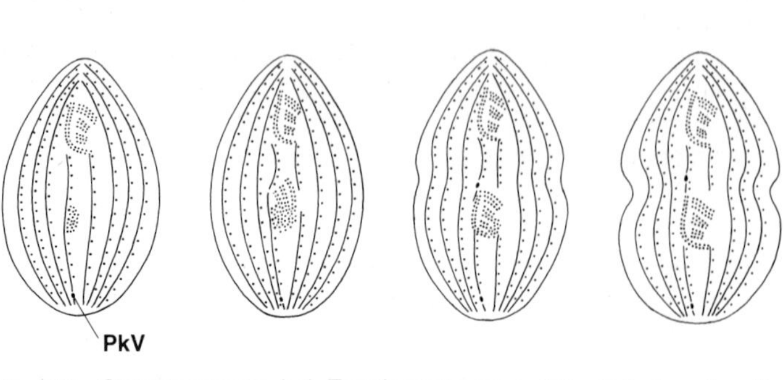

Abb. **192** Stomatogenese bei *Tetrahymena* nach Silberlinienimprägnation. PkV = Porus der kontraktilen Vakuole.

In der Mehrzahl entwickeln sich neue Kinetosomen an der Basis von älteren Basalkörpern, zu denen sie – zunächst als kurze Probasalkörper mit unvollständigen Tripletts – häufig im rechten Winkel angeordnet sind. Basalkörper können aber auch *de novo* entstehen. Dies zeigten Untersuchungen an Cysten von *Oxytricha fallax*, in denen keine Kinetosomen enthalten sind, obwohl die aus ihnen schlüpfenden Organismen bewimpert sind. Man vermutet daher, daß die Mikrotubuli-organisierenden Zentren, die für die Bildung von Basalkörpern verantwortlich sind, mit bestimmten Kinetosomen assoziiert, aber auch frei im Cytoplasma vorliegen können.

Unmittelbar nach der Fertigstellung der Basalkörper findet man an ihnen schon verschiedene Mikrotubulisysteme, wie Nemadesmata, postciliäre und transversale Mikrotubuli. Die Kinetosomen wandern dann zum Plasmalemma. Hier beginnt das Wachstum der Cilien.

Eine direkte Transformation von einem Cilientyp (z. B. Bewegungsorganellen) zu einem anderen (z. B. „sensorische" Cilien) ohne Resorption und Neubildung wurde bislang nur bei *Dileptus anser* nachgewiesen.

Im nächsten Schritt der Stomatogenese ordnen sich die Kinetosomen in der Anlage zu einem spezifischen Muster zusammen. Diese Musterbildung erfolgt kontinuierlich in einer bestimmten Richtung und mit einer festen zeitlichen Abfolge. Am Ende der Stomatogenese steht die Entwicklung des Ingestionsapparates, das heißt der Region, in der die Nahrungsvakuolen abgeschnürt werden.

Steuerung der Morphogenese

Viele morphogenetische Prozesse sind eng miteinander verknüpft; sie können sogar ineinander übergehen. Die Regeneration des Oralapparates resultiert manchmal in der Teilung des Organismus. Eine begonnene Zellteilung endet unter Umständen als Reorganisation. Man kann daher annehmen, daß diesen Vorgängen generelle Mechanismen zugrunde liegen.

Das Beispiel der Stomatogenese läßt mehrere Teilaspekte der Morphogenese erkennen, die neueren Untersuchungen zufolge wahrscheinlich auf verschiedenen Mechanismen beruhen:

1. Die Determination eines bestimmten Entstehungsortes einer Struktur wie beispielsweise der Cytopyge oder des oralen Primordiums,
2. die Produktion der benötigten Organellen (z. B. Cilien) und
3. die Organisation dieser Organellen zu einem übergeordneten Komplex.

Die Punkte 1 und 3 faßt man allgemein als Musterbildung zusammen. Da die Musterbildung bei der Ciliaten-Morphogenese viele Parallelen zu der Entwicklung und Differenzierung von Metazoen aufweist (z. B. Eientwicklung), steht die Frage nach den steuernden Faktoren dieses Aspektes im Vordergrund des Interesses.

Als zentrales Steuerungsorgan einer Zelle gilt der Kern. Wie Transplantationsexperimente bei Amöben oder bei der Grünalge *Acetabularia* zeigen, gibt es aber auch im Cytoplasma steuernde Faktoren (= Cytogene), die wiederum den Kern beeinflussen können.

Durch einen mikrochirurgischen Eingriff kann man z. B. bei dem Ciliaten *Tetrahymena* einzelne Cilienreihen im Cortex umkehren. Alle folgenden Generationen weisen daraufhin diese umgekehrte Kinete auf, obwohl die Organismen die gleichen, unveränderten Gene besitzen. Verpflanzt man den Bereich, in dem bei der Stomatogenese die Mundanlage entsteht, an eine andere Stelle, kann sich die Anlage an dieser Stelle bilden.

Diese Beispiele verdeutlichen, daß die morphogenetischen Prozesse zumindest nicht direkt und nicht generell durch den Zellkern beeinflußt werden. Im Fall der umgekehrten Kinete haben offenbar bereits existierende corticale Strukturen die Anordnung der neuen Organellen bestimmt. Diese sogenannte Cytotaxis spielt möglicherweise bei der Musterbildung über kurze Distanzen (z. B. der Anordnung der Kinetosomen im oralen Primordium) eine große Rolle, da hier Wechselwirkungen zwischen Zellorganellen leicht möglich sind.

Wie kann man sich aber die Regulation über weite Entfernungen vorstellen? Woher „kennt" ein Organell seine Position und sein Ziel im Zellkörper? Die hierzu entwickelten Konzepte lassen sich zu zwei Hauptrichtungen zusammenfassen:

Einige Autoren vermuten einen der Cytotaxis ähnlichen Mechanismus. Das Cytoplasma soll ein überdauerndes Netzwerk von Molekülen enthalten, das die Organisation neuer Strukturen direkt steuert. Ein derartiges System konnte bislang nicht nachgewiesen werden. Diese Hypothese könnte allerdings erklären, wie z. B. aus Cysten von *Oxytricha fallax* trotz völliger Dedifferenzierung bei der Encystierung später wieder vollständige Individuen entstehen können, die, wenn sie vorher Störungen in der Organisation gezeigt haben, dann sogar die gleichen Störungen aufweisen.

Viele Experimente sprechen für eine Regulierung durch Gradienten. Dabei kann es sich z. T. um frei diffundierende Moleküle handeln, die von einzelnen Strukturen ausgehen (chemical signalling). Die Gradienten könnten aber auch durch strukturelle Ungleichverteilungen im Cortex verursacht werden, die auf das darunterliegende Plasma übertragen werden, oder sie können in polaren Makromolekülen wie z. B.

in den Mikrotubuli festgelegt sein. So sind beispielsweise die longitudinalen Cilienreihen von *Stentor* in wachsenden Abständen um die Zelle geordnet. Dort, wo schmale und weite Abstände zusammentreffen, entsteht das orale Primordium. Neben diesem zirkulären Gradienten wird die Stomatogenese bei *Stentor* von einem basal-apikalen Gradienten gesteuert, der vom Fußorganell ausgeht. Gradienten könnten ebenfalls im Plasmalemma lokalisiert sein, z. B. in Form einer unregelmäßigen Verteilung von Ionenkanälen oder -pumpen, wie es bei *Paramecium* nachgewiesen wurde, aber auch einer Ungleichverteilung von Enzymen oder Rezeptoren auf oder in der Plasmamembran.

Morphogenetische Gradienten entstehen möglicherweise auch durch Interaktion von Organellen, wie beispielsweise Cortex und Oralapparat. So wirken existierende Mundstrukturen anscheinend hemmend auf die Entwicklung eines oralen Primordiums. Der Zeitpunkt der Zellteilung wird durch zwei Faktoren festgelegt: 1. Hat der Umfang des Cortex im Verhältnis zum Mundapparat einen gewissen Wert überschritten, wird die Stomatogenese eingeleitet. 2. Eine Zellteilung findet aber nur dann statt, wenn die Zelle eine bestimmte Größe erreicht hat. Andernfalls erfolgt eine Reorganisation.

Die Überlegungen über die steuernden Faktoren der Morphogenese sind bislang hauptsächlich hypothetischer Natur und somit zukünftig wohl noch einem größeren Wandel unterworfen. Die bekannten Fakten, von denen hier nur einige wenige Beispiele genannt wurden, reichen bei weitem noch nicht aus, die der Morphogenese zugrunde liegenden Mechanismen aufzuklären.

Versuche zu Kapitel Morphogenese und Reproduktion

Grundsätzlich sind Experimente zur Morphogenese und Reproduktion zeitaufwendig. Darüber hinaus verlangen sie ein hohes Maß an manuellem Geschick.

Darstellung der Stomatogenese

Es werden Silberproteinatimprägnationen (S. 135) von *Tetrahymena*-Zellen aus einer exponentiell wachsenden Kultur angefertigt. Anhand unterschiedlicher Teilungsstadien soll die Stomatogenese rekonstruiert werden.

Regeneration des Peristoms bei *Stentor*

Das Peristomfeld von *Stentor* wird amputiert und die Regeneration lichtmikroskopisch beobachtet.

Mechanische Amputation:
Mit einer fein ausgezogenen Glasnadel oder einer abgebrochenen Rasierklinge wird das Peristom von *Stentor* abgeschnitten.

Chemische Amputation:
Die Ciliaten werden für 20 Minuten einer 1%igen Harnstofflösung oder einer 20%igen Saccharoselösung (jeweils in Kulturmedium) ausgesetzt. In dieser Zeit werfen die Ciliaten die Membranellen ab. Nach mehrmaligem Waschen im Kulturmedium setzt die Regeneration ein.

Regeneration bei *Amoeba proteus*

Die einkernige Species *Amoeba proteus* wird mit einer fein ausgezogenen Glasnadel in mehrere Stücke zerteilt und das weitere Schicksal dieser Fragmente verfolgt (Bewegungsfähigkeit, Freßverhalten usw.). Hierbei soll besonders auf die Rolle des Kernes geachtet werden.

Kerne und Sexualität

Die Kerne der Protisten zeigen unterschiedlichste Ausgestaltungen und Dimensionen. Ausgehend von kleinen runden Gebilden über mehr oder weniger stark gelappte Formen findet man schließlich vielfach verzweigte Kerne. Der höchste Grad an struktureller Komplexität liegt bei den Makronuclei der Ciliaten vor (Abb. **193**). Interphasestruktur und Karyokineseablauf zeigen eine Vielfalt an Variationen.

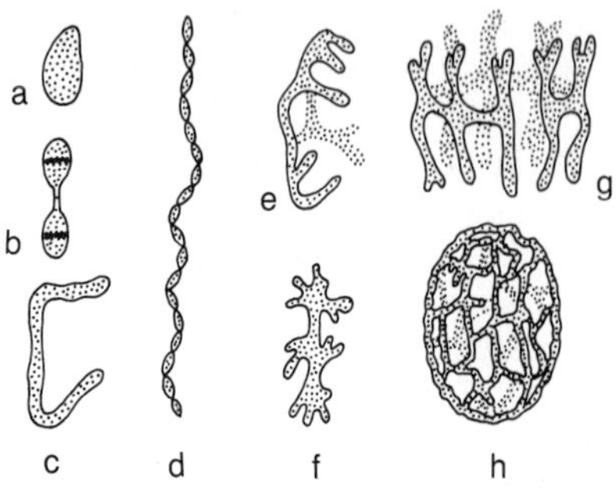

Abb. **193** Makronucleusformen: a *Paramecium*; b *Stylonychia*; c *Vorticella*; d *Spirostomum*; e *Ophryodendron*; f *Conchophthirus*; g *Ephelota*; h *Metaphrya* (nach Grell).

Interphase

Die Mehrzahl der Protisten, wie beispielsweise fast alle Flagellaten und viele Sarcodina, enthalten nur einen Kern. In nahezu jeder größeren Protistengruppe existieren jedoch auch Formen mit mehreren identischen Nuclei (z. B. *Chaos, Pelomyxa, Echinosphaerium, Opalina*). Diese Organismen werden als homokaryontische Protisten bezeichnet. Bei Arten mit komplexen Sexualzyklen (z. B. Apicomplexa) wechseln häufig einkernige mit mehrkernigen Stadien ab. So sind die Sporozoiten und Merozoiten der Coccidien einkernig, die Schizonten und Mikrogamonten dagegen vielkernig. Oft besitzen auch die Gamonten der Foraminiferen nur einen Kern, während die Agamonten mehrere Kerne aufweisen.

Unterscheiden sich die Kerne einer Protistenzelle, spricht man von heterokaryontischen Organismen. Zwei verschiedene Kerntypen, nämlich einen zumeist kleinen, generativen und einen großen, somatischen Kern (Kerndualismus) beobachtet man in den Agamonten einiger Foraminiferen (z. B. *Rotaliella heterokaryotica*; s. Abb. **56**) sowie bei allen Ciliaten (s. Abb. **89**). Eine Ausnahme bildeten bislang die homokaryontischen „Ciliaten" der Gattung *Stephanopogon* (s. Abb. **92**). Seit neuerer Zeit stellt man diese Organismen jedoch in die Nähe der Flagellaten.

Während die somatischen Kerne mancher Foraminiferen und bestimmter primitiver Ciliaten (Gruppe der „Karyorelictida") den gleichen Ploidiegrad wie die generativen Kerne aufweisen, sind sie bei anderen Formen, insbesondere bei den höheren Ciliaten, polyploid. Häufig ist im Makronucleus nur noch ein Teil der gesamten genetischen Information vorhanden. Diese ist jedoch durch Amplifikation stark vermehrt (z. B. bei den Hypotrichen).

Der Makronucleus der heterokaryotischen Protisten steuert die Stoffwechselfunktionen der Zelle. Letztere ist ohne ihn nicht lebensfähig. Normalerweise reproduziert er sich in einem Prozeß, der Amitose genannt wird. Hierunter versteht man eine einfache zufällig erscheinende Durchschnürung des Kernes ohne vorherige Ausbildung, Verdopplung und Spaltung von Chromosomen. Ob es sich tatsächlich um eine rein zufällige Verteilung des Kernmaterials handelt, ist noch nicht endgültig entschieden.

Die Makronuclei der Karyorelictida sind im Gegensatz dazu nicht teilungsfähig. Ihre Anzahl wird während der Cytokinese halbiert. Die fehlenden Makronuclei differenzieren sich im Verlauf des Lebenszyklus aus Mikronuclei (s. Abb. **93**). Diese Entstehungsform von Makronuclei beobachtet man bei den anderen Ciliaten nur im Anschluß an die Sexualprozesse (Konjugation und Autogamie).

Der Mikronucleus ist als Bewahrer der genetischen Information für die Zellfunktionen entbehrlich. Er teilt sich wie die Kerne der homokaryotischen Organismen durch Mitose.

Mitose

Sinn der Mitose ist es, das während der S(ynthese)-Phase verdoppelte genetische Material im Verlauf der Kernteilung (Karyokinese) gleichmäßig auf die Tochterkerne zu verteilen. In der Prophase kondensiert die DNS zu sichtbaren Chromosomen. Diese bestehen aus je zwei identischen Chromatiden, die am Centromer (= Kinetochor) verbunden sind. Ausgehend von zwei organisierenden Zentren (häufig Centriolen) bildet sich ein Spindelapparat aus, der überwiegend aus Mikrotubuli besteht. In der Metaphase ordnen sich die Chromosomen zwischen den Zentren an. Während der Anaphase werden sie dann durch an den Centromeren befestigte Spindelfasern zu den beiden Spindelpolen transportiert.

Je nach dem Verhalten der Kernhülle sowie der Symmetrie, Lage und Ausformung der die Spindel organisierenden Zentren lassen sich bei den Protisten eine Reihe unterschiedlicher Mitosetypen voneinander abgrenzen (Abb. **194**).

Eine offene Mitose liegt dann vor, wenn die Kernhülle vollständig fragmentiert. Fragmentiert die Kernhülle nur an den Spindelpolen, spricht man von einer halboffenen Mitose. Hier liegen die Spindelzen-

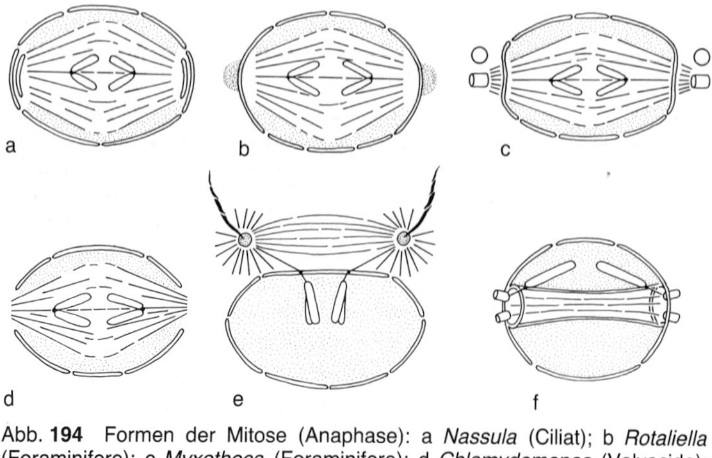

Abb. **194** Formen der Mitose (Anaphase): a *Nassula* (Ciliat); b *Rotaliella* (Foraminifere); c *Myxotheca* (Foraminifere); d *Chlamydomonas* (Volvocide); *Barbulanympha* (Polymastigine); f *Syndinium* (Dinoflagellat) (nach Grell).

tren im Cytoplasma, während die Spindel selbst von der Kernhülle umgeben ist. Bei einer geschlossenen Mitose bleibt die Kernhülle intakt.

Eine Orthomitose ist durch eine bipolare Spindel gekennzeichnet, deren Mikrotubuli zum Teil kontinuierlich von Pol zu Pol laufen, zum Teil an den Kinetochoren der Chromosomen befestigt sind. Ihre organisierenden Zentren liegen häufig in Form von Centriolen vor. In einer Pleuromitose dagegen setzt sich die Spindel aus zwei unabhängigen Hälften zusammen.

Für die Mitose der Metazoen sind die völlige Fragmentierung der Kernmembran und eine bipolare Spindel charakteristisch. Diese offene Orthomitose wird auch als Eumitose bezeichnet. Eumitosen finden sich bei vielen Phytoflagellaten, Amöben, Heliozoen, Labyrinthomorpha und manchen Gregarinen.

Eine halboffene Orthomitose, bei der die Spindelfasern durch die polaren Lücken in der Kernhülle aus dem Cytoplasma in den Kern eindringen, zeigen beispielsweise die Volvociden und Chloromonadida sowie einige Heliozoen und Gregarinen (wie auch eine Vielzahl von mehrzelligen Algen und niederen Pilzen).

Bei der halboffenen Pleuromitose entwickeln sich von Zentren außerhalb des Kerns zwei Halbspindeln, die durch Unterbrechungen in der Kernhülle ins Kerninnere dringen. Die Spindelzentren wandern später häufig zu entgegengesetzten Polen des Nucleus. In Arten mit großen Kernen können sie aber auch an einer Nucleusseite verbleiben. Dieser Mitosetyp ist vor allem typisch für die Coccidien. Darüber hinaus konnte er auch bei anderen Apicomplexa nachgewiesen werden, so zum Beispiel bei den Haemosporidien und Piroplasmen.

Bildet sich eine bipolare Spindel innerhalb der geschlossenen Kernhülle, spricht man von einer geschlossenen Orthomitose. Hier kann man zwei Varianten unterscheiden. In einigen Rhizopoden liegen die organisierenden Zentren der Spindel auf der Innenseite der Kernhülle. Bei den Mikronuclei der Ciliaten dagegen entstehen in der Karyolymphe Mikrotubulibündel, die zumeist nicht mit organisierenden Zentren verbunden sind.

Die geschlossene, intranucleäre Pleuromitose ist bei Protozoen weit verbreitet. Hier sind die Halbspindeln über elektronendichtes Material innen an der Kernhülle befestigt.

Trichomonadinen und Hypermastiginen zeigen eine geschlossene, extranucleäre Pleuromitose. Die die Spindel organisierenden Zentren befinden sich außerhalb des Kernes. Sie sind durch eine Zentralspindel verbunden. Unabhängig hiervon verlaufen zwei Halbspindeln zur Kernhülle, wo sie mit den Chromosomenkinetochoren an der Innenseite der Kernhülle in Kontakt treten. Ähnlich erfolgt auch die Mitose der Dinoflagellaten. Hier durchzieht allerdings die Zentralspindel den Kern innerhalb cytoplasmatischer Kanäle.

Meiose

Die Sexualprozesse, d. h. Kernverschmelzungen, der Protisten setzen eine Reduktionsteilung (= Meiose) voraus, in deren Verlauf der diploide Chromosomensatz haploid wird. Eine weitere wichtige Funktion der Meiose ist die Durchmischung und Umordnung (Rekombination) des genetischen Materials.

Bei den Metazoen erfolgen Reduktion und Rekombination des Genoms in zwei aufeinanderfolgenden Kernteilungen. In der Prophase der ersten meiotischen Teilung kondensieren die Chromosomen (Leptotän). Homologe Chromosomen legen sich zu Paaren (Bivalenten) zusammen und werden durch einen synaptonemalen Komplex verbunden (Zygotän). Im Pachytän werden die vier Chromatiden (Tetraden) der Paare sichtbar. Es kann zu einem wechselseitigen Austausch von Chromosomenabschnitten kommen, zum crossing over. Während des Diplotäns beginnen die homologen Chromosomen auseinanderzuweichen. Die Überkreuzungsstellen der Chromatiden erkennt man nun als Chiasmata. Die Bivalente ordnen sich nach der Ausbildung des Spindelapparates in der Äquatorialebene an (Metaphase I). Die homologen Chromosomen trennen sich und wandern zu entgegengesetzten Zellpolen (Anaphase I). Da ihre Verteilung zufällig erfolgt, wird das genetische Material hierdurch umgeordnet und gleichzeitig auf die Hälfte reduziert. An die Interkinese, in der die Centromeren zwischen den Chromatiden erscheinen, schließt sich die zweite meiotische Teilung an, die fast wie eine normale Mitose verläuft. Wegen der Rekombination des Genoms enthalten jedoch die aus beiden meiotischen Teilungen hervorgegangenen vier Kerne unterschiedliches Genmaterial.

Während sich die Meiose bei den höheren Protisten (insbesondere bei den Ciliaten) wie bei den Metazoen in zwei Schritte gliedert, ist für eine Reihe von Protozoen nur eine meiotische Teilung charakteristisch. Die homologen Chromosomen der Oxymonadida, einiger Hypermastigida sowie der Apicomplexa werden ohne vorhergehende Verdoppelung gepaart und sofort getrennt. Statt der Tetraden entstehen Dyaden. Es gibt keine Chiasmata, also auch kein Crossing over.

In den meisten Hypermastigida wird die Meiose zwar durch zwei Kernteilungen realisiert, unterscheidet sich aber erheblich von der Reduktionsteilung der Metazoen. Bei *Barbulanympha* (Hypermastigida) paaren sich die Chromosomen sehr spät und die Bivalente sind nur locker verbunden. Es werden zwar Chiasmata ausgebildet, jedoch erst während der frühen Anaphase I. beobachtet.

Man nimmt an, daß sich die Meiose bei den Protisten polyphyletisch aus der Mitose entwickelt hat. Die „Einschrittmeiose“ gilt dabei als primitiv. Sie ist auch bei mindestens einem Dinoflagellaten verwirklicht. Ein anderer zeigt eine Zweischrittmeiose. Die Meiose der Hypermastigida, wie sie für *Barbulanympha* beschrieben wurde, bewirkt schon eine wirkungsvollere genetische Rekombination. Bei den höheren Protisten resultiert die Tetradenbildung und die Entwicklung des synaptonemalen Komplexes in einer früheren, genaueren und stabileren Paarung, die eine höhere Anzahl von Überkreuzungen der Chromatiden und also eine noch effektivere Rekombination des Genoms gewährleistet.

Sexualität

Viele, insbesondere niedere Protisten (z. B. Amöben, Flagellaten) sind haploide Organismen, von denen sich eine ganze Reihe nur asexuell (agam) vermehrt. Verschmelzen die haploiden Kerne zweier Gameten zur diploiden Zygote (Gamogonie), spricht man von Sexualität.

Bei Amöben, Flagellaten und Sporozoen kopulieren zumeist zwei freischwimmende Gameten, die von verschieden determinierten Gamonten stammen (Gametogamie). Diese Gameten können identisch aussehen (Isogametie). Sie können sich aber auch morphologisch voneinander unterscheiden (Anisogametie). Wird eine unbewegliche (Ei-) Zelle von einer mobilen Zelle befruchtet, spricht man von Oogamie. Als Gamontogamie schließlich bezeichnet man die Verschmelzung von Gamonten, was bei vielen Foraminiferen und bestimmten Apicomplexa der Fall ist.

Die Konjugation der Ciliaten stellt eine Sonderform der Gamontogamie dar: Zwei Zellen (Gamonten) legen sich zusammen und fusionieren in einer bestimmten Zellregion – häufig im Oralbereich – miteinander (Abb. **195**; s. auch Abb. **90**). Es konjugieren nur artgleiche Ciliaten miteinander. Und hierbei muß es sich um komplementäre Paarungstypen handeln. Die Anzahl der Paarungstypen ist bei den diversen Ciliaten-Species unterschiedlich. So kennt man beispielsweise bei *Paramecium bursaria* 40 Paarungstypen, bei *Paramecium aurelia* 28. Das Paarungssystem kann bipolar oder multipolar sein. Bei *P. aurelia*, das ein bipolares System aufweist, gibt es bei den verschiedenen Paarungstypen immer nur zwei einander komplementäre Organismen, die miteinander konjugieren können. *P. bursaria* dagegen hat ein multipolares Paarungssystem, so daß eine Zelle mit allen Paarungstypen – ausgenommen den eigenen – konjugieren kann. Die komple-

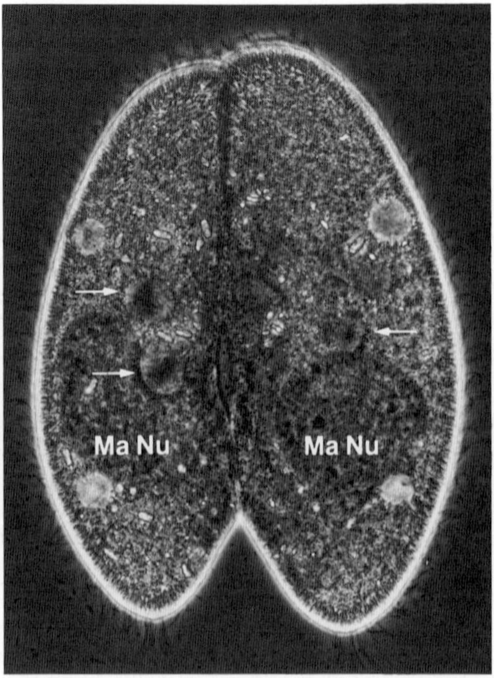

Abb. **195** Konjugationspaar von *Paramecium caudatum*. Der Makronucleus (MaNu) ist noch in jeder Zelle zu erkennen. Die Mikronuclei (Pfeile) treten in lebenden Tieren weniger deutlich in Erscheinung (von H.-D. Görtz, Münster).

mentären Paarungstypen erkennen sich während einer Präkonjugationsphase über Gamone.

Lösliche Gamone werden von den Ciliaten ins umgebende Medium abgegeben. Die Interaktionen zwischen den Ciliaten wurden im Detail an *Blepharisma intermedium* untersucht (Abb. **196**). Demnach sondern Typ-I-Zellen das *Blepharisma*-Gamon I ab, das mit Oberflächenrezeptoren von Typ-II-Zellen reagiert. Hierdurch wird die Zelloberfläche verändert, d. h. zur Konjugation und somit zur Fusion vorbereitet. Die Typ-II-Zellen geben ihrerseits das (*Blepharisma*-) Gamon II ab, was bei den Typ-I-Zellen die Oberflächenveränderung bewirkt. Danach kann dann die Konjugation erfolgen.

Die Gamone wirken zumindest bei *Blepharisma* in außerordentlich geringen Konzentrationen. Gamon I, ein Glykoproteid, induziert noch bei einer Konzentration von 0,00006 μg/ml die Paarbildung. Gamon II

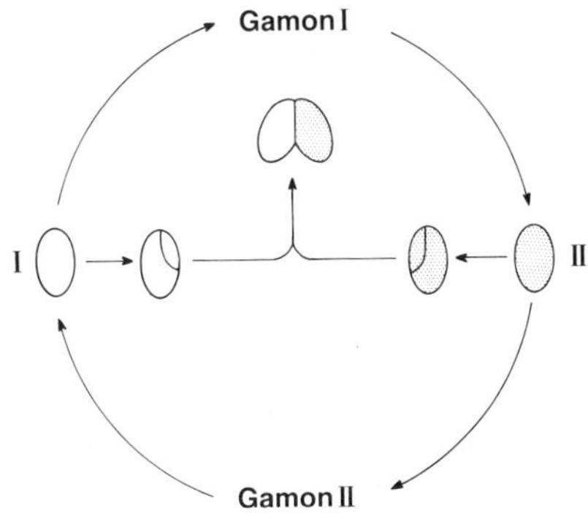

Abb. **196** Wirkungsweise von löslichen Gamonen bei *Blepharisma*: Zelltyp I gibt Gamon I ab, das bei Zelltyp II Konjugationsbereitschaft sowie die Abgabe von Gamon II induziert. Gamon II ruft bei Zelltyp I Konjugationsbereitschaft hervor (nach Miyake).

(Blepharismon = Calcium-3-[2'-Formylamino-5-Hydroxybenzoyl-lactat]) wirkt noch in Konzentrationen von 0,001 µg/ml.

Neben den löslichen Gamonen kennt man auch oberflächengebundene Gamone, so z. B. bei *Paramecium aurelia, Euplotes crassus* und *Tetrahymena pyriformis*. In diesen Fällen ist es wichtig, daß die Zellen in einer Agglutinationsphase mit komplementären Partnern Kontakt bekommen. Durch diesen Kontakt gewinnen die Zellen die Fähigkeit, komplementäre Partner zu erkennen und mit ihnen zu konjugieren.

Den ersten Kontakt bei der Paarbildung vermitteln die Cilien. Danach wird dann ein festerer Kontakt hergestellt. Zu diesem Zeitpunkt kann es noch zu Trennungen kommen. Nach einer Weile legen sich die Konjugationspartner seitlich zusammen. Die Zellen verschmelzen – im Fall von *Paramecium* – im Bereich der Mundregion miteinander. Es bildet sich eine Plasmabrücke zwischen den beiden Tieren aus.

In den Konjugationspaaren sind erst noch eine Zeitlang die Kerne zu erkennen (s. Abb. **195**). Schließlich verschwimmen die scharfen Konturen und der Prozeß des Austausches genetischen Materials beginnt. Dem gesamten Vorgang liegt ein grundsätzliches Schema zugrunde, das allerdings bei den diversen Ciliaten verschiedentlich modifiziert sein kann. Bei *Paramecium caudatum* lassen sich folgende Phasen erkennen (Abb. **197**):

Als erstes vergrößern sich die Mikronuclei. Die Makronuclei werden während der Vorgänge nach und nach abgebaut. Durch meiotische Teilung entstehen dann vier haploide Kerne. Davon gehen drei wieder zugrunde. Der verbleibende vierte Kern teilt sich nochmals. Jeweils einer von beiden Kernen, der Stationärkern, bleibt im Konjuganten. Der andere, der Migrationskern, wandert in den Konjugationspartnern. Hier verschmelzen Stationärkern und Migrationskern zum diploiden Synkarion. Danach trennen sich die Konjugationspartner.

Der Makronucleus ist inzwischen völlig abgebaut, so daß sich in den Exkonjuganten jeweils nur noch das Synkarion befindet. Die Natur der Triebkräfte, welche die Bewegung der Wanderkerne verursachen, ist bislang unklar. In jüngster Zeit hat man allerdings für *Tetrahymena* zeigen können, daß während der Migration ein korbartiges Geflecht aus Mikrotubuli hinter dem Wanderkern erscheint. Möglicherweise

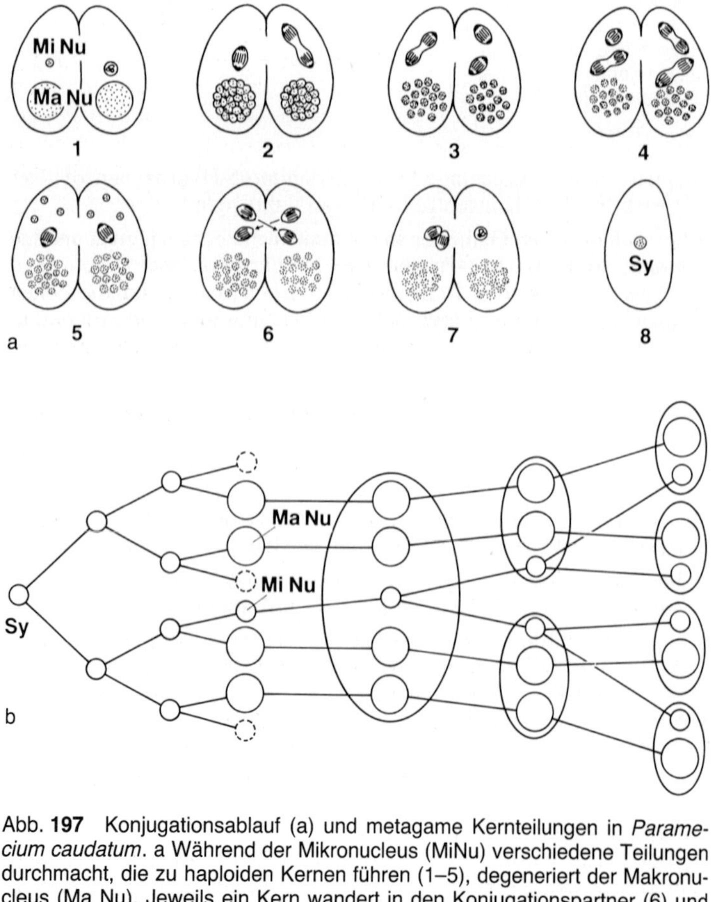

Abb. **197** Konjugationsablauf (a) und metagame Kernteilungen in *Paramecium caudatum*. a Während der Mikronucleus (MiNu) verschiedene Teilungen durchmacht, die zu haploiden Kernen führen (1–5), degeneriert der Makronucleus (Ma Nu). Jeweils ein Kern wandert in den Konjugationspartner (6) und fusioniert mit dem dort verbliebenen Kern zum Synkarion (7). Der Exkonjugant (8) besitzt nur das Synkarion (Sy). b. Es sind mehrere metagame Kern- und Zellteilungen nötig, bis wieder der Ausgangszustand erreicht ist. (nach Grell).

wird dieser Korb durch kontraktile Filamente gezogen oder geschoben, woraus in beiden Fällen eine Kernmigration resultieren würde.

Um wieder die Ausgangssituation, die vor der Konjugation vorlag, zu erreichen, muß ein neuer Makronucleus entstehen. Im einfachsten Fall teilt sich das Synkarion, und es entsteht direkt ein Mikro- und ein Makronucleus. Dieser einfache Modus ist jedoch recht selten zu beobachten. Meistens sind eine Reihe von metagamen Kern- und Zellteilungen notwendig, um wieder die ursprüngliche Situation zu erreichen. Bei *Paramecium caudatum* teilt sich beispielsweise das Synkarion dreimal hintereinander, so daß acht Kerne entstehen. Drei dieser Kerne gehen zugrunde. Vier Kerne entwickeln sich zu den Makronucleusanlagen, ein Kern wird Mikronucleus. Nach der ersten nun folgenden Zellteilung, der eine Teilung des Mikronucleus vorweggeht, erhält jedes Tochterindividuum einen Mikronucleus und zwei Makronucleusanlagen. Erst nach der zweiten Zellteilung sind die normalen Kernverhältnisse wieder hergestellt (Abb. **197**).

Bevor es zu einer erneuten Konjugation kommen kann, muß bei den meisten Ciliaten-Arten eine gewisse Anzahl von Zellteilungen abgelaufen sein. Die Zellen müssen den richtigen Reifezustand erreicht haben. Darüber hinaus beeinflussen externe Faktoren, wie Licht und Temperatur, ebenso wie Fütterungszustand der Ciliaten die Konjugationsbereitschaft.

Häufig erscheinen die Konjugationspartner morphologisch identisch (obgleich sie physiologisch unterschiedlich determiniert sind). Es liegt Isogamontie vor. Bei festsitzenden Ciliaten (z. B. Peritricha, Chonotrichida) verschmelzen in einigen Fällen bewegliche Mikrokonjuganten mit festsitzenden Makrokonjuganten (Anisogamontie). Hier beobachtet man dann häufig totale Konjugation, in deren Verlauf Kerne und Zellinhalt des kleinen Partners in den Makrogamonten übergehen. Nur in einer Zelle kommt es also zur Synkarionausbildung.

Bei allen näher untersuchten, jeweils als „Art“ beschriebenen Ciliaten hat sich mit Hilfe von Konjugationsexperimenten herausgestellt, daß einige Vertreter der gleichen Art kreuzbar sind, andere aber nicht. Letztere stellen daher im Sinne des klassischen Artbegriffes andere Arten dar. Da diese Organismen aber oftmals morphologisch kaum oder gar nicht unterscheidbar sind, gibt es kaum eine Rechtfertigung für die Etablierung einer neuen Art. Man kann sie allerdings auch nicht als Varietäten bezeichnen, da die verschiedenen Gruppen ja nicht untereinander kreuzbar sind. Wegen dieser Schwierigkeiten hat man für die verschiedenen Gruppen einer morphologisch definierten Ciliatenart einen eigenen Terminus geprägt, das Syngen. Zu einem Syngen gehören also die Organismen einer Art, die über den gleichen Genpool verfügen und somit kreuzbar sind. Die Anzahl der Syngens pro Art kann recht hoch sein. So kennt man bei *Paramecium aurelia* derzeitig 14 Syngens.

Einige Protisten sind in der Lage, ihr genetisches Material ohne einen Partner mit Hilfe der Autogamie (= Paedogamie) rezukombinieren. Vom gleichen Gamonten erzeugte Gameten verschmelzen beispielsweise bei einigen Heliozoen und Foraminiferen. Autogame Sexualprozesse gibt es auch bei einigen Ciliaten.

Versuche zu Kapitel Kerne und Sexualität

Kernfärbungen

Es können Kernfärbungen an Organismen aus normal wachsenden Kulturen von beispielsweise *Poterioochromonas, Paramecium, Tetrahymena* durchgeführt werden. Nimmt man Kulturen, die sich gerade im logarithmischen Wachstum befinden, ist die Wahrscheinlichkeit groß, viele unterschiedliche Mitosestadien zu erhalten (Abb. **198**).

Will man die Kernverhältnisse beim Konjugationsablauf der Ciliaten darstellen, muß vorweg eine Quelle für komplementäre Organismen ausfindig gemacht werden, da ansonsten der Erfolg außerordentlich vom Zufall abhängt. Der Kontakt zu Instituten, die am Konjugationsproblem arbeiten, ist dabei sehr vorteilhaft.

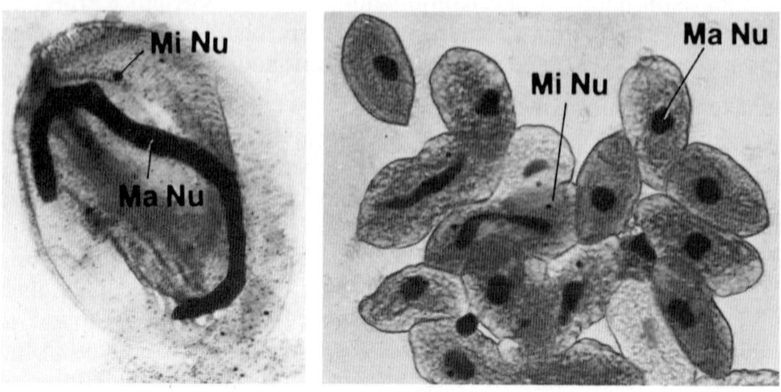

a b

Abb. **198** Kernfärbungen bei *Euplotes* (a) und bei *Tetrahymena* (b). MaNu = Makronucleus, MiNu = Mikronucleus.

Präparationsgang:

Methylgrünfärbung:

1. Fixierung der Zellen in einem Tropfen Kulturmedium auf einem Objektträger über OsO_4-Dämpfen.
2. Zugabe von angesäuerter Methylgrünlösung
   Methylgrünlösung:
   0,1%iges Methylgrün,
   1,0%ige Essigsäure.

Karmin-Essigsäure-Färbung:

1. Fixieren der Zellen in 2,5%igem gepufferten Glutaraldehyd für 10 Minuten im Reagenzglas.
2. Abzentrifugieren der Zellen.
3. 1–2 ml Karmin-Essigsäure auf das Pellet geben und aufschütteln.
   Karmin-Essigsäure:
   4–5 g Karmin in 100 ml 45%iger Essigsäure ca. 1 Std. unter Rückfluß leicht sieden, abkühlen lassen und abfiltrieren.
4. 1–2 Minuten schwach sieden.
5. Abzentrifugieren der Zellen.
6. Zellen mit 85%igem wäßrigem Phenol aufhellen.

Verhalten

Protisten können verschiedene Reize aus ihrer Umwelt aufnehmen und darauf reagieren. Generell besteht die Beantwortung von Reizen in einer Ortsveränderung, in einer Taxis. In nahezu keinem Fall ist die Art der Reizaufnahme und Erregungsleitung klar. Man kann jedoch nicht jedes Verhalten von Einzellern als Antwort auf einen äußeren Reiz interpretieren. Die Protisten, insbesondere die Ciliaten, sind in gewissen Grenzen zu spontanen Verhaltensäußerungen befähigt.

Löst ein Reiz eine Schreckreaktion, das heißt, plötzliche, ungezielte Bewegungen aus, spricht man von phobotaktischem Verhalten. Erfolgt auf einen Reiz hin eine gezielte Bewegung auf die Reizquelle zu oder von ihr weg, liegt positive bzw. negative Topotaxis vor. Eine Unterscheidung in Phobo- bzw. Topotaxis ist bisweilen nicht so einfach zu treffen. Es gibt Fälle, in denen man auf den ersten Blick eine Topotaxis vermutet, die sich dann bei näherer Betrachtung als Phobotaxis herausstellt (S. 252).

Nimmt man die Art des Reizes als Kriterium, gibt es folgende Taxien: Phototaxis, Chemotaxis, Mechanotaxis, Geotaxis, Thermotaxis und Galvanotaxis.

Phototaxis

Phototaxis wird bei vielen freilebenden Protisten beobachtet. Bei den autotrophen Formen ist sie bei niedrigen Lichtintensitäten positiv, bei hohen negativ; bei heterotrophen Organismen ist sie größtenteils als negative Topotaxis verwirklicht. Ebenso gibt es positive und negative phototaktische Reaktionen, die als Step-down- bzw. Step-up-Reaktionen bezeichnet werden. Erstere führen zu einer Ansammlung im Lichtfeld, letztere zu einer Entleerung des Lichtfeldes. Interessanterweise ist nicht immer der Rotlichtbereich des Spektrums für die Phototaxis ausschlaggebend, sondern häufig der kurzwellige Blaulichtanteil. Offenbar haben die Protisten ein Lichtperzeptionssystem, das sowohl die Beleuchtungsstärke zu messen als auch die Wellenlänge zu erkennen vermag.

Über die Art des Photorezeptors herrscht Unklarheit. Bedenkt man, daß zahlreiche heterotrophe Einzeller phototaktisch aktiv sind, scheint bei der Photorezeption die Bedeutung des Stigmas, das bei grünen Flagellaten auftritt (S. 29), zumindest von zweitrangiger Bedeutung zu sein. Der in neuester Zeit erbrachte Nachweis von Phodopsin im stigmanahen Plasmamembranareal wird wohl in nächster Zukunft zu Modellvorstellungen führen, die sich von den bisherigen Hypothesen deutlich abheben dürften.

Eine bemerkenswerte Erscheinung ist ein positiv phototaktisches Bewegungsverhalten von heterotrophen Ciliaten, wenn sie symbiontische Algen in sich tragen, wie es beispielsweise bei *Paramecium bursaria* zu beobachten ist. Generalisieren läßt sich diese Erscheinung allerdings nicht. Denn in vielen Fällen zeigen algenbeherbergende Ciliaten das gewohnte negative phototaktische Verhalten.

Chemotaxis

Ein chemischer Sinn ist bei Protisten in verschiedener Hinsicht verwirklicht. Ein chemischer Reiz muß jedoch nicht unbedingt zu einer offensichtlichen Chemotaxis führen. So sind phagotrophe Einzeller dazu befähigt, die Nahrung – zumindest in bestimmten Fällen – aufgrund chemischer Reize wahrzunehmen und in begrenztem Maße auch auszuwählen, ohne dabei ein ausgeprägtes chemotaktisches Verhalten zu zeigen. Bestimmte Verhaltensmuster bei der Nahrungserkennung werden allerdings bei einigen Arten beobachtet (Abb. **199**). Man kennt Fälle, bei denen für eine Chemotaxis neben der Art der chemischen Substanz insbesondere der pH-Wert wichtig ist.

Der chemische Sinn mag in freier Natur von größerer Bedeutung sein, als man annimmt. Im Gegensatz zu den Bakterien, deren Chemoperzeptionssysteme bereits recht genau untersucht sind, gibt es bezüglich der Chemotaxis eukaryontischer Einzeller bisher kaum konkrete Vor-

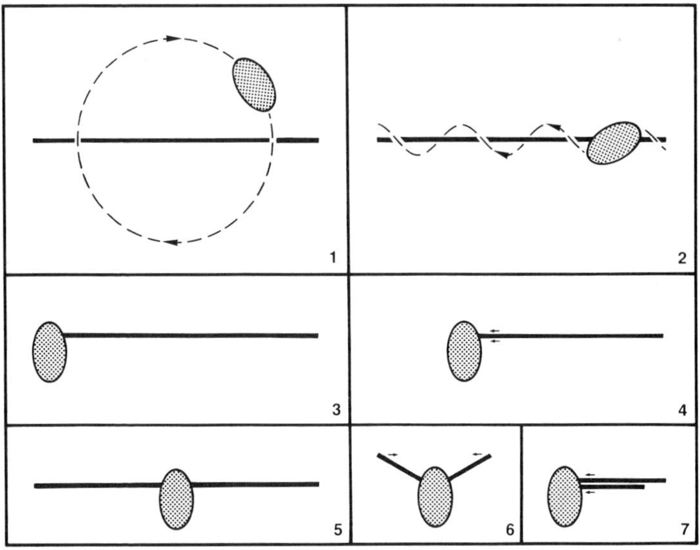

Abb. **199** Verhalten von *Pseudomicrothorax* vor der Phagocytose, das möglicherweise mit der Nahrungserkennung zusammenhängt: 1 Kreisen in großen Zirkeln um den Algenfaden; 2 Umschwimmen des Algenfadens in einer engen Schraube mit Kontakt des Mundfeldes zum Algenfaden; 3 + 4 Beginn der Phagocytose; 5–7 Doppelklappen des Algenfadens und Phagocytose (aus Hausmann u. Eisenbarth: Protoplasma 92 [1977] 269).

stellungen. Eine Ausnahme ist das Konjugationsgeschehen der Ciliaten. Hier weiß man, daß bestimmte chemische Substanzen, Gamone, die in außergewöhnlich geringen Konzentrationen noch wirksam sind, zum Zusammenfinden der komplementären Konjugationspartner führen (S. 24ff).

Eine andere Variante ausgeprägter Chemotaxis liegt in Form der Organotropie parasitischer Einzeller vor. *Plasmodium*-Sporozoiten beispielsweise kreisen nach der Freisetzung aus der Oocyste mit der Haemolymphe im gesamten Mückenkörper umher, sammeln sich aber aufgrund einer „chemischen Falle“ in der Speicheldrüse an, so daß sie problemlos auf einen neuen Wirt übertragen werden können.

Die chemische Falle scheint bei flüchtigem Betrachten im wesentlichen auf einer positiven Topotaxis zu beruhen. Bei genauer Analyse stellt sich aber heraus, daß die Organismen ständig Schreckreaktionen im Bereich der oberen und unteren Konzentrationsgrenze der jeweiligen chemischen Substanz durchführen (Abb. **200**).

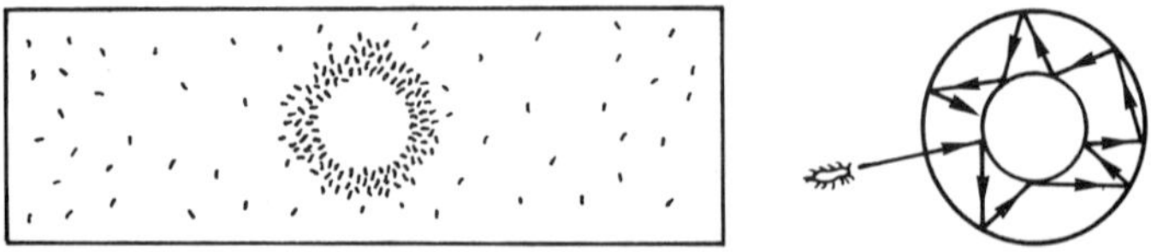

Abb. **200** Chemotaxis bei Ciliaten. Die scheinbar topotaktische Reaktion (a) ist tatsächlich ein phobotaktisches Verhalten (b) (nach Jennings).

Mechanotaxis

Die Mechanotaxis wird in Thigmotaxis und Rheotaxis unterschieden. Als negativ thigmotaktisches Verhalten würden beispielsweise die Fluchtreaktionen von *Paramecium* zu bezeichnen sein, wenn dieses gegen einen Widerstand stößt und dabei einen mechanischen Reiz erfährt. Die Kausalkette gerade dieses Verhaltens konnte detailliert aufgeklärt werden (S. 178).

Bewegt sich ein Einzeller aufgrund von Strömungen des umgebenden Mediums negativ oder positiv topotaktisch, spricht man von Rheotaxis. Für viele Ciliaten ist eine positive Rheotaxis, das heißt, Schwimmen gegen den Strom, charakteristitsch.

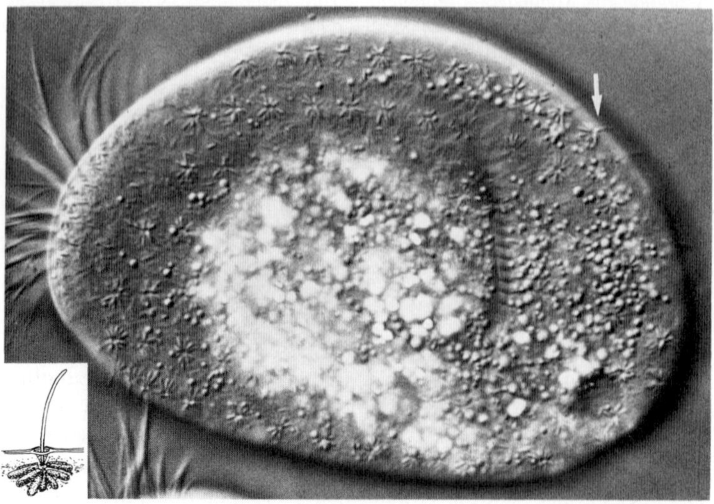

a

b

Abb. **201** Dorsalborstenkomplexe bei *Euplotes vannus*. Längliche Ampullen sind kreisförmig um ein Cilium angeordnet (a Pfeil; b) (b nach von Gelei).

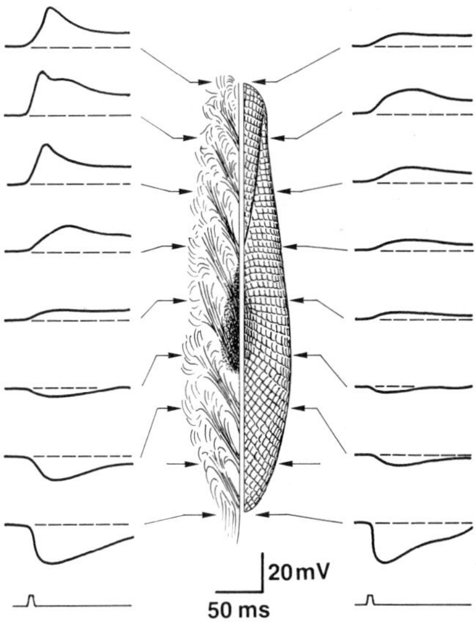

Abb. **202** *Paramecium* antwortet auf einen mechanischen Reiz in der vorderen Zellhälfte mit einer Membrandepolarisation und in der hinteren Zellhälfte mit einer Membranhyperpolarisation. Dies ist unabhängig davon, ob die Zelle Cilien trägt (links) oder deciliiert wurde (rechts). Somit fallen die Cilien als Sitz der Mechanorezeptoren aus. Sie bewirken aber offenbar einen Verstärkungseffekt (nach Ogura u. Machemer).

Im Zusammenhang mit der Rezeption mechanischer Reize werden immer wieder die Cilien als die reizaufnehmenden Strukturen angesehen. Eine wichtige Stütze dieser Hypothese waren neben anderen Befunden die „Dorsalborstenkomplexe“ der Hypotrichen. Bei diesen Komplexen handelt es sich um kurze, in Längsreihen auf der Dorsalseite angeordnete Cilien. Die Basalkörper dieser Cilien, die aus einer kleinen Grube entspringen, sind jeweils von 8–10 länglichen Ampullen umgeben, so daß ein Sternmuster entsteht (Abb. **201**). Man nahm an, daß je nachdem, wie diese Cilien durch die Wasserströmungen ausgerichtet werden und dabei unterschiedlichen Druck auf die intrazellulären Ampullen ausüben, die Ciliaten die Strömungsrichtung wahrnehmen und daraufhin ihre Bewegungen entsprechend regulieren können.

Elektrophysiologische Untersuchungen an deciliierten Paramecien sowie an den Schwanzcilien von *Paramecium caudatum* haben jedoch klar belegt, daß die Mechanorezeptoren nicht in der Cilienmembran, sondern ausschließlich in der übrigen Plasmamembran der Ciliaten lokalisiert sein müssen (Abb. **202**). Es gibt keine Informationen über die Beschaffenheit der Mechanorezeptoren. Gleichermaßen ist derzeitig die Bedeutung der Sternchenkomplexe der Hypotrichen unklar.

Geotaxis

Zumindest einige Einzeller scheinen ihre Bewegungen nach der Gravitation ausrichten zu können. In der Regel verhalten sich diese Protisten negativ geotaktisch. Vermutet wird, daß über den Druck, den Nahrungsvakuolen oder Vakuolen mit Kristalleinschlüssen auf das Plasma ausüben, die Erdanziehung registriert werden kann. Füttert man Paramecien mit Eisenfeilspänen und setzt man die Tiere einem Magnetfeld aus, schwimmen sie vom Magneten weg. Dies deutet darauf hin, daß in der Tat der Druck der Nahrungsvakuolen auf das Cytoplasma eine entscheidende Rolle bei der Geotaxis spielt.

Einige Ciliaten, insbesondere die Loxodiden, haben in ihrem Plasma Müllersche Körper (s. Abb. **93**). Hierbei handelt es sich um flüssigkeitsgefüllte Vakuolen, in denen jeweils eine maulbeerförmige Kugel mit hohem Bariumanteil schwimmt. Diese Kugel ist über ein Membransystem mit der Vakuolenwand verbunden. Genau an dieser Stelle inserieren außerhalb der Vakuole der Basalkörper einer kurzen Cilie und ein cilienloser Basalkörper. Die Analogie zu den Statocysten der Metazoen liegt auf der Hand. Allein, es fehlt jeglicher experimentelle Beweis, daß die Müllerschen Körper der Loxodiden Statocystenfunktion ausüben.

Thermotaxis

Offensichtlich verfügen die Einzeller über einen Temperatursinn. Ein topotaktisches Verhalten, sei es positiv oder negativ, ist bislang allerdings nicht beobachtet worden. Es handelt sich wohl meist um eine phobotaktische Reaktion, die, ähnlich wie bei der chemischen Falle, in der Ansammlung der Organismen in einem Optimalbereich resultiert. Für *Paramecium* beispielsweise liegt der Optimalbereich zwischen 24–28 °C. Über die Natur des Temperaturrezeptors weiß man nichts.

Galvanotaxis

Es ist eine geläufige Erscheinung, daß Paramecien im galvanischen Strom ganz gezielt zur Kathode schwimmen. Dieses leicht zu beobachtende Phänomen, das in freier Natur allerdings kaum von Relevanz sein dürfte, beruht darauf, daß die Cilien, die auf dem der Kathode zugewandten Zellbereich stehen, beim Einschalten des Stromes eine Schlagumkehr erfahren. Dadurch kommt es – je nach der momentanen Position der Paramecien zum elektrischen Feld – zu einer mehr oder minder starken Drehung der Zellen, so daß sie schließlich geradewegs auf die Kathode zuschwimmen (Abb. **203**).

Nicht alle Einzeller schwimmen im galvanischen Strom geradlinig zur Kathode. *Opalina* und *Chilomonas* beispielsweise schwimmen zur Anode, während *Spirostomum* und *Climacostomum* sich quer zum elektrischen Feld stellen.

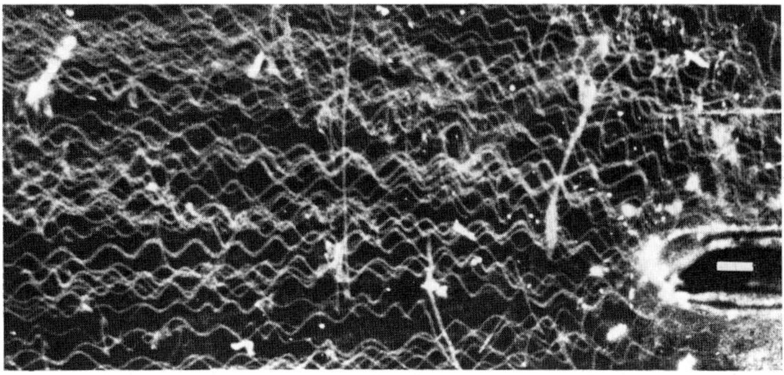

Abb. **203** Im galvanischen Strom schwimmen Paramecien geradlinig auf die Kathode (–) zu.

Versuche zu Kapitel Verhalten

Darstellung der Phototaxis

Eine Küvette mit Euglenen wird einseitig bestrahlt. Man erkennt nach kurzer Zeit eine Ansammlung an der dem Licht zugekehrten bzw., bei höherer Lichtintensität, an der vom Licht abgewandten Seite.

Darstellung der Chemotaxis

Man benötigt eine dichte Paramecien-Kultur in einem Blockschälchen. In die Mitte des Schälchens gibt man mit einer Präpariernadel ein Kochsalzkristall. Betrachtet man das Schälchen unter der Präparierlupe, erkennt man nach einiger Zeit die typische ringförmige Ansammlung der Paramecien, wie sie für die chemische Falle beschrieben wurde (s. Abb. **200**).

Darstellung der Galvanotaxis

Auf einen Objektträger werden in einem Abstand von einigen Zentimetern zwei abisolierte, dünne Kupferdrähte (Durchmesser ca. 0,5 mm) geklebt. Man gibt einen großen Tropfen einer dichten Paramecien-Kultur so auf den Objektträger, daß die Drähte von der Flüssigkeit bedeckt sind. Verbindet man nun die Drähte mit einer Gleichstromquelle von 5–7,5 V (z. B. Netzgerät für Taschenrechner), beobachtet man, daß die zuvor wahllos durcheinanderschwimmenden Ciliaten gezielt auf die Kathode zuschwimmen (s. Abb. **203**). Polt man den Strom um, erfolgt augenblicklich eine Schwimmrichtungsumkehr.

Ökologie

Freilebende wie parasitische Protisten finden sich in nahezu allen feuchten/wäßrigen Habitaten, sei es im Süßwasser, im Meer, in feuchten Böden oder aber in und auf anderen Organismen. Die wichtigsten Lebensweisen sind in Abb. **204** zusammengestellt.

Das Studium der Ökologie der Protisten ist problematisch. Es wird insbesondere dadurch erschwert, daß die Organismen sehr klein sind, daß sie sich sehr rapide vermehren können, daß sie oft nur „Mikrohabitate" besiedeln, daß sie teilweise, obgleich in hoher Individuendichte, so doch nur sehr vorübergehend auftreten, und daß sie bislang kaum für intensive Feldexperimente zugänglich waren. So erklärt es sich, daß das Verständnis der Ökologie der Protisten zur Zeit noch sehr dürftig ist.

Parasiten-Symbionten-Kommensalen

Während der Begriff „freilebende" Protisten wohl kaum auf Verständnisschwierigkeiten stößt, gibt es bei den Parasiten und Symbionten Probleme. Sehr oft werden nämlich Protisten – und auch Prokaryonten – als Parasiten oder Symbionten bezeichnet, ohne daß überprüft wurde, ob tatsächlich derartige Abhängigkeiten zwischen den Organismen bestehen.

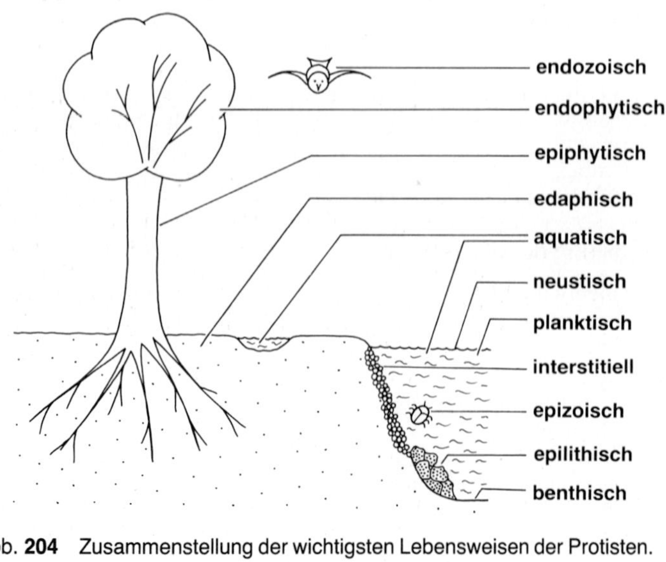

Abb. **204** Zusammenstellung der wichtigsten Lebensweisen der Protisten.

Es mag noch leicht sein, die Entscheidung zu treffen, ob ein Einzeller als Parasit einzustufen ist. Eine symbiontische Vergesellschaftung – sei sie fakultativ oder obligatorisch – festzustellen, ist jedoch weitaus schwieriger. Denn in solchen Fällen muß belegt werden, daß beide Partner einen Vorteil voneinander haben.

Ein derartiger Nachweis wurde bislang in nur sehr wenigen Fällen geführt. So weiß man beispielsweise, daß der hypotriche Ciliat *Euplotes aediculatus* unbedingt eine bestimmte Bakterienspecies, Omikron genannt, in seinem Plasma beherbergen muß, um sich vermehren zu können. Die genaue Funktion, welche die Prokaryonten übernehmen, ist allerdings unklar.

Die als kappa-, lambda-, sigma-, pi- oder mu-Partikel bezeichneten Bakterien in *Paramecium* führen oft zu besonderen Eigenschaften dieser Protozoen. Die Vermehrung solcher Bakterien wird durch Kerngene des Wirtes gesteuert. Sie sind also vom Wirt abhängig. Umgekehrt ist es im Falle der lambda-Partikel nachgewiesen, daß sie ins Wirtsplasma Folsäure abgeben, ohne die der Wirt nicht lebensfähig wäre.

Besonders intensiv wurden die kappa-Partikel untersucht, die in killer-Stämmen von *Paramecium aurelia* leben. Killers sind solche *P. aurelia*, die mit Hilfe der kappa-Partikel solche *P. aurelia* abtöten können, die nicht diese Bakterien beherbergen (sensitives). Die kappa-Partikel treten in zwei Modifikationen auf, die als brights und als non-brights bezeichnet werden. Während die brights einen stark lichtbrechenden R(efraktilen)-Körper beinhalten und sich nicht mehr teilen können, fehlt den non-brights diese Struktur; sie zeigen aber noch Teilungsaktivität. Bei dem R-Körper handelt es sich um ein aufgewickeltes Band, das explosionsartig abgewickelt werden kann. Es ähnelt in Gestalt und Funktionsweise sehr stark den Ejectisomen (S. 155).

Die brights werden von killer-Stämmen ins Medium abgegeben und von den sensitives phagocytiert. In den Nahrungsvakuolen explodieren die R-Körper. Durch das Zerreißen der Nahrungsvakuole gelangen die Verdauungsenzyme ins Plasma. Zusätzlich werden beim Entrollen des R-Körpers Viren freigesetzt. Beides führt zum Tod der sensitives. Man vermutet, daß die Viren in den non-brights als inaktive Proviren vorliegen. Wenn sie sich zur aktiven Form transformieren, sollen sie die Synthese des R-Körpers in Gang setzen und weitere Teilungen der Bakterien unterbinden.

Andere Bakterienarten, die man beispielsweise in Sarcodinen aus anaeroben Habitaten findet (z. B. in *Pelomyxa palustris*), scheinen die Aufgabe der in solchen Protisten fehlenden Mitochondrien zu übernehmen. Von den im Plasma der Termitenflagellaten und Pansenciliaten zahlreich vertretenen Bakterien wird angenommen, daß sie die

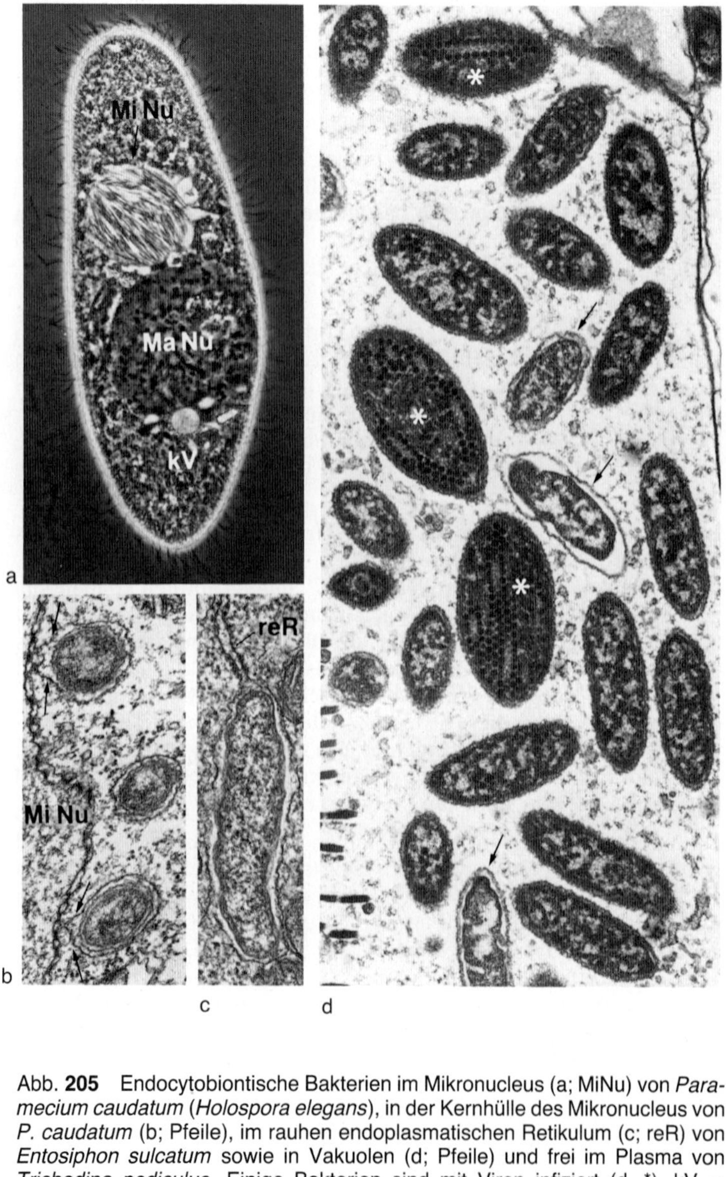

Abb. **205** Endocytobiontische Bakterien im Mikronucleus (a; MiNu) von *Paramecium caudatum* (*Holospora elegans*), in der Kernhülle des Mikronucleus von *P. caudatum* (b; Pfeile), im rauhen endoplasmatischen Retikulum (c; reR) von *Entosiphon sulcatum* sowie in Vakuolen (d; Pfeile) und frei im Plasma von *Trichodina pediculus*. Einige Bakterien sind mit Viren infiziert (d, *). kV = kontraktile Vakuole, MaNu = Makronucleus (a von H.-D. Görtz, Münster).

notwendigen Cellulasen zum Abbau des aufgenommenen Pflanzenmaterials bereitstellen. Bewiesen ist das allerdings noch nicht.

Die Anzahl der freilebenden Flagellaten, Sarcodinen und Ciliaten mit intrazellulären Bakterien ist weitaus größer, als man gemeinhin annimmt. Ob diese Prokaryonten eine wesentliche Rolle in der jeweiligen Wirtszelle spielen, ist in diesen Fällen völlig unbekannt. Nahezu alle Kompartimente können von den Bakterien besiedelt werden (Abb. **205**): Cytoplasma (nicht von einer Membran umgeben), Vakuolen, endoplasmatisches Retikulum, Kernhülle, Kern, Alveolen (bei Ciliaten) und sogar – allerdings nur von sehr wenigen Fällen bekannt – der Innenraum von Mitochondrien. In Chloroplasten und in Dictyosomen wurden bislang jedoch noch keine Bakterien nachgewiesen.

Eine besondere Art von Lebensgemeinschaft wird durch extrazellulär auf der Plasmamembran bestimmter Termitenflagellaten lebende Spirillen gebildet. Bei *Mixotricha paradoxa* sind die Spirillen regelmäßig auf der Zelloberfläche angeordnet und bewegen sich – ähnlich wie die Wimpern eines Ciliaten – aufgrund hydrodynamischer Interaktionen metachron, wodurch sie die Lokomotion des Wirtes unterstützen. Ob die Spirillen irgendeinen Vorteil aus dieser Lebensweise ziehen, sei dahingestellt.

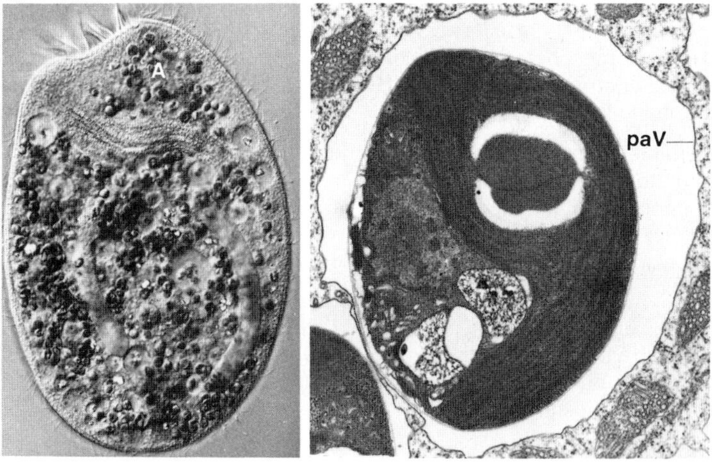

a b

Abb. **206** Der Ciliat *Climacostomum virens* mit endocytobiontischen *Chlorella*-Algen im lichtmikroskopischen Bild (a, A) und im Dünnschnitt (b). Die Algen sind von einer perialgalen Vakuole (b, paV) umgeben. (b von D. Fischer-Defoy, Freiburg).

Außer Prokaryonten leben auch Eukaryonten in Protozoen. Abgesehen von bestimmten parasitischen Flagellaten und Sarcodinen sind es hauptsächlich einzellige Algen, die man in anderen Protisten findet. Einige *Chlorella*-Arten (Zoochlorellen) leben primär in Ciliaten des Süßwassers (Abb. **206**), wohingegen bestimmte Dinoflagellaten-Species (Zooxanthellen) hauptsächlich in marinen Sarcodinen (Foraminiferen und „Radiolarien") anzutreffen sind. Bei diesen Lebensgemeinschaften scheint es sich um echte Symbiosen zu handeln. Denn in freier Natur findet man oft keinen der beiden Partner einzeln, freilebend. Im Labor ist allerdings eine getrennte Kultur oftmals möglich. Die Symbionten sind im Wirtsplasma stets von einer perialgalen Vakuole umgeben (Abb **206**). Sie scheiden ins Wirtsplasma Zucker wie z. B. Maltose, Glucose, Fructose sowie Xylose ab und versorgen somit den Wirt mit Kohlenhydraten. Für die Algen mag der Vorteil dieses Zusammenlebens darin liegen, daß sie in einem relativ geschützten Habitat leben.

Die Protisten, die außen auf anderen Organismen festsitzen oder sich sehr schnell festheften können, schaden in der Regel dem Wirt nicht, zumindest nicht direkt. Für diese Art des Zusammenlebens ist der Terminus Symphorismus geprägt worden. Meist sind es Strudler oder Suctorien, die sich von größeren Metazoen wie Wasserkäfern, Kleinkrebsen oder Polychaeten umhertragen lassen (Abb. **207**). Es gibt auch Protisten, die auf anderen Protisten leben. Der Vorteil für die Getragenen ist normalerweise der, daß sie oft das Habitat und damit das Futterangebot wechseln, ohne für diese Ortsveränderung selbst Energie aufbringen zu müssen. Häufig handelt es sich um Kommensalismus.

Schließlich sind noch die Protisten zu erwähnen, die in Metazoen leben und dort als Parasiten, Symbionten oder Kommensalen auftreten können. Die Krankheiten, die von parasitischen Einzellern verursacht werden, sind an einigen Beispielen im Systematischen Teil kurz umrissen worden (z. B. Schlafkrankheit, Coccidiose, Malaria).

Als Symbionten werden die Flagellaten im Termitendarm eingestuft. Obgleich unbekannt ist, welche spezielle Rolle sie beim Abbau der von den Termiten gefressenen Cellulose spielen, hat sich gezeigt, daß Termiten, die man experimentell von Flagellaten befreite, nach einer gewissen Zeit starben.

Die Pansenciliaten scheinen, wenngleich sie offensichtlich an der Destruktion von Pflanzenmaterial aktiv beteiligt sein können (Abb. **208**), keine lebenswichtige Rolle für die Wiederkäuer zu spielen. Kühe zeigen nämlich keine Ausfallerscheinungen und leben auch über längere Zeiträume beschwerdenfrei, wenn ihnen die Ciliaten genommen werden. Möglicherweise handelt es sich daher bei den entodiniomor-

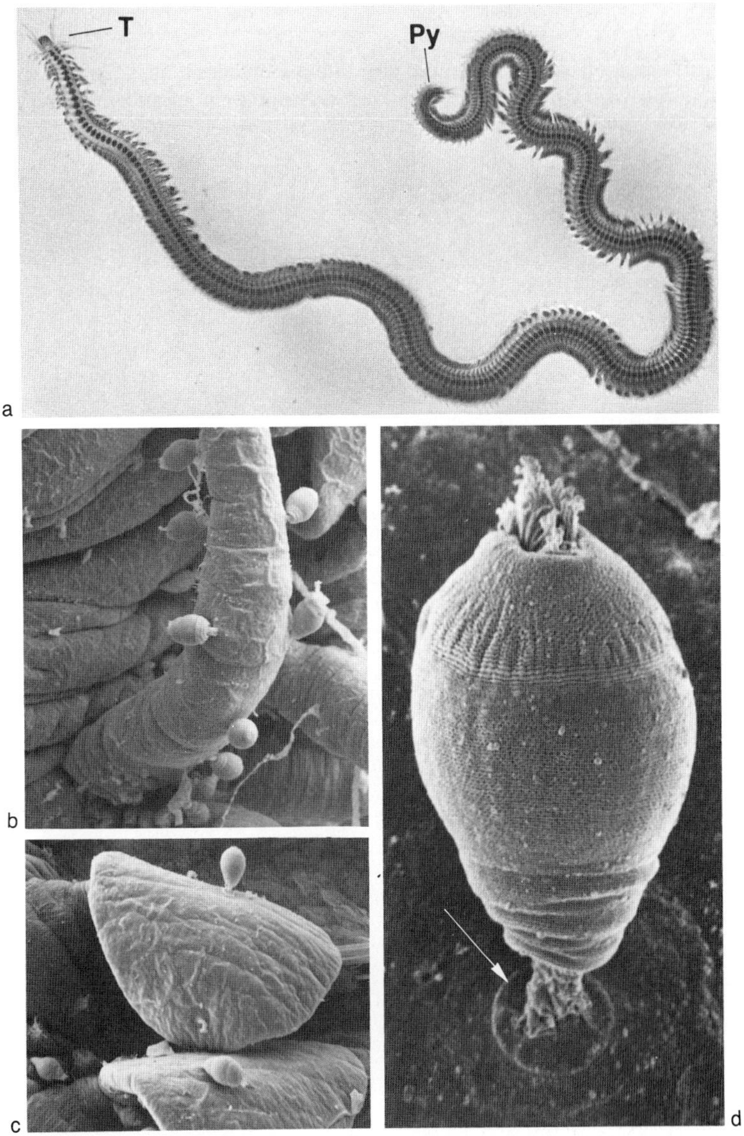

Abb. **207** Der Wattpolychaet *Anaitides mucosa* (a) mit ektobiontischen Peritrichen auf den Antennen (b) und Parapodien (c). Mit einem Stiel, der mit einer Haftscheibe versehen ist (d; Pfeil), sind die Ciliaten auf der Annelidenoberfläche festgeheftet. T = Kopftentakel, Py = Pygidium (aus Hausmann: Mikrokosmos 69 [1980] 156).

phen Ciliaten um Kommensalen, die außerordentlich spezialisiert sind. Bislang wurden diese Ciliaten nämlich in keinem anderen Habitat außer im Wiederkäuermagen gefunden.

a

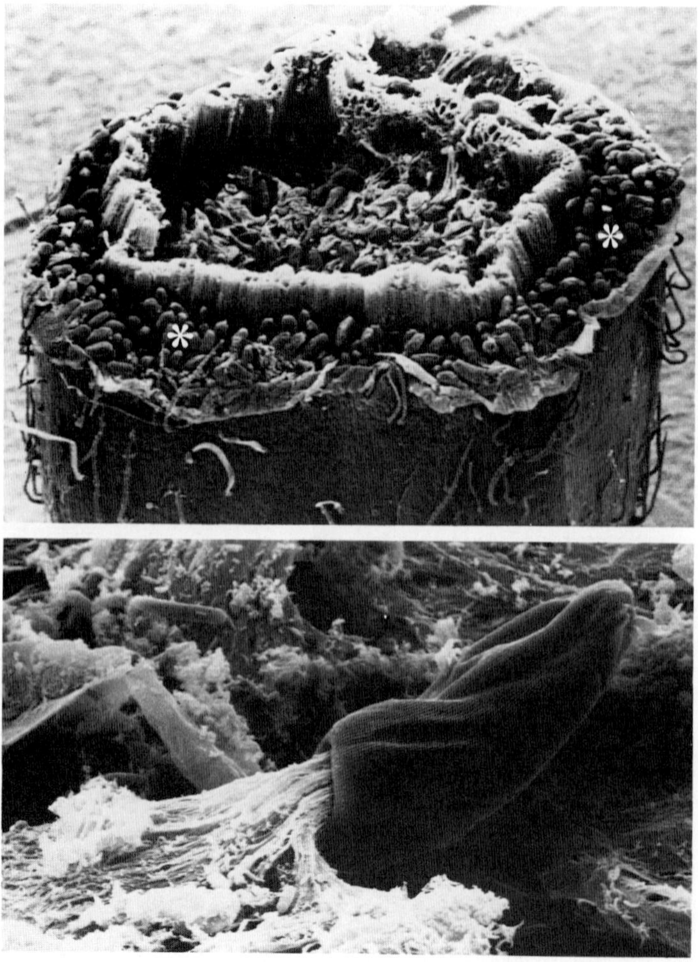

b

bb. **208** a Ein Luzerne-Stengel wird von entodiniomorphen Ciliaten aus der Gattung *Epidinium* abgebaut (*). b Es werden insbesondere Gewebe mit dünnen Zellwänden phagocytiert (aus Bauchop: Appl. Environ. Microbiol. 37 [1983] 1217).

Da in den meisten Fällen des Zusammenlebens wohl ein strukturelles Beisammensein, nicht aber eine physiologische Abhängigkeit belegt ist, wird derzeitig angestrebt, für solche Situationen neutrale Begriffe zu verwenden: endobiontisch = in anderen Organismen lebend; endocytobiontisch = in anderen Zellen lebend; ektobiontisch = außen auf anderen Organismen lebend.

Habitate

Die in den verschiedenen Lebensräumen auftretenden Protisten sind in ihrer Biologie den jeweiligen Anforderungen angepaßt. So haben beispielsweise Süßwassereinzeller andere Osmoregulationsvorrichtungen als Meeresprotisten. Und Formen, die in Habitaten auftreten, die oft austrocknen, können Überdauerungsstadien (Cysten) oder relativ motile Stadien ausbilden. Parasiten und solche Arten, die auf anderen Organismen leben, haben spezielle Übertragungsmechanismen zur Passage von einem Wirt zum anderen entwickelt.

Die verschiedenen Großhabitate sind, betrachtet man die Protistenlebensgemeinschaft, in der Regel zusätzlich in Mikrohabitate untergliedert. Die Mikrohabitate unterscheiden sich wie die „normalen" Habitate jeweils von den benachbarten Lebensräumen hinsichtlich Nahrungsangebot, chemischer Parameter usw.

Als Beispiel für ein Mikrohabitat sei die unmittelbare Umgebung von Pflanzenwurzeln, die Rhizosphäre, genannt. Dieser Bereich ist besonders mit Stoffwechselmetaboliten, die von der Pflanzenwurzel stammen, angereichert. Derartige Stoffe sind die Basis für ein vermehrtes Bakterienwachstum und dieses wiederum Ursache für zahlenmäßig größere Protistenpopulationen.

Es gibt Mikrohabitate, die einfach nur wegen ihrer geringen Größe existieren. Protisten können in sehr kleinen Räumen leben, beispielsweise zwischen Sandpartikeln, im Interstitium. Besonders viele Protisten findet man im Sediment mit 100–250 μm Partikelgröße. In dieses Mikrohabitat können nämlich die meisten Metazoen aufgrund ihrer eigenen Größe nicht eindringen. Somit fehlen oft natürliche Räuber. Derartige Mikrohabitate können insbesondere im marinen Bereich zusätzlich noch stratigraphisch untergliedert werden. Denn die Protozoen zeigen unterschiedliche Sauerstoffbedürfnisse und bevorzugen somit unterschiedliche Lebensbereiche im Interstitium.

Der Sauerstoff gelangt durch Diffusion und Wasserbewegungen tiefer ins Sediment. Das organische Material, das von höheren Wasserschichten herabsinkt, wird von Bakterien zersetzt. Ab einer gewissen Tiefe ist der Sauerstoff für die aeroben Mikroorganismen nicht mehr ausreichend, das Redoxpotential wird negativ. Es liegen dann reduzierende, anoxische Bedingungen vor und es erfolgt eine anaerobe Zer-

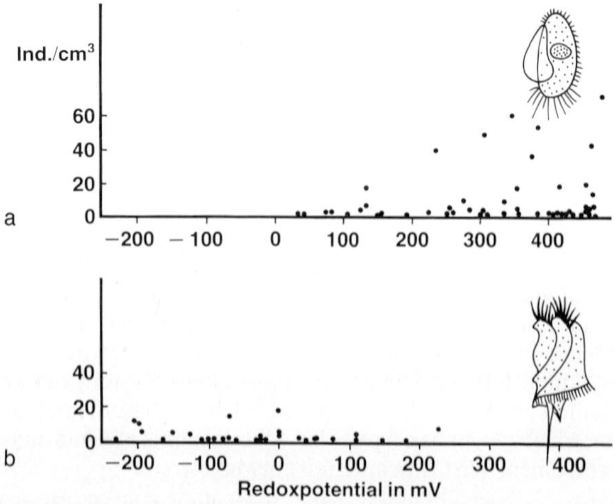

Abb. **209** Verteilung der beiden marinen Ciliaten *Pleuronema coronatum* (a) und *Caenomorpha levandri* (b) im Interstitium gemäß dem Redoxpotential (nach Fenchel).

setzung. Viele Ciliaten, die in solchen Habitaten leben, bevorzugen ein ganz bestimmtes Redoxpotential, so daß sie vorzugsweise in entsprechenden Sedimentbereichen zu finden sind (Abb. **209**).

Innerhalb der jeweiligen Sedimentschichten leben die Protisten in verschiedenen ökologischen Nischen, insofern, als sie sich auf ganz bestimmte Nahrung spezialisieren. So ernähren sich die einen Protisten primär von aeroben Bakterien, die anderen von anaeroben Prokaryonten und wieder andere von Algen, Protozoen oder unmittelbar von Detritus. Die Spezialisierung kann soweit gehen, daß beispielsweise verschiedene Species der Ciliaten-Gattung *Remanella* bei der Phagocytose von Diatomeen ganz bestimmte Größen der Nahrungsorganismen bevorzugen (Abb. **210**) und somit im gleichen Habitat nebeneinander leben können, ohne sich gegenseitig ernsthafte Futterkonkurrenz zu machen.

Stellung der freilebenden Protisten im Gesamtökosystem

Der größte Teil der freilebenden Protisten gehört zu den Mikrokonsumenten und Mikroprädatoren. Ihre Stellung im Gesamtökosystem ist ähnlich wie die der größeren Organismen. Sie können herbivor (sich von Algen ernährend), carnivor (sich von anderen Protisten oder Mikrometazoen ernährend) oder saprophag (sich von totem Pflanzen- und Tiermaterial ernährend) sein.

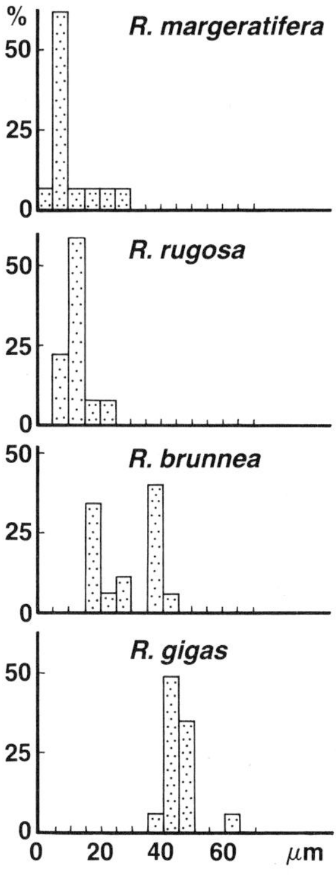

Abb. **210** Größe der Diatomeen, die vorzugsweise von bestimmten interstitiell lebenden *Remanella*-Arten ingestiert werden. Die Ordinate gibt in Prozent die Gesamtindividuendichte jeder Größenklasse an, die Abszisse die absolute Länge der Diatomeen (nach Fenchel).

Kleine Organismen haben eine relativ hohe Metabolismusrate. Daher tragen die Protozoen mehr zum Gesamtumsatz in dem jeweiligen Habitat bei, als ihre relativ geringe Biomasse vermuten läßt (Abb. **211**). Je größer die Metabolismusrate von Organismen ist, desto größer ist der Gesamtbetrag, den sie zum Kreislauf von organischem

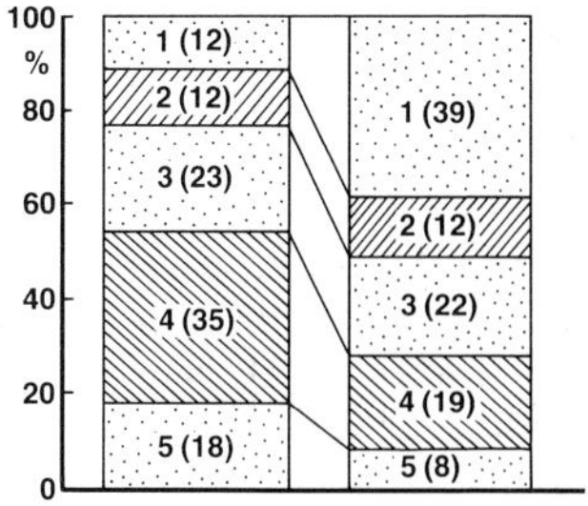

Abb. **211** Relative Biomasse (Trokkengewicht pro m^2) (a) verschiedener Organismengruppen eines Bodenhabitats verglichen mit der relativen Respirationsrate der jeweiligen Organismenmenge (b) 1 Protozoen; 2 Mikro-Metazoen; 3 Enchytraeen; 4 Mikro-Arthropoden; 5 Makro-Arthropoden (nach Persson u. Mitarb.).

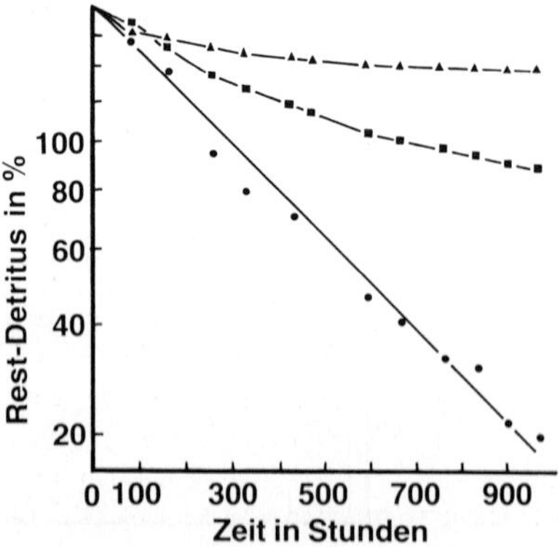

Abb. **212** Abbaugeschwindigkeit organischen Materials durch Bakterien (▲), Bakterien und Choanoflagellaten (■) und Bakterien mit verschiedenen Protisten (●) (nach Fenchel u. Harrison).

Material, insbesondere von Kohlenstoff, beitragen. Experimentelle Untersuchungen haben bestätigt, daß Protisten die Degradation pflanzlichen Materials beschleunigen (Abb. **212**).

Dies scheint auf den ersten Blick ein Widerspruch zu sein. Denn die Zahl der Bakterien, also die der Primärdestruenten, wird durch die Phagocytoseaktivität der Protisten kontinuierlich reduziert. Der Vorteil dieses Vorganges liegt allem Anschein nach darin, daß hierdurch dem Medium bestimmte Stoffe zurückgeführt werden, deren Fehlen sich andernfalls für das Wachstum der destruierenden Bakterien negativ auswirken würde. Weiterhin beschleunigen die Protisten wahrscheinlich auch das Bakterienwachstum dadurch, daß sie durch ihre Freßaktivität (in der Regel Strudeln) für eine Fluktuation des im umgebenden Medium gelösten Materials – einschließlich des Sauerstoffes – sorgen und insgesamt einen kontinuierlichen Nachschub essentieller Stoffe gewährleisten.

Ingestion und Digestion von Bakterien ist allerdings nicht der einzige Beitrag, den Einzeller zum Ökosystem leisten. Auch als herbivore und carnivore Organismen spielen sie eine sehr wichtige Rolle. Damit sind sie unmittelbar am Abbau pflanzlichen und tierischen Materials beteiligt.

Verbreitungsbestimmende Faktoren

Auftreten und Verteilung von Organismen werden in freier Natur von abiotischen und biotischen Faktoren der Umgebung bestimmt. Die abiotischen Faktoren umfassen physikalische und chemische Parameter. Biotische Faktoren sind beispielsweise Nahrungsangebot, Futterkonkurrenz und natürliche Feinde. Es scheint so zu sein, daß es von den abiotischen Faktoren abhängt, ob bestimmte Organismen in einem Habitat leben können und daß die biotischen Faktoren die Größe der jeweiligen Population kontrollieren.

Abiotische Faktoren

Generell kann man sagen, daß die Protisten eine sehr große Toleranz gegenüber abiotischen Faktoren zeigen. Daher findet man Protisten in sehr vielen verschiedenen Habitaten. Der größte Teil der Informationen über den Einfluß abiotischer Faktoren auf Einzeller stammt aus Laboruntersuchungen oder aus Messungen unmittelbar am Entnahmeort der jeweiligen Einzeller. Die abiotischen Daten, die in freier Natur gemessen werden, beziehen sich meist auf große Wasserkörper und geben somit oft nicht exakt die Verhältnisse wieder, die in den für die Protozoen relevanten Mikrohabitaten vorherrschen.

Beides hat zur Folge, daß die Befunde nicht unbedingt auf die natürlichen Habitate übertragen werden können. So weiß man beispielsweise, daß die Cysten des Ciliaten *Colpoda* sehr tiefe Temperaturen überdauern können. Dennoch findet man diese Ciliaten nicht in der Antarktis, wo im Winter derartig tiefe Temperaturen vorherrschen und wo Sommertemperaturen durchaus hoch genug für die Excystierung und ein aktives Leben wären. Wahrscheinlich ist für die Einzeller die Sommerperiode in dieser Klimazone zu kurz.

Eine lebenswichtige Eigenschaft vieler Protozoen ist es, daß sie sich an Veränderungen der abiotischen Faktoren in gewissen Grenzen gewöhnen können, wenn diese Änderungen nur langsam genug erfolgen. Überführt man verschiedene Süßwasserprotisten direkt in Seewasser, werden nur sehr wenige Arten diesen drastischen Wechsel überleben. Nimmt man den Wechsel jedoch langsam, graduell vor, werden zwar nicht alle Arten, so doch ein relativ hoher Prozentsatz sich an die Seewasserumgebung adaptieren.

Selbst Wassermangel kann von einigen Protisten ertragen werden. Diese Formen encystieren sich und können im Extremfall totale Austrocknung der Cysten überstehen. Man hat herausgefunden, daß *Colpoda* innerhalb von 12 Stunden sich excystieren, mit Nahrung versorgen, teilen und wieder encystieren kann. Aufgrund solcher Fähigkeiten können diese Ciliaten beispielsweise den nächtlich niederkommenden Tau als Lebensraum nutzen.

Der Temperaturbereich, der den meisten Protisten ein ungestörtes Leben ermöglicht, liegt zwischen 4–30 °C. Allerdings können einige Protisten extreme Temperaturen tolerieren: Aus heißen Quellen isolierte Einzeller leben in Temperaturen von bis zu 54 °C, bestimmte *Euplotes*-Arten ertragen in Seewasser Temperaturen bis zu −2 °C. Untersuchungen an verschiedenen *Euplotes*-Species haben gezeigt, daß jede Art ein bestimmtes Temperaturoptimum aufweist (Abb. **213**).

Die meisten Protozoen benötigen gelösten Sauerstoff im umgebenden Medium. Es gibt aber auch Arten, die in sauerstofffreien Habitaten leben, die im Extremfall sogar reduzierende Eigenschaften haben. Zu solchen Species gehören Ciliaten wie *Metopus* und *Caenomorpha* sowie freilebende Diplomonaden, *Trepomonas* zum Beispiel. Ein Teil dieser Einzeller – ebenso wie die Pansenciliaten – trägt in seinem Plasma methanogene Bakterien. Die Bakterien können die bei solchen Protisten möglicherweise toxisch wirkenden Hydrogeniumionen aus dem umgebenden Medium unter Anwesenheit von CO_2 in Methan umwandeln und hierbei Sauerstoff freisetzen.

In eutrophen Seen entwickeln sich im tieferen Wasser oft anoxische Bedingungen, wenn in den Sommermonaten die oberen, sauerstoffreichen Wasserschichten erwärmt werden und sich nicht mehr mit dem tieferen, kalten Wasser mischen. Als Reaktion hierauf steigen die Einzeller, die den Winter im Benthos verbracht haben, bis in den

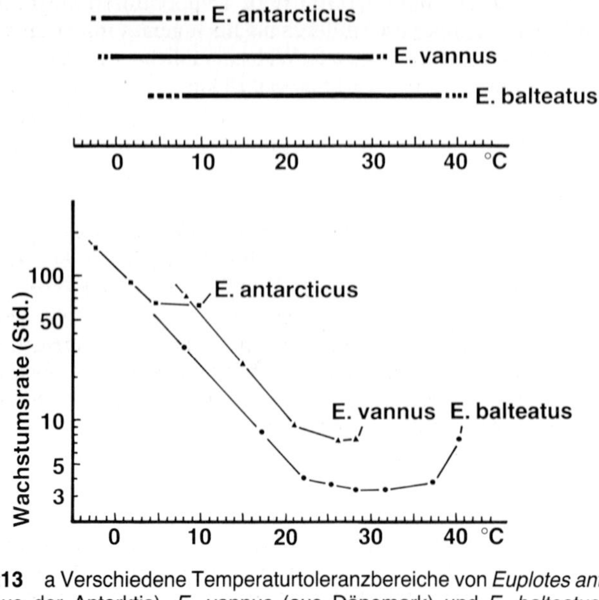

Abb. **213** a Verschiedene Temperaturtoleranzbereiche von *Euplotes antarcticus* (aus der Antarktis), *E. vannus* (aus Dänemark) und *E. balteatus* (aus Florida). b Die entsprechenden Wachstumskurven zeigen, daß zwar relativ breite Temperaturspannen toleriert werden, aber nur in bestimmten Bereichen ein optimales Wachstum erfolgt (nach Lee u. Fenchel).

Grenzbereich zwischen sauerstofffreiem und sauerstoffreichem Wasser.

Weitere abiotische Faktoren, die Einfluß auf die Verbreitung von Protisten haben, sind pH-Wert, Co_2-Konzentration, Gehalt von gelösten Ionen, Licht sowie physikalische Eigenschaften des Substrates.

Biotische Faktoren

Die wichtigsten biotischen Faktoren sind das Nahrungsangebot, Nahrungskonkurrenten und Räuber. Änderungen dieser Parameter verursachen Änderungen in Größe und Natur der Protistenpopulationen.

Über bestimmte Zeiträume auftretende Änderungen in Protistenpopulationen hängen von der Generationszeit der jeweiligen Einzeller ab. Arten mit Generationszeiten in Größenordnungen von Monaten, wie z. B. viele Foraminiferen, können nur in sehr stabilen Habitaten überleben, hier dann aber sehr komplexe Lebensgemeinschaften entwickeln. Im Gegensatz dazu gibt es Einzeller, deren Generationszeit in Stunden gemessen werden kann, z. B. viele Flagellaten, Sarcodinen und Ciliaten. Derartige Organismen sind dazu in der Lage, schnell neue Nahrungsquellen aufzufinden. Solche Populationen entwickeln sich sehr rasch, gehen aber auch oft ebenso rasch wieder zugrunde.

Der erste Schritt in der Etablierung einer neuen Lebensgemeinschaft ist die Besiedelung eines neuen Habitats. Man kennt Pionierarten, mit denen die Besiedelung beginnt. Diese vermehren sich sehr schnell und nutzen eine Vielzahl verschiedener Nahrungsquellen.

Die Neubesiedelung kann sehr schnell erfolgen, wie Versuche zeigten, in denen künstliche Substrate in Süßwassertümpel gebracht wurden. Innerhalb von 3 Wochen wurden auf diesen Substraten 60 Arten nachgewiesen. Im Gegensatz dazu kann unter extremen Bedingungen eine Neubesiedelung recht langsam vor sich gehen, wenn das neue Habitat von potentiellen Besiedlern weit entfernt ist. In mit Süßwasser gefüllten Tonnen wurden auf der Ende 1963 an der Südküste Islands entstandenen Vulkaninsel Surtsey im Verlauf von 2 Jahren lediglich ca. 15 verschiedene Protistenarten festgestellt.

Die ersten Besiedler sind normalerweise kleine Flagellaten, beispielsweise Bodoniden, die von langsamer wachsenden Sarcodinen und Ciliaten gefolgt werden. Indem sich derartige Species etablieren, wird das Habitat verändert, neue ökologische Nischen entstehen, beispielsweise für räuberische Protisten. Die Bakterienarten und -anzahlen werden sich aufgrund der Phagocytosetätigkeit der Protozoen ändern. Die neu auftretenden Protisten zeigen Spezialisierungen bei der Nahrungsaufnahme und können damit besondere ökologische Nischen besetzen. Von diesem Zeitpunkt an verringert sich die Anzahl der

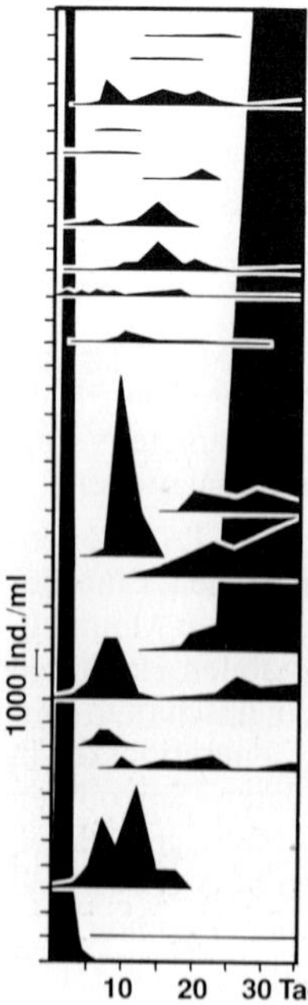

Abb. **214** Ergebnisse von Laboruntersuchungen zur Sukzession der Protisten. Es wurden Freilandproben mit Cellulose als Quelle für organisches Material angereichert und über einen Zeitraum von 35 Tagen beobachtet (nach Bick).

Pionierpopulationen langsam, aber stetig, bis sie schließlich ganz verschwinden. Es erscheinen nun Arten, die für das unterdessen merklich modifizierte Habitat besser geeignet sind. Die Abfolge der verschiedenen Arten wird Sukzession genannt.

In Laborstudien hat sich gezeigt, daß Protozoen-Vergesellschaftungen insofern instabil sind, als sich die Arten- und Individuenanzahl in kurzer Zeit, nicht selten von Tag zu Tag, drastisch ändern können (Abb. **214**). Diese Sukzessionen spiegeln wahrscheinlich die Erschöpfungen bestimmter Futterquellen sowie das Überhandnehmen von Räubern wieder. In einem einfachen System kann der Einfluß eines Räubers auf eine Population bakterienfressender Ciliaten demonstriert werden (Abb. **215**):

Kommt zu einer gut wachsenden *Vorticella*-Kultur der carnivor lebende Ciliat *Hemiophrys*, wird die *Vorticella*-Population sehr stark reduziert und die *Hemiophrys*-Population wächst zu einem Individuenmaximum an. Wenn für *Hemiophrys* die Nahrung ausgeht und sich somit die Individuenzahl stark vermindert, erholt sich *Vorticella* wieder und phagocytiert die inzwischen stark vermehrten Bakterien.

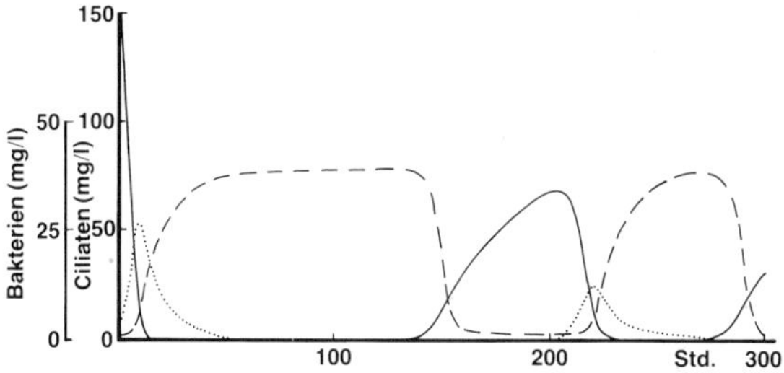

Abb. **215** Modellversuch zur Populationsdynamik von Bakterien (- - - - -), *Vorticella* (—) und *Hemiophrys* (. . . . .) (nach Curds).

Sobald *Vorticella* auf dem Höhepunkt seines Wachstums ist, tritt *Hemiophrys* wieder auf, und der Zyklus beginnt erneut.

In freier Natur ist die Situation natürlich nicht so simpel, da zusätzlich noch zahlreiche andere Faktoren die Populationsdichte der verschiedenen Arten regulieren. Einer dieser Faktoren ist beispielsweise die Existenz von Metazoen. Wenn derartige Organismen in ein Habitat eindringen, kann das drastische Folgen haben. Ein Teil der Metazoen ernährt sich von Protisten. Andere verdrängen sie, indem sie als starke Futterkonkurrenten auftreten.

Protozoenpopulationen hoher Individuendichte finden sich in Habitaten, in denen keine Metazoen leben. Wie beim marinen Interstitium erwähnt (S. 263), können die Habitate für die Metazoen räumlich zu klein sein. Andererseits leben zahlenmäßig große Protistenpopulationen in Habitaten mit extremen physikalischen und chemischen Bedingungen wie beispielsweise in anaeroben Medien, in die nur wenige Metazoen vordringen. Schließlich entwickeln sich große Einzellerpopulationen in künstlich angelegten Habitaten, wie zum Beispiel im „Belebtschlamm" von biologischen Kläranlagen. In diesen Systemen wird Abwasser in große Tanks gepumpt, in denen Bakterien das organische Material abbauen. Die Bakterien werden von entsprechenden Protozoen, insbesondere von sessilen, strudelnden Ciliaten gefressen. Da der Wasserdurchfluß in derartigen Kläreinrichtungen relativ hoch ist, entwickeln sich keine nennenswerten Metazoenpopulationen, die den Protozoen gefährlich werden könnten.

Für den Fall, daß ungünstige Lebensbedingungen eintreten, haben die Protisten verschiedene Strategien entwickelt, um ihre weitere Existenz zu gewährleisten. Während die einen sich encystieren (S. 132), überstehen andere völlige Austrocknung ohne eine Cyste (Cryptobiose). Sessile Arten können vorübergehend motil werden und Habitate mit günstigeren Lebensbedingungen aufsuchen. Wieder andere Species gehen in einen Hungerzustand über, in dem für den Minimalmetabolismus nur 2–4% der Energie benötigt wird, die rapide wachsende Zellen verbrauchen. Eine andere Alternative ist, bei vermindertem Nahrungsangebot wachstumsbehindernde Metabolite ins Medium abzugeben und damit die Zahl der Artgenossen möglichst niedrig zu halten, ein Effekt, der auch durch Kannibalismus (S. 225) erzielt werden kann.

Soweit es bekannt ist, hängt die Individuen- und Speciesdichte eines Protozoenhabitates primär von einem entsprechenden Futterangebot ab. Die verschiedenen Arten bevorzugen eine jeweils bestimmte Nahrungspalette. Die Extreme wären beispielsweise große Amoebida, die als „Allesfresser" nahezu jede Art von Nahrung ingestieren, und Ciliaten wie *Pseudomicrothorax*, die sich vorzugsweise von Blaualgen jeweils ganz bestimmter Gattungen ernähren. Als besonders hoch spezialisierte Formen wären in diesem Zusammenhang die parasitischen Einzeller anzusehen, da sie ganz bestimmte Wirtsorganismen benötigen, um sich entwickeln und verbreiten zu können.

Für heterotrophe freilebende Protisten sind die wichtigsten Nahrungsquellen Bakterien, Blaualgen, andere Einzeller, Diatomeen, filamentöse Algen, Pilze, kleinere Metazoen sowie verrottendes Pflanzen- und

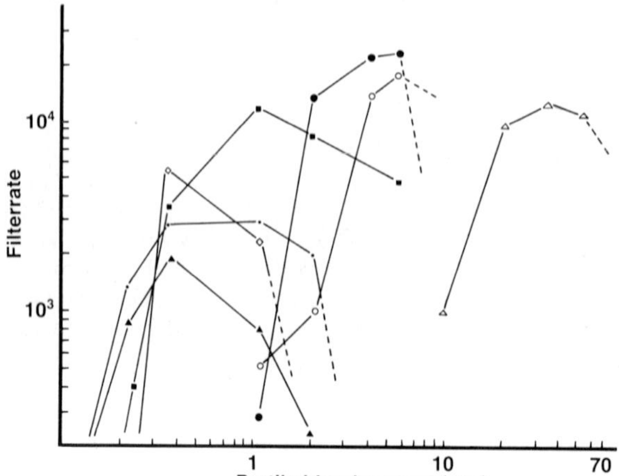

Abb. **216** Selektivität bei der Ausfilterung von unterschiedlich großen Latexpartikeln am Beispiel von 7 Ciliaten-Species: • = *Glaucoma scintillans*, ▲ = *Colpidium campylum*, ■ = *Paramecium caudatum*, ◇ = *Cyclidium glaucoma*, ● = *Euplotes moebiusi*, ○ = *Blepharisma americanum*, △ = *Bursaria truncatella* (nach Fenchel).

Tiergewebe. Es hängt hauptsächlich von der Ausgestaltung des Oralapparates ab, welche Art von Nahrung phagocytiert werden kann. Hierbei kommt es zu sehr differenzierten Abstufungen. So können verschiedene strudelnde Ciliaten je nach Art auf ganz bestimmte Dimensionen der Nahrungspartikel spezialisiert sein (Abb. **216**).

Geographische Verbreitung

Zahlreiche freilebende Protisten der gemäßigten Klimate scheinen hinsichtlich ihrer Verbreitung Kosmopoliten zu sein. Detaillierte Untersuchungen haben in einigen Fällen jedoch belegt, daß bestimmte Arten der gleichen Gattung nur in ganz bestimmten Erdteilen auftreten. Die weltweite Verbreitung von 12 verschiedenen *Tetrahymena*-Species ist in Abb. **217** wiedergegeben. Interessanterweise treten *T. australis* und *T. capricornis* nur in Australien auf.

In den Tropen lebt offenbar eine ganze Reihe von Protisten, die – wahrscheinlich wegen der speziellen klimatischen Bedingungen – nur auf diesen Bereich beschränkt sind. Die Verbreitungsgebiete parasitischer Formen hängen hauptsächlich von der Verbreitung ihrer Wirte ab.

Der Grund für die weltweite Verbreitung der Einzeller mag darin liegen, daß die Verbreitungsmechanismen und -möglichkeiten sehr

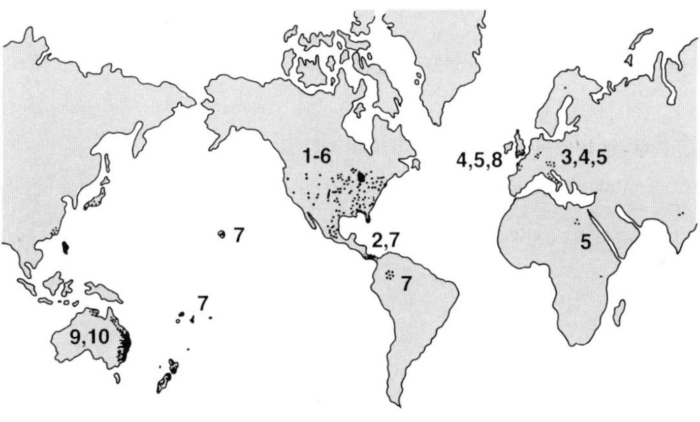

Abb. **217** Weltweite Verbreitung verschiedener biologischer Species von der Morphospecies *Tetrahymena pyriformis*. 1 *T. thermophila*, 2 *T. americanis*, 3 *T. borealis*, 4 *T. cosmopolitanis*, 5 *T. pigmentosa*, 6 *T. canadensis*, 7 *T. tropicalis*, 8 *T. hyperangularis*, 9 *T. australis*, 10 *T. capricornis* (nach Elliott).

weitgefächert sind. Wegen ihrer geringen Dimensionen können sie über weite Strecken leicht in kleineren Wassertropfen oder in feuchtem Material von anderen, größeren Organismen transportiert werden. Cysten werden nicht selten durch den Wind weit weggetragen.

Die steigende, sich über weite Distanzen erstreckende Reiseaktivität der Menschheit führt neuerdings im Zusammenhang mit der Verbreitung von Parasiten zu Problemen. So werden Krankheitserreger in Länder eingeschleppt, in denen es sie bislang nicht gegeben hat, oder in Gebiete zurückgebracht, in denen sie vor längerer Zeit erfolgreich bekämpft und ausgerottet worden waren. So wurde *Anopheles gambia* in den 30er Jahren von Afrika nach Brasilien gebracht, was in diesem Land eine große Malariaepidemie zur Folge hatte. Stichprobenhafte Untersuchungen von Flugzeugen, die zwischen 1964 und 1968 auf Hawaii landeten, belegten, daß 373 neue Insekten-Species eingeschleppt wurden, von denen 65 Arten zu den Moskitos zählten. Auf derartige Verdriftungen wird eine merkliche Häufung von Malariafällen zum Beispiel in den USA (zwischen 1965 und 1971 gab es 17 000 Erkrankungen) oder in europäischen Ländern (allein 1971 wurden ca. 5000 Fälle registriert) zurückgeführt.

Infolge von Umweltveränderungen ganz anderer Art sind Protisten für den Menschen in ungewohnten Gebieten sehr gefährlich geworden. Das freilebende, schizopyrenide Sarcodin *Naegleria fowleri* kann sich in warmen, tropischen Gewässern zu einer höchst pathogenen Form umwandeln, die eine gefährliche, innerhalb einer Woche zum Tode führende „Amöben-Meningitis“ verursacht. Derartige Erkrankungen treten neuerdings nun auch in gemäßigten Klimaten auf, hier jedoch in künstlich beheizten Schwimmbädern (Warmbadetage) und im Bereich des Ausflusses von aufgewärmtem Kühlwasser aus Kraftwerken.

Protisten als Wassergüteindikatoren

Protisten werden als Indikatoren für die Qualität, insbesondere als Maßstab für den Verschmutzungsgrad von Gewässern genutzt. Zwei Methoden sind gebräuchlich:

1. Man wertet gemäß einem Saprobiensystem die in einem Gewässer auftretenden Arten als Leitorganismen für die jeweilige Wassergüte (Tab. **7**).
2. Man zieht den Grad der Diversität und die zahlenmäßigen Relationen der verschiedenen Arten einer Protistenpopulation als Wertmesser für die Qualität der Gewässer heran.

Bei beiden Methoden der Wassergütebeurteilung werden natürlich neben den Protisten auch Algen, höhere Pflanzen und Metazoen mitberücksichtigt.

Tabelle **7** Saprobie- und Trophiestufen von Gewässern

Saprobiestufe		Trophiestufe		Leitorganismen (nur Protisten* und nur Beispiele)
polysaprob:	sehr stark organisch verschmutzt, sauerstoffarm, bakterienreich, artenarm, individuenreich	polytroph:	sehr hoher Nährstoffüberschuß, Faulwässer	F: *Hexamita, Trepomonas* S: *Pelomyxa, Vahlkampfia* C: *Caenomorpha, Colpidium, Epalxella, Lacrymaria, Metopus, Vorticella*
α-mesosaprob:	organisch verschmutzt, sauerstoffarm, artenreich, individuenreich	eutroph:	nährstoffreich, reich an photosynthetischen aktiven Protisten	F: *Bicoeca, Bodo, Chilomonas* C: *Carchesium, Chilodonella, Paramecium, Urocentrum*
β-mesosaprob:	organisch gering verschmutzt, sauerstoffreich, artenreich			F: *Dinobryon, Synura* S: *Amoeba, Echinospherium* C: *Euplotes, Halteria, Spirostomum, Stentor*
oligisaprob:	reines, sauerstoffreiches Wasser, artenarm, individuenarm	oligotroph:	nährstoffarm	F: *Diplosiga* S: *Acanthocystis, Mayorella* C: *Dileptus, Strobilidium, Thuricola*

* F = Flagellaten; S = Sarcodinen; C = Ciliaten.

Versuche zu Kapitel Ökologie

Es ist nicht einfach, zu diesem Kapitel solche Versuche zusammenzustellen, die in kurzer Zeit durchführbar sind. Am ehesten läßt sich eine Wassergütebestimmung verschiedener Gewässer vornehmen. Hierbei ist daran zu denken, neben der für die Bestimmung der Leitorganismen wichtigen Probeentnahmen auch die abiotischen Faktoren des Entnahmeortes (Temperatur, pH, Sauerstoffgehalt usw.) zu erfassen.

Man ist am besten beraten, wenn man bei der Konzipierung von Versuchen zum Thema Ökologie auf die speziellen Anleitungen für limnologische Untersuchungen zurückgreift.

Sammeln und Kultivieren von Protisten

Den besten Eindruck von Formenvielfalt der Protisten bekommt man, wenn man Freilandproben durchmustert. Als erstes fallen neben kleineren Metazoen (z. B. Rotatorien und Nematoden) die meist sehr agilen Ciliaten auf. Die photosynthetisch aktiven Flagellaten können oft aufgrund ihrer Färbung leicht erkannt werden. Um die farblosen Flagellaten sowie die Sarcodinen zu entdecken, bedarf es einiger Geduld und einer guten Mikroskopiereinrichtung.

Zur Durchführung der jeweils am Ende der größeren Kapitel beschriebenen Versuche benötigt man verschiedene Protistenarten. Man kann diese Einzeller mit etwas Glück von anderen Instituten erhalten oder sie über den einschlägigen Versandhandel käuflich erwerben. Man kann sie aber auch aus Freilandproben bzw. von und aus Wirtsorganismen selbst isolieren.

Im folgenden sind einige Hinweise zum Sammeln und Kultivieren von Einzellern zusammengestellt. Ein Bestimmungsschlüssel für einige weitverbreitete Süßwasserprotisten (bis zur Gattung) findet sich weiter hinten (S. 285).

Fundorte von Einzellern

Nahezu alle feuchten und wäßrigen Habitate beherbergen Einzeller. Grün- oder Braunfärbung von Gewässern deutet auf Flagellatenreichtum hin. In solchen Fällen (Algenblüte) ist die Individuenzahl einer (oder einiger) Art(en) sehr hoch, und die Artenzahl sehr niedrig.

Bei Gewässern sind die besten Probeentnahmestellen flache Uferzonen, in denen pflanzliches Material zersetzt wird. Hier findet sich starkes Bakterienwachstum, das die Nahrungsgrundlage für viele bakterienfressende Protisten ist.

Die Proben sollten nicht wesentlich tiefer als einige Zentimeter unter der Wasseroberfläche entnommen werden, da in der Regel nur hier optimale Lebensbedingungen für Einzeller herrschen. Als Sammelbehältnisse dienen gereinigte Glasgefäße (Marmeladengläser usw.) oder Plastiktüten (Gefrierbeutel usw.), in die Proben von Bodenbelägen der jeweiligen Gewässer gefüllt werden. Bei feuchten Substraten wie beispielsweise Moorböden oder Moospolstern ist es ratsam, nach einem kurzen Aufschwemmen mit Wasser die Proben kräftig auszudrücken und die heraustropfende Flüssigkeit aufzufangen. Will man den Bestand von Einzellern in fließenden Gewässern oder uferfernen Bereichen erfassen, empfiehlt sich der Gebrauch eines Planktonnetzes.

Als Fundort für symbiontische und parasitische Protisten eignen sich nahezu alle Metazoen. Gregarinen leben in zahlreichen Invertebraten wie z. B. in Regenwürmern (Samenblase) und in Mehlwürmern (Darmtrakt). Flagellaten gibt es im Enddarm der Termiten und holzfressenden Schaben. Im Panseninhalt von Wiederkäuern findet man zahllose Ciliaten. Schließlich sollte noch bedacht werden, daß viele Protisten, insbesondere sessile Ciliaten (Peritricha, Chonotricha, Suctoria), auf anderen Tieren leben, z. B. auf Fischen und Arthropoden.

Kultivierung von Einzellern

Will man Freilandproben für einige Zeit im Labor halten, füllt man sie am besten in große Petri-Schalen um und gibt einige Reis- oder (abgekochte) Weizenkörner hinzu. Dieser Zusatz fördert das Bakterienwachstum. Stellt man einen Teil der Proben an einen nicht zu hellen Platz, werden sich primär die photosynthetisch aktiven Formen vermehren. Für den anderen Teil der Proben sollte ein etwas abgedunkelter Standort gewählt werden, damit sich bevorzugt die heterotrophen Arten vermehren können. Die Proben sollten nicht zu warm stehen (Zimmertemperatur).

Derartige Kulturen sind in der Regel Mischkulturen mit vielen verschiedenen Species. Die Organismen bleiben unter diesen Bedingungen bestenfalls einige Wochen am Leben, gehen dann aber schließlich zugrunde. Will man Reinkulturen von bestimmten Arten haben, muß man von einem Tier ausgehen und eine sogenannte Klonkultur anlegen. Das ist in der Regel nicht so einfach, da man meistens nicht die optimalen Lebensbedingungen für die entsprechenden Organismen kennt. Einige Arten lassen sich allerdings relativ leicht kultivieren. Dazu gehört *Paramecium*. Ein Strohdekokt dient als Kulturmedium: 15 g zerkleinertes Stroh werden 15 Minuten in Aqua bidest. gekocht und anschließend filtriert. Das Medium gießt man in hohe Petri-Schalen (6 cm hoch, 10 cm Durchmesser) oder in Marmeladengläser. In jedes Kulturgefäß gibt man einige gekochte Strohhalme. Die Gefäße bleiben über Nacht geöffnet, damit Bakterien ins Medium gelangen können. Anschließend werden die Gefäße mit einem lose aufliegenden Deckel geschlossen. Nach 1–2 Tagen gibt man die Paramecien hinzu, die sich in solchen Kulturen einige Wochen halten.

Anstelle des Aqua bidest. kann man auch handelsübliches, kohlensäurefreies (!) Mineralwasser verwenden. (Seit Jahren haben sich die

Marken Volvic [Frankreich] und Spa [Belgien] bewährt.) Mit diesem Wasser werden auch von Zeit zu Zeit die Freilandkulturen wieder aufgefüllt.

Räuberische, von anderen Einzellern lebende Protisten wie beispielsweise Amöben können in Chalkley's Medium gehalten werden: Auf 1 Liter Aqua bidest. kommen 80 mg NaCl, 4 mg $NaHCO_3$, 4 mg KCl, 4 mg $CaCl_2$ und 1,6 mg $CaH_4\ (PO_4)_2H_2O$. Anstelle dieses Mediums kann aber auch problemlos das erwähnte Mineralwasser verwendet werden. Man muß ca. 2mal pro Woche den Kulturen Futterorganismen, in der Regel Ciliaten wie *Paramecium* oder *Colpidium*, zugeben, damit die Tiere am Leben bleiben und sich auch vermehren. Nach einigen Wochen, wenn man den Eindruck bekommt, daß die Individuenzahl abnimmt, ist ein Kulturneuansatz notwendig.

Autotrophe Einzeller, wie z. B. *Euglena*, benötigen in der Regel nur bestimmte Salze im Medium, um bei entsprechender Beleuchtung gut zu gedeihen. Am einfachsten ist es, handelsüblichen flüssigen Blumendünger (z. B. Substral) in einer Konzentration von 1 ml pro 100 ml Aqua bidest. zu verwenden. Diese Kulturen sind außerordentlich langlebig (einige Monate), zeigen aber auch eine relativ langsame Vermehrungsrate.

Für physiologische oder biochemische Untersuchungen mag es nötig sein, Einzeller in großen Mengen und dazu noch frei von jedem anderen Organismus (axenisch) zu kultivieren. Erfolgreich werden seit Jahrzehnten der Ciliat *Tetrahymena* und in neuerer Zeit auch *Paramecium* axenisch kultiviert. Das Kulturmedium, das nach dem Ansetzen autoklaviert werden muß, besteht aus 10 g Proteose-Pepton, 5 g NaCl, 2 g Dextrose und 8 g Hefeextrakt auf 1 Liter Aqua bidest. Das Beimpfen des Mediums mit den Kulturorganismen erfordert peinlichst sauberes Arbeiten, um eine Kontamination durch Bakterien zu vermeiden.

An dieser Stelle konnten nur ganz grobe Hinweise zur Kultivierung von Protisten gegeben werden. Für weitergehende Informationen sei auf die Literaturangaben zu diesem Kapitel verwiesen.

Bestimmungsschlüssel für einige weitverbreitete Süßwasserprotisten

Dieser Bestimmungsschlüssel ist bei weitem nicht allumfassend. Er berücksichtigt lediglich die am weitesten verbreiteten Formen. Die Identifikation geht nur bis zur Gattung. Für die Bestimmung bis zur Art ist spezielle Bestimmungsliteratur notwendig.

Die Größe von Protisten liegt zwischen wenigen Mikrometern und einigen Millimetern. Dieser Bestimmungsschlüssel gibt als Dimensionen „klein“, „mittelgroß“ und „groß“ an. Dabei gilt in relativ weiten Grenzen:

klein	=	weniger als 15 µm,
mittelgroß	=	15–50 µm,
groß	=	größer als 50 µm.

1 A Einzellige Organismen mit beweglichen Cilien, Flagellen oder Pseudopodien. Diese Organellen werden normalerweise zur Fortbewegung oder zur Erzeugung von Wasserströmungen (z. B. für die Nahrungsaufnahme) eingesetzt. Die Zellen können einzeln oder in Kolonien auftreten. Sie können sessil oder freibeweglich sein. Es gibt Formen mit und ohne Chloroplasten. 2

B Es gibt zahlreiche Organismen, die, da sie sehr klein und oft auch freibeweglich sind, mit Protisten verwechselt werden können. Hierzu gehören beispielsweise die Diatomeen, Blaualgen und Bakterien, aber auch niedere Metazoen wie z. B. Rotatorien, Gastrotriche, Plathelminthen.
. . . Spezialliteratur über diese Organismen

2 (1A) A Zellen mit Flagellen. Die Geißeln sind im Vergleich zur Zellgröße relativ lang und kommen typischerweise in geringer Anzahl (1, 2 oder 4) vor. Die Zellen sind klein bis mittelgroß. Sie können Aggregate und große Kolonien bilden. 3

B Zellen ohne Flagellen, jedoch mit relativ kurzen, zahlreichen Cilien ausgestattet oder zur Ausbildung von Pseudopodien befähigt. 21

3 (2A) A Zellen sind am Substrat festgeheftet. Sie können solitär oder in Kolonien vorkommen. Arten mit Chloroplasten sind selten. 4

B Zellen sind nicht festgeheftet, sondern schwimmen oder gleiten. 7

4 (3A) A Zellen ohne Chloroplasten 5

B Zellen mit Chloroplasten. Organismen bilden mittlere bis große Kolonien, wobei die Zellen jeweils in einem organischen Gehäuse leben. Gehäuse sind jeweils einzeln ineinandergeschachtelt, wodurch bäumchenartige Kolonien entstehen. Kleine Zellen.
Dinobryon (Abb. **1**)

5 (4A) A Zellen mit einem einzelnen apikalen Flagellum, das von einem dünnen plasmatischen Kragen umgeben ist. Die Tiere können einzeln oder in Kolonien vorkommen. Sie sind entweder mit einer dünnen organischen oder aus Kieselsäurestäbchen bestehenden Hülle oder direkt am Untergrund angeheftet. Oft treten Stiele auf. Kleine Zellen: Choanoflagellaten.
a *Salpingoeca*; b *Monosiga* (Abb. **2**)

B Flagellaten ohne Kragen, gewöhnlich mit 2 Geißeln. 6

6 (5B) A Einzelne Flagellaten, die in dünnen, vasenförmigen Gehäusen aus organischem Material leben. Von den 2 Flagellen ragt 1 aus dem Gehäuse heraus und wird zum Heranstrudeln der Nahrung benutzt. Das andere Flagellum zieht innerhalb des Gehäuses nach hinten und befestigt die Zelle im Gehäuse. Zellen können sich plötzlich kontrahieren. Kleine Einzeller.
Bicoeca (Abb. **3**)

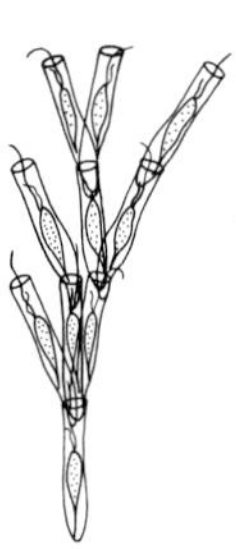

Abb. **1**

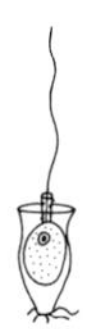

Abb. **2a**

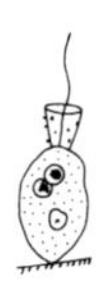

Abb. **2b**

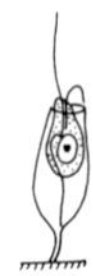

Abb. **3**

B Koloniebildende Organismen, die am Ende von Verzweigungen eines extrazellulären Stieles kugelige Aggregate bilden. Der Stiel ist weich, granulär und an der Basis oft bräunlich gefärbt. Kleine Zellen bilden mittlere bis große Kolonien. *Anthophysa* (Abb. **4**)

7 (3B) A Zellen leben in Kolonien (gewöhnlich Arten mit Chloroplasten). 8

B Einzeln lebende Zellen. Es gibt Arten mit und ohne Chloroplasten. 9

8 (7A) A Goldfarbene, kugelige Kolonien. Einzelzellen sind mit ihrem Hinterende zusammengeheftet. Jede Zelle hat 2 fast gleichlange, aber ungleich gebaute Geißeln. Mittelgroße Zellen. *Synura* (Abb. **5**)

B Die Kolonie ist leuchtend grün: Volvocale Flagellaten. Jede Zelle besitzt eine Wand und gleichlange Geißeln. Die Größe der Kolonien reicht von kleinen Zellaggregaten bis zu großen Kugeln. Zellen sind in Schleim eingebettet. a *Pandorina*; b *Volvox* (Abb. **6**)

9 (7B) A Arten mit Chloroplasten. 10

B Arten ohne Chloroplasten. 16

10 (9A) A Zellen mit leuchtend grünen Chloroplasten. 11

B Chloroplasten nicht leuchtend grün. 12

11 (10A) A Zellen mit 2 oder 4 Geißeln an einem Pol. Eine transparente Wand umschließt die Zelle und gibt ihr Festigkeit. Typischerweise mit 1 Chloroplasten und 1 Augenfleck (Stigma) im Chloroplasten: Volvocale Flagellaten. Kleine bis mittelgroße Zellen. a *Chlamydomonas;* b *Carteria* (Abb. **7**)

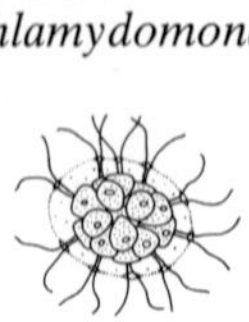

Abb. **6a**

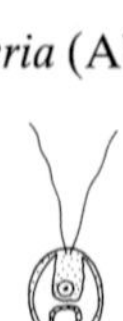

Abb. **7a**

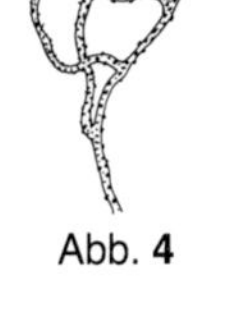

Abb. **4**

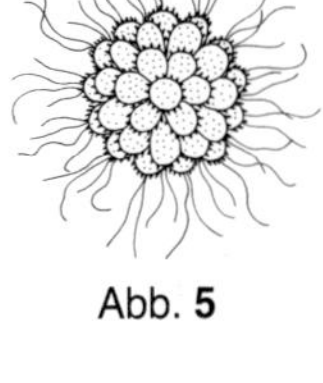

Abb. **5**

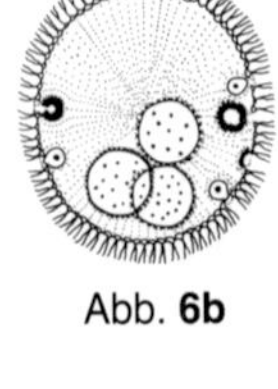

Abb. **6b**

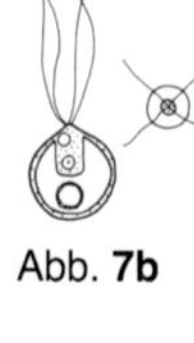

Abb. **7b**

B Zellen haben in der Regel nur 1 gut sichtbare Geißel. Es gibt mehrere Plastiden und 1 Stigma, das außerhalb des Chloroplasten liegt. Organismen können sehr flexibel sein: Euglenoide Flagellaten. Mittelgroße bis große Zellen.

a *Euglena*; b *Phacus* (Abb. **8**)

12 (10B) A Rötliche Zellen mit dicker, starrer Zellwand. Kleine Einzeller.

Haematococcus (Abb. **9**)

B Zellen mit grünen, orangenen oder goldfarbenen Chloroplasten. 13

13 (12B) A Scheinbar orange bis blauschwarz gefärbte Zellen leben jeweils in einem glatten oder stacheligen Gehäuse mit einer engen Öffnung, aus der ein einzelnes Flagellum nach außen ragt. Plastiden sind grün. Gesamtfärbung des Organismus beruht auf der Farbe der Gehäusewand. Mittelgroße Einzeller.

Trachelomonas (Abb. **10**)

B Anders gebaute Flagellaten mit Chloroplasten. 14

14 (13B) A Zellen in der Form starr. Die Oberfläche ist nackt oder mit Plattenpanzer versehen. 2 Geißeln: 1 liegt in einer Rinne, die um die Zellperipherie verläuft, 1 in einer nach hinten gerichteten Rinne. Mittelgroße bis große Einzeller: Dinoflagellaten.

a *Gymnodinium*; b *Ceratium* (Abb. **11**)

B Nicht wie 14 A 15

15 (14B) A Rigide Zellen. 2 gleichlange Geißeln gehen von einer leicht schrägen Einsenkung am Zellvorderende aus. Einige Reihen von lichtbrechenden Partikeln (Ejektisomen) verlaufen längs unterhalb der Flagellen. Typischerweise mit 2 grünen, goldfarbigen oder bisweilen olivgrünen, roten oder blauen Plastiden ausgestattet. Kleine bis mittelgroße Einzeller: Cryptophyceen.

Cryptomonas (Abb. **12**)

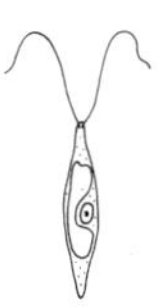
Abb. **8a**

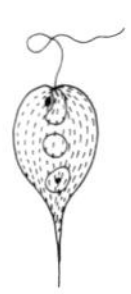
Abb. **8b**

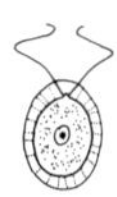
Abb. **9**

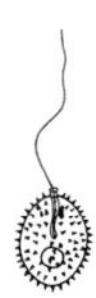
Abb. **10**

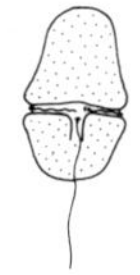
Abb. **11a**

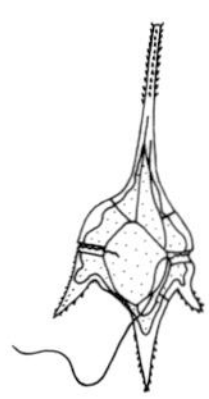
Abb. **11b**

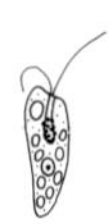
Abb. **12**

B Zellen sind nicht rigide oder haben Silicat-Schuppenpanzer bzw. Nadeln. 2 ungleich lange Geißeln am Zellvorderpol. Phagocytose bei einigen Arten möglich. 2 goldfarbene Plastiden. Kleine Einzeller: Chrysophyceen.
a *Ochromonas*; b *Mallomonas* (Abb. **13**)

16 (9B) A Starre Zellen. 2 gleichlange Geißeln gehen von einer leicht schrägen Einsenkung am Zellvorderende aus. Einige Reihen von lichtbrechenden Partikeln (Ejectisomen) verlaufen längs unterhalb der Flagellen. Typischerweise (mit Ausnahmen) mit 2 grünen, goldfarbigen oder bisweilen olivgrünen oder blauen Plastiden ausgestattet. Kleine bis mittelgroße Einzeller: Cryptophyceen.
Cryptomonas (s. Abb. **12**)

B Flexible Zellen. 17

17 (16B) A Zellen gleiten auf dem Substrat. 18

B Zellen schwimmen umher. 19

18 (17A) A Kleine Zellen mit 1 feinen, nach hinten ziehenden und 1 – in der Regel – nach vorne weisenden Flagellum: Bodoniden. Bei *Rhynchomonas* ist das nach vorne weisende Flagellum verkürzt und rüsselartig umgebildet. Meist gleitende Zellen. *Bodo saltans* kann sich jedoch kurzfristig mit dem hinteren Flagellum ans Substrat heften und sich dann stoßweise bewegen. Kleine Einzeller.
Bodo (Abb. **14**)

B Zellen mit 1 oder 2 Flagellen, eine davon nach hinten weisend. Zellen können peristaltische Bewegungen ausführen (Metabolie): Eugleniden. Es gibt bei einigen Arten Reusenapparate zur Nahrungsaufnahme. Kleine bis mittelgroße Einzeller.
a *Peranema*; b *Entosiphon* (Abb. **15**)

19 (17B) A Flexible, aber oft von einer Wand umgebene Zellen mit 2–4 an einem Zellpol inserierenden Flagellen: farblose Volvocales. Kleine Einzeller.
Polytomella (Abb. **16**)

B Zellen nicht starr. 20

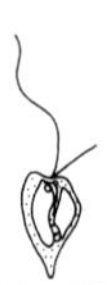
Abb. **13a**

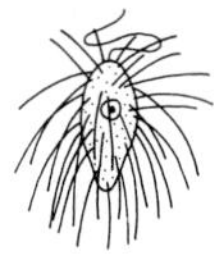
Abb. **13b**

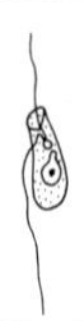
Abb. **14**

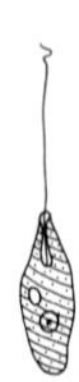
Abb. **15a**

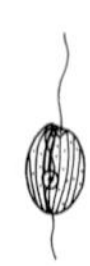
Abb. **15b**

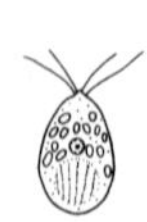
Abb. **16**

20 (19B) A 1 sichtbares Flagellum. Zellen schwimmen langsam, spiralig: Eugleniden. Mittelgroße Einzeller.
Astasia (Abb. **17**)

B Kleine, kurze Zellen mit einigen feinen Flagellen, die vom vorderen, seitlichen Rand der Zelle entspringen und in einigen Fällen nach hinten ziehen: Diplomonadinen.
a *Trepomonas*; b *Hexamita* (Abb. **18**)

21 (2B) A Zellen bewegen sich durch Pseudopodien vorwärts und nehmen mit Hilfe der Pseudopodien Nahrung auf. Ohne Chloroplasten: Amoebida. (Es gibt einige wenige amöboide Algen. Zur Bestimmung ist Spezialliteratur notwendig.) 22

B Zellen bewegen sich nicht offensichtlich mit Hilfe von Pseudopodien vorwärts. (Hauptsächlich Ciliaten und Heliozoen.) 34

22 (21A) A Organismen leben in einer starren Schale, die 1 (manchmal 2) Öffnung(en) hat(ben), aus der die Pseudopodien austreten. 23

B Organismen leben nicht in einer Schale. 25

23 (22A) A Schale ist vollkommen organisch und wird mit zunehmendem Alter bräunlich. Kleine bis mittelgroße Einzeller.
a *Arcella*; b *Centropyxis* (Abb. **19**)

B Schale besteht hauptsächlich aus Partikeln, die von der Zelle ausgeschieden wurden. 24

24 (23B) A Schale mit eingelagerten Partikeln, wie z. B. Diatomeenschalen, Sandkörner. Kleine bis mittelgroße Einzeller.
Difflugia (Abb. **20**)

B Schale aus regelmäßig geformten, von der Zelle ausgeschiedenen Silicatstrukturen. Kleine bis mittelgroße Einzeller.
a *Nebela*; b *Trinema* (Abb. **21**)

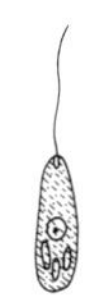

Abb. **17**

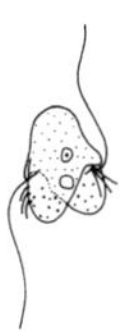

Abb. **18a**

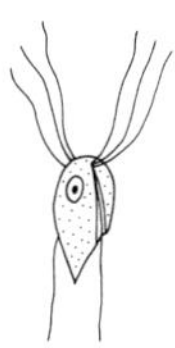

Abb. **18b**

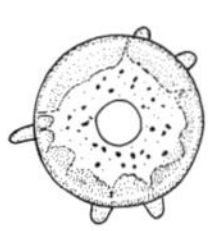

Abb. **19a**

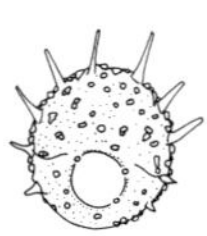

Abb. **19b**

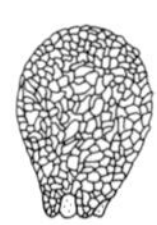

Abb. **20**

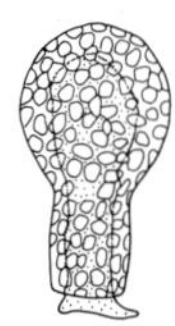

Abb. **21a**

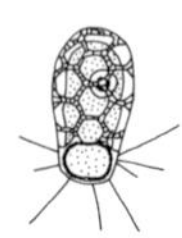

Abb. **21b**

25 (22B) A Amöben mit einer sehr flexiblen Umhüllung aus sehr feinen Schuppen. Kleine bis mittelgroße Einzeller.
Cochliopodium (Abb. **22**)

B Anders als 25 A. 26

26 (25B) A Zellen mit fadenförmigen Pseudopodien. Kleine bis mittelgroße Einzeller. (Einige, hier nicht behandelte Formen sind sehr klein!) 27

B Zellen mit breiten, abgerundeten Pseudopodien. Kleine bis große Einzeller. 28

27 (26A) A Auf der Oberfläche finden sich Partikel, die aus dem Medium aufgenommen oder aber vom Organismus ausgeschieden wurden. Kleine bis mittelgroße Einzeller.
a *Elaeorhanis*; b *Pinaciophora* (Abb. **23**)

B Nackte Körperoberfläche. Einige Arten fressen Algen. Mittelgroße Einzeller.
a *Nuclearia*; b *Vampyrella* (Abb. **24**)

28 (26B) A Amöben mit zahlreichen, abgerundeten, breiten Pseudopodien. Typischerweise große Formen. 29

B Nicht wie 28A. 30

29 (28A) A Mit 1 großen, faltigen Nucleus. Große Einzeller.
Amoeba (Abb. **25**)

B Mit mehr als 1 großen Nucleus. Nuclei nur schwer erkennbar. Große Einzeller.
Chaos (Abb. **26**)

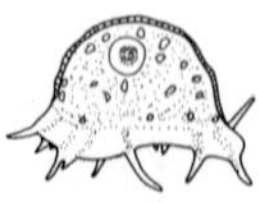

Abb. **22**

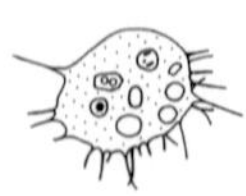

Abb. **24a**

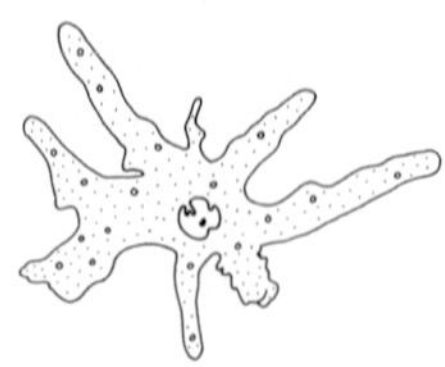

Abb. **25**

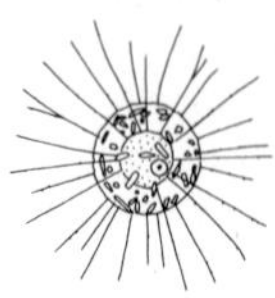

Abb. **23a**

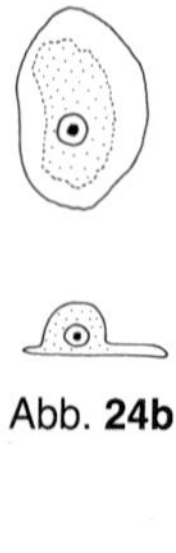

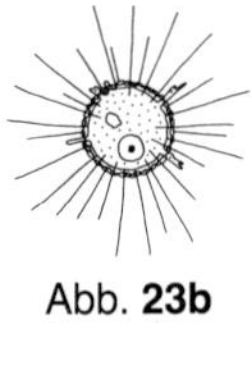

Abb. **23b**

Abb. **24b**

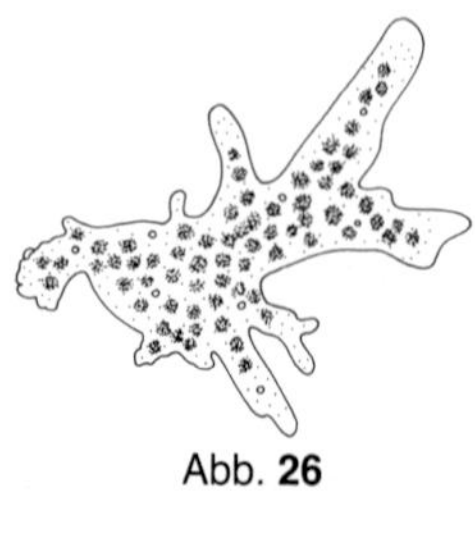

Abb. **26**

30 (28B) A Amöbe bewegt sich wie ein einziges Lobopodium. Sehr kleine bis große Einzeller. 31

B Nicht wie 30A. 33

31 (30A) A Zellen offenbar mit Sandkörnern gefüllt. Uroid stark eingefaltet. Große Einzeller.

Pelomyxa (Abb. **27**)

B Nicht wie 31A. 32

32 (31B) A Bewegung erfolgt ruhig, gleichmäßig fließend. Kleine bis mittelgroße Einzeller.

a *Thecamoeba*; b *Saccamoeba* (Abb. **28**)

B Schlauchförmige Amöben mit einem Pseudopodium, das sich plötzlich und eruptiv in eine Richtung vergrößert („Bruchsackpseudopodium"). Viele Formen kann man nicht exakt identifizieren, ohne Kulturen anzulegen. Die Amöben können begeißelte Stadien und Cysten ausbilden. Kleine Einzeller.

Naegleria (Abb. **29**)

33 (30B) A Formen mit zahlreichen kurzen, konusartigen Pseudopodien. Mittelgroße Einzeller.

Mayorella (Abb. **30**)

B Mit feinen fadenförmigen Unterpseudopodien von einem breiten Pseudopodium ausgehend. Kleine Einzeller.

Acanthamoeba (Abb. **31**)

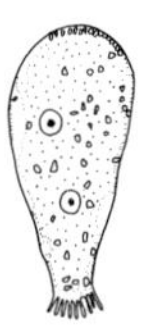

Abb. **27**

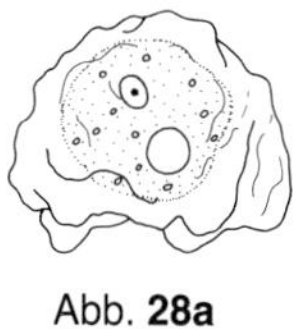

Abb. **28a**

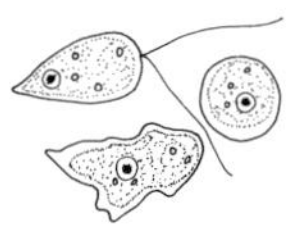

Abb. **29**

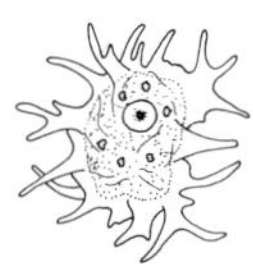

Abb. **30**

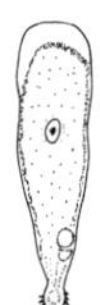

Abb. **28b**

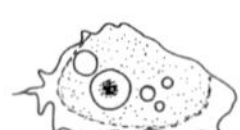

Abb. **31**

34 (21B) A Zellen mit steifen, strahlig angeordneten Axopodien oder Tentakeln: Heliozoen und Suctorien. 35

B Zellen mit Cilien für die Lokomotion und/oder Nahrungsaufnahme. 36

35 (34A) A Zellen mit starren, strahlig angeordneten Axopodien. Unmittelbar auf der Zelloberfläche bewegen sich kleine Granula. Einige Arten besitzen dem Körper aufgelagerte Schuppen oder Stacheln. Kleine bis mittelgroße Einzeller.
a *Actinophrys*; b *Acanthocystis* (Abb. **32**)

B Tentakeln sind am Ende charakteristischerweise knopfartig angeschwollen. Die Beute – vornehmlich Ciliaten – wird mit den Tentakeln „ausgesaugt". Bewimperte, freibewegliche Larven entstehen in einem Knospungsprozeß. Die adulten Organismen sind meist durch einen Stiel oder ein Gehäuse am Substrat festgeheftet. Der Körper ist relativ starr. Mittelgroße bis große Einzeller.
a *Discophrya*; b *Tokophrya* (Abb. **33**)

36 (34B) A Sessile Ciliaten, am Substrat durch einen selbstausgeschiedenen Stiel angeheftet. Von Zeit zu Zeit entstehen mobile Schwärmer. Im Deckglaspräparat lösen sich nicht selten die adulten Formen von ihrem Stiel und schwimmen frei umher. 37

B Freibewegliche Ciliaten. 40

37 (36A) A Vasenförmige Zellen mit einem protoplasmatischen Kragen am apikalen Zellpol. Cilien, die sich in einer Grube innerhalb des Kragens befinden, sind im Leben schwer zu erkennen. Ektobionten auf Crustaceen. Mittelgroße Einzeller.
Spirochona (Abb. **34**)

B Nicht wie 37A. 38

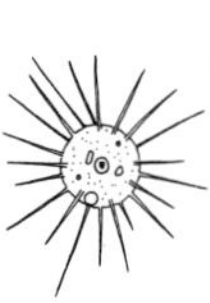
Abb. **32a**

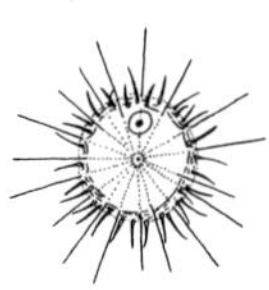
Abb. **32b**

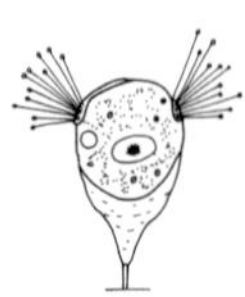
Abb. **33a**

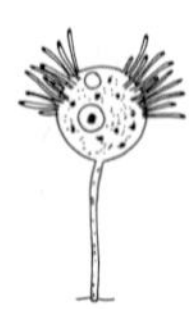
Abb. **33b**

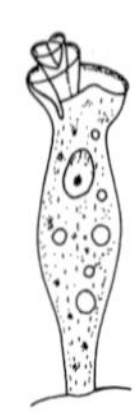
Abb. **34**

38 (37B) A Trompetenförmige Zellen. Ein gut entwickeltes Cilienband windet sich um den apikalen Zellpol. Der Körper ist gleichmäßig bewimpert. Meist prächtig gefärbt (grün, blau, rötlich). Zellen sind sehr kontraktil. Sie können sich leicht vom Substrat lösen. Große Einzeller.
Stentor (Abb. **35**)

B Konusförmige Zellen mit einem apikalen Kranz von Cilien, aber ohne Körperciliatur oder höchstens mit einem hinteren Cilienband. Charakteristischerweise sind Körper und/oder Stiel kontraktil: Peritriche.
.... 39

39 (38B) A Kolonienbildende Arten. Große Einzeller.
a *Carchesium*; b *Zoothamnium* (Abb. **36**)

B Solitär lebende Arten. Große Einzeller.
Vorticella (Abb. **37**)

40 (36B) A Arten, die am Substrat entlang kriechen. Sie können sich unter ungünstigen Bedingungen vom Substrat loslösen und frei umherschwimmen. 41

B Frei im Wasser umherschwimmende Arten, die jedoch zur Nahrungssuche gelegentlich am Substrat entlang kriechen. 48

41 (40A) A Zellen mit gut ausgebildeten ventralen Cirren, die zum „Laufen“ auf dem Substrat befähigen: Hypotriche.
.... 42

B Ohne Cirren. 44

42 (41A) A Ohne auffälligen Mundapparat. Mittelgroße Einzeller.
Aspidisca (Abb. **38**)

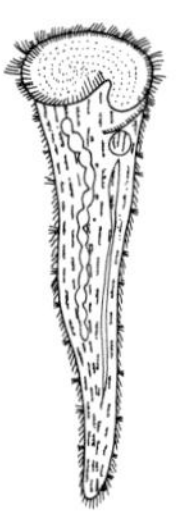

Abb. **35**

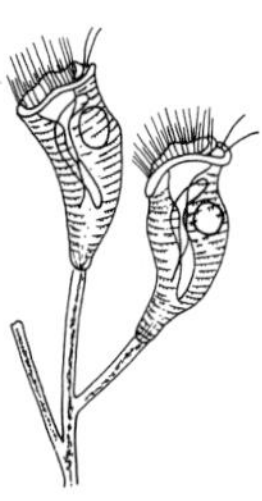

Abb. **36a**

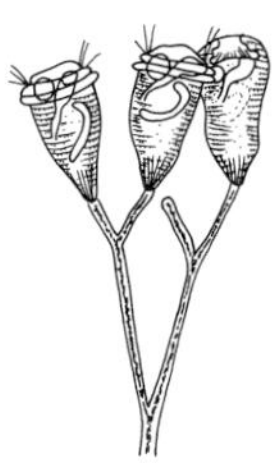

Abb. **36b**

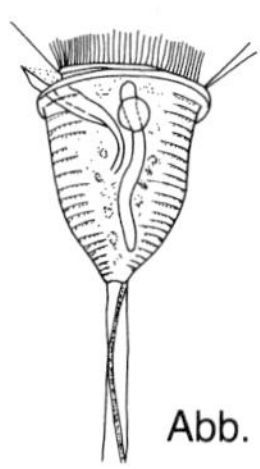

Abb. **37**

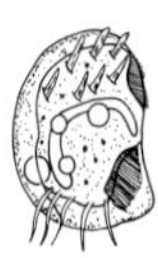

Abb. **38**

B Mit einem adoralen Membranellenband, das von der Zellvorderfront bis zur ventral gelegenen Mundregion des Körpers verläuft. 43

43 (42B) A Starre Zellform. Cirren in der Regel gut ausgebildet. Mittelgroße Einzeller.
a *Euplotes*; b *Stylonychia* (Abb. **39**)

B Körper flexibel. Mittelgroße Einzeller.
a *Oxytricha*; b *Holosticha* (Abb. **40**)

44 (41B) A Zellen mit endobiontischen Algen. Gleichmäßig mit Körpercilien bedeckt und mit adoralem Membranellenband. Große Einzeller.
Climacostomum (Abb. **41**)

B Nicht wie 44A. 45

45 (44B) A Mund befindet sich in einer sichelförmigen, konkaven Vertiefung am Vorderende der Zelle. Cytoplasma stark vakuolisiert. Mittelgroße Einzeller.
Loxodes (Abb. **42**)

B Nicht wie 45A. 46

46 (45B) A Zellen im Mundbereich mit Cilien ausgestattet, die zur Nahrungsaufnahme benutzt werden. Mittelgroße Einzeller.
a *Glaucoma*; b *Cinetochilum* (Abb. **43**)

B Zellen benutzen ihre Cilien nicht zur Nahrungsaufnahme. 47

47 (46B) A Mundregion im mittleren Bereich der Ventralseite gelegen und von einem Reusenapparat aus feinen Stäbchen ausgesteift. Große Einzeller.
a *Chlamydodon*; b *Nassula* (Abb. **44**)

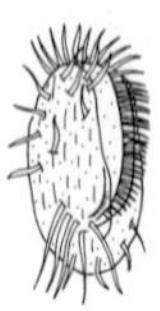
Abb. **39a**

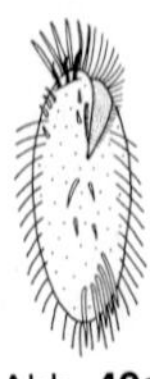
Abb. **40a**

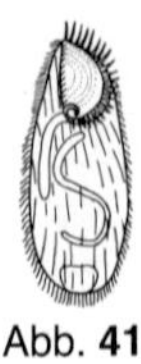
Abb. **41**

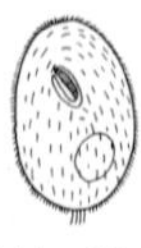
Abb. **43a**

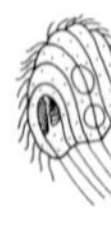
Abb. **43b**

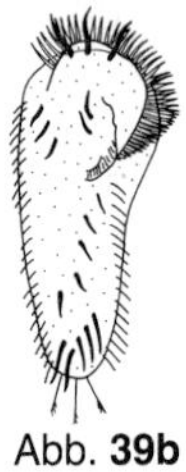
Abb. **39b**

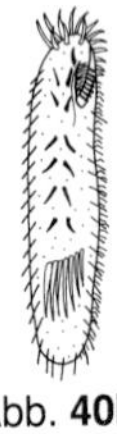
Abb. **40b**

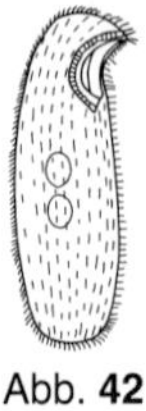
Abb. **42**

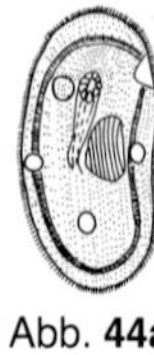
Abb. **44a**

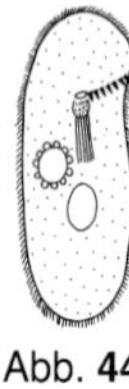
Abb. **44b**

B Mund ohne Reusenapparat, aber mit zahlreichen Toxicysten versehen, die zum Fangen und Töten der Beute benutzt werden. Große Einzeller.
a *Homalozoon*; b *Litonotus* (Abb. **45**)

48 (40B) A Zellen ohne gleichmäßige Körperciliatur. Sie können einige äquatoriale Cirren besitzen, bewegen sich aber hauptsächlich mit Hilfe eines gut entwickelten adoralen Membranellenbandes. Die Organismen bewegen sich „springend“: Oliogotriche. Mittelgroße Einzeller.
a *Halteria*; b *Strombidium* (Abb. **46**)

B Nicht wie 48A. 49

49 (48B) A Zellen mit ziemlich starrer Oberfläche. Stacheln und Falten vorhanden. 50

B Zellen ohne sichtbare Stacheln und Falten. 51

50 (49B) A Konusartige Zellen mit einer spiralig verlaufenden Spalte, die in einem Caudalstachel endet. Mittelgroße Einzeller.
Caenomorpha (Abb. **47**)

B Kleine, abgeplattete Zellen mit bis auf wenige Büschel reduzierter Bewimperung.
Epalxella (Abb. **48**)

51 (49B) A Zellen mit gleichmäßiger Körperciliatur und einem adoralen Membranellenband: Heterotriche. 52

B Arten mit gleichmäßiger Körperciliatur, aber ohne adorales Membranellenband. 53

52 (51A) A Ausgeprägt kontraktile Zellen. In der Regel einige Millimeter groß.
a *Spirostomum* (Abb. **49**); b *Stentor* (s. Abb. **35**)

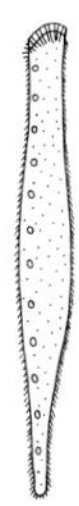

Abb. **45a**

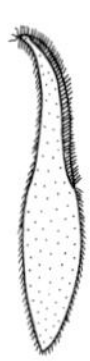

Abb. **45b**

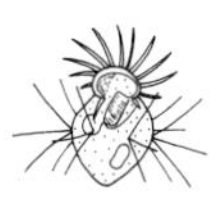

Abb. **46a**

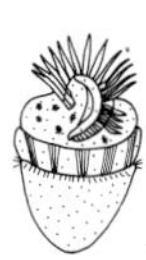

Abb. **46b**

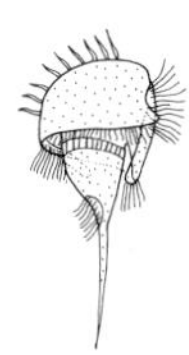

Abb. **47**

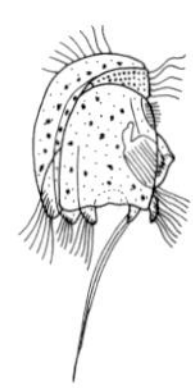

Abb. **48**

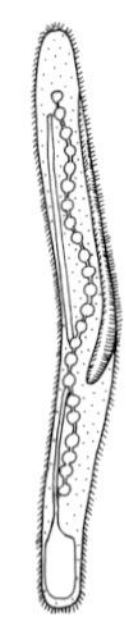

Abb. **49**

B Zellen nicht kontraktil. Bisweilen auffällige Färbung. Mittelgroße bis große Einzeller.
a *Blepharisma*; b *Metopus* (Abb. **50**)

53 (51B) A Meist langgestreckte Zellen mit einer Mundhöhle, in der durch dichtgepackte Cilien Wasserströme erzeugt werden, wodurch Nahrungspartikel aus dem umgebenden Medium gefiltert werden. 54

B Zellen ohne oder mit nur schlecht erkennbarer Mundhöhle. 55

54 (53A) A Zellen, die, wenn sie bewegungslos sind und fressen, einen „Schleier" aus Cilien erkennen lassen, der sich an einer Seite um den Mund herum erstreckt. Mittelgroße Einzeller.
a *Cyclidium*; b *Pleuronema* (Abb. **51**)

B Zellen ohne einen Cilienschleier am Mundapparat. In der Regel Bakterienfresser. Mittelgroße bis große Einzeller.
a *Paramecium;* b *Colpidium* (Abb. **52**)

55 (53B) A Faßförmiger Körper mit vielen kleinen Platten im Cortex. Mittelgroße bis große Einzeller.
Coleps (Abb. **53**)

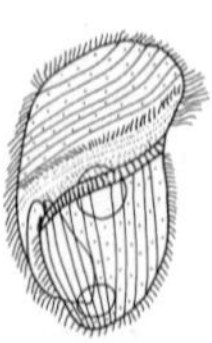

Abb. **50a**

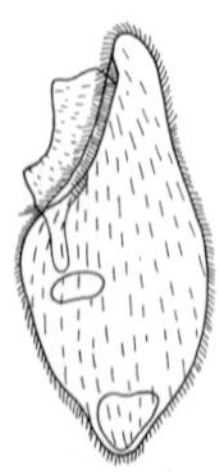

Abb. **50b**

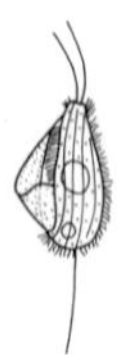

Abb. **51a**

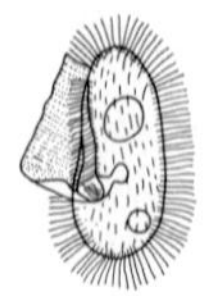

Abb. **51b**

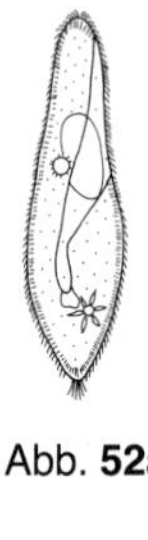

Abb. **52a**

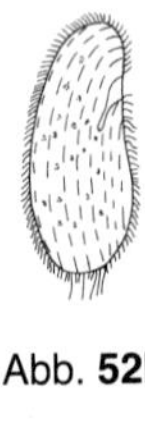

Abb. **52b**

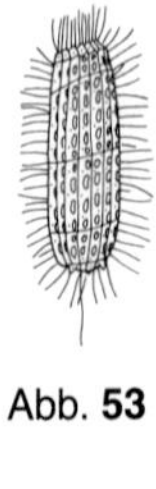

Abb. **53**

B Nicht wie 55A. 56

56 (55B) A Faßförmiger Körper. 57

B Körper nicht faßförmig. Am Vorderende der Zelle – oder in der Nähe – liegender Mundapparat, der von Toxicysten, die zum Beutefang eingesetzt werden, umgeben ist. Mittelgroße bis große Einzeller.
a *Lacrymaria*; b *Dileptus* (Abb. **54**)

57 (56A) A Mund am vorderen Zellpol. Oft mit einem Reusenapparat und Toxicysten um die Mundöffnung herum ausgestattet. Mittelgroße bis große Einzeller.
a *Didinium*; b *Prorodon* (Abb. **55**)

B Mundapparat ist nicht am Vorderpol, sondern lateral oder basal gelegen und schlecht zu erkennen. Ein Cilienbüschel ragt vom Zellrücken empor; damit kann sich die Zelle zeitweise an einer Unterlage festheften. Mittelgroße Einzeller.
Urocentrum (Abb. **56**)

Wenn der vorliegende Organismus bis hierhin noch nicht bestimmt ist, wurde entweder an irgendeiner Stelle eine falsche Entscheidung getroffen, oder es handelt sich um einen Protisten, der in diesem Bestimmungsschlüssel nicht erfaßt ist.

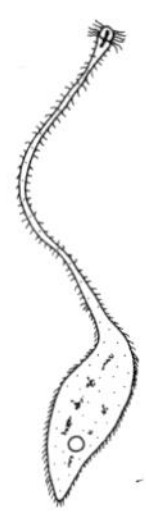
Abb. **54a**

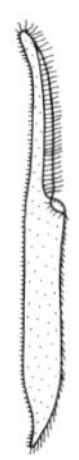
Abb. **54b**

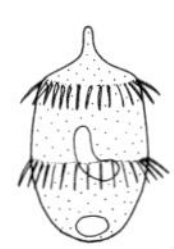
Abb. **55a**

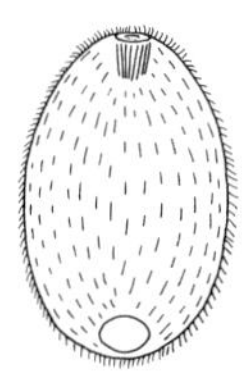
Abb. **55b**

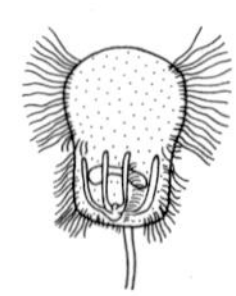
Abb. **56**

Filmverzeichnis

Die folgende Zusammenstellung von Protistenfilmen ist in die Kategorie Übersichtsfilme sowie in die „klassischen" Gruppen Flagellaten, Rhizopoden, Sporozoen und Ciliaten aufgegliedert.

Die Filme können vom Institut für den wissenschaftlichen Film (IWF), Nonnenstieg 72, 3400 Göttingen, unter Angabe der Bestellnummer, des Titels und des Autors entliehen (Hochschulen, wissenschaftliche Institute, Museen, Schulen: bis zu zwei Wochen kostenfrei) oder gekauft werden. Das IWF versendet auf Anfrage Filmkataloge (Biologie). Die Filme Nr. 17 und Nr. 46 können bei der Firma Bayer AG, Zentralbereich Werbung und Marktforschung, Audiovisuelle Information, 5090 Leverkusen-Bayerwerk, kostenlos entliehen werden.

C, D, oder W vor den Bestellnummern bedeutet didaktisch aufbereiteter Unterrichtsfilm. Die E-Filme stammen aus der Encyclopaedia Cinematographica. Es sind wissenschaftliche, didaktisch kaum oder gar nicht aufgearbeitete Stummfilme, die bestimmte Verhaltensweisen oder Vorgänge sehr ausführlich dokumentieren. Da der Inhalt der meisten E-Filme stark gestrafft in den Unterrichtsfilmen zusammengefaßt ist, werden im folgenden nur in Ausnahmefällen E-Filme aufgeführt. (Das IWF hat zusätzlich zu den nachfolgend genannten noch ca. 40 Protisten-E-Filme produziert.) Den IWF-Filmen liegt jeweils eine Begleitveröffentlichung bei, die wichtige Zusatzinformationen zum Film sowie Literaturhinweise zum Thema beinhaltet.

F = Farbe; SW = schwarz-weiß; T = Ton; ST = stumm.

Übersichtsfilme

1. Adaption biologiques de la microfaune des sables marins
   J. Dragesco u. B. Swedmark 1961. SW, T (franz.), 25,5 Min.
   Anpassungsformen der marinen Sandlückenfauna an ihren Lebensraum; Vergleich der Größe (Protozoen – Metazoen); konvergente äußere Erscheinungen; Haftorgane in diversen Tiergruppen; Organisation und Fortbewegung (Ciliata, Gastrotricha, Turbellaria, Archiannelida, Tanaidacea).
   W 623

2. Mittelmeerplankton – Protozoen
   K.-G. Grell 1961. SW, ST, 11,5 Min.
   Übersicht über Dinoflagellaten, Heliozoen, Radiolarien, Foraminiferen, Ciliaten.
   C 836

3. Lokomotion pflanzlicher Zellen
   O. Kiermeyer u. W. G. Url 1983. F, T, 11 Min.
   Geißelbewegung bei Spirillen, Flagellaten *(Chlamydomonas, Volvox, Euglena, Peranema, Gymnodinium)* und Gameten *(Hydrodictyon, Chara);* amöboide Bewegung (*Physarum*-Amöben, *Amoeba proteus*); Gleitbewegung (*Beggiatoa, Oscillatoria, Spirulina,* Diatomeen, Desmidiaceen).
   C 1510

4. Bewegungsweisen bei Protozoen
   H. Mühlpfordt 1952. SW, ST, 12,5 Min.
   Fließende Bewegung (Amöben); gleitende Bewegung (Gregarinen); Kontraktionsbewegung *(Stentor, Vorticella);* Geißelbewegung (Flagellaten); Fortbewegung durch Wimpern *(Paramecium, Euplotes)*.
   C 650

5. Der Bewegungsapparat von Bakterien und Protozoen
   F. Neumann 1941. SW, ST, 12 Min.
   Bewegung von Bakterien *(Micrococcus, Proteus, Spirillum, Treponema, Leptospira, Borrelia),* Amöben *(Vahlkampfia)* und Flagellaten *(Trypanosoma, Tritrichomonas)* mit Hilfe von Geißeln, durch Rotationsbewegung des ganzen Körpers oder durch Bildung von Pseudopodien.
   C 386

6. Where there is life, there is motion – Function of microtubules
   K. Okada 1978/79. F, T, (engl.), 24,5 Min.
   Funktion der Mikrotubuli bei einer Reihe von Einzellern und Vielzellern (Schwämme, Seegurken).
   W 1668

7. Where there is life, there is motion – Function of microfilaments
   K. Okada 1978/79. F, T, (engl.), 26 Min.
   Funktion von Mikrofilamenten bei verschiedenen Einzellern und Vielzellern (Pflanzen, Tiere).
   Noch ohne Bestellnummer

Flagellaten/Algen

8. Die Chagas-Krankheit
Fa. Bayer, Leverkusen 1972. F, T, 15 Min.
Trypanosoma cruzi; Darstellung des Krankheitsverlaufes der Chagas-Krankheit; Bekämpfung durch Bayer-Präparat.
Bestellung bei Bayer (S. 294)

9. Bewegung des Protoplasten und Funktion des Golgi-Apparates in Algen
R. M. Brown 1971. SW, T, 11,5 Min.
Chrysophyceen *(Pleurochrysis, Apistonema, Cricosphaera, Prymnesium)* und Chlorophyceen *(Coleochaete);* Bildung und Bewegung von Zoosporen; Umwandlung in vegetative Zellen; Funktion des Golgi-Apparates bei der Zellwandbildung *(Pleurochrysis, Prymnesium);* experimentell erzeugte vegetative Zellen ohne Zellwand; Reaktionen auf Erhöhung der Temperatur, Änderung der Lichtintensität sowie Einwirkung von Colchicin und Alkohol *(Pleurochrysis).*
C 1071

10. Phototaxis bei der Grünalge *Pyrobotris*
R. M. Brown 1975, SW, T, 6,5 Min.
Bewegungsreaktionen bei Lichteinfall; negative Phototaxis in Abhängigkeit von Lichteinfallsrichtung und Wellenlänge; Massenbewegung der Kolonien; kombinierte Wirkungen von negativer Phototaxis, Wärmekonvektion, Schwerkraft.
C 1171

11. Ungeschlechtliche Fortpflanzung der Kieselalge *Stephanopyxis turris* (Centrales)
G. Drebes 1969. SW, T, 7,5 Min.
Zweiteilung; Pastidenteilung; Kern- und Zellteilung; Schalenbildung; Dauersporenentwicklung; Differenzierungsteilungen; Keimung der Dauerspore.
C 982

12. Geschlechtliche Fortpflanzung der Kieselalge *Stephanopyxis turris* (Centrales)
G. Drebes 1969. SW, T, 10,5 Min.
Spermatogonienbildung; meiotische Kernteilungen; Spermatozoide; Oogonium; Befruchtung; Auxosporenbildung; Keimung.
C 983

13. Entwicklung des Ektoparasiten *Dissodinium pseudocalani* (Dinophyceae)
G. Drebes 1971. SW, T, 10,5 Min.
Ektoparasitische Ernährung an den Eiern des Copepoden *Pseudo-*

calanus elongatus (holozoisches Aussaugen über ein Saughaftorgan); vegetative Vermehrung (Sporogenesis); Entwicklung der Primärcyste; Aufteilung des Protoplasten in 4, 8, 16, oder 32 Zellen; Differenzierung zu Sekundärcysten, Entstehung von 16 oder 32 Dinosporen.
C 1069

14. Morphologie und Fortpflanzung der Phytomonadinen
K.-G. Grell 1964. SW, T, 13,5 Min.
Sexuelle und asexuelle Fortpflanzung bei einzelligen *(Chlamydomonas, Haematococcus)* und kolonialen Volvocales *(Volvox, Stephanosphaera, Gonium, Pandorina, Eudorina, Pleodorina);* Zweiteilung und Entwicklung von Tochterkolonien; Agglutinationsreaktion und Gametenkopulation; Gametenbildung Oogametie.
C 883

15. Differenzierung und Wachstum von *Micrasterias denticulata* (Conjugatae)
O. Kiermayer 1967. SW, T, 10,5 Min.
Kernteilung; Septumbildung; Chloroplastendifferenzierung; Zellwandbildung; Versuche zur Mechanik der Formbildung.
C 924

16. Geschlechtliche Fortpflanzung von *Micrasterias papillifera* (Conjugatophyceae)
L. Kies 1971. SW, T, 10 Min.
Paarweises Zusammentreffen der Zellen; Ausscheidung der Kopulationsgallerte; Ausformung der Kopulationspapillen; Verschmelzen der Gameten; Entstehung der Zygotenstacheln.
C 1064

17. Ungeschlechtliche und geschlechtliche Fortpflanzung der coccalen Grünalge *Eremosphaera viridis*
L. Kies 1975. SW, T, 7,5 Min.
Entstehung und Freisetzung von Autosporen (2 oder 4 je Mutterzelle); sukzedane Bildung von 16, 32 oder 64 Spermatozoiden in den Spermatogonien; Freisetzung und Anheftung der Spermatozoiden am Oogonium; Ausbildung der Empfängnispapille am Oogonium; Zygotenbildung.
C 1149

18. Entwicklung von *Acetabularia* (Dasycladales)
H.-U. Koop 1978. F, T, 15,5 Min.
Morphologie, Wachstum, Fortpflanzung von *Acetabularia mediterranea* unter Laborbedingungen; Teilung des Primär- und Sekundärkerns.
C 1298

19. Stadienspezifische Protoplasmaströmungen im Stiel von *Acetabularia mediterranea*
H.-U. Koop und O. Kiermayer 1980. SW, T, 11,5 Min.
Intrazelluläre Transportsysteme; dünne Plasmafäden und breite Plasmabänder mit unterschiedlichen Transportgeschwindigkeiten.
C 1384

20. Intracelluläre Protoplasmabewegung bei *Noctiluca miliaris*
W. Kuhl 1941. SW, ST, 8 Min.
3 Formen des Protoplasmas: 1. Zentralplasma mit Kern, 2. radiär ausstrahlende Haupt- und Nebenstränge, 3. netzförmige Anordnung unter der Pellicula; flächenhafte Ausbreitung und Aufhängung des Zentralplasmas an den Plasmasträngen; passiver Transport von Nahrungsvakuolen in zentrifugaler Richtung; Bewegung der Hauptstränge; vegetative Teilungsstadien; Schwärmerbildung.
C 384

21. Phénoménes d'immuno-agglutionation des trichomonas *Trichomonas vaginalis* et *Trichomonas foetus*
R. Pautrizel, R. Dragelos u. M. Bentz 1960. SW, T (Franz.), 12,5 Min.
Vergleichende Untersuchung an *Trichomonas vaginalis* und *T. foetus;* Darstellung ihrer Morphologie; Lokomotion; unterschiedliche Verhaltensweisen bei der Agglutination.
W 622

22. Mitose und Cytokinese bei der pennaten Diatomee *Hantzschia amphioxys*
J. D. Pickett-Heaps 1980. F, T, 20 Min.
Spindelverhalten während der Mitose; Mikrotubuluszentrum und Valvenmorphogenese; Spindelverlängerung; Chromatidentransport.
W 1837

23. *Volvox:* Structure, reproduction and differentiation in *Volvox carteri*
R. C. Starr u. C. M. Flaten 1970. F, T, (engl.), 24,5 Min.
Koloniebildung bei *Volvox carteri;* durch Teilungen einer somatischen Zelle Bildung einer in die Mutterkolonie eingesenkten Tochterkolonie; Freisetzung nach Umstülpung; Bildung von getrennt geschlechtlichen Kolonien nach Hormonausschüttung; Oogametie.
W 1225

24. Entwicklung von *Noctiluca miliaris*
G. Uhlig 1965. SW, T, 15 Min.
Morphologie; Nahrungsaufnahme; Defäkation; Zellteilung mit Resorption der Organellen; Kernteilung und erneute Ausformung

des Tentakels; Schwärmerbildung durch multiple Kernteilung; Ausformung der Schwärmer durch Teilung der Kernknospen bis zu einer dichten Schwärmerkalotte auf der leeren Mutterkugel; Ablösen der eingeißeligen Schwärmer.
C 897

25. Photokinese und photophobische Reaktionen der Kieselalge *Navicula peregrina*
W. Wenderoth 1982. F, T, 9,5 Min.
Photokinese im Stark- und Schwachlicht; photophobische Reaktionen; Photoakkumulation.
C 1388

26. Reaktion der Kieselalge *Navicula peregrina* auf Belichtung verschiedener Zellabschnitte
W. Wenderoth 1982. F, T, 7,5 Min.
Rangierbewegungen; Lichtfalle; partielle Belichtung; Lichtperzeption an den Zellpolen.
C 1466

27. Phototaxis bei Desmidiaceen und Diatomeen
K. Wenderoth 1983. F, T, 14,5 Min.
Positive Phototaxis bei *Micrasterias;* weißes, rotes, blaues Licht; Massenreaktion bei *Cosmarium;* Rangierbewegungen bei *Navicula.*
C 1496

Rhizopoden

28. Zellbiologische Studien an *Physarum polycephalum* – Morphogenese und Differenzierung im Protoplasmatropfen
F. Achenbach u. K.-E. Wohlfarth-Bottermann 1984. F, T, 9 Min.
Umbildung isolierter Endoplasmatropfen zu bewegungsfähigen Plasmodien; Ausbildung des kontraktilen Apparates.
C 1543

29. Zellbiologische Studien an *Physarum polycephalum* – Das Plasmodium als Modell zur Untersuchung cytoplasmatischer Atomyosine (Kontraktionsphysiologie)
F. Achenbach u. K.-E. Wohlfarth-Bottermann 1985. F, T, 11 Min.
Pendelströmung; Kontraktionsrhythmik; cytoplasmatisches Aktomyosin; Meßmethoden.
C 1576

30. Slime molds I: Life cycle
C. J. ALEXOPOULOS u. T. R. PORTER 1961. SW, T, (engl.), 25,5 Min.
Entwicklungszyklus der Mycomyceten; Sporenkeimungen; aus der Spore entstandene Myxamöben und Schwärmerzellen; Verschmelzen zum Plasmodium; Bildung des Sporophors am Schluß der Entwicklung.
W 637

31. Entwicklung von *Dictyostelium*
G. GERISCH 1963. SW, T, 14,5 Min.
Sporenkeimung; Phagocytose; Teilung der Amöben; Entstehung von Zellverbänden und Bildung des Sporenträgers; Aggregation der Amöben; Migration des Konus; Kulmination bis zur Ausdifferenzierung der Sporen.
C 876

32. Morphologie der Radiolarien
K.-G. GRELL 1961. SW, ST, 13,5 Min.
Überblick über die Unterordnungen. Acantharia: Skelett aus Strontiumsulfatnadeln; Peripylea; Neubildung eines Extracapsulariums bei *Thalassicolla*; Tripylea: Kernteilungsvorgänge bei *Aulacantha scolymantha.*
C 829

33. Form und Bewegung freilebender Amöben
K.-G. GRELL 1967. SW, T, 10,5 Min.
Demonstration verschiedener Amöbenarten: *Amoeba proteus, Thecamoeba verrucosa, Thecamoeba orbis, Paramoeba eilhardi, Pontifex maximus, Stereomyxa angulosa, Naegleria gruberi, Nuclearia simplex, Labyrinthula coenocystis, Corallomyxa mutabilis;* verschiedene Formen der Pseudopodien; Funktionsweise der pulsierenden Vakuolen; Umwandlung von der Kriech- zur Schwimmform und umgekehrt.
C 942

34. Nahrungsaufnahme und Fortpflanzung freilebender Amöben
K.-G. GRELL 1967. SW, T, 11,5 Min.
Phagocytose bei *Pontifex maximus, Hartmannella castellanii, Amoeba proteus* und *Nuclearia simplex;* Kern- und Zellteilung bei *Amoeba proteus, Pontifex maximus, Thecamoeba verrucosa, Hartmannella castellanii, Stereomyxa angulosa* und *Paramoeba eilhardi;* Cystenbildung bei *Hartmannella castellanii.*
C 943

35. *Labyrinthula coenocystis* (Protomyxidae) – Bewegung und Fortpflanzung
K.-G. GRELL 1967. SW, ST, 7 Min.

Auflösung eines Aggregates einkerniger Spindelzellen; Fortbewegung der Spindelzellen in Plasmabahnen; Teilung von Spindelzellen; Bildung neuer Aggregate.
E 1172

36. Morphologie der Foraminiferen
K.-G. GRELL 1959, SW, ST, 4,5 Min.
Verschiedene Sande aus Foraminiferenschalen; Schalen und Fortbewegung der Polythalamia: *Discorbina, Rotaliella, Patellina;* Nahrungsaufnahme *Allogromia.*
C 801

37. Fortpflanzung der Foraminiferen
K.-G. GRELL 1959. SW, 14,5 Min.
Geschlechtliche Fortpflanzung bei *Rotaliella roscoffensis* (Autogamie), *Patellina corrugata* (Vereinigung verschiedengeschlechtlicher Gamonten); Ausschlüpfen der Agamonten; ungeschlechtliche Fortpflanzung; Ausschlüpfen der Gamonten.
C 802

38. *Physarum polycephalum*
S. GUTTES, E. GUTTES u. H. P. RUSCH 1960. F, ST, 15,5 Min.
Gesamter Entwicklungszyklus von der Sporenkeimung über Wachstum der Plasmodien bis zum Auswachsen der Fruchtkörper.
W 1154

39. Vergleich der Plasmodien-Typen und der Sporulation bei Myxomyceten
E. H. HASKINS u. N. S. KERR 1976. SW, T, 11 Min.
Mitosen; Wachstum und Protoplasmaströmung im Plasmodium; Plasmodienfusionen; Morphogenese vom Plasmodium bis zur Sporangienbildung: *Echinostelium minutum; Didymium nigripes; Stemonitis flavogenita.*
C 1220

40. Beutefang, Nahrungsaufnahme und Verdauung beim Heliozoon *Actinophrys sol.*
K. HAUSMANN 1985. F, T, 11 Min.
Demonstration von Beutefang durch Axopodien, Auswachsen eines trichterförmigen Freßpseudopodiums und Nahrungsverdauung.
C 1533

41. Lebenszyklus der planktonischen Foraminifere *Hastigerina pelagica*
CH. HEMLEBEN u. M. SPINDLER 1984. F, T, 11 Min.
Darstellung des kompletten Lebenszyklus.
C 1516

42. Genetic determination of plasmodium formation in *Physarum polycephalum*
C. E. Holt 1980. F, T, 13 Min.
Bildung von Plasmodien und diploiden Amöben in Abhängigkeit von unterschiedlichen Genkombinationen in haploiden Amöben, die untereinander gekreuzt werden; direkte Umwandlung von haploiden Amöben in haploide Plasmodien bei Vorliegen eines bestimmten Alleles.
B 1337

43. Entwicklung und Ernährungsweise von *Vampyrella lateritia* (Rhizopoda)
N. Hülsmann 1984. F, T, 12,5 Min.
Excystierung; Penetration der Algenzellwände; Phagocytose von Algenprotoplasten; Lokomotion; Verschmelzung zu Syncytien; Encystierung.
C 1522

44. Zellbiologische Studien an *Physarum polycephalum* – zwei Erscheinungsformen mit gleichem Erbgut
A. Hüttermann u. C. E. Holt 1980. F, T, 8,5 Min.
Unterschiedliches Verhalten von Amöben und Plasmodium bei der Kern- und Zellteilung in Flüssigkeiten und während der Nahrungsaufnahme.
C 1375

45. Zellbiologische Studien an *Physarum polycephalum* – Morphogenese der Dauerformen
A. Hüttermann 1980. F, T, 9,5 Min.
Abhängigkeit von Umweltbedingungen: Umwandlungen von Amöben zu Cysten, von Plasmodien zu Sklerotien (und deren Rückwandlung) sowie von Plasmodien in Sporangien und Sporen.
C 1376

46. Zellbiologische Studien an *Physarum polycephalum* – Zellerkennung
A. Hüttermann u. C. E. Holt 1980. F, T, 5 Min.
Gegenseitiges Erkennen von Zellen; Fusionsverhalten genetisch gleicher und ungleicher Plasmodien gegenüber Amöben und Cysten.
C 1377

47. Zellbiologische Studien an *Physarum polycephalum* – Genetische Regulation von Differenzierungen
A. Hüttermann u. C. E. Holt 1980. F, T, 11 Min.
Bildung diploider Amöben nach Fusion haploider Amöben; Bildung diploider Plasmodien nach Fusion haploider Amöben;

direkte Umwandlung von haploiden Amöben in haploide Plasmodien.
C 1378

48. Zellbiologische Studien an *Physarum polycephalum* – Bewegung und Reizverhalten von Plasmodien
A. Hüttermann u. C. E. Holt 1980. F, T, 4,5 Min.
Gerichtete Wanderungen auf dem Substrat; Pendelströmung des Protoplasmas; Reaktionen auf Berührungsreize; Chemotaxis.
C 1379

49. Entwicklung von *Didymium* (Myxomycetes) – Amöbenphase
N. S. Kerr 1970. SW, T, 8 Min.
Didymium nigripes: Sporenkeimung mit Schlüpfen der Myxamöbe; Phagocytose; Teilung und Encystierung der Myxamöben; Cystenkeimung; Umwandlung der Amöben in Schwarmzellen und umgekehrt; Verhalten der Schwarmzellen.
C 1044

50. Entwicklung von *Didymium* (Myxomycetes) – Plasmodiumphase
N. S. Kerr 1970. SW, T, 9 Min.
Didymium nigripes: Mitose von 1-, 2- und mehrkernigen Plasmodien; Wachstum; Fusion und Protoplasmaströmung der Plasmodien; Entstehung der Sporangien aus dem Plasmodium.
C 1045

51. *Actinosphaerium eichhorni* Ehrenberg – Bewegung, Defäkation, Plasmogamie, Verhalten nach Zentrifugieren und Pressen
W. Kuhl u. G. Kuhl 1952. SW, ST, 16 Min.
Heliozoa. Normale Bewegung mit Axopodien, Ausstoßen von Nahrungsresten, Plasmogamie, Trennung und temporäre Brükkenbildung, „Phobie“. Massenplasmogamie nach Zentrifugierungsversuchen, Trennung der entstandenen Riesentiere in drei neue Aggregate. Ausgeprägte Regenerationsfähigkeit fast völlig zerquetschter Tiere.
C 627

52. La vie d'un plasmode de myxomycete *(Fuligo* sp.) cultivé au laboratoire
G. Mangenot u. F. Obaton 1957. SW, T (franz.), 10,5 Min.
Leben eines Myxomyceten-Plasmodiums (*Fuligo* sp.) im Laboratorium. Auswachsen des Plasmodiums in der „feuchten Kammer“, Pulsation, Nahrungsaufnahme.
W 533

53. Form und Bewegung beschalter Amöben (Testacea)
H. Netzel 1971. SW, T, 11 Min.
Gehäuseform; Protoplasten; pulsierende Vakuolen; Pseudopodien bei 12 verschiedenen Thecamöbenarten: *Arcella vulgaris, A.*

dentata, Centropyxis aculeata, Difflugia corona, D. tuberculata, Nebela collaris, Euglypha strigosa, Hyalosphenia elegans, H. papilio, Amphitrema flavum, Chlamydophrys minor und *Lieberkühnia wageneri;* Beispiele für Cystenkeimung.
C 1060

54. Morphogenese und Fortpflanzung beschalter Amöben (Testacea)
H. Netzel 1971. SW, T, 11 Min.
Sieben Thecamöbenarten und ihre unterschiedlichen Teilungstypen: *Chlamydophrys minor, Diffluga oviformis, Euglypha rotunda, Arcella vulgaris, A. dentata, Centrophyxis aculeata, Lieberkühnia wageneri.*
C 1059

55. Die Großforaminifere *Heterostegina depressa* – Organisation und Wachstum der megalosphärischen Generation
R. Röttger 1982. F, T, 11 Min.
Bildung einer Hülle und Befestigung einer Hülle am Substrat; Symbionten (Diatomeen); Gehäuseaufbau; Schalenstruktur; Protoplasmaströmung und Symbiontentransport; Ortsbewegung; Kammerbau.
C 1451

56. Ökologie der Großforaminiferen
R. Röttger 1983. F, T, 9 Min.
Großforaminiferen als Gesteinsbildner, z. B. am Rande der Kalkalpen; heutiger Lebensraum: lichtdurchflutete Flachmeere der Tropen und Subtropen; *Sorites, Amphistegina, Peneroplis, Heterostegina* als Braun- und Rotalgen bewohnende Formen an Felsküsten.
C 1497

57. Die Großforaminifere *Heterostegina depressa.* Vielteilung der mikrosphärischen und der megalosphärischen Generation.
R. Röttger 1983. F, T, 10,5 Min.
Aufteilung des Mutterprotoplasmas in Tochterindividuen; Anlage der ersten und zweiten Kammer; Anwachsen der jungen Organismen unter Kammerbildung.
C 1506

Sporozoen

58. Malaria
Fa. Bayer, Leverkusen 1970/71. F, T, 15 Min.
Plasmodium; Krankheitsverlauf der Malaria; Bekämpfung durch Bayer-Präparat.
Bestellung bei Bayer (S. 294)

59. *Toxoplasma gondii* – Entwicklung proliferativer Formen in Zellkulturen
W. BOMMER 1969, SW, ST, 13,5 Min.
Eindringen in die Wirtszelle; Verlust der Beweglichkeit; Teilung durch Endodyogenie; synchrone Endodyogenie; Platzen der Zellmembran der Wirtszelle und Freiwerden beweglicher Toxoplasmen.
E 1325

60. *Eimeria stiedae* (Sporozoa) – Exogene Phase
U. DÜRR 1971. SW, ST, 10 Min.
Kaninchencoccidiose; Sporulation der Oocysten; anomale Sporulation; Excystierung von Sporozoiten in Trypsinlösung aus Sporocysten; Beuge-, Tast- und Gleitbewegung der freien Sporozoiten.
E 1752

61. Die Entwicklung von *Eucoccidium dinophili*
K.-G. GRELL 1954. SW, ST, 12 Min.
Entwicklungsstadien des Parasiten in der Leibeshöhle seines Wirtes *Dinophilus gyrociliatus* (Polychaeta); Makrogamonten – Makrogameten; Mikrogamonten – Mikrogameten; Meiose, Sporogonie von Oocysten; parthenogenetische Sporogonie; Sporocysten; anomale Sporogonie nach Röntgenbestrahlung der Sporocysten.
C 683

62. *Isospora sylvanthina* (Sporozoa) – Exogene Entwicklungsphase (Sporulation)
G. SCHWALBACH u. K. G. LICKFELD 1962. SW, ST, 13 Min.
Mit den Faeces frisch ausgeschiedene Oocyste; erste Kernteilung der Zygote; Bildung von Reservevakuolen; zweite Kernteilung; Teilung der Zygote; Entstehung der Zygote; dritte Kernteilung; Sporocystenbildung; Entstehung der Sporozoiten, des Restkörpers und der refraktilen Körperchen in den Sporocysten; Bewegung der Sporozoiten in der Spore; freigelegte Sporozoiten.
E 485

Ciliaten

63. Alimentation des infusoires ciliés – I. Nutrition des ciliés vegétivores
J. DRAGESCO 1960. SW, T, 13 Min.
Fressen von *Oscillatoria*-Algen; Morphologie; Zellmund; Deformation bei der Nahrungsaufnahme; *Nassula ornata, Nassula elegans, Chilodonella cucullulus.*
W 437

64. Alimentation des infusoires ciliés – II. Nutrition des ciliés histophages
J. DRAGESCO 1960. SW, ST, 9 Min.
Histophage Ernährungsweise der Ciliaten: Im Darm von *Chironomus*-Larven; *Coleps hirtus*: Aufbrechen der Zellmembran, Aussaugen des Zellsaftes; *Ophryoglena pectans*: Eindringen in das Interstitium, Aufnehmen der Zellmasse; *Tetrahymena patula*.
W 438

65. Alimentation des infusoires ciliés – III. Nutrition des ciliés gymnostomes prédateurs
J. DRAGESCO 1960, SW, ST, 22,5 Min.
Räuberische Ernährungsweise der Ciliaten: Fangen von *Colpidium campylum* und *Paramecium aurelia; Enchelys mutans; Litonotus lamella; Didinium nasutum; Cyclogramma lateritia; Dileptus anser*.
W 439

66. Alimentation des infusoires ciliés – IV. Nutrition des tentaculiféres (acinétiens)
J. DRAGESCO 1960. SW, ST, 12 Min.
Ernährung der Ciliaten: Suctoria; Fangen von *Colpidium campylum* und *Paramecium aurelia; Prodiscophrya collini:* Morphologie, Struktur der Tentakeln, Fangen und Aussaugen der Beute; *Tokophrya infusionum; Podophrya parasitica:* Beutefang mit Tentakeln, Lähmung der Cilien; *Metacineta mystacina; Acineta sp.; Dendrocometes paradoxus:* Morphologie, verzweigte Fortsätze.
W 440

67. Morphologie der Ciliaten I – Holotricha
K.-G. GRELL 1964. SW, T, 9,5 Min.
Gymnostomata: *Platyophrya, Trachelocera, Didinium, Litonotus, Dileptus, Trachelius;* Trichostomata: *Isotricha;* Hymenostomata: *Paramecium, Tetrahymena:* Astomata: *Intoshellina*.
C 881

68. Morphologie der Ciliaten II – Spirotricha, Peritricha, Chonotricha, Suctoria
K.-G. GRELL 1964. SW, T, 11,5 Min.
Spirotricha: *Blepharisma, Condylostoma, Stentor, Metafolliculina, Bursaria, Holosticha, Keronopsis, Euplotes, Uronychia, Strombidium, Codonellopsis, Entodinium;* Peritricha: *Vorticella, Epistylis, Vaginicola;* Chonotricha: *Spirochona;* Suctoria: *Dendrocometes, Tokophrya*.
C 882

69. Fortpflanzung der Ciliaten
K.-G. GRELL 1964. SW, T, 10,5 Min.
Ungeschlechtliche Fortpflanzung durch Zweiteilung: *Frontonia*

leucas, Stylonychia mytilus, Metafolliculina andrewsi; endogene Schwärmerbildung bei einer Suctorien-Art; geschlechtliche Fortpflanzung durch Konjugation: *Litonotus duplostriatus, Paramecium bursaria, Stylonychia mytilus;* Exkonjuganten mit Makronucleusanlagen: *Euplotes,* Tokophrya.
C 878

70. Morphologie der Suctorien
K.-G. GRELL 1966. SW, T, 9,5 Min.
Tentakel bei *Tokophrya lemnarum* und *Acineta tuberosa;* Beutefang und Nahrungsaufnahme; *Ephelota gemmipara* mit unterschiedlich differenzierten Fang- und Saugtentakeln; *Acinetopsis rara* mit einem langen Fangtentakel; *Dendrocometes paradoxus* mit verzweigten Armen mit zahlreichen Saugfortsätzen; Beutefang und Nahrungsaufnahme.
C 912

71. Fortpflanzung der Suctorien
K.-G. GRELL 1966. SW, T, 14 Min.
Exogene Knospung bei *Paracineta limbata, Ephelota gemmipara Tachyblaston;* endogene Knospung bei *Acineta tuberosa* und *Tokophrya lemnarum;* Metamorphose der Schwärmer; Konjugation; Anisogamontie bei *Ephelota.*
C 913

72. Parasiten und Räuber von *Ephelota gemmipara*
K.-G. GRELL 1966, SW, T, 9,5 Min.
Verschiedene Parasiten des marinen Suctors.
C 907

73. Nahrungsaufnahme und Verdauung bei dem Ciliaten *Pseudomicrothorax dubius*
K. HAUSMANN 1981. F, T, 11 Min.
Phagocytose von fädigen Blaualgen *(Oscillatoria formosa);* Reusenapparat; enzymatischer Abbau der starren Algenzellwände innerhalb von Sekunden.
C 1401

74. Nahrungsaufnahme, Verdauung und Defäkation bei *Paramecium*
K. HAUSMANN 1982. F, T, 11,5 Min.
Ingestion von Bakterien und Hefezellen, Hefefärbung mit Kongorot; Entstehung der Nahrungsvakuolen; Verdauung; Cyclose; Ausscheidung.
C 1457

75. Morphologie, Teilung, Konjugation bei *Paramecium*
K. HAUSMANN 1983. F, T, 13 Min.
Querteilung; Duplikation von Mundfeld, kontraktiler Vakuolen, Mikro- und Makrouncleus; Konjugationsablauf.
D 1513

76. Heiznadelversuche an normalen und quergeschnittenen Paramecien
O. KOEHLER 1942. SW, ST, 9 Min.
Normale ungereizte Tiere: keine Reaktion auf kalte Nadeln, Schreckreaktion bei heißer Nadel; Reaktion auf die Nadel bei verschiedenen quergeschnittenen Tieren.
B 500

77. Reizphysiologische Versuche an *Paramecium caudatum*
C. SCHLIEPER 1938. SW, ST, 8,5 Min.
Normalschwimmende Tiere; Schwimmbewegungen bei erhöhter Viskosität des Mediums; Thigmotaxis; Thermotaxis; positive Chemotaxis; Galvanotaxis.
C 214

78. Morphogenese der Folliculiniden (Ciliata) – I. Morphologie und Zellteilung
G. UHLIG 1966. SW, T, 8 Min.
Morphologie und Nahrungsaufnahme bei *Eufolliculina* sp. und *Metafolliculina andrewsi;* Zellteilung im Gehäuse; Zellteilung an herauspräparierten Tieren; Resorption des Peristomapparates; Entwicklung zweier verschieden geformter, getrennter Peristomanlagen; Pigmentverlagerung in die vordere Zellhälfte; Kondensation und Wiederaufgliederung des Makronucleus; Verlassen des alten Gehäuses.
C 903

79. Morphogenese der Folliculiniden (Ciliata) – II. Gehäusebau und Reorganisation
G. UHLIG 1966, SW, T, 12 Min.
Metafolliculina andrewsi: Festsetzen des Schwärmers; Abrundung; Bildung des Wohngehäuses; frühe Reorganisationsanlage; Apikalverlagerung und Schleifenbildung; Differenzierung der beiden Peristomflügel; Bildung der Cytostom-Trichterspirale; Anlage der Membranellen.
C 904

Verzeichnis (Filme)

Die *kursiv* geschriebenen Begriffe sind Gattungsnahmen (z. B. *Amoeba*); die Zahlen geben die Filmnummern des vorhergehenden Filmverzeichnisses an.

A

Acantharia 32
Acetabularia 18, 19
Acineta 66, 70, 71
Acinetopsis 70
Actinophrys 40
Actinosphaerium 51
Allogromia 36
Amoeba 3, 33, 34
Amphistegina 56
Amphitrema 53
Apistonema 9
Arcella 53, 54
Aulacantha 32
Autogamie, Foraminiferen 37
Autosporen 17

B

Bakterien 5
Beggiatoa 3
Beutefang
– Ciliaten 65, 66
– Heliozoen 40
Bewegung s. Lokomotion
Blepharisma 68
Borrelia 5
Bursaria 68

C

Centropyxis 53, 54
Chagas-Krankheit 8
Chara 3
Chilodonella 63
Chlamydomonas 3, 14
Chlamydophrys 53, 54
Chlorophyceen 9
Chrysophyceen 9
Codonellopsis 68
Coleochaete 9
Coleps 64
Colpidium 65, 66
Condylostoma 68
Corallomyxa 33
Cosmarium 27
Cricosphaera 9
Cyclogramma 65
Cyclose 74
Cystenbildung, Amöben 34

D

Dauerformen, *Physarum* 45
Defäkation
– Heliozoen 51
– *Paramecium* 74
Dendrocometes 68, 70, 66
Desmidiaceen 3, 15, 16, 27
Diatomeen 3, 11, 12
Dictyostelium 31
Didinium 67, 65
Didymium 39, 49, 50
Difflugia 53, 54
Dileptus 65, 67
Dinoflagellaten 2, 13
Discorbina 36
Dissodinium 13

E

Echinostelium 39
Eimeria 60
Enchelys 65
Entodinium 68
Entwicklung
– Amöben 54
– *Dictyostelium* 31
– *Didymium* 49, 50
– *Eucoccidium* 61
– Folliculiniden 78
– Myxomyceten 30, 38, 39, 52

- *Noctiluca* 24
- *Physarum* 38
- *Toxoplasma* 59

Ephelota 70, 71, 72
Epistylis 68
Eremosphaera 17
Eucoccidium 61
Eudorina 14
Eufolliculina 78
Euglena 3
Euglypha 53, 54
Euplotes 4, 68, 69

F

Form s. Morphologie
Fortpflanzung/Teilung
- Amöben 34, 54
- Ciliaten 69, 71, 75
- Flagellaten/Algen 11–18, 22–24
- Foraminiferen 28, 41, 55
- Suctorien 71

Frontonia 69
Fuligo 52

G

Gehäusebau
- Beschalte Amöben 54
- Folliculiniden 79

Gleitbewegung 3, 4
Golgi-Apparat, Zellwandbildung 9
Gonium 14
Gregarinen 4
Grünalgen 10
Gymnodinium 3

H

Haematococcus 14
Hantzschia 22
Hartmannella 34
Hastigerina 41
Heiznadelversuche, *Paramecium* 76
Heterostegina 55–57
Holosticha 68
Hyalosphenia 53

I

Interstitium 1, 64
Intoshellina 67
Isospora 62
Isotricha 67

K

Keronopsis 68
Knospung, Suctorien 71
Koloniebildung 23
Konjugation, Ciliaten 69, 75
Kontraktionsphysiologie, *Physarum* 29

L

Labyrinthula 33, 35
Leptospira 5
Lieberkühnia 53, 54
Litonotus 56, 67, 69
Lokomotion
- Amöben 33, 40, 51, 53
- *Physarum* 47
- verschiedene Protisten 3–7

M

Malaria 58
Metacineta 66
Metafolliculina 68, 69, 78, 79
Micrasterias 15, 16, 27
Micrococcus 5
Mikrofilamente 7
Mikrotubuli 6
Morphogenese s. Entwicklung
Morphologie
- Amöben 33, 53
- Ciliaten 2, 67, 68, 78
- Flagellaten 2, 14
- Foraminiferen 2, 36
- *Paramecium* 75
- Suctorien 56

Myxomyceten 39, 52

N

Naegleria 33
Nahrungsaufnahme
- Amöben 34, 43
- Ciliaten 63–66
- Foraminiferen 36
- Heliozoen 40
- *Paramecium* 74
- *Pseudomicrothorax* 73
- Suctorien 70

Nassula 63
Navicula 25–27
Nebela 53
Noctiluca 20, 24
Nuclearia 33, 34

O

Ökologie 1, 17, 56, 58, 72
Ophryoglena 64
Oscillatoria 3, 63, 73

P

Pandorina 14
Paracineta 71
Paramecium 4, 65–67, 69, 74, 75, 77
Paramoeba 33, 34
Patellina 36, 37
Peneroplis 56
Peranema 3
Peripylea 32
Phototaxis 10, 25–27
Physarum 28, 29, 38, 42, 44–48
Physarum-Amöben 3
Phytomonadinen 14
Plankton 2, 14, 41
Plasmodium 58
Plasmogamie 51
Platyophrya 67
Pleodorina 14
Pleurochrysis 9
Podophrya 66
Polythalamia 36
Pontifex 33, 34
Prodiscophrya 66
Proteus 5
Protoplasmabewegung 19, 20
Prymnesium 9
Pyrobotris 10

R

Radiolarien 2, 32
Reizphysiologie
– *Paramecium* 76, 77
– *Physarum* 48
Reorganisation 79
Reusenapparat 63, 73
Rotaliella 36, 37

S

Schwärmerbildung
– *Noctiluca* 24
– Suctorien 69
Sorites 56
Spermatogonien 17
Spermatozoide 17
Spirillen 3
Spirillum 5
Spirochona 68
Spirulina 3
Sporulation
– *Eimeria* 60
– *Isospora* 62
– Myxomyceten 39
Stemonitis 39
Stentor 4, 68
Stephanopyxis 11, 12
Stephanosphaera 14
Stereomyxa 33, 34
Strombidium 68
Stylonychia 69

T

Tachyblaston 71
Tetrahymena 64, 67
Thalassicolla 32
Thecamoeba 33, 34
Tokophrya 66, 68, 69, 70
Toxoplasma 59
Trachelius 67
Trachelocerca 67
Treponema 5
Trichomonas 21
Tripylea 32
Tritrichomonas 5
Trypanosoma 5, 8

U

Uronychia 68

V

Vaginicola 68
Vahlkampfia 5
Vampyrella 43
Verdauung
– *Actinophrys* 40
– *Paramecium* 74
– *Pseudomicrothorax* 73
Volvox 3, 14, 23
Vorticella 4, 68

Z

Zellwandbildung 9
Zoosporen 9

Weiterführende Literatur

Das folgende Verzeichnis stellt nur einen kleinen Ausschnitt der Literatur über Protisten dar. Primär wurden Bücher oder zusammenfassende Übersichtsartikel berücksichtigt, die in den letzten zwei Dekaden publiziert wurden.

Historisches

Bradbury, S.: The microscope. Past and present. Pergamon, Oxford 1968

Corliss, J. O.: A salute to fifty-four great microscopists of the past: A pictorial footnote to the history of protozoology. Trans Amer. micros. Soc. 97 (1978) 419; 98 (1979) 26

Dobell, C.: Antony van Leeuwenhoek and his „little animals". Bale, Sons & Danielsson, London 1932

Generelle Lehrbücher

Bütschli, O.: Protozoa. In: Klassen und Ordnungen des Tierreichs, hrsg. von H. G. Bronn. Winter, Heidelberg 1880–1889

Chen, T. T.: Research in Protozoology, vol. I–IV. Pergamon, New York 1867–1872

Czapik, A.: Pdostawy protozoologii. Panstwowe Wydawnictwo Naukowe, Warsaw 1980

Doflein, F., E. Reichenow: Lehrbuch der Protozoenkunde, 6. Aufl. Fischer, Jena 1949–1953

Dogiel, V. A. (revised by J. I. Poljanski, E. M. Chejsin): General Protozoology 2nd ed. Claredon, Oxford 1965

Farmer, J. N.: The Protozoa. Introduction to Protozoology. Mosby, St. Louis 1980

Grassé, P.-P.: Protozoaires. In: Traité de zoologie, vol. I–II. Masson, Paris 1952–1953, 1984

Grell, K. G.: Protozoology. Springer, Heidelberg 1973

Kidder, G. W.: Protozoa. In: Chemical Zoology, vol. I. hrsg. von M. Florkin, B. T. Scheer. Academic Press, London 1967

Kudo, R. R.: Protozoology 6th ed. Thomas, Springfield/Ill. 1971

Lee, J. J., S. H. Hutner, E. C. Bovee: Illustrated Guide to the Protozoa. Allen, 1985

Lepsi, J.: Protozoologie. Editura Academiei Republicii Socialiste Romania, Bukarest 1965

Levandowsky, M., S. H. Hutner: Biochemistry and Physiology of Protozoa, vol. I–IV. Academic Press, London 1979–1981

Mackinnon, D. L., R. S. J. Hawes: An Introduction to the Study of Protozoa. Clarendon, Oxford 1961

Pitelka, D. R.: Electron-Microscopic Structure of Protozoa. Pergamon, Oxford 1963

Sleigh, M.: The Biology of Protozoa. Arnold, London 1973

Westphal, A.: Protozoen. Ulmer, Stuttgart 1974

Werke über diverse Protistengroßgruppen (nach der alten Systematik)

Flagellaten

Bold, H. C., M. J. Wynne: Introduction to the Algae. Structure and Reproduction. Prentice-Hall, Englewood Cliffs 1978

Bourrelly, P.: Les algues d'eau douce, tome I–III. Boubee, Paris 1966–1970

Dodge, J. D.: The Fine Structure of Algal Cells. Academic Press, London 1973

Drebes, G.: Marines Phytoplankton. Eine Auswahl der Helgoländer Planktonalgen (Diatomeen, Peridineen). Thieme, Stuttgart 1974

Ettl, H.: Grundriß der allgemeinen Algologie. Fischer, Stuttgart 1980

Fott, B.: Algenkunde, 2. Aufl. VEB Fischer, Jena 1971

Fritsch, F. E.: The Structure and Reproduction of the Algae, vol. I. University Press, Cambridge 1965

Hänel, K.: Systematik und Ökologie der farblosen Flagellaten des Abwassers. Arch. Protistenk. 212 (1979) 73

Hoare, C. A.: The trypanosomes of mammals. Blackwell Sci. Publ., Oxford 1972

van den Hoek, C.: Algen. Einführung in die Phykologie. Thieme, Stuttgart 1978

Joyon, L., J. P. Mignot: Données récentes sur la structure de la cinétide chez les protozoaires flagellés. Ann. Biol. 8 (1969) 1

Kallinikova, V. D.: The kinetoplast as a cell organelle. Int. Rev. Cytol. 69 (1981) 105

Lumsden, W. H. R., D. A. Evans: Biology of the Kinetoplastida, vol. I–II. Academic Press, London 1976, 1979

Melkonian, M.: Ultrastructural aspects of basal body associated fibrous structures in green algae: A critical review. BioSystems 12 (1980) 85

Moestrup, Ø: Flagellar structure in algae: A review, with new observations particularly on the Chrysophyceae, Phaeophyceae (Fucophyceae), Euglenophyceae, and *Reckertia,* (Phycological Reviews 7). Phycologia 21 (1982) 427

Pickett-Heaps, J. D.: Green Algae. Structure, Reproduction and Evolution in Selected Genera. Sinauer, Sunderland 1975

Prescott, G. W.: The Algae: A Review. Houghton Mifflin, Boston 1968

Pringsheim, E. G.: Farblose Algen: Ein Beitrag zur Evolutionsforschung. Fischer, Jena 1963

Round, F. E.: The Ecology of Algae. Cambridge University, Cambridge 1983

Schussnig, B.: Handbuch der Protophytenkunde, Bd. I + II. Fischer, Jena 1953, 1960

Rhizopoden

Anderson, O. R.: Radiolaria. Springer, Heidelberg 1983

Boltovsky, E., R. Wright: Recent Foraminifera. Junk, The Hague 1976

Gropietsch, Th.: Wechseltierchen (Rhizopoden). Franckh'sche Verlagshandlung, Stuttgart 1965

Hedley, R. H., C. G. Adams: Foraminifera, vol. I–III. Academic Press, London 1974–1978

Murray, J. W.: An Atlas of British Recent Foraminiferids. Heinemann, London 1971

Ogden, C. G., R. H. Hedley: An Atlas of Freshwater Testate Amoebae. Oxford University, Oxford 1980

Page, F. C.: An Illustrated Key to Freshwater and Soil Amoebae with Notes on Cultivation and Ecology. Freshwater Biological Association, Sci. Publ. No. 34. Wilson, Kendal 1976

Rainer, H.: Urtiere, Protozoa, Wurzelfüßler, Rhizopoda, Sonnentierchen, Heliozoa. Systematik und Taxonomie, Biologie, Verbreitung und Ökologie der Arten der Erde. In: Die Tierwelt Deutschlands und der angrenzenden Meeresteile nach ihren Merkmalen und nach ihrer Lebensweise, hrsg. von M. Dahl und F. Peus. Fischer, Jena 1968

Schönborn, W.: Beschalte Amöben (Testacea). Ziemsen, Wittenberg Lutherstadt 1966

Sporozoen

Davies, S. F. M., L. P. Joyner, S. B. Kendall: Coccidiosis. Oliver & Boyd, London 1963

Garnham, P. C. C.: Malaria Parasites and Other Haemosporidia. Blackwell, Oxford 1966

Hammond, D. M., P. L. Long: The Coccidia. University Park, Baltimore 1973

Kreier, J. P.: Malaria, vol. I–III. Academic Press, London 1980

Levine, N. D.: Protozoan Parasites of Domestic Animals and of Man, 2nd ed. Burgess, Minneapolis 1973

Long, P. L.: The biology of Coccidia. Arnold, London 1982

Scholtyseck, E.: Fine structure of parasitic protozoa. Springer, Heidelberg 1979

Ciliaten

Corliss, J. O.: The Ciliated Protozoa. Characterization, Classification and Guide to the Literature, 2nd ed. Pergamon, Oxford 1979

Curds, C. R.: British and other freshwater ciliated protozoa, part 1. Ciliophora: Kinetofragminophora. In: Synopsis of the British Fauna, ed. by D. M. Kermack, R. S. K. Barnes. Cambridge University, Cambridge 1982

Curds, C. R., M. A. Gates, D. McL. Roberts: British and other freshwater ciliated protozoa, part 2. Ciliophora: Oligohymenophora and Polyhymenophora. In: Synopsis of the British Fauna, ed. by D. M. Kermack, R. S. K. Barnes. Cambridge University, Cambridge 1983

Dragesco, J.: Cilies mesopsammiques littoraux. Systematique, morphologie, ecologie. Trav. Stat. Biol. Roscoff (N. S.) 12 (1960) 1

Dragesco, J.: Cilies libres du Cameroun. Ann. Fac. Sci. Yaounde, Yaounde 1970

Grain, J.: Le cinétosome et ses dérivés chez les ciliés. Ann. Biol. 8 (1969) 53

Jones, A. R.: The ciliates. Hutchinson, London 1974

Matthes, D.: Seßhafte Wimpertiere. Ziemsen, Wittenberg Lutherstadt, 1982

Matthes, D., F. Wenzel: Wimpertiere (Ciliaten). Franckh'sche Verlagshandlung, Stuttgart 1966

de Puytorac, P., J. Grain: Ultrastructure du cortex buccal et évolution chez les ciliés. Protistologica 12 (1976) 49

Monographische Einzeldarstellungen

Acanthamoeba

Byers, T. J.: Growth reproduction and differentiation in *Acanthamoeba*. Int. Rev. Cytol. 61 (1979) 283

Weisman, R. A.: Differentiation in *Acanthamoeba castellanii*. Ann. Rev.

Amoeba

Jeon, K. W.: The Biology of *Amoeba*. Academic Press, London 1973

Blepharisma

Giese, A. C.: *Blepharisma*. The Biology of a Ligth-Sensitive Protozoon. Stanford University, Stanford 1973

Euglena

Buetow, D. E.: The Biology of *Euglena*, vol. I–II. Academic Press, London 1968

Gojdics, M.: The Genus *Euglena*. University of Wisconsin, Madison 1953

Leedale, G. F.: Euglenoid Flagellates. Prentice-Hall, Englewood Cliffs 1967

Pringsheim, E. G.: Contributions towards a monograph of the genus *Euglena*. Nova Acata Leopoldina 18 (1965) 1

Wolken, J. J.: *Euglena*. An Experimental Organism for Biochemical and Biophysical Studies, 2nd ed. Appleton, New York 1967

Folliculinidae

Hadži, J.: Studien über Follikuliniden. Dela Slov. Akad. Znan. Umet. Hist. Nat. Med. 4 (1951) 1

Giardia

Meyer, E. A., S. Radulescu: *Giardia* and giardiasis. Adv. Parasitol. 17 (1979) 1

Smith, J. W., M. S. Wolfe: Giardiasis. Ann. Rev. Med. 31 (1980) 373

Hypotrichida

Foissner, W.: Ökologie und Taxonomie der Hypotrichida (Protozoa: Ciliophora) einiger österreichischer Böden. Arch. Protistenk. 126 (1982) 19

Naegleria

John, D. T.: Primary amebic meningoencephalitis and the biology of *Naegleria fowleri. Ann. Rev. Microbiol. 36 (1982) 101*

Ophryoglena

Canella, M. F., I. Rocchi-Canella: Biologia des Ophryoglena (ciliés hyménostomes histophages). Ann. Univ. Ferrara 3 (1976) 1

Paramecium

Jurand, A., G. G. Selman: The Anatomy of *Paramecium aurelia.* Macmillan St. Marin's Press, New York 1969

Kalmus, H.: *Paramecium.* Das Pantoffeltierchen. Fischer, Jena 1931

van Wagtendonk, W. J.: *Paramecium.* A Current Survey. Elsevier, Amsterdam 1974

Wichterman, R.: The Biology of *Paramecium.* Blakiston, New York 1953

Stentor

Tartar, V.: The Biology of *Stentor.* Pergamon, Oxford 1961

Tetrahymena

Elliott, A.: The Biology of *Tetrahymena.* Dowden, Hutchinson & Ross, Stroudsburg 1973

Hill, D. L.: The Biochemistry and Physiology of *Tetrahymena.* Academic Press, London 1972

Trypanosoma

Englund, P. T., S. L. Hajduk, J. C. Marini: The molecular biology of trypanosomes. Ann. Rev. Biochem. 51 (1982) 695

de Suza, W.: Cell biology of *Trypanosoma cruzi.* Int. Rev. Cytol. 86 (1984) 197

Urceolariidae

Haider, G.: Monographie der Familie Urceolariidae (Ciliata, Peritricha, Mobilia) mit besonderer Berücksichtigung der im süddeutschen Raum vorkommenden Arten. Parasitol. Schr. Reihe 17 (1964) 1

Systematik

Grell, K. G.: Unterreich Protozoa, Einzeller oder Urtiere. In: Lehrbuch der Speziellen Zoologie. 4. Aufl., hrsg. von H.-E. Gruner. Fischer, Stuttgart 1980

Honigberg, B. M., E. C. Bovee, J. O. Corliss, M. Gojdics, R. P. Hall, R. R. Kudo, N. D. Levine, A. R. jr. Loeblich, J. Weiser, H. D. Wenrich: A revised classification of the phylum Protozoa. J. Protozool. 11 (1964) 7

Levine, N. D., J. O. Corliss, F. E. G. Cox, G. Deroux, J. Grain, B. M. Honigberg, G. F. Leedale, A. R. Loeblich III, J. Lom, D. Lynn, E. G. Merinfeld, F. C. Page, G. Poljanski, V. Sprague, J. Vavra, F. G. Wallace: A newly revised classification of the Protozoa. J. Protozool. 27 (1980) 37

Podlipaev, S. A., V. V. Reschetnyak, L. N. Seravin, Ya. I. Starobogatov, S. S. Schulman, A. W. Jankowski: New conceptions of the system of unicellular animals (in Russisch). Acad. Sci. USSR 94 (1980) 122

Evolution

Gibbs, S. R.: The chloroplast endoplasmatic reticulum: Structure, function, and evolutionary significance. Int. Rev. Cytol. 72 (1981) 49

Gray, M. W., W. F. Doolittle: Has the endosymbiont hypothesis been proven? Microbiol. Rev. 46 (1982) 1

Jeon, K. W.: Integration of bacterial endosymbionts in amoebae. Int. Rev. Cytol. (suppl.) 14 (1983) 29
Kubai, D. F.: The evolution of the mitotic spindle. Int. Rev. Cytol. 43 (1975) 167
Lynn, D. H.: The organization and evolution of microtubular organelles in ciliated protozoa. Biol. Rev. 56 (1981) 243
Ragan, M. A., D. J. Chapman: A Biochemical Phylogeny of the Protists. Academic Press, London 1978
Raikov, I. B.: Evolution of macronuclear organization. Ann. Rev. Genet. 10 (1976) 413
Taylor, F. J. R.: On dinoflagellate evolution. BioSystems 13 (1980) 65
Taylor, F. J. R., D. J. Blackbourn, J. Blackbourn: The redwater ciliate *Mesodinium rubrum* and its „incomplete symbionts“: A review including new ultrastructural observations. J. Fish. Res. Bd. Canada 28 (1971) 391

Skelettelemente

Bardele, C. F.: Struktur, Biochemie und Funktion der Mikrotubuli. Cytobiologie 7 (1973) 442
Cachon, J. P., M. Cachon: Les systèmes axopodiaux. Ann. Biol. 13 (1974) 523
Corliss, J. O., S. C. Esser: Comments on the role of the cyst in the life cycle and survival of free-living protozoa. Trans. Amer. micros. Soc. 93 (1974) 578
Grain, J.: Les éléments du cytosquelette chez les protistes: Nature, structure, roles possibles. Im Druck
Morrill, L. C., A. R. Loeblich III: Ultrastructure of the dinoflagellate amphiesma. Int. Rev. Cytol. 82 (1983) 151
Schneider, L., K.-E. Wohlfarth-Bottermann: Grenzstrukturen und Hüllen bei Bakterien und Protisten. Stud. Generale 17 (1964) 95

Festhaltevorrichtungen

Hovasse, R., J.-P. Mignot, L. Joyon, J. Baudoin: Étude comparée des dispositifs servants à la fixation chez les protistes. Ann. Biol. 11 (1972) 1

Extrusomen

Hausmann, K.: Extrusive organelles in protists. Int. Rev. Cytol. 52 (1978) 197
Hovasse, R.: Trichocystes, corps trichocystoides, cnidocystes et colloblastes. Protoplasmatologia III F (1965)
Hovasse, R., J. -P. Mignot: Trichocystes et organites analogues chez les protistes. Ann. Biol. 14 (1975) 397
Krüger, F.: Die Trichocysten der Ciliaten im Dunkelfeldbild. Zoologica 91 (1936) 1

Kontraktile Vakuole

Hausmann, K., D. J. Patterson: Contractile vacuole complexes in algae. In: Compartments in Algal Cells and their Interaction, ed. by W. Wiesner. Springer, Berlin 1984
Kitching, J. A.: Contractile vacuoles. Biol. Rev. 13 (1938) 403
Kitching, J. A.: Contractile vacuoles of protozoa. Protoplasmatologia III D (1956)
Patterson, D. J.: Contractile vacuoles and associated structures: Their organization and function. Biol. Rev. 55 (1980) 1

Motilität

Allen, R. D., N. Kamiya (Hrsg.): Primitive Motile Systems in Cell Biology. Academic Press, New York 1964

Amos, W. B., J. G. Duckett: Prokaryotic and eukaryotic flagella. Symp. Soc. Biol. 35 (1982) 1

Cachon, J., M. Cachon: Movement by non-actin filament mechanisms. BioSystems 14 (1981) 313

Dustin, P.: Microtubules, 2nd. ed. Springer, Berlin 1984

Grebecki, A.: Études expérimentales sur la localisation des fonctions motrices chez les amibes. Ann. Biol. 21 (1982) 276

Haller, de G.: Quelques aspects de l'organisation et du fonctionnement des structures contractiles chez les protozoaires. Ann. Biol. 16 (1977) 241

Inoué, S., R. E. Stephens: Molecules and cell movement. Soc. Gen. Physiol. Ser. 30 (1975)

Komnick, H., W. Stockem, K.-E. Wohlfarth-Bottermann: Cell motility: Mechanisms in protoplasmic streaming and amoeboid movement. Int. Rev. Cytol. (1973) 169

Parducz, B.: Ciliary movement and coordination in ciliates. Int. Rev. Cytol. 21 (1967) 91

Sheterline, P.: Mechanisms of cell motility. Molecular aspects of Contractility. Academic Press, London 1983

Sleigh, M. A.: Cilia and flagella. Academic Press, London 1974

Stebbings, H., J. S. Hyams: Cell Motility. Longman, London 1979

Taylor, D. L., J. S. Condeelis: Cytoplasmic structure and contractility in amoeboid cells. Int. Rev. Cytol. 56 (1979) 57

Wohlfarth-Bottermann, K. E.: Ursachen von Zellbewegungen. Cytoplasmatische Actomyosine und ihre Bedeutung für Protoplasmaströmungen und Zellmotilität. Leopoldina 21 (1975) 85

Ingestion, Digestion, Defäkation

Allen, R. D.: Membranes of ciliates: ultrastructure, biochemistry and fusion. In: Membrane Fusion, ed. by G. Poste, L Nicolson. Elsevier-North-Holland, Amsterdam 1978

Chapman-Andresen, C.: Studies on pinocytosis in amoebae. C. R. Lab. Carlsberg 33 (1962) 73

Dutta, G. P.: Recent advances in the cytochemistry and ultrastructure of cytoplasmic inclusions in Mastigophora and Opalinata (Protozoa). Int. Rev. Cytol. 36 (1973) 93

Dutta, G. P.: Recent advances in cytochemistry and ultrastructure of cytoplasmic inclusion in Ciliophora (Protozoa). Int. Rev. Cytol. 39 (1974) 285

Hausmann, K.: Cytosen bei Ciliaten. Biol. i. u. Zeit 10 (1980) 137

Kitching, J. A.: Food vacuoles. Protoplasmatologia III D (1965)

Mast, S. O.: The food-vacuole in *Paramecium*. Biol. Bull. 92 (1947) 31

Nilsson, J. R.: Physiological and structural studies on *Tetrahymena pyriformis* GL. C. R. Lab. Carlsberg 40 (1976) 215

Sikora, J.: Cytoplasmic streaming in *Paramecium*. Protoplasma (Wien) 109 (1981) 57

Stockem, W.: Endocytose und intrazelluläre Verdauung. Biol. i. u. Zeit 3 (1973) 67

Stockem, W., K. E. Wohlfarth-Bottermann: Pinocytosis (endocytosis). In: Handbook of Molecular Cytology, ed. by A. Lima de Faria. Elsevier-North Holland, Amsterdam 1969

Morphogenese und Reproduktion

Aufderheide, K. J., J. Frankel, N. E. Williams: Formation and positioning of surface-related structures in protozoa. Microbiol. Rev. 44 (1980) 253

Fulton, C.: Cell differentiation in *Naegleria gruberi*. Ann. Rev. Microbiol. 31 (1977) 597

Grain, J., J. Bohatier: La régénération chez les protozoaires ciliés. Ann. Biol. 16 (1977) 194

Grimstone, A. V.: Fine structure and morphogenesis in protozoa. Biol. Rev. 36 (1961) 97

Jeon, K. W., J. F. Danielli: Micrurgical studies with large free-living amebas. Int. Rev. Cytol. 56 (1979) 57

Jerka-Dziadosz, M.: Control of pattern formation in ciliated protozoa. In: Cell Compartimentation and Metabolic Channeling, ed. by Nover L., F. Lynen, K. Mothes. Fischer, Jena 1980

Lwoff, A.: Problems of Morphogenesis in Ciliates. Wiley, New York 1950

Nanney, D. L.: Experimental Ciliatology: An Introduction to Genetic and Developmental Analysis in Ciliates. Wiley, New York 1980

Wolpert, L.: Positional information and the spatial pattern of cellular differentiation. J. theor. Biol. 25 (1969) 1

Kerne und Sexualität

Beale, G. H.: The Genetics of *Paramecium aurelia*. Monographs of Experimental Biology. Cambridge University, Cambridge 1954

Miyake, A.: Cell communication, cell union, and initiation of meiosis in ciliate conjugation. Curr. Top. Dev. Biol. 12 (1978) 37

Raikov, I. B.: The Protozoan Nucleus. Morphology and Evolution. Springer, Wien 1982

Smith-Sonneborn, J.: Genetics and aging in protozoa. Int. Rev. Cytol. 73 (1981) 319

Verhalten

Carlile, M. J.: Primitive Sensory and Communication Systems. The Taxes and Tropisms of Micro-Organisms and Cells. Academic Press, London 1975

Dodge, J. D.: A review of the fine structure of algal eyespots. Brit. phycol. J. 4 (1969) 199

Dryl, S., A. Grebecki: Progress in the study of excitation and response in ciliates. Protoplasma 62 (1966) 255

Haupt, W.: Phototaxis in plants. Int. Rev. Cytol. 19 (1966) 267

Koehler, O.: Über die Geotaxis von *Paramecium*. Arch. Protistenk. 45 (1922) 1; 70 (1930) 279

Koehler, O.: Galvanotaxis. In: Handbuch der norm. und path. Physiol., Bd. XI, hrsg. von A. Bethe, G. v. Bergmann, G. Embden, A. Ellinger. Springer, Berlin 1926

Kung, C., Y. Saimi: The physiological basis of taxes in *Paramecium*. Ann. Rev. Physiol. 44 (1982) 519

Machemer, H., J. de Peyer: Swimming sensory cells: Electrical membrane parameters, receptor properties and motor control in ciliated protozoa. Verh. dtsch. Zool. Ges. 1977 (1977) 86

Nultsch, W.: Phototaxis and photokinesis. In: Primitive Sensory and Communication Systems. The Taxes and Tropisms of Micro-Organisms and Cells, ed. by M. J. Carlile. Academic Press, London 1975

Nultsch, W., D.-P. Häder: Photomovement of motile microorganisms. Photochem. Photobiol. 29 (1979) 423

Tuffrau, M.: Le phototropisme chez les protozoaires. Revue des données essentielles résultant des principaux travaux. Ann. Biol. 3 (1965) 267

Ökologie

Baden, D. G.: Marine food-borne dinoflagellate toxins. Int. Rev. Cytol. 82 (1983) 99

Cairns, J.: Freshwater protozoan communities. In: Microbial Interactions and Communities, vol. I. ed. by A. T. Bull, J. H. Slater. Academic Press. London 1982

Curds, C. R.: The ecology and role of protozoa in aerobic sewage treatment processes. Ann. Rev. Microbiol. 36 (1982) 27

Dingfelder, J. H.: Die Ciliaten vorübergehender Gewässer. Arch-Protistenk. 105 (1962) 509

Fenchel, T.: The ecology of marine microbenthos, I–IV. Ophelia 4 (1967) 121; 5 (1968) 73; 5 (1968) 123; 6 (1969) 1

Finlay, B. J., C. Ochsenbein-Gattlen: Ecology of Free Living Protozoa. Freshwater Biol. Ass. Occ. Publ. 17, Cumbria 1982

Foissner, W.: Die Gemeinschaftsstruktur der Ciliatenzönosen in alpinen Böden (Hohe Tauern, Österreich) und Grundlagen für eine Synökologie der terricolen Ciliaten (Protozoa, Ciliophora). Österr. Maß-Hochgebirgsprogramm Hohe Tauern 4 (1981) 7

Foissner, W., H. Adam: Die Gemeinschaftsstruktur und Produktion der terricolen Testaceen (Protozoa, Rhizopoda) in einigen Böden der österreichischen Zentralalpen (Hohe Tauern, Glocknergebiet). Österr. Maß-Hochgebirgsprogramm Hohe Tauern 4 (1981) 53

Hall, R. P.: Protozoan Nutrition. Blaisdell, London 1965

Hartwig, E.: Die Ciliaten des Gezeiten-Sandstrandes der Nordseeinsel Sylt. I. Systematik., II Ökologie. Mikrofauna des Meeresbodens 18 (1973) 387, 21 (1973) 1

Matthes, D.: Seßhafte Wimpertiere und ihre Anpassung an die trägergebundene Lebensweise. Naturw. Rdsch. 29 (1976) 113

Nisbet, B.: Nutrition and Feeding Strategies in Protozoa. Croom Helm, London 1984

Sieburth, J. McN: Sea Microbes. Oxford University, New York 1979

Schönborn, W.: Die Ziliatenproduktion in der mittleren Saale. Limnologica 14 (1982) 329

Sladecek, V.: System of water quality from the biological point of view. Arch. Hydrobiol. Beih. Ergebn. Limnol. 7 (1973) 1

Wilbert, N.: Ökologische Untersuchung der Aufwuchs- und Planktonciliaten eines eutrophen Weihers. Arch. Hydrobiol. Suppl 35, 4 (1969) 411

Parasiten/Symbionten

Aikawa, M., C. R. Sterling: Intracellular Parasitic Protozoa. Academic Press, London 1974

Baker, J. R.: Parasitic Protozoa. Hutchinson, London 1969

Breznak, J. A.: Intestinal microbiota of termites and other xylophagous insects. Ann. Rev. Microbiol. 36 (1982) 323

Bulla, L. A., T. C. Cheng: Comparative Pathobiology, vol. I: Biology of the Microsporidia, vol. II: Systematics of the Microsporidia. Plenum, London 1976, 1977

Dollet, M.: Plant diseases caused by Flagellate protozoa (*Phytomonas*). Ann. Rev. Phytopathol. 22 (1984) 115

Dönges, J.: Parasitologie. Mit besonderer Berücksichtigung humanpathogener Formen. Thieme, Stuttgart 1980

Görtz, H.-D.: Endonuclear symbionts in ciliates. Int. Rev. Cytol. 14 (suppl.) (1983) 145

Grassé, P.-P., A. Lavette: La myxosporidie *Sphaeromyxa sabrazesi* et le nouvel embranchement des myxozoaires (Myxozoa): recherches sur l'état pluricellulaire primitif et considerations phylogénétiques. Ann Sci. Nat. Zool. Biol. Anim. 20 (1978) 193

Heckmann, K.: Endosymbionts of *Euplotes*. Int. Rev. Cytol. 14 (suppl.) (1983) 111

Honigberg, B. M.: Protozoa associated with termites and their role in digestion. In: Termites, vol. II, ed. by K. Krishna, F. M. Weesner. Academic Press, London 1970

Jennings, D. H., D. L. Lee: Symbiosis. Symp. Soc. Exp. Biol. 29 (1975) 175

Lee, J. J.: Perspective on algal endosymbionts in larger Foraminifera. Int. Rev. Cytol. 14 (suppl.) (1983) 49

Matthes, D.: Tiersymbiosen und ähnliche Formen der Vergesellschaftung. Fischer, Stuttgart 1978

Mehlhorn, H., G. Piekarski: Grundriß der Parasitenkunde. Fischer, Stuttgart 1985

Ogimoto, K., S. Imai: Atlas of Rumen Microbiology. Japan Sci. Soc., Tokyo 1981

Preer, J. R., J. L. B. Preer, A. Jurand: Kappa and other endosymbionts in *Paramecium aurelia*. Bact. Rev. 38 (1974) 113

Reisser, W., W. Wiessner: Autotrophic Eucaryotic Freshwater Symbionts. Encyclop. Plant. Physiol. (New Series) Springer, Berlin 1984

Soldo, A. T.: The biology of the xenosome, an intracellular symbiont. Int. Rev. Cytol. 14 (suppl.) (1983) 79

Sprague, W.: Systematics of the Microsporidia. Plenum, New York 1977

Taylor, D. L.: Chloroplasts as symbiotic organelles. Int. Rev. Cytol. 27 (1970) 29

Kultur, Versuche

Mikroskopie

Dietle, H.: Das Mikroskop in der Schule. Handhabungen, Beobachtungen, Experimente. Franck'sche Verlagshandlung, Stuttgart 1975

Gerlach, D.: Das Lichtmikroskop. Eine Einführung in Funktion, Handhabung und Spezialverfahren für Mediziner und Biologen.Thieme, Stuttgart 1976

Lange, R. H., J. Blödorn: Das Elektronenmikroskop. TEM + REM. Leitfaden für Biologen und Mediziner. Thieme, Stuttgart 1981

Lickfeld, K. G.: Elektronenmikroskopie. Eine Einführung in die Grundlagen der Durchstrahlungs-Elektronenmikroskopie und ihrer Präparationstechniken. Ulmer, Stuttgart 1979

Kulturanweisungen und Präparation

Committee on cultures, society of protozoologists: A catalogue of laboratory strains of free-living and parasitic protozoa. J. Protozool. 5 (1958) 1

Mayer, Max.: Kultur und Präparation der Protozoen. Franckh'sche Verlagshandlung, Stuttgart 1966

Ruthmann, A.: Methoden der Zellforschung. Franckh'sche Verlagshandlung, Stuttgart 1966

Vangerow, E.-F.: Mikropaläontologie für jedermann. Franckh'sche Verlagshandlung, Stuttgart 1981

Versuche

Vater-Dobberstein, B., H.-G. Hilfrich: Versuche mit Einzellern. Franckh'sche Verlagshandlung, Stuttgart 1982

Bestimmungsliteratur

Bick, H.: Ciliated Protozoa. An Illustrated Guide to the Species Used as Biological Indicators on Freshwater Biology. Wld Hlth Org., Geneva 1972

Cash, J., G. H. Wailes: The British Freshwater Rhizopoda and Heliozoa, vol. I–V. Roy. Soc., London 1905–1921

Hausmann, K., D. J. Patterson: Taschenatlas der Einzeller. Protisten. Arten und mikroskopische Anatomie. Franckh'sche Verlagshandlung, Stuttgart 1983

Jahn, T. L., E. C. Bovee, F. F. Jahn: How to know the protozoa, 2nd ed. Brown, Dubuque, Iowa 1979

Kahl, A.: Urtiere oder Protozoa. I. Wimpertiere oder Ciliata (Infusoria). In: Die Tierwelt Deutschlands, hrsg. von F. Dahl. Fischer, Jena 1930–1935

Streble, H., D. Krauter: Das Leben im Wassertropfen. Mikroflora und Mikrofauna des Süßwassers, 5. Aufl. Franckh'sche Verlagshandlung, Stuttgart 1981

Glossarium

In dem folgenden Glossarium sind außer den im Text besprochenen Begriffen eine Reihe von Termini aufgenommen, die im Buch nur bildlich dargestellt sind. Darüberhinaus werden einige Begriffe erläutert, die aus Platzgründen nicht im Text berücksichtigt werden konnten.

A

aboral: von der Mundregion wegweisend.

Acidosomen: Vesikelpopulation, die als erste mit einer neugebildeten Nahrungsvakuole verschmilzt und eine Ansäuerung des Vakuoleninhaltes verursacht.

adoral: um die Mundregion herum.

aerob: in sauerstoffhaltigem Milieu lebend und Sauerstoff nutzend.

Akontobolocyste: > Spindeltrichocyste.

Akronema: fein-fadenförmig auslaufender Endabschnitt eines glatten > Flagellums.

Alveolensystem: vornehmlich bei Ciliaten auftretendes, mosaikartiges System von stark abgeflachten Vakuolen (= Alveolen), das unmittelbar unter der Plasmamembran angeordnet ist (Abb. 83). Die Funktion ist unklar. Ionenregulation wird diskutiert.

amöboide Bewegung: Bewegungsweise von > Protisten, bei der die Zellen ständig ihre äußere Form verändern.

Amöboidkeim (= Amoebula = Sporoplasma): infektiöses Stadium bei den Microspora (Abb. **77**).

Amphiesmalplatten: celluloseartige, vielfach besonders strukturierte Platten, die bei gepanzerten Dinoflagellaten in abgeflachten Vakuolen auftreten, welche unmittelbar unter der Plasmamembran liegen (Abb. **25**).

Amphitrophie: je nach Umweltbedingung entweder rein > autotrophe oder rein > heterotrophe Ernährungsweise beim gleichen Organismus.

Ampulle: Bestandteil des > Kontraktile-Vakuolen-Komplexes, speziell bei Ciliaten.

anaerob: unter Sauerstoffabschluß lebend.

anarchic field: Region in sich teilenden Ciliaten, in der während der > Stomatogenese die Vorstufen der Buccalorganellen (meistens > Kinetosomen ohne Cilienschäfte) angelegt werden.

Anastomosen: Verschmelzungen, z. B. von > Pseudopodien (Abb. **54**).

Anisogamie: Verschmelzung morphologisch ungleicher > Gameten, wobei die größeren weibliche, die kleineren männliche Gameten genannt werden.

Anlage (= Primordium): sich entwickelnde und differenzierende Struktur auf Organellniveau. Meist genauer spezifiziert, z. B. als Kern-, Cortex-, Oralanlage.

Apikalkomplex: aus > Conoid, > Polring, > Rhoptrien und > Mikronemen bestehender Strukturkomplex im vordersten Zellbereich der > Sporozoiten von Gregarinen und Coccidien (Abb. **68**).

Argyrom (= Silberliniensystem): das gesamte System der Corticalstrukturen (insbesondere von Ciliaten), die sich mit der Silberlinien- (S. 134) und Protargolfärbung (S. 135) darstellen lassen (z. B. Abb. **112**).

Aufwuchs: die Protistenassoziationen, die sich auf organischen wie anorganischen Substraten ansiedeln. Für quantitative wie qualitative Erhebungen im Rahmen ökologischer Fragestellungen haben sich Glasobjektträger als artifizielle Substrate bewährt.

Augenfleck: > Stigma.

Autogamie (= Paedogamie): Verschmelzung zweier > Gameten, die aus demselben diploiden Kern entstanden sind.

Autotrophie: eigene Herstellung von Nährstoffen durch die Fähigkeit, organische Substanzen aus anorganischen Bausteinen im Rahmen der Photo- bzw. Chemosynthese aufzubauen.

axenisch: von Fremdorganismen freie Kultur.

Axialstab: quergestreifter Strang innerhalb der Quergeißel von Dinoflagellaten, um den sich das > Axonem windet.

Axonem: 9 + 2-Muster der Mikrotubuli im > Cilium/> Flagellum (Abb. **143**), aber auch Mikrotubulibündel in > Axopodien (Abb. **14**).

Axopodien: mit Mikrotubuli ausgesteifte > Pseudopodien der Actinopoda (Abb. **57, 58**).

Axostyl: Bündel aus dicht aufeinanderliegenden Mikrotubulilamellen in parasitischen Flagellaten, z. B. Oxymonaden, Trichomonaden, Hypermastigiden (Abb. **40**). Bei einer Reihe von Arten motil, die Fortbewegung unterstützend.

AZM: Adoral zone of > membranelles = adorales Membranellenband (Abb. **107**).

B

Basalkörper > Kinetosom.

Belebtschlamm: künstlich angelegtes Habitat beispielsweise in Kläranlagen, in dem Abwasser mit Bakterien versetzt wird, um die organischen Bestandteile abzubauen. Die Bakterien werden dann vornehmlich von sessilen, strudelnden Ciliaten gefressen.

Blepharoplast: veralteter Ausdruck für > Kinetoplast.

Buccalapparat: > Oralapparat.

Buccalhöhle: Einsenkung in den apikalen und/oder ventralen Zellbereich von Ciliaten, der mit einer speziellen oralen Ciliatur (> Membranellen, > undulierende Membran) ausgestattet ist.

C

Centroplast: Struktur in Centroheliden, von der die axopodialen Mikrotubuli ihren Ausgang nehmen (Abb. **65**).

Ciliatur: Gesamtheit der Bewimperung bei Ciliaten (z. B. Abb. **80**).

Cilium (= Wimper): relativ kurzes, fadenförmiges Bewegungsorganell, das von der Plasmamembran bedeckt ist und im Innern das 9 + 2-Muster (> Axonem) aufweist (Abb. **143**). Cilien treten in Vielzahl pro Zelle auf.

Cingulum: Querfurche (für die Quergeißel) im Panzer der Dinoflagellaten (Abb. **25**).

Cirrus: büschelförmiger Cilienkomplex (Abb. **81, 107**).

clavate Cilien: keulenartig aufgetriebene, > sensorische Cilien.

Coccolithen: kleine, verkalkte, oft zierlich ausgeformte Schuppen auf der Oberfläche von bestimmten Prymnesiiden (Abb. **7**).

Conoid: aus spiralig angeordneten, fibrillären Elementen aufgebauter Konus im > Apikalkomplex der > Sporozoiten von Gregarinen und Sporozoen (Abb. **68**) (Penetrationsorganell?).

Cortex (= Corticalplasma = Rindenplasma): im weitesten Sinne die äußere Cytoplasmaschicht der Protisten (z. B. Abb. **88**).

Corticalplasma: > Cortex.

Costa: in bestimmten Flagellaten auftretender, quergestreifter Proteinstab, der von der Flagellenbasis ausgeht und nach hinten zieht (Abb. **41**). Skelett- und Bewegungsfunktion.

Cyclose: Wanderung der Nahrungsvakuolen im Cytoplasma, bei der der Abbau der Nahrung erfolgt (Abb. **178**).

Cyste: unbewegliches, von einer oder mehreren Hüllen umgebenes Stadium im Lebenszyklus vieler > Protisten. Nicht alle Cystenarten dienen dem Überleben unter widrigen Umweltbedingungen, z. B. Verdauungs-, Vermehrungscysten.

Cytogene: im Cytoplasma auftretende, morphogenetisch aktive Faktoren, die unabhängig vom Kern, aber auch den Kern beeinflussend, wirksam werden.

Cytopharynx: unmittelbar sich dem > Cytostom anschließender Cytoplasmabereich, der oft durch spezielle Stützstrukturen (z. B. > Nemadesmata, Filamentsysteme) verstärkt ist.

Cytoproct > Cytopyge.

Cytopyge: Zellafter, speziell bei Ciliaten, über den in einem komplizierten Exocytoseprozeß unverdauliche Nahrungsreste ausgeschieden werden können (Abb. **179, 180**).
Cytostom: das Areal im innersten Bereich eines > Oralapparates, das nur mit einer einfachen Membran zum Cytoplasma abgegrenzt ist (bei Ciliaten z. B. frei von > Alveolen und > Infraciliatur) (Abb. **174**).

D

Defäkation (= Egestion): exocytotische Ausscheidung unverdaulichen Materials (Abb. **179**).
Deutomerit: der dem > Protomeriten folgende, den Kern beinhaltende Zellabschnitt von Gregarinen (Abb. **72**).
Diastole: Dilatation der kontraktilen Vakuole des > Kontraktile-Vakuolen-Komplexes.
Digestion: Abbau (= Verdauung) von Nahrung.
Dorsalborstenkomplex: jeweils von ca. 10 intrazellulären, länglich-ovalen Ampullen umgebene, in > Kineten angeordnete Cilienstummel auf der Dorsalseite von hypotrichen Ciliaten (Abb. **201**). Die Funktion ist unbekannt.
Dublett: Doppeltubulus im 9 + 2-Muster des > Axonems (Abb. **143**).
Dyneinarme: Proteinstrukturen mit ATPase-Aktivität, die im > Axonem der > Flagellen/> Cilien von einem > Dublett zum benachbarten Dublett hinüberreichen (Abb. **143**). Die Dyneinarme sind die eigentlichen Krafterzeuger beim Flagellen-/Cilienschlag.

E

Egestion: > Defäkation.
Ejectisom: speziell bei Cryptomonadida und Prymnesiomonadida verwirklichter > Extrusomtyp (Abb. **132**), der feinstrukturell nahezu identisch mit den > Kappa-Partikeln ist.
Epimerit: apikaler Körperabschnitt bei Gregarinen, welcher der Arretierung der Zelle im Wirtsgewebe dient und über den darüber hinaus eine > osmotrophe Nahrungsaufnahme erfolgen soll (Abb. **72**).
Epiplasma: amorphe bis fibrilläre Proteinschicht unbekannter Funktion unmittelbar unter dem > Alveolensystem des Ciliatencortex (z. B. Abb. **83**).
Epitheka: obere Hälfte des Panzers von Dinoflagellaten. Untere Hälfte = Hypotheka.
euglenoide Bewegung: > Metabolie.
Eukaryont: Organismustyp, dessen Zellen durch einen Kern und eine Kompartimentierung des Cytoplasmas charakterisiert sind. Dies sind alle (nach der für dieses Buch geltenden Definition; S. 1) > Protisten sowie alle Metazoen.

Exkretionsporus: Bestandteil des > Kontraktile-Vakuolen-Komplexes.
Extrusom: membranumgebenes Organell, das auf verschiedene Reize hin seinen Inhalt exocytotisch aus der Zelle ausschleust. Im Verlaufe der Abgabe, die in bestimmten Fällen explosionsartig in Sekundenbruchteilen erfolgen kann, verändert sich der Extrusominhalt in jeweils charakteristischer Weise.

F

Filopodium: fadenförmiges > Pseudopodium, das sich verzweigen und auch > Anastomosen ausbilden kann, von > Axopodien und > Rhizopodien durch das Fehlen von hochgeordneten, zentralen Mikrotubuli zu unterscheiden.
Flagellum: peitschenartiges Bewegungsorganell, das feinstrukturell keine Unterschiede zum > Cilium zeigt, jedoch in der Regel wesentlich länger als ein Cilium ist. Es gibt meist nur wenige Flagellen pro Zelle. Ausnahmen: Hypermastigida und Opalinida.
Flimmergeißel: > pleuronematische Geißel.
Flimmern: > Mastigoneme.

G

Gamet: sexuell (männlich oder weiblich) determinierte haploide Zelle.
Gamone: chemische Substanzen, über die sich komplementäre Paarungstypen vor der > Konjugation erkennen.
Gamont: Zelle, aus der ein oder mehrere > Gameten entstehen.
Geißel: > Flagellum.
Geißel(an)schwellung (= Paraflagellarkörper): an der Basis eines > Flagellums der Euglenen auftretende Schwellung, die möglicherweise im Zusammenhang mit dem Phototropismus dieser Flagellaten steht.
Generationswechsel: Wechsel der Fortpflanzungsart von einer Generation zur nächsten mit oftmals kompliziertem Lebenszyklus (z. B. Apicomplexa; Abb. **69**).

H

Haftapparat: Einrichtung, die ein vorübergehendes Festheften von Einzellern am Substrat ermöglicht. Haftapparate können aus Mikrotubuliaggregaten bestehen (z. B. beim Flagellaten *Giardia*; Abb. **39**), aber auch aus spezifisch geformten und ineinandergefügten Proteinelementen aufgebaut sein (z. B. beim Ciliaten *Trichodina*; Abb. **102, 125**).
Haptocyste: > Toxicystentyp, der in den Tentakelköpfen von Suctorien auftritt und der Arretierung der Beute dient (Abb. **131**).
Haptonema: nur bei den Prymnesiiden beobachtetes fadenförmiges Gebilde, das zwischen den beiden Geißeln angeordnet ist. Es zeigt

eine typische Innenstruktur aus 6–7 Mikrotubuli und 1 eR-Zisterne (Abb. **29**). Da es zum Auf- und Entrollen befähigt ist und sich zudem am Substrat festheften kann, wird ihm Festhaltefunktion zugeschrieben.

heterodynamisch: Geißeln eines Flagellaten mit unterschiedlichem Schlagverhalten.

heterokont: mit zwei ungleichen Geißeln ausgestattet: eine nach vorne gerichtete > pleuronematische Geißel und eine nach hinten gerichtete glatte > Schleppgeißel.

Heterotrophie: Energiegewinnung durch den Abbau organischer, von anderen Lebewesen stammenden Substanzen, die als Nahrung aufgenommen werden müssen.

Hypotheka: untere Hälfte des Panzers von Dinoflagellaten. Obere Hälfte = Epitheka.

I

Idiosomen: vom Cytoplasma beschalter Rhizopoden synthetisierte, meist proteinöse Schalenbausteine.

Infraciliatur: bei Ciliaten die Gesamtheit aller Kinetosomen mit den ihnen assoziierten Mikrotubuli- und Mikrofilamentaggregaten (Abb. **85**).

Ingestion: endocytotische Aufnahme von Stoffen aus dem umgebenden Medium.

Isogamie: Verschmelzung gleich großer > Gameten.

isokont: mit zwei gleich langen Geißeln ausgestattet.

K

Kappa-Partikel: in *Paramecium* lebende Bakterien, die unter bestimmten Umständen für andere Paramecien tödlich sein können. Es gibt eine ganze Reihe verschiedener, intrazellulär lebender Bakterien, die, soweit sie nicht exakt einer Art zugeschrieben werden können, nach griechischen Buchstaben benannt sind.

Kerndualismus: gleichzeitiges Auftreten eines oder mehrerer somatischer, die vegetativen Zellfunktionen steuernder > Makronuclei und eines oder mehrerer generativer, für die sexuelle Fortpflanzung verantwortlicher > Mikronuclei, z. B. zu bestimmten Phasen des Lebenszyklus von Foraminiferen sowie generell bei Ciliaten (z. B. Abb. **89**).

Kinete: zur Ciliatenlängsachse parallel verlaufende Reihe von somatischen > Cilien mit den ihnen assoziierten Strukturen, z. B. > kinetodesmale Fibrille, > postciliäre und > transversale Mikrotubuli (Abb. **113**).

Kinetocyste: bei bestimmten Actinopoden auftretender > Extrusomtyp, der ständig in Bewegung ist (Abb. **129, 156**). Funktion beim Beuteerwerb und bei der Entstehung von Nahrungsvakuolen.

kinetodesmale Fibrille: bei Ciliaten auftretende, quergestreifte, langgestreckte Fibrille, die vom > Kinetosom ausgeht und parallel zur Längsachse des Organismus unter der > Pellicula auf der (in Aufsicht) rechten Seite der jeweiligen > Kinete nach vorn zieht (z. B. Abb. **88**).

Kinetoplast: bei den Kinetoplastida unterhalb der > Kinetosomen lokalisierte Anhäufung von DNS, die in einem speziellen Bereich des jeweils nur in Einzahl auftretenden Mitochondrions vorliegt (Abb. **34–36**).

Kinetosom (= Basalkörper): distaler Bereich eines > Flagellums/ > Ciliums (Abb. **144**). Es treten oft Kinetosomen ohne Cilienschäfte auf. Nicht selten setzen an solchen Kinetosomen besondere Mikrofilament- und/oder Mikrotubulisysteme an.

Klon: eine von einem Individuum ausgehende Protistenkultur.

Knospung: typischerweise bei Suctorien und Chonotrichen verwirklichter Teilungstyp in der Art, daß ein oder mehrere Tochterindividuen abgeschnürt werden. Diese sind in der Regel deutlich kleiner als das Ausgangsstadium. Es gibt endogene, exogene und evaginative Knospung.

Kommensalismus: Form des Zusammenlebens von Organismen verschiedener Arten, in welcher der eine Nutzen vom anderen hat, indem er seine Nahrung primär durch die Aktivität des anderen bezieht, wobei für den aktiven Partner jedoch weder Schaden noch Nutzen entsteht.

Konjugation: Sexualvorgang bei Ciliaten. Die Zellen verschmelzen – meist in der Oralregion – miteinander und tauschen genetisches Material aus, indem jeweils ein haploider Migrationskern in den Konjugationspartner wandert und mit einem dort verbliebenen, ebenfalls haploiden Stationärkern verschmilzt (Abb. **195, 197**).

kontraktile Vakuole: Hauptbestandteil des > Kontraktile-Vakuolen-Komplexes.

Kontraktile-Vakuolen-Komplex: flüssigkeitsgefüllte Vakuole bei zahlreichen > Protisten des Süß- und Meerwassers, die in regelmäßigen Intervallen kontrahiert und ihren Inhalt nach außen abgibt. Da stets – oftmals allerdings nur elektronenmikroskopisch erkennbare – Zusatzelemente auftreten (z. B. ein Spongiom) → Kontraktile-Vakuolen-Komplex. Im kompliziertesten Fall mit Exkretionsporus, Ampullen und Sammelkanälen versehen (Abb. **137**). Das System dient der Osmoregulation.

L

Lamellipodium: lappenförmiges > Pseudopodium (Abb. **44**).

Lamina (Tela) corticalis: bei bestimmten Ciliaten +/− unmittelbar unter der > Pellicula auftretende fibrillär-filamentöse Schicht, die das Ektoplasma vom Endoplasma trennt. In vielen Fällen wahrscheinlich kontraktil (Abb. **82**).

Lieberkühnsches Organell: uhrglasförmige, stark lichtbrechende Struktur unbekannter Funktion. Tritt ausschließlich im Cortex der (in Aufsicht) rechten Seite der Buccalhöhle von ophryogleninen Hymenostomata auf.

Lithosom: kugeliges, membranumgebenes, im elektronenmikroskopischen Bild durch konzentrisch angeordnete helle und dunkle Schichten charakterisiertes Organell (Abb. **181**), das neben organischen Bestandteilen reich an Calcium- und Phosphorsalzen ist. Möglicherweise Ionendepot.

Lobopodium: fingerförmiges, vorn deutlich abgerundetes > Pseudopodium (Abb. **44**).

Lorica: Schale oder Hülle von Einzellern, insbesondere von beschalten Sarcodinen und von bestimmten Ciliaten (z. B. Abb. **118**).

Lysosom: Verdauungsenzyme beinhaltendes Vesikel mit saurer Phosphatase als Leitenzym (Abb. **177**).

M

Makrogamet: großer, weiblich determinierter > Gamet.

Makronucleus: somatischer Kern bei > Protisten mit > Kerndualismus (z. B. Abb. **18**).

Mastigoneme (= Flimmern): dünne, haarartige, bisweilen untergliederte Anhänge an den Geißeln bestimmter Flagellaten (Abb. **15, 149**).

Maupasscher Körper: bei Cryptomonadida im vorderen Zellbereich auftretendes, mit Membranresten gefülltes Vesikel. Möglicherweise > Lysosom.

Membranelle: Organell aus dicht stehenden, jedoch untereinander nicht verbundenen, regelmäßig angeordneten > Cilien, die lichtmikroskopisch scheinbar eine flächig ausgedehnte, zusammenhängende Einheit bilden (Abb. **81**).

Merozoit: aus der > Schizogonie (= Merogonie) hervorgegangenes Teilungsprodukt der Apicomplexa (Abb. **190**). Morphologisch nahezu identisch mit einem > Sporozoiten.

Metabolie: peristaltische Körperbewegung bei einem Teil der euglenoiden Flagellaten (Abb. **157**). Strukturelle wie physiologische Grundlagen dieser Bewegung sind unklar.

Metachronie: geordnete, mit einer Phasenverschiebung verbundene Schlagfolge von > Cilien/> Flagellen (Abb. **152**).

Metrozoit: besonders strukturierter > Merozoit. Charakterisiert durch tiefe Invaginationen in die Zelle (Abb. **190**).

Mikrogamet: kleiner, männlich determinierter > Gamet.

Mikronemen: vielfach stark verzweigte, feinlumige Schlauchsysteme im Apikalbereich der > Sporozoiten von Gregarinen und Coccidien (Abb. **68**). Die Mikronemen stehen wahrscheinlich mit den > Rhoptrien in räumlicher Verbindung.

Mikronucleus: generativer Kern bei > Protisten mit > Kerndualismus (z. B. Abb. **89**).

Mikroporen: Einstülpungen der Plasmamembran bei den > Sporozoiten von Gregarinen und Coccidien (Abb. **68**), die eine > Pinocytose ermöglichen.

Mixotrophie: weitgehend > autotrophe Lebensweise, bei der allerdings noch zusätzlich organische Substanzen benötigt werden.

Morphogenese: Neubildung von Zellen oder Änderungen der Zellmorphologie im Verlaufe der Teilung (Abb. **189, 192**) sowie der Regeneration von geschädigten Zellbestandteilen.

Müllersche Körper: bei Ciliaten der Gattung *Loxodes* auftretende, flüssigkeitsgefüllte Vakuolen mit je einer maulbeerförmigen Kugel, die einen hohen Bariumanteil aufweist. Statocystenfunktion wird diskutiert. Beweise hierfür fehlen.

Mundapparat: > Oralapparat.

Mutualismus: im weitesten Sinne mit > Symbiose gleichzusetzen.

Myonem: feinfilamentöser Strang mit (in vielen Fällen nachgewiesenen) kontraktilen Eigenschaften. Die primär bei Ciliaten zu findenden Myoneme können untereinander vernetzt sein. Sie nehmen von > Kinetosomen, von der > Pellicula und anderen Strukturen ihren Ausgang (Abb. **159**).

Myophrisk: > Myonem.

N

Nemadesmos (= Trichit): stabförmiges Element, das vom distalen Pol eines > Kinetosoms seinen Ausgang nimmt. Nemadesmata bestehen jeweils aus zahlreichen Mikrotubuli, die meist in einem hexagonalen Muster untereinander verknüpft sind (Abb. **14, 170**).

O

Ocellus: bei bestimmten Dinoflagellaten-Gattungen auftretender, derartig modifizierter Chloroplast, daß aufgrund seiner Morphologie eine Funktion als Lichtsinnesorganell suggeriert wird (Abb. **23**). Ein Beweis hierfür fehlt.

Oogamie: Befruchtung eines unbeweglichen > Makrogameten durch einen beweglichen > Mikrogameten.

Oralapparat (= Buccalapparat = Mundapparat): Gesamtheit der Strukturen und Organellen (z. B. > Buccalhöhle mit oraler Ciliatur und > Infraciliatur, Filamentsysteme, > Cytostom, > Cytopharynx), die den Nahrungsaufnahmeapparat aufbauen (Abb. **174**).

orales Primordium: > anarchic field.

Osmotrophie: besonders für parasitische > Protisten beschriebene, einem osmotischen Gefälle folgende Aufnahme von Nährstoffen direkt durch die Plasmamembran, wobei in einigen Fällen jedoch nachgewiesen und in der überwiegenden Zahl der Fälle nicht ausgeschlossen ist, daß es sich im Grunde genommen um > Pinocytose handelt.

P

Paedogamie: > Autogamie.

Palmellastadium: unbewegliches Stadium bestimmter Phytoflagellaten (z. B. *Euglena*), währenddessen die Zellen von einer amorphen, gelatinösen Masse umgeben sind.

Parabasalkörper: bei trichomonadiden und hypermastigiden Flagellaten auftretende stab- bis schlauchförmige Dictyosomen, die im apikalen Zellbereich in der Nähe der > Kinetosomen der Flagellen entspringen und nach hinten ziehen.

Paraflagellarkörper: > Geißel(an)schwellung.

Paramylon: stärkeähnliches Polysaccharid, in dem die Glucosemoleküle – im Gegensatz zur Stärke mit der α-1,4- bzw. α-1,6-Bindung – in β-1,3-Bindung vorliegen.

Parasitismus: Wechselbeziehungen zwischen verschiedenen Organismen, wobei der Parasit auf oder im Wirt lebt und sich auf dessen Kosten ernährt.

parasomaler Sack: bei Ciliaten auftretende Einstülpung der Plasmamembran unmittelbar neben den Cilien (z. B. Abb. **82, 83**). Über die parasomalen Säcke, die zwischen den > Alveolen des > Pelliculasystems in die Zelle hineinragen und somit unmittelbaren Zugang zum Cytoplasma haben, kann endocytotisch Material aufgenommen werden.

Paraxialbündel: neben dem > Axonem einer Geißel der Kinetoplastida und Euglenida gelegener filamentöser Strang (Abb. **15**).

parorale Membran (= endorale Membran = undulierende Membran = parorale Kinete): einfache oder mehrfache Reihe von Cilien auf der (in Aufsicht) linken Seite des > Peristoms von Ciliaten (Abb. **80**).

Pellicula: Plasmamembran mit darunterliegenden > Alveolen, primär für Ciliaten zutreffend (Abb. **84**).

Peniculus: Membranellentyp in der Oralciliatur von hymenostomen Ciliaten, z. B. *Paramecium*. Ein Peniculus besteht aus 3–7 (in Extremfällen aus bis zu 11) > Kineten mit relativ kurzen > Cilien, die oft so dicht zusammenstehen, daß sie im Lichtmikroskop als eine Einheit erscheinen. Typischerweise sind auf der (in Aufsicht) rechten Seite der > Buccalhöhle von *Paramecium* ein dorsaler und ein ventraler Peniculus angeordnet.

Perilemma: membranartige, tote Struktur unbekannter Funktion, die bei bestimmten Ciliaten (z. B. bei einigen Oligotrichen und Hypotrichen) zusätzlich zur Plasmamembran außen der Zelle aufgelagert ist (Abb. **82**).

Periplast: bei Cryptomonadida eine frei im Plasma unmittelbar unter dem Plasmalemma liegende Schicht aus lückenlos aneinandergefügten Proteinplatten (Abb. **114**). Für manche Autoren zählt zum Periplasten auch noch die Plasmamembran.

Peristom: im weitesten Sinn synonym mit > Buccalhöhle.

Phagocytose (= Zellfressen): Aufnahme partikulärer Substanzen in Nahrungsvakuolen (Abb. **166**). Es gibt fließende Übergänge zur > Pinocytose.

Pinocytose (= Zelltrinken): zumindest teilweise selektive Aufnahme von Flüssigkeit und Ionen durch Einstülpen der Plasmamembran und anschließendem Abschnüren kleiner Vesikel (Abb. **166**). Es gibt fließende Übergänge zur > Phagocytose.

pleuronematisches Flagellum (= Flimmergeißel): Mit einer oder mehreren Reihen von > Mastigonemen versehene Geißel (Abb. **15, 149**).

Polaroplast: lamellierte Struktur in den Sporen der Microspora, die sich expandieren kann und damit möglicherweise die Ausschleuderung des > Polfadens bewirkt (oder unterstützt) (Abb. **76**).

Polfaden: bei Microspora und bei Myxospora auftretender, ausschleuderbarer Schlauch, der im Ruhezustand in der Spore eng aufgerollt ist (Abb. **76**). Bei den Microspora wird mit Hilfe des Schlauches ein > Amöboidkeim in die Wirtszelle injiziert (Abb. **77**); bei den Myxospora dienen die oft in Vielzahl vorhandenen Schläuche bei einer Neuinfektion der Verankerung der Spore im Wirt.

Polkapseln: Kapseln in den Sporen der Myxozoa, in denen sich jeweils ein > Polfaden befindet.

Polring: im Vorder- und Hinterpol der > Sporozoiten von Gregarinen und Coccidien befindliche Ringstruktur, von der subpelliculäre Mikrotubuli ihren Ausgang nehmen bzw. in der sie enden.

postciliäre Mikrotubuli: bei Ciliaten auftretendes Band von 2–8 untereinander verbundenen Mikrotubuli, das (in Aufsicht auf den Ciliaten) an der linken Seite der > Kinetosomen entspringt, erst unmittelbar unter die > Pellicula zieht, dann umbiegt und sich nach hinten erstreckt (Abb. **85**).

Primit: Vordergamont einer > Syzygie (Abb. **72**). Hintergamont = Satellit.

Primordium: > Anlage.

Proboscis: rüsselartige, oft sehr motile, mit > Toxicysten ausgestattete Verlängerung des Zellvorderpols bestimmter gymnostomer Ciliaten (z. B. *Dileptus, Lacrymaria*).

Prokaryont: Organismus, dessen Cytoplasma nicht durch membranumgebene Kompartimente untergliedert ist: Bakterien und Blaualgen.

Protargol-Imprägnation: > Argyrom.

Protisten: autotrophe und heterotrophe einzellige > Eukaryonten, die einkernig oder – bisweilen nur zu bestimmten Stadien ihres Lebenszyklus – mehrkernig sein können und teilweise Tendenzen zur Koloniebildung zeigen.

Protomerit: der dem > Epimeriten folgende Zellabschnitt von Gregarinen (Abb. **72**).

Pseudopodium: Scheinfüßchen bei amöboid beweglichen Protisten. Pseudopodien können schnell retrahiert und ebenso schnell wieder neugebildet werden. Es gibt verschiedene Typen von Pseudopodien: > Axopodium, > Filopodium, > Lamellipodium, > Lobopodium, > Rhizopodium.

Pseudostom: Öffnung in der Hülle von beschalten Sarcodinen, aus der die > Pseudopodien austreten (Abb. **52**).

Pusule: je nach Art unterschiedlich geformtes, direkt an die Plasmamembran grenzendes Membransystem bei Dinoflagellaten, das in Analogie zum > Kontraktile-Vakuolen-Komplex möglicherweise der Osmoregulation dient.

Pyrenoid: strukturell unterscheidbarer Bereich in Algenplastiden, der wahrscheinlich bei der Umwandlung von Zuckern zu Polysacchariden eine Rolle spielt.

Q

Quadrulus: > Membranelle aus 4 > Kineten mit relativ langen > Cilien in der Oralciliatur von *Paramecium*. Der Quadrulus liegt (in Aufsicht) links vom dorsalen und ventralen > Peniculus.

R

Radialkanal (= Sammelkanal): > Kontraktile-Vakuolen-Komplex.

Reorganisation: Resorption und Neubildung von Zellbestandteilen, insbesondere von Oralstrukturen mit für eine Zellteilung typischen Kernveränderungen, aber ohne Cytokinese.

Replikationsband: helle Querstreifungen im > Makronucleus, die hauptsächlich bei hypotrichen Ciliaten vor der Teilung erscheinen. Die Streifen, die entweder von der Mitte zu den Enden oder umgekehrt über den > Makronucleus laufen, sind Zonen der DNS- und Histonsynthese.

Reusenapparat: aus stabförmigen > Nemadesmata aufgebaute, sich nach hinten reusenartig verjüngende Röhrenstruktur in der Region des > Cytopharynx (Abb. **170, 172**). Ermöglicht eine sehr effektive, oft stark spezialisierte > Phagocytose.

Rhizoplast: bandförmige, quergestreifte Struktur, die von der Basis der Kinetosomen bestimmter Flagellaten ausgehend ins Plasma zieht und oft Verbindungen zu Zellorganellen (Kern, Dictyosom usw.) aufweist (Abb. **16**). Funktion: mechanische Arretierung und Stabilisierung der > Kinetosomen und, da die Rhizoplasten kontrahieren können, Positionierung der > Kinetosomen und somit möglicherweise Steuerung des Schwimmverhaltens. Die Kontraktion ist ein calciumsensitiver Prozeß.

Rhizopodium (= Reticulopodium): verzweigtes, oftmals > Anastomosen ausbildendes > Pseudopodium mit Mikrotubuli als Strukturkomponenten.

Rhoptrien (= paariges Organell): oft paarig angelegte, aber auch in Vielzahl in der Apikalzone der > Sporozoiten von Gregarinen und Coccidien vorliegende, dilatierte, wahrscheinlich enzymgefüllte Schläuche, die während der Penetration in die Wirtszelle entleert werden (Abb. **68**).

Rindenplasma: > Cortex.

S

Sagenogenetosom: membranöses Organell, über das die trophischen Zellen der Labyrinthuliden mit dem Schlauchwerk, in dem sie sich bewegen, in Verbindung stehen.

Sammelkanal: Teil des > Kontraktile-Vakuolen-Komplexes.

Saprobiensystem: Erfassung von Habitaten gemäß bestimmter einzelliger Leitorganismen und spezieller Protistengemeinschaften, die eine Beurteilung der Gewässergüte ermöglicht.

Satellit: Hintergamont einer > Syzygie (Abb. **72**). Vordergamont = Primit.

Schizogonie (= Merogonie): ungeschlechtliche Vielfachteilung bei Apicomplexa (Abb. **71**), die eine Überschwemmung des Wirtes mit Parasiten zur Folge hat.

Schizont (= Meront): vielkerniges Stadium der Apicomplexa, aus dem zahlreiche > Merozoiten entstehen.

Schleppgeißel: bei > heterokont begeißelten Flagellaten das > Flagellum, das beim Schwimmen nach hinten weist (Abb. **21**).

Schwärmer (= Trophont): Verbreitungsstadium im Lebenszyklus einiger Protisten. Bei bestimmten sessilen heterotrichen Ciliaten (z. B. *Folliculina*; Abb. **118, 189**) und bei Suctorien oftmals von wurmförmiger Gestalt.

Scopula: schüsselförmige, mit einem verdickten Rand versehene Körperregion am > aboralen Pol von sessilen peritrichen Ciliaten. Es treten zahlreiche, mit nur sehr kurzen, immobilen Cilien versehene > Kinetosomen und Pelliculaporen (= > parasomale Säcke [?]) auf. Die Scopula kann unmittelbar als Festhalteorganell fungieren (Abb.

207). Meist wird jedoch von dieser Struktur ein starrer oder kontraktiler Stiel beträchtlichen Ausmaßes ausgeformt (Abb. **101, 160**).

sensorische Cilien: abweichend vom Grundschema strukturierte (z. B. keulenartig aufgetriebene) Cilien, denen ohne experimentellen Nachweis sensorische Funktionen zugeschrieben werden.

Silberliniensystem: > Argyrom.

Sorocarp: von Ciliaten der Gattung *Sorogena* ausgebildeter, über die Wasseroberfläche hinausragender Stiel, auf dessen Spitze eine Kugel aus zahlreichen Ciliatencysten sitzt (Abb. **123**).

Spasmonem: lichtmikroskopisch erkennbares Filamentbündel im kontraktilen Stiel von sessilen, peritrichen Ciliaten (z. B. *Vorticella*). Das Spasmonem kann wie ein > Myonem blitzartig kontrahieren. Die Kontraktion ist ein calciumsensitiver Vorgang.

Spindeltrichocyste: bestbekannter > Extrusomtyp bei Ciliaten (z. B. *Paramecium*; Abb. **126–128**) und Flagellaten (z. B. Dinoflagellaten; Abb. **127**), dessen Funktion jedoch ungeklärt ist.

Spongiom: Bestandteil des > Kontraktile-Vakuolen-Komplexes.

Sporozoit: Infektionsstadium der Apicomplexa mit typischem > Apikalkomplex (Abb. **68, 70, 190**). Morphologisch nahezu identisch mit einem > Merozoiten.

Springborsten: lange, steife > Cilien, die in relativ geringer Anzahl um den Zellkörper von bestimmten Oligotrichen (z. B. *Halteria*; Abb. **105**) angeordnet sind. Sie dienen der auffälligen, sehr schnellen, sprungartigen Bewegung dieser Ciliaten.

stephanokont: mit einer Anzahl gleichlanger, kranzartig angeordneter Flagellen ausgestattet.

Stigma: intraplastidäre oder frei im Plasma liegende Ansammlung von roten oder orangefarbenen, Carotinoid-reichen Lipidglobuli bei autotrophen Flagellaten, denen eine (unbekannte) Rolle bei der Phototopotaxis zugeschrieben wird (Abb. **22**).

Stomatogenese: Entstehung eines neuen > Oralapparates.

subkinetale Mikrotubuli: unterhalb der > Kinetosomen der > Kineten einiger Ciliaten lokalisierte, dem Kinetenverlauf folgende Mikrotubuli.

Sulcus: Längsfurche (für die > Schleppgeißel) im Panzer der Dinoflagellaten (Abb. **25**).

Symbiose: Lebensgemeinschaft von zwei Organismen, die für beide Lebewesen Vorteile mit sich bringt, z. B. Zoochlorellen in Ciliaten (Abb. **206**).

Symphorismus: ein Organismus wird von einem anderen umhergetragen, ohne daß dabei der Träger in einer erkennbaren Form beeinflußt wird: z. B. leben bestimmte sessile peritriche Ciliaten und Suctorien auf Wasserkäfern oder Meerespolychaeten (Abb. **207**).

Syncilium: dicht gepackte, zu einem Büschel vereinigte Cilien bei Entodiniomorphida.

Syngen: Individuengruppe innerhalb einer Ciliatenart mit gleichem Genpool. Vertreter verschiedener Syngens sind nicht untereinander kreuzbar. Eine Art kann zahlreiche Syngens umfassen, *Paramecium aurelia* z. B. 28.

Systole: Kontraktion der kontraktilen Vakuole des > Kontraktile-Vakuolen-Komplexes.

Syzygie: Insbesondere bei Gregarinen auftretendes Vereinigungsprodukt von > Gamonten (Abb. **72**).

T

Taxis: Reaktion auf einen Reiz in Form einer Ortsveränderung.

Telotroch (> Schwärmer): freischwimmendes Stadium speziell im Lebenszyklus von sessilen peritrichen Ciliaten.

Tentakel: mit ringförmig angeordneten Mikrotubuli ausgesteifter Zellausläufer (kein > Pseudopodium). Bei Suctorien kennt man Freß- und Festhaltetentakeln (Abb. **109**). Einige gymnostome Ciliaten haben retrahierbare Tentakeln mit einer oder mehreren > Toxicysten im Apikalbereich.

Theka: Gehäuse oder Panzer von > autotrophen Protisten.

Toxicyste: längliches, kapselartiges > Extrusom, aus dem unter Umstülpung ein Schlauch herausgeschleudert wird. Mit Hilfe des Schlauches wird toxisches Material abgegeben. Funktion: Beuteerwerb und Feindabwehr.

Transformation: Wechsel von einer Zellform zu einer anderen im Verlauf des Lebenszyklus oder aufgrund von Änderungen der Umweltbedingungen (Abb. **189**).

transversale Mikrotubuli: bei Ciliaten auftretendes Band aus 4–6 untereinander verbundenen Mikrotubuli, das (in Aufsicht) an der rechten Seite der > Kinetosomen entspringt, zunächst unmittelbar unter die > Pellicula zieht und sich dann nach links erstreckt, im rechten Winkel zum Verlauf der > Kineten (Abb. **85**).

Trichit: > Nemadesmos.

Triplett: Dreiertubulus im > Kinetosom (Abb. **144**).

Trophont (= Trophozoit): Stadium bei > Protisten mit komplexem Lebenszyklus, in dem der Organismus Nahrung aufnimmt und wächst.

U

undulierende Membran: > parorale Membran bei Ciliaten; aber auch Duplikatur der Plasmamembran, die bei bestimmten Flagellaten scheinbar die > Schleppgeißel mit dem Zellkörper verbindet.

Uroid: physiologisches Hinterende der Amoebida (Abb. **44, 45**).

V

Vestibulum: Einbuchtung am Apikalpol bestimmter Flagellaten, aus der die Flagellen entspringen; bei Ciliaten Mundeinbuchtung.

W

Wasserblüte: Massenvermehrung von autotrophen Flagellaten oder Algen, die je nach Art zu einer typischen Grün- oder Rotfärbung des Wassers führt, verursacht z. B. durch bestimmte Dinoflagellida.

Wimper: > Cilium.

X

Xenosomen: Fremdkörper in den Schalen von beschalten Rhizopoden, z. B. Quarzstücke, Diatomeenschalen, Schalenteile anderer Rhizopoden usw.

Z

Zoochlorellen: in > Protisten und Metazoenzellen lebende Phytoflagellaten aus der Gattung *Chlorella* (Abb. **206**). Soweit untersucht, Symbionten.

Zooxanthellen: in Protisten und Metazoen lebende Phytoflagellaten hauptsächlich aus der Ordnung der Dinoflagellida und im geringen Maße aus der Ordnung der Chrysomonadida. Soweit untersucht, Symbionten.

Zygote: Verschmelzungsprodukt zweier > Gameten von unterschiedlichem Geschlecht.

Sachverzeichnis

Die *kursiv* geschriebenen Begriffe sind Gattungsnamen (z. B. *Paramecium*); *kursiv* geschriebene Seitenzahlen verweisen auf Abbildungen.

A

Acanthamoeba 132, 287
Acantharea 69, 194
Acanthocolla 69
Acanthocystidae 68
Acanthocystis 75, *152*, 275, *288*
Acanthoecopsis 44
Acantholithium 69
Acarpomyxea 60
Acetabularia 236
Achsenstab s. Paraxialbündel
Acidosomen 214
Acineta 118
Acinetopsis 118
Aconchulida 64
Acrasea 60
Acrasis 61
Actinellida 69
Actinomonas 202
Actinophryida *68,* 75
Actinophrys 18, *23, 56, 67,* 72, 75, *128,* 132, 137, 203, 211, *211, 288*
Actinopoda 56, 67, 151, 186, 211
Actinosphaerium s. *Echinosphaerium*
Actinosporea 91
Adeleina 82, 86
Adorales Membranellenband 102, 115, *202, 220*
Agam 243
Agamogonie 79, 231
Agamonten 230, 239
Agglutinationsphase 245
Aktin 171, 183, 203
Aktomyosin 16, 186, *186,* 207, 215
Algenblüte 36, 277
Allogromia 56, 67
Allogromiina 66
Alveolarplatten *94, 96*
Alveolen 34, 93, *95, 210*
Alveolocysten *94*
Amastigot (Mikromastigot = Kryptomastigot = *Leishmania*-Form) 47, *48,* 229
Amblyospora 89
Amöben-Meningitis 274
Amöbenruhr 58
Amöboide Bewegung 62, 171, 183ff, *184*
– – Aktinfilamente *17,* 185, *185*
– – Druckflußhypothese 183, *184*
– – Frontzonenkontraktionshypothese 183, *184*
– – Myosinfilamente 185, *185*
Amöboidkeim s. Amoebula
Amoeba 17, 23, 24, *56f,* 58, 124, 170, 183, *184,* 200, 221, 238, 275, *286*
Amoebida 57, 229
Amoeboflagellaten 227
Amoebula (Amöboidkeim) 88, *88*
Amphiesma 34, *35*
Ampullen s. kontraktile Vakuole
Amputation 238
Anaitides 261
Anarchic field s. Anlage
Anastomosen 64
Ancistrocoma 109
Animalcula 3
Anisogametie 243
Anisogamontie 247
Ankistrodesmus 270
Anlage (orales Primordium = anarchic field) 234
Anlagenbildung, apokinetale 234
– buccokinetale 234
– parakinetale 234
– telokinetale 234
Anneliden 105
Anopheles 84, 274
Anoplophrya 107
Anthophysa 282

Apicomplexa 77, 107, 200, 230f, *231*, 239, 242f
Apikalkomplex 77, *78*
Apiosoma 139
Apostomatida 105
Arachnula 64
Arcella 60, 285
Archigreagrinida 81
Arthracanthida 69
Arthropoden 278
Ascetospora 89
Asexuelle Reproduktion 23, 243
Aspidisca 289
Astasia 37, *285*
Astomatida 107, 230
Astracantha 73
Astrodisculus 75
Astrolophus 69
Astropyle 71
Athalamida 64
Augenfleck s. Stigma
Ausscheidung 199
Austern 89
Autogamie 75, 132, 239, 248
Autophagosom *13*
Autotroph 199, 250
Axonem 19, *74*, 172, *173f*
– A-Tubulus 172, *173*
– Axialkorn 173
– B-Tubulus 172, *173*
– C-Tubulus 173
– Dubletts 172, *173f*
– Dyneinarme 19, 172, *173,176*, 176, 182
– 9+2-Muster 20, 172, *173*
– 9+5-, 9+0-, 6+0-, 3+0-Muster 174
– Nexinbindeglieder 172, *173*
– Radialspeichen 172, *173*
– Singletts 174
– Tripletts 173, *174*
– Zentralscheide *173*
– Zentraltubuli 172, *173*
Axopodien 67, *67ff*, 71, *72*, *128*, 129, 186, *186*
Axostyl *51f*, 52f, 182

B

Babesia 85f, *86*
Baker 5
Bakterien 59, 111, 119, 124, 157, 195, 201, 221, 225, 257, *258*, 270ff
Balantidienruhr 107
Balantidium 107
Balbiani 7
Barbulanympha 54, 242f
Barium 254
Basale Mikrotubuli 97
Basalkörper *171*, 174
Befruchtungsmembran 153
Begeißelungstypen *30*
Belebtschlamm 271
Benthos 269
Beschälseuche 49
Beulenkrankheit 91
Bicoeca (Bicosoeca) 43, 45, *202*, 275, *281*
Bienen 88
Biomyxa 64, *64*
Blaualgen s. Cyanophyceae
Blaulicht 250
Blepharisma 114, 225, *225f*, 244, *245*, *272*, *292*
Blepharismon 245
Bodo 45f, 47f, 275, *284*
Bodonina 45f, *46*, 269
Bradyzoiten 83
Braunalgen s. Phaeophyceae
Buffon 4
Bursaria 272
Bütschli 7, 25ff

C

Caenomorpha 264, 268, 275, *291*
Calcium 130, 150, 178, 185, 189, 191, 194, 200, 218
Calkins 8
Carchesium 110, 111, 138, 275, *289*
Carmin 201, 221
Carnivor 264
Carteria 282
Cellulose 52, 113, 130, 133, 260
Celluloseplatten 34
Centrohelida *74*, 75
Centroplast *74*, 75
Centropyxis 285
Cepedea 55
Ceratium 36, *283*
Ceratomyxa 91
Chagas-Krankheit 49
Challengeron 72
Chaos 183, 239, *286*
Chattonella 39
Chaunacanthida 69
Chemical signalling 236

Chemische Falle 251, *252*
Chilodonella 270, 275
Chilomastix 50
Chilomonas 20, 34, 168, 193, 254, *270*, 275
Chitin 132f, 139
Chlamydodon 290
Chlamydomonas 41, *41*, 197, *282*
Chlor 218
Chlorella 259f
Chlorogonium 30
Chloromeson 39
Chloromonadida (Rhaphidiophyceae) 33, 39, 161
Chlorophyceae *16, 29*, 33, 42, 122, 232
Chloroplasten *15*, 16, 29, *30*, 34
Chloroplastendiversität 122
Choanocyten 44
Choanoflagellida 38, 43, *44*, 221
Chonotrichida 104, 247
Chromophyta 122
Chrysamoeba 37, *38*
Chrysochromulina 41
Chrysomonadida (Chrysophyceae) *16, 29*, 32, 37, *38*, 139, 158
Ciliatensystematik 101
Cilien (Wimpern) *92*, 171ff, *171*
- Basis *174*
- Gleitmechanismus *175*
- Reaktivierung 198
- Schlagkoordinierung *180f*
- Spitze *17*
Ciliophora 91
Ciliophryidae *68*
Ciliospore 232, *232*
Cinetochilum 290
Cingulum 35
Cirren *93*, 115, *116*, 179
Claparède 7
Clathrin 163
Clathrulina 73, 75, *152*
Climacostomum 92, 114, *132*, 201, *210*, 254, 259, *290*
Cnidaria 91, 153, 158
Cnidospora 87
Coated vesicles 163
Coccidia 80f, 145, 194, 239, 241
Coccidiosen 260
Coccolithiniden 40
Coccolithus 41
Cochliopodium 13, 59, 60, *286*
Codonella 116
Codonosiga (Codosiga) 23, 45, 202
Coelenteraten 105
Coelodendrum 73
Colacium 37
Colchicin 129
Coleps 93, *270, 292*
Collozoum 71
Colpidium 97, 99, 143, 160, *211*, 221, *222*, 225, *270, 272*, 275, 279, *292*
Colpoda 107, *107*, 109, 267
Conchophthirus 109, *127, 238*
Conoid *78*
Corallomyxa 60
Cortex (Rindenplasma) 18, 92, *94f, 98*, 126f, *127*, 188, *188*, 230, 233, 237
Corticale Granula 151
Costa 52, *52*, 182
Crithidia-Form s. Epimastigot
Crustaceen 104f
Cryptobia 181, *182*
Cryptobiose 271
Cryptomonadida (Cryptophyceae) 32, 34, *34*, 42, 122, 127, *128*, 155
Cryptomonas 156, 283
Culicidae 84
Cyanellen 84
Cyanophyceae 34, 119, 124, 272
Cyathomonas 11, 14, 164,
Cyclidium 270, 272, 292
Cyclose 183, 186, 215, *215*
Cyphoderia 56
Cysten 48, 54, 55, 58, 69, 75f, *132*, 132f, 151, 229, 235f, 263, 267, 274
Cystozoiten 83
Cytobiontisch 263
Cytogene 236
Cytoplasmaströmungen 183
Cytopyge (Cytoproct) *213*, 217, *217*, 230, 235
Cytoskelett 18
Cytostom 102, 209, *210*, 212
Cytotaxis 236

D

Dactylosoma 86
Dauerzysten 229
Defäkation 199ff, *216*, 216ff
- Ballen 222
- Vakuole 216, *216f*
Dendrocometes 118, 119
Desmidiaceen 1

Desmothoracida 73, 74, 140
Deutomerit 80
Diastole s. kontraktile Vakuole
Diatomeen 1, 37, 264, 270, 272
Dictyocha 43
Dictyosom *11, 14f,* 15
Dictyostelium 61f, *62*
Didinium 103, 133, 151, 160, *204, 293*
Difflugia 59, 60, *130, 285*
Digestion 199ff, 212ff
Dileptus 160f, 170, 235, 275, *293*
Dimorpha 227
Dinobryon 38, 39, 137, *138,* 275, *281*
Dinoflagellida (Dinophyceae) 29ff, *35, 46,* 122, 158, *158,* 181, 194, 242f, 260
Diplomonadida 50, 142, 201, 268
Diplonten 230
Diplosiga 275
Discobolocysten 146, *157,* 158
Discomorpha 117
Discomorphella 117
Discophrya 23, 119, *288*
Distephanus 43
Distigma 187f
Dobell 26
Doflein 8
Dorsalborstenkomplexe *252*
Dourine 49
Drehkrankheit 91
Druckflußhypothese s. amöboide Bewegung
Dujardin 6, 25
Dyneinarme s. Axonem

E

Echinosphaerium (Actinosphaerium) 75, *132,* 239, 275
Ehrenberg 6, *6,* 25
Eimeria 23, 77, *80, 82,* 84
Ejectisomen 34, 42, 146, 155ff, *156,* 257
Ektobionten 263
Ektoplasma 183
Elaeorhanis 286
Encystierung 5, *227,* 271
Endobionten 105, 111
Endocytobionten *258f,* 263
Endokommensalen 54
Endoplasma 183
Endorale Membran s. parorale Membran
Endoskelett 24
Endosymbiontenhypothese 121, 124
Entamoeba 23, 58
Entodiniomorphida 111
Entodinium 113
Entosiphon 19, 37, *258, 284*
Epalxella 117, 275, *291*
Ephelota 238
Epidinium 262
Epimastigot *(Crithidia*-Form) 47, *48*
Epimerit 80, *81, 138*
Epiplasma 24, 93, *94f*
Epistylis 139
Erastophrya 139
Erdölsuche 65
Ernährungszustand 225
Erythropsis 31
Eucoronis 71
Eudorina 41, *41*
Eufolliculina 20, 114, 131, 132, 137, 188, *202, 228*
Euglena 24, *23,* 29, *36,* 37, *270,* 279, 283
Euglenida (Euglenophyceae) 1, *16,* 29, *29,* 32, *36,* 36ff, 46, 122, 127, 133, 153, 181, 186, 187, 201
Euglenoide Bewegung s. metabole Bewegung
Euglypha 63, 64
Eugregarinida 81
Eukaryonten 10, 119
Eumitose 241
Eumycetozoea 60f
Euplotes 18, 93, 97, 115, *116,* 124, *219,* 225, 245, *248, 252,* 257, 267, *268, 270, 272,* 275, *290*
Eutreptia 187
Eutroph 275
Evolution 26, 119
Evolutionsrelikte 124
Excystierung 133, *227*
Exkonjuganten 246, *246*
Exocytose 145
Exoskelett 24
Extrusionsapparat 88
Extrusomen 21f, 34f, 39, 94, 145ff
– Funktion 146

F

Faulschlamm 117
Favella 115
Festhaltevorrichtungen 138f

Fibrillen 16
Filamentmantel 191, *192f*
Filopodien 61
Filosea 63
Fische 90, 110, 278
Flagellata 28
Flagellen (Geißeln) 28, 171ff
– Bewegung 172
– – helicoidale *177*
– – Schlagmodus *172*
– – sinusoidale 177
– – unipolare *177*
– Modifikationen 181
– Morphologie *29*
Fluchtreaktion 178, 179
Foettingeria 106, *106*
Follikuliniden 114, 229
Foraminiferida 64, 230, 239, 243, 248, 260, 269
Form 23f
Freilandproben 277
Freßapparate 37, 46
Frontonia 92, 110
Frontzonenkontraktionshypothese s. amöboide Bewegung
Frösche 54
Fruchtkörper 61, 140
Fructose 260
Fundorte für Protisten 277f
Fusulinina 66

G

Galvanotaxis 254
Gameten 54, 67, 69, 79, 230, 232, 243
Gametogamie 243
Gametogenese 230
Gametogonie 231
Gammarus 104, 106
Gamogonie 79, 243
Gamone 244, *245,* 250
Gamonten 79, 239, 243
Gamontencyste 81
Gamontogamie 243
Gehäuse 15, 37, 44, 57, 64, 111, 114f, 126, 129f, 229
Gehäusebildung *131f*
Geißel s. Flagellen
Geißelsack 36, 46, 201
Geißelschwellung 29, 36
Gel-Solzustand 183
Generatio spontanea 4
Generationswechsel *78,* 230
– heterophasischer 230
– homophasischer 230
Generationszeit 269
Geosiphon 124
Geotaxis 253f
Gesamtökosystem 264f
Gestalt 126
Gewebecysten 82
Giardia (Lamblia) 50, *51*
Giganten 225
Gitterkugel 73, 140
Glaucocystis 124
Glaucoma 270, 272, 290
Gleiten 37, 194f
Gloeochaete 124
Glossina 49
Glucose 260
Glugea 89
Glycoproteinalveolarplatten *94*
Glykokalyx (Mucoidschicht = surface coat) 10, *12,* 48, 201
Goniocoma 109
Goniostomum 39, *39*
Gonium 41, 41
Granuloplasma *184*
Granuloreticulosea 64
Gravitation 253
Gregarinida 18, *23,* 80, 138, 174, 194, 278
Grießkornkrankheit 110
Gromia 64
Größe 23f, *23*
Größenvariation 225
Großhabitate 263
Grünalgen s. Chlorophyceae
Gürtellamelle *16*
Gymnamoebia 57
Gymnodinium 36, *283*
Gymnosphaeridae *68*
Gymnostomatida 103

H

Haare 41
Habitate 263f
Haeckel 7, 26
Haematococcus 283
Haemolymphe 251
Haemoproteus 85
Haemosporina 82, 84, 241
Haftapparate 111, *112,* 142, *144, 261*
Halteria 115, *115, 270,* 275, *291*
Haplonten 230

Haplosporidium 89
Haptocysten 117, 146, 153, *155*
Haptonema 40, *40,* 182
Haptophyceae s. Prymnesiida
Hausmanniella 107
Hautleishmaniose 49
Hauttrübung 111
Hedraiophryidae *68*
Hefe 221
Heliochona 104
Helioflagellat 227
Heliozoea 56, 73, 129, 140, *186,* 230, 248
Hemiophrys 270, *271*
Herbivor 264
Heterochlorida (Xanthophyceae) 32, 39
Heterochloris 39
Heterokaryotisch 239
Heterokont 35, 37, 39
Heteromastix 42
Heterophryidae *68*
Heterophrys 74, 75
Heterotrichida 113
Heterotroph 199, 250
Hexamita 50, 275, 285
Histomonas 53
Historie 1ff
Holacanthida 69
Holophrya 104
Holospora 258
Holosticha 290
Holotrichia 102
Holzfressende Insekten 52
Homalozoon 103, 154, 160f, 170, *171, 192, 291*
Homokaryotisch 239
Honigberg 26
Huyghens 3
Hyaline Kappe 183
Hyalodiscus 12, 208
Hyalogonium 41
Hyaloplasma *184*
Hydrogenosom 52
Hymenostomatida 109
Hypermastigida 53, 182, 241ff
Hyperparasitismus 88
Hypocomides 108
Hypostomata 103
Hypotrichida 14, 115

I

Ichthyophthirius 110
Infraciliatur 54, 91, 230
Infusionen 4
Infusorien 4, 25
Ingestion 199ff
– Geschwindigkeit *206*
Interphase 239f
Interstitium (Sandlückensystem) 104, 263, 271
Isogametie 81, 243, 247
Isokont 34, 41
Isotricha 180

J

Janssen 3
Joblot 3
Joenia 23, 54

K

Kala Azar 49
Kalium 167
Kalotermes 53
Kammerlinge 64
Kannibalismus 225, *226,* 272
Kappa-Partikel 157, 257
Kapselausscheidung 159, 160
Karotomorpha 48
Karyokinese n238, 240
Karyolysus 86
Karyorelictida 102, 104 *105,* 239
Kerndualismus 23, 67, 91, 99, *99,* 239
Kerne 22f, 238ff
– Färbungen 248
– Migration 100
– Teilung 19
Kettenbildung *106,* 107
Khawkinea 225
Kieselalgen s. Diatomeen
Kieselplättchen s. Silicatplättchen
Kieselsäureskelett s. Silicatskelett
Killer 257
Kineten 92, 179, 189, 236
Kinetocysten 75, 146, 151, *152,* 186, *186,* 211
Kinetodesmale Fibrille *17,* 94, *94, 97f,* 193f
Kinetofragminophorea 102
Kinetoplast 45, *45, 47*
Kinetoplastida 45, 181

Klone 5, 48, 225, 233, 278
Klossia 86
Knospung 100, 104, 107, 117
– endogene 230
– exogene 230
– terminale 230
Kohlepartikel 201, 221
Kollagen 151
Koloniebildung 111, 114, 232
Kommensalen 256f, 260
Konformationsänderung 189
Konjugation 100, *100,* 239, 243, *244,* 250
– Ablauf *246*
– komplementäre Partner 245, 251
– totale 247
Kontraktile Vakuolen 3, *11,* 18, 21f, 34, *36,* 39, *67,* 109, *109, 112,* 161ff, *184, 210,* 216, 230, *258*
– – Ampullen 161, *162*
– – Diastole 161
– – Flüssigkeitssegregation 165
– – Kontraktilität 167
– – Porus 161, *162*
– – Pulsation, Frequenz 161
– – – Intervalle 170
– – – Zyklus 168, *168,* 170
– – Radialkanal 161
– – Sammelkanal 161, *162*
– – Spongiom 161, *162,* 163f, *164*
– – Systole 161
Kontraktile-Vakuolen-Komplex 21, 161, *162*
Kontraktilität 140
Korallen 36
Körperciliatur 102, 179
Körperelongation 188f
Körperformkonstanz 209
Körperkontraktionen 16, 188f
Körperverbiegungen 191, *191f*
Kosmopoliten 273
Kragengeißler 44
Kristalle *109,* 218, *219f,* 254
Kryptomastigot 47, *48*
Kultivieren von Protisten 277ff
Kryptomastigot s. Amastigot

L

Labyrinthomorpha 75
Labyrinthomyxa 77
Labyrinthula 76, 77
Lacerta 48
Lachmann 7
Lacrymaria 275, *293*
Lambda-Partikel 257
Lamblia s. *Giardia*
Lamblienruhr 50
Landschnecken 181
Latexkugeln 201, 221
Lebensweisen 256
Leeuwenhoek *2,* 25, 50
Leidy 7
Leishmania 47, 48f
Leishmania-Form s. Amastigot
Leptomonas-Form s. Promastigot
Leptomyxa 60
Leucocytozoon 85
Levine 26
Lieberkühnia 64, *65*
Lithosomen 218, 219
Litonotus (Lionotus) 103, 270, *291*
Lobopodien 61
Lobosea 57
Lokomotion 171
Longitudinale Mikrotubuli *94, 97*
Lophomonas 54
Lorica *38,* 44, *44, 114, 131, 228*
– Entstehung *138*
Loxodes 105, *290*
Loxodida 254
Loxophyllum 17, 104, 152, 154, 160f, *191, 193*
Luzerne *262*
Lysosomen 214, 222

M

Magna-Form 58
Magnesium 218
Magnetfeld 254
Makrogameten *41,* 54, 82
Makrogamonten *231*
Makrokonjuganten 247
Makronucleus *22,* 23, 99, *99, 105f, 109, 112,* 233, 239, *244, 248, 258*
Makronucleusformen *238*
Makrostom-Mikrostom-Transformation 226
Makrozoid 232, *232*
Mal de Caderas 49
Malaria 84f, 260
Mallamonas 39, *284*
Maltose 260
Mamiella 42
Mantoniella 42

Marteilia 89
Mastigonemen *19,* 20, 37, 39, 177, *178,* 181
Mastigophora 28
Mayorella 56, 58, 275, *287*
Mechanorezeptoren 253
Mechanotaxis 252f
Meeresleuchten 36
Mehlwürmer 278
Meiose 242f
Membranellen 92, *93, 116, 202, 210,* 229
Membranen 10f
Merogonie 231
Meronten 231
Merozoiten 79, *231,* 231, 239
Mesodinium 123, 124
Mesosaprob 275
Mesosomen 119
Messen im Mikroskop 142, *143*
Metabole Bewegung (Metabolie = euglenoide Bewegung) *36,* 37, 186, *187*
Metabolismusrate 265
Metachronie 179, *180*
– antiplektische 180, *181*
– diaplektische 180, *181*
– symplektische 180, *181*
Metagame Kernteilungen *246,* 247
Metamorphose *118,* 228f, *228*
Metaphrya 238
Metopus 268, 275, *292*
Metrozoiten 83
Microbody *13*
Microspora *23,* 87
Microthorax 270
Migrationskern 245
Mikrofilamente 16f
Mikrogameten *41,* 54, 81, 174, 231, 232
Mikrogamonten 239
Mikrohabitate 256, 263
Mikrokonjuganten 247
Mikrokonsumenten 264
Mikromastigot s. Amastigot
Mikronemen *78,* 79
Mikronucleus 23, 99, *99,* 105f, 112, 233, *244, 248, 258*
Mikroporen *78,* 79, 200, 226
Mikroprädatoren 264
Mikrostom-Makrostom-Transformation 226, 234
Mikrotubuli 18f, 23
Mikrovilli 44, *44*
Mikrozoit 232, *232*
Miliolinina 66
Minuta-Form 58
Mitose 23, 240f
Mitosetypen 240
Mixotricha 180, 259
Mixotroph 199
Monocercomonas 53
Monocystis 81
Monodontophrya 107
Monophyletische Entwicklung 28
Monopodial 57
Monopylea s. Nasselarida
Monosiga 45, *281*
Monothalamida 64
Moorböden 277
Moospolster 277
Morphogenese 224ff, 233, 235
Motilität 171ff
Mucocysten 146, 151ff, *152*
Mucoidschicht s. Glykokalyx
Müller *5,* 6, 25
Müllerscher Körper *105,* 254
Mundapparat s. Oralapparat
Mundciliatur 234
Mu-Partikel 257
Muskeln 183, 185
9+2-Muster s. Axonem
Musterbildung 236
Mycoplasmen 121f
Mylestoma 117
Myoneme (Myophrisken) *60,* 69, *94, 188,* 189, 194
Myosin 171, 183
Myxidium 91
Myxobulus 90, 91
Myxogastria 61
Myxosoma 91
Myxosporea 91
Myxozoa *23,* 87, 89
– Entwicklungszyklus 90

N

Naegleria 58, *58,* 226f, *227,* 274, *287*
Nagana 49
Nahrungsangebot 269
Nahrungsaufnahme 199
Nahrungsaufschluß 199
Nahrungsauswahl 201
Nahrungserkennung 251
Nahrungserwerb 201f

Nahrungskonkurrenten 269
Nahrungsvakuole *112,* 211, *213, 222,* 254
– Formation 207f, 221
Nasselarida *70f,* 71
Nassula 18, *103,* 104, *290*
Natrium 167
Nebela 56, 285
Needham 4
Nemadesmata *205,* 235
Nematocysten 146, 158, *158*
Neogregarinida 81
Nesselkapseln 153, 158
Noctiluca 36, 194, 230
Nodosira-Typ 66
Nosema 88f, *88*
Nostoc 124
Nuclearia 56, 63, 64, *286*
Nucleomorph 122

O

Objektmikrometer *143*
Ocellus *31*
Ochromonadida 177
Ochromonas 15, 157, 178, 284
Odontostomatida 117
Oedogonium 207, *208*
Ökologie 256ff
Okularmikrometer *143*
Oligohymenophorea 102
Oligosaprob 275
Oligotrichida 114
Oligotroph 275
Omikron-Partikel 257
Oocyste 77
Oomyceten 151
Opalina 28, *55,* 180, 230, 239, 254
Operculum 254
Ophryodendrom 238
Ophryoscolex 113, *113*
Oralapparat (Mundapparat) *45, 50, 109, 112,* 153, 208, 226, 230, 233, 235, 237, 273
Oralbereich 243
Oralciliatur *108*
Orales Primordium s. Anlage
Oralregion *202*
Oralstrukturen 225
Orbitolina 65
Organotropie 251
Orientbeule 49
Orthomitose 241
Ortsveränderung 249
Oscillatoria 203
Osmoregulation 21
Osmotroph 199
Oxymonadida 52, 182, 242
Oxymonas 52
Oxyrrhis 149
Oxytrichia 115, 235f, *290*

P

Paarungstypen 243
Paedogamie 248
Palmellastadium 133
Pandorina 41, 282
Pansen 111
Pansenciliaten 257, 260, 278
Panseninhalt 278
Panzergeißler s. Dinoflagellida
Parabasalidea 54
Paramecium 13f, 17, 18, 21f, *22f, 92, 95, 98ff,* 109f, *109, 126,* 145, 147, *148ff,* 151, 157, 159ff, *159, 162,* 163, *168,* 169f, *171,* 178ff, *179f,* 194, 201, *204,* 212, *213,* 215, *215, 217, 219f,* 221, *222,* 237, *238,* 243, *244,* 245, *246,* 247f, 250, *253, 255, 258, 270, 272,* 275, 278f, *292*
Paramylon *36*
Paramyxa 89
Parapodien *261*
Parapyle 71
Parasiten 256f, 260
Parasomaler Sack 93, *94f, 98,* 140
Paraxialbündel *19,* 35, 46, 181
Parorale Membran (undulierende Membran = endorale Membran) 109
Pasteur 4
Paulinella 124
Pedinellida 38
Pedinomonas 42
Pellicula 24, 39, 77, 91, 93, *96,* 147
Pelliculaporen 153
Pelobiontida 59
Pelomyxa 59, 124, 239, 257, 275, *287*
Pendelströmung 60, 183, 185
Peranema 284
Peridinium 35
Perilemma 14, *94*
Periplast 34
Peripylea s. Spumellarida
Peristomflügel *114, 202, 229*

Peritrichia 102, 110, 247
Perkinsus 80
Phacus 37, 283
Phaeocolpida 72
Phaeoconchida 72
Phaeocystida 72
Phaeodarea (Tripylea) 71
Phaeodendrida 72
Phaeodina 73
Phaeodium 72
Phaeogromida 72
Phaeophyceae 37, 122
Phaeosphaerida 72
Phagocytose 199f, *200, 251*
– Induktion 221
Phlebotomus 49
Phobotaxis 249
Phosphor 218
Photorophrya 106
Phototaxis 29, 250
Phycobiline 34
Phylogenie 23
Physarida 62
Physarum 61f, *63,* 183, 185
Phytomastigophorea (Phytoflagellata) 29ff
Pigmente 132
– Granula 114
Pilze 1, 62, 76, 111, 124, 140f, 272
Pinaciophora 286
Pinocytose 199f, *200*
– Induktion 221
Pinocytosekanal 200, *200,* 221
Pinosomen 200, *200*
Pionierspecies 269
Pi-Partikel 257
Piroplasmea 82, 85, 241
Plagiopyla 109
Planorbulina-Typ 67
Plasmamembran (Plasmalemma = Zellmembran) 10
Plasmaströmung 57
Plasmidiophora 62
Plasmodien 60
Plasmodium 83, 84f, 251
Platymonas 42
Pleodorina 41
Pleurochrysis 13, 129f
Pleuromitose 241
Pleuronema 110, *264, 292*
Pleurostomata 103
Plistophora 87
Plötze 90
Polaroplast 88
Polfaden 87, *88, 90*
Polkapseln 91
Polring 77
Polychaeten 260, *261*
Polycystinea 70
Polyhymenophorea 102
Polykrikos 158
Polymorphismus 225
Polypenläuse 111
Polyphyletische Entwicklung 125
Polypodial 57
Polysaccharidplatten *94*
Polysaprob 275
Polytoma 41
Polytomella 284
Polytroph 275
Pontomyxa 64
Populationsdynamik 271
Postciliäre Mikrotubuli *94, 97,* 189, *210,* 235
Poterioochromonas 38, 39, *139,* 143, 248
Prasinomonadida (Prasinophyceae) *29,* 33, 41f, 155
Primociliata 103
Privilegierte Flagellen 54, 230
Probasalkörper 235
Prokaryonten 119
Promastigot (*Leptomonas*-Form) 47, *48,* 229
Prorodon 293
Prostomata 103
Protargolimprägnation s. Silberimprägnation
Proteinplatten *187,* 188
Proteromonadida 48
Proteromonas 48
Proterospongia 45
Protomerit 80
Protophyten 15
Protoplasmaströmungen 171, 183
Protostelia 61
Protostelium 62
Prymnesiida (Haptophyceae) 33, *40, 129,* 182
Prymnesium 41
Pseudomicrothorax 14, 95, 164, 203, *205ff,* 209, *224, 251,* 272
Pseudoplasmodien 61
Pseudopodien 28, 37, *43,* 54f, 63, *67,* 140
– Bewegung *186*

– Formen *56*
Pseudostom 59, 229
Pusulen 35, 169
Pyramimonas 42
Pyrenoid 31
Pyrsonympha 52

R

Radiolarien 36, 56, 68, 260
Radiophrya 106, 107
Raphidiophrys 75
Redien 88
Redoxpotential 263, *264*
Regeneration 233f
Regenwürmer 278
Reichenow 8
Reiseaktivität 274
Reize 249
Remanella 264, *265*
Reorganisation *228,* 232, 234
Reproduktion 224ff
Resorption 232
Respirationsrate 265
Retortamonadida 48, 50, 201
Retortamonas 50
Reusenapparat *103,* 186, 203, *205, 207,* 209, *224*
Rhabdocysten 146, 155
Rhaphidiophyceae s. Chloromonadida
Rheotaxis 252
Rhipidodendron 43
Rhizochloris 39
Rhizoplast 48, *193*
Rhizopoda 56f, 211
Rhizosphäre 263
Rhodnius 49
Rhodomonas 14f, 128
Rhodophyta 122
Rhoptrien *78,* 79, 145
Rhumbler 130
Rhynchomonas 47
R-Körper 157, 257
Rösel von Rosenhof 5
Rotalgen s. Rhodophyta
Rotalia-Typ 66
Rotaliella 66, 236
Rotaliina 66
Rotatorien 153
Rote Tide 36
Rudimicrosporea 87

S

Saccamoeba 23, 56, 287
Saccinobacculus 51, 52
Sagenogenetosom 75
Salamandra 48
Salpingoeca 44, 45, 281
Sammelkanäle s. kontraktile Vakuole
Sammeln von Protisten 277ff
Sandlückensystem s. Interstitium
Saprobienstufen 275
Saprobiensystem 274
Saprophag 264
Sarcocystis 84
Sarcode-Lehre 7
Sarcodina 28f, 55, 269, *270*
Sarcomastigophora 28ff
Saugnapf 50, *51,* 138, 142
Saure Phosphatase 222, *224*
Saussure 5
Saxitonin 36
Scenedesmus 270
Schaben 52
Scheinfüßchen s. Pseudopodien
Schizogonie 79, *80,* 230f
Schizonten 231, 239
Schizopyrenida 58
Schlafkrankheit 49, 260
Schleiden 7
Schleim 37
Schleimausscheidung 195
Schleimhautleishmaniose 49
Schleimhüllen 133
Schleimpilze 140
– azelluläre 61, 183, 185
– zelluläre 60f
Schleimsäcke 146, 153
Schleppgeißel 177
Schlinger 203
Schreckreaktion 249, 251
Schuppen *13,* 15, 20, 40ff, *59,* 75, 126, *129,* 129f, 181
Schwämme 44
Schwann 7
Schwärmer 92, 102, 117, *131,* 138, 151, 228
Scopula 140
Scopuloid 140
Seeigel 153
Seidenspinner 88
Sekundärinfektionen 111
Sensitives 257
Sexualität 23, 238ff, 243

Siebold 7, 26
Sigma-Partikel 257
Silberimprägnation (Protargolimprägnation) 134f, 234, 237
Silberliniensystem 94, *97f, 126,* 180, *187*
Silicatnadeln 44, *44*
Silicatplättchen 37, 133
Silicatskelett 43, *43,* 70
Silicatstacheln 75
Silicoflagellida 33, 43
Skelette 23, 50, 68, 127f
Solenidium 81
Sol-Gelzustand 183, 215
Sorocarp 140, *141*
Sorogena 140, 141
Spallanzani 5
Spasmin 16
Spasmonem *110,* 190, *190*
Spermatheca 181
Sphaeroeca 45
Sphaerophrya 230
Shaerospora 91
Spindelapparat 240
Spindeltrichocysten 145ff
Spirochona 104, *106, 288*
Spirogyra 207
Spirophrya 106
Spirostomum 114, 161, *238,* 254, 275, *291*
Spirotrichia 102, 111
Spongiom s. kontraktile Vakuole
Spongospora 62
Sporangien 61
Sporen 61, 87, 231
Sporocyste 79
Sporogonie 79
Sporoplasma 88
Sporozoiten *78f,* 79, 194f, 200, 231, *231,* 239, 251
Spumellarida (Peripylea) *70f*
Stacheln 68f, *69,* 75
Stationärkern 245
Statocysten 254
Stellatospora 89
Stentor 16, 114, 138, 188, 237, 275, *289*
Stephanopogon 103, *104,* 239
Stephanosphaera 41
Stereomyxa 56, 60
Sticholonche 75
Stielbildung 37
Stielkontraktion 16, 189ff, *190*
Stiele 16, 37, *38,* 111, 138f, *139*
Stigma (Augenfleck) 29, *30,* 36, *36,* 39, 250
Stokes 7
Stomatogenese 230, 233ff, *234,* 237
Stomoxys 49
Strobilidium 275
Strombidinopsis 115
Strombidium 115, *291*
Strontiumsulfat 69
Strudler 203
Stylochona 104
Stylonychia 115, *116, 220,* 225, *238, 270, 290*
Subkinetale Mikrotubuli *94*
Suctoria 102, 117, *270*
Sukzession 270, *270*
Sukzessivhypothese 120
Sulcus 35
Sumpffieber 84
Surface coat s. Glykokalyx
Surra 49
Süßwasserschwämme 161
Symbiose 122, 256f, 260
Symphacanthida 69
Symphorismus 260
Syngen 247
Synkarion 246, *246*
Synura 275, *282*
Systematik 25ff
Systole s. kontraktile Vakuole
Syzygie 81, *81,* 86

T

Tabanus 49
Taxis 249
Taxol 129
Taxopodidae *68,* 75
Teilung 100, 234
Teilungscysten 229
Telotroch *110,* 111
Temperaturoptimum 254, 268
Temperaturtoleranz 268
Tentakeln 117, *118,* 153, *155,* 203
Teratonympha 53
Termiten 180
– Flagellaten 257, 259
Testacealobosia 57, 59
Tetrahymena 23, 97, 108, 109f, 159, *160,* 197, 221, 225f, 233, *234,* 236, 245f, 248, *248,* 273, 279
Tetramitus 58, 227

Tetramyxa 62
Texas-Fieber 85
Textularia 67
Textularia-Typ 66
Thalassicolla 71
Thecamoeba *287*
Teileria 85f
Thelohania *87*
Thermotaxis 254
Thigmotaxis 252
Thigmotrichida 109
Thuricola 275
Thylakoide *15,* 16, *30*
Tillina 109
Tintinnida 14, 115, 132
Tintinnidium 115
Tintinnopsis *116*
Tokophrya *118,* 119, 230, *288*
Tontonia 115
Topotaxis 249
Toxicysten 103, 146, 153ff, *154,* 203
Toxicystenwarzen 153
Toxoplasma *79,* 82ff
Toxoplasmose, congenitale 84
Trachelocerca *105*
Trachelomonas 37, *283*
Transformation 224, *227*
Transformationen, zyklische 228ff, 230
Transversale Mikrotubuli *94, 97, 188,* 235
Trematoden 88
Trepomonas 50, 268, 275, *285*
Triadopsis 181
Triatoma 49
Trichocysten *17, 21,* 22, 34, *39, 98, 148ff,* 159
Trichodina 111, *112,* 138, 142, *144, 193,* 194, *210, 258*
Trichomonadida 52f, 181f, 241
Trichomonas *23, 52*
Trichosida 60
Trichosphaerium 60
Trichostomatida 107
Triloculina 67
Trinema *23, 285*
Tripletts 235
Tripylea s. Phaeodarea
Troglodystella 113
Trophiestufen 275
Trophozoiten 231
Trypanosoma *23,* 47, *47,* 49, 181, 229
Trypanosoma-Form 47, *48,* 229
Trypomastigot 47, *48*
Tusche 221

U

Undulierende Membran 46, 52, *108,* 109, 179, 181
Urocentrum 275, *293*
Urogenitalsystem 53
Uroid 56, 183, *184*

V

Vacuolaria 39
Vahlkampfia 58, 275
Vampyrella *12, 14,* 64, *286*
Vampyrellida *208*
Vannella *56,* 58
Verbreitung 266
Verdauungsablauf *213*
Verdauungsenzyme 209
Verdauungsvakuolen 212
Verhalten 249
Vermehrung 229
– Cysten 132
Versuche, Extrusomen 159ff
– Festhaltevorrichtungen 142ff
– Gestalt- und festigkeitsgebende Elemente 134ff
– Ingestion, Digestion, Defäkation 221ff
– Kerne und Sexualität 248f
– kontraktile Vakuolen 170
– Morphogenese und Reproduktion 237f
– Motilität 196ff
– Ökologie 276
– Verhalten 255
Verwandtschaftsbeziehungen 124
Vestibulum 34, 107
Viren 257, *258*
Viscerale Leishmaniose 49
Volumenregulationsmechanismus 167
Volvocida (ein Teil der Chlorophyceae) 33, 41, *41*
Volvox 41, *41,* 232, *282*
Vorticella *23, 110,* 111, 138, *190, 238,* 270, *270f,* 275, *289*
Vorticella-Stiele *190,* 198f

W

Wassergütebestimmung 276
Wassergüteindikatoren 274
Wasserkäfer 260
Wechselfieber 84
Wiederkäuer 111
Wimpern s. Cilien
Wurzelelemente *20,* 194

X

Xanthophyceae s. Heterochlorida
Xylose 260

Z

Zecken 85
Zelleriella 55
Zellerkennung 62
Zellmembran s. Plasmamembran
Zelltheorie 7
Zellwand 15
Zentralkapsel 70f, *72*
Zoochlorellen 67, 260
Zoogloea 4
Zoomastigophorea 29, 43ff, *270*
Zoosporen 76, 80
Zoothamnium 232, *232, 289*
Zooxanthellen 36, 67, 260
Zweiteilung *100, 130*
Zwergformen 225
Zygoten 7, 230ff, 243